"十三五"国家重点出版物出版规划项目

中国食物成分表 标准版

China Food Composition Tables Standard Edition

（第6版　第二册）

中国疾病预防控制中心营养与健康所　编著

主　　编	杨月欣			
副 主 编	王　竹	何　梅	潘兴昌	
秘　　书	杨晶明	陆　颖		
编校人员	杨晶明	杨月欣	陆　颖	王　竹
	潘洪志	沈　湘	向雪松	韩军花
	何　梅	赵　佳	徐维盛	潘兴昌
	王国栋	门建华	邢青斌	郭　军
	李建文	张雪松	高　超	刘　阳
	高慧宇			

北京大学医学出版社

ZHONGGUO SHIWU CHENGFENBIAO（BIAOZHUNBAN）

图书在版编目（CIP）数据

中国食物成分表：标准版. 第二册 / 杨月欣主编；中国疾病预防控制中心营养与健康所编著. —6 版. —北京：北京大学医学出版社，2019.8（2025.3 重印）

"十三五"国家重点出版物出版规划项目

ISBN 978-7-5659-1978-7

Ⅰ. ①中… Ⅱ. ①杨… ②中… Ⅲ. ①食品营养分析 – 数据 – 中国 Ⅳ. ① R151.3

中国版本图书馆 CIP 数据核字（2019）第 062678 号

著作权 2019

本书所包含的全部数据资料所有权属于作者所有。根据《知识产权保护法》，未经所有者应允，任何形式出版和大量转用等商业行为（如书籍、电子版、软件、网络媒体等）均视为侵权，公益活动、营养教育使用除外。

中国食物成分表标准版（第 6 版　第二册）

主　　编：杨月欣
出版发行：北京大学医学出版社
地　　址：(100191) 北京市海淀区学院路 38 号　北京大学医学部院内
电　　话：发行部 010-82802230；图书邮购 010-82802495
网　　址：http://www.pumpress.com.cn
E-mail：booksale@bjmu.edu.cn
印　　刷：北京信彩瑞禾印刷厂
经　　销：新华书店
责任编辑：赵　莳　　责任校对：靳新强　　责任印制：李　啸
开　　本：889 mm×1194 mm　1/16　印张：28.75　字数：965 千字
版　　次：2019 年 8 月第 6 版　2025 年 3 月第 7 次印刷
书　　号：ISBN 978-7-5659-1978-7
定　　价：186.00 元
版权所有，违者必究
（凡属质量问题请与本社发行部联系退换）

序

《中国食物成分表》经历了多年的发展，在不同的时期完成了代表一个时期膳食特点的数据，至今已经积累了数十万计的食物数据信息。如今食物数据已经"渗透"到很多科研及相关业务领域，对食物数据的挖掘和应用成为当今重要的生产因素。与此同时，营养学及相关学科也在不断地发展，实验室分析技术及数据共享等方面的进步都促进着我国食物成分数据库的成长。为了与国际食物成分数据保持同步发展，保障国家在居民营养与健康状况调查中食物成分数据的使用，对我国的食物成分数据研究工作也提出了更高的要求，相关科研人员既要科学地整合不同时期多个资源的数据，也要完成数据价值的"提纯"和"共享"，为获得更为深刻和全面的科学发现提供更大的空间和基础。

食物成分数据库的建立和研究是一项艰巨、宏大的基础事业，是健康中国2030国家营养计划的支撑性工作。在国家有关部委的支持下，中国食物成分数据研究工作近年来得到较大的发展。自2010年以来，中国疾病预防控制中心营养与健康所（原营养与食品安全所）在食物成分数据研究方面先后开展了"全国食物成分监测"等几个项目的工作，在各地疾病预防控制中心的支持下，采集消费量大、流通广的食物进行实验室分析，严格控制数据质量，完善食物描述信息和数据来源档案建立，进一步弥补了我国食物成分数据的空白。大数据时代的到来，使得科学界和全民更加关注食物数据，感谢为食物成分数据库坚持不懈努力工作的团队，希望你们的工作做得越来越好。

梁晓峰
中国疾病预防控制中心（CDC）
2019年3月于北京

前言

食物成分数据作为重要的公共卫生数据，与众多科学数据一样，具有学术、经济和社会的多重价值，成为知识创新、科技资源的重要内容。

《中国食物成分表（2002/2009）》和《中国食物成分表（2004）》的出版距今已有十年多了，这十余年，营养学和食品科学及其相关学科都有了长足的进步。这些进步已经或将给食物成分数据的分析和产生等方面带来冲击。FAO食物营养部和INFOODS近年来一直积极倡导食物成分准确、标准化的表达和数据共享。2010年我国启动多个省、自治区、直辖市的食物成分监测工作，第5次全国营养和慢性病监测工作也在展开，为确保我国营养调查数据的科学性和准确性，并跟上国际同行发展的步伐，我们组织了相关人员对我国的食物成分数据表进行了修订并再版。

本书是一本以专业人员包括科研院所的研究人员、高等院校师生、临床营养学工作者以及在疾病预防控制战线工作的科技人员等为主要读者的参考书。本次修订力求吸收营养学、分析化学和食品科学的发展与进步成果，并努力反映新的观点和概念；力求在食物分类、成分命名、数据表达等方面与专业发展同步，并尽量与国际组织INFOODS的规范和标准相一致；力求方便读者，并使之在营养学研究、膳食调查、膳食与疾病关系研究、营养教育等有关工作中最大限度地应用。"食物成分"一词包含着无限的学术潜力，对人类营养学、食物营养学以及食品工业发展领域都蕴藏着无穷的共进魅力。在互动的知识增长中，她是人类营养学的基础和再现，是推动农作物更新、营养强化、新资源食品、保健食品以及整个食品工业不断进步的关键。我希望细心的读者还可以从本书中体会到营养学和食品科学的进步与浩瀚。

中国的"食物成分表"从1952年第一次问世，到今天本书的出版已经有六十余年的历程。这项工作一直在默默地延续和进步着。从吴宪、周启源、沈治平、王光亚到现在的编者，中国食物成分数据不断增加，凝聚了几代人的心血和努力。实际上，目前我们仍然有许多对食物的未知或无能为力，也许这正是需要我们为之奋斗一生的原因。希望不久的将来，您将会看到《中国食物成分表（标准版）》三个分册陆续从我们研究所走出来。

我们高兴地将此书献给每一位在营养学、流行病学、临床医学、食品行业等各相关领域工作的科技人员，并衷心希望能实现与您们的工作构成良性的互馈，或成为您们工作的助手和成就的阶石。

前言

　　本书的修订基于《中国食物成分表（2009）》与《中国食物成分表（2004）》的合并、修订、更新及补充。本书是我国现有动物性食物和食品数据的集合。在工作过程中，核对和编辑工作花费了大量的时间和人力。由于本书的数据多、涉及面广等特殊性，加之编者水平所限，或许本书中仍然存在这样或那样的失误或错误。我们衷心盼望广大读者能函告您发现的错误之处和看法，以便我们及时纠正。来函请寄：中国疾病预防控制中心营养与健康所，北京西城区南纬路29号，100050或发邮箱：fct_s2018@163.com。

杨月欣

中国疾病预防控制中心营养与健康所

2019年3月于北京

目录

第6版使用说明 ·· I
食物样品描述 ·· 1

食物成分表

表一　能量和食物一般营养成分 ·· 49
　　8　畜肉类及制品 ·· 51
　　9　禽肉类及制品 ·· 71
　　10　乳类及制品 ··· 81
　　11　蛋类及制品 ··· 111
　　12　鱼虾蟹贝类 ··· 117
　　13　婴幼儿食品 ··· 143
　　19　油脂类（动物） ·· 175
　　21　其他 ··· 179

表二　食物氨基酸含量 ·· 183

表三　食物脂肪酸含量 ·· 241

表四　常见食物碘含量 ·· 311

表五　食物维生素含量 ·· 325
　　表5-1　常见食物叶酸含量 ··· 328
　　表5-2　部分食物胆碱、生物素、泛酸含量 ··· 333
　　表5-3　常见食物胆碱含量（USDA） ·· 338

表六　常见食物嘌呤含量 ··· 345

表七　部分食用鱼及虾贝类中DHA和EPA含量 ··· 361

附录

附录1　食物名称中英文对照表 ··· 369
附录2　食物名称中拉文对照表 ··· 381
附录3　酒精相对密度与质量分数、体积分数关系表（15℃） ······························ 386
附录4　中国居民膳食营养素参考摄入量 ·· 389
附录5　国民营养计划（2017—2030年） ·· 397
附录6　《中国食物成分表》出版史 ··· 403

食物图片 ·· 407

CONTENTS

Introductions (6 Edition) ·· I
Description of Food Samples ·· 1
Food Composition Tables
    Table 1 Energy and Nutrient Content of Foods ································ 49
        8 Meat and Meat Products ·· 51
        9 Poultry and Poultry Products ·· 71
        10 Milk and Milk Products ·· 81
        11 Eggs and Egg Products ·· 111
        12 Fish, Shellfish and Mollusc ·· 117
        13 Infant Foods ··· 143
        19 Fats and Oils (Animals) ··· 175
        21 Others ·· 179
    Table 2 Amino Acid Content of Foods ·· 183
    Table 3 Fatty Acid Content of Foods ·· 241
    Table 4 Iodine Content of Common Foods ····································· 311
    Table 5 Special Interest Databases on Vitamins ······························· 325
        Table 5-1 Folic Acid Content of Common Foods ·························· 328
        Table 5-2 Choline, Biotin, Pantothenic Acid Content of Selected Foods ··············· 333
        Table 5-3 Choline Content of Common Foods (USDA) ···················· 338
    Table 6 Purine Content of Common Foods ···································· 345
    Table 7 DHA and EPA Content of Selected Food Fishes ···················· 361

Appendices
    Appendix 1 Chinese-English Food Names ······································ 369
    Appendix 2 Chinese-Latin Food Names ·· 381
    Appendix 3 Relative Density of Alcohol and the Concentration of Alcohol
                      Expressed by Percentages (15℃) ····························· 386
    Appendix 4 Chinese Dietary Reference Intakes (DRIs) ····················· 389
    Appendix 5 National Nutrition Plan (2017—2030) ························· 397
    Appendix 6 Publishing History of *China FCD* ······························ 403

Food Images ·· 407

第6版使用说明
Introductions（6 Edition）

1 概述

我国的食物营养价值研究始于20世纪30年代。我国第1版《食物成分表》于新中国成立后1952年出版，是由中国疾病预防控制中心营养与健康所的前身中央卫生实验研究院营养学系的营养科学家在两年多时间内完成的（1949—1951）。该书在新中国成立之初为改善我国人民的营养缺乏病发挥了重要的作用。继后，在近60年的营养学研究和科学发展的长河中，食物成分的研究一直在积极地发展和扩充。第6版《中国食物成分表（标准版）》即是在前面研究的基础上总结和发展而成的。

我国食物成分数据的研究和相关书籍的出版，一直由中国疾病预防控制中心营养与健康所团队负责。不同时期的出版物，虽然看起来是不同单位编著，但那只是由于机构调整或名称变更而已。《中国食物成分表》出版简史见下表，详细内容见附录6。

《中国食物成分表》出版简史

版次	名称		主编	出版年代
第6版	中国食物成分表（标准版）	（第一册 植物性食物）	杨月欣	2018
	中国食物成分表（标准版）	（第二册 动物性食物）	杨月欣	2019
	中国食物成分表（标准版）	（第三册 加工食品）		
第5版	中国食物成分表（第一册）		杨月欣 王光亚 潘兴昌	2002 2009
	中国食物成分表（第二册）		杨月欣	2004
第4版	食物成分表（全国代表值）		王光亚 主编 沈治平 主审	1991
	食物成分表（全国分省值）		王光亚 主编 沈治平 主审	1992
第3版	食物成分表		沈治平	1981
第2版	食物成分表		周启源	1963
第1版	食物成分表		周启源 杨恩孚	1952
首发	食物成分表		吴宪	1940
	营养概论		吴宪	1929

《中国食物成分表（标准版）》是在第5版《中国食物成分表（2009，第一册）》和《中国食物成分表（2004，第二册）》的基础上修订而成的。其主要内容包括三个部分：使用说明、食物成分表及附录。

本书所列食物以动物性原料和食品为主，共收集了八类3600余条食物（其中1005条为食物的一般营养成分数据），包括能量、水分、灰分、蛋白质、脂肪等宏量营养素共10种，维生素11种，矿物质10种，氨基酸20种，脂肪酸45种。修订了食物的维生素A的表达方式，修正和统一了两本书中的食物成分数据和食物种类、编排方式、编码、食物成分的表达等内容。修订并增加了常见食物碘、维生素等4个特别成分表；增加了490种食物的嘌呤数据，增加了部分国外水产品中DHA的数据。特别指出的是，为提高对食物的理解和应用的准确性，本书还给出了较为详细的食物样品描述，书后附上带有编号的食物图片。

本版定名为"标准版"，是为了强调其是食物基本数据，并以示与其他科普用途、实验室用途版本的区别。

2 数据来源和修订

本书（第6版，第二册）共有动物性食物3600余条，数据75 600余个，全部以动物性原料和食品为主，相比第 5 版两册的动物性食物数据，新增内容超过 50%。

2.1 实验室数据来源

数据来源主要有以下两个方面：

（1）基本数据来源：合并 2009 版和 2004 版的中国食物成分表数据的动物性食物部分，主要是便于查阅和使用。原始数据基于国家自然科学基金资助项目（1988 年）；1998 年至 2004 年间，国家科技部公益基金项目和基础项目，北京市自然科学基金项目，中国营养学会、达能营养中心基金项目等的支持，数据均由中国疾病预防控制中心营养与健康所团队（以下简称本实验室）完成。

（2）新增补数据来源：新增数据来源于 2010 年以来本实验室采集分析的数据以及食物成分监测项目中 20 个监测点（省级疾控中心）采集分析的并经过本实验室审核和筛选的一般营养成分数据 247 条，2013 年以来本实验室汇总的婴幼儿食品标签数据 192 条，2015—2016 年国家项目完成的食物碘数据，由哈尔滨医科大学潘洪志团队和本实验室共同完成的食物嘌呤数据。

新增了部分维生素数据。这些数据主要基于 2005 年以后本实验室完成的国家科技部的公益基金项目、"十一五""十二五"卫生专项等项目。胆碱数据为借用 USDA 的数据等。

2.2 借用或引用数据

借用或引用数据指参考国内或国外食物成分数据库及他人发表文献的数据。对于各种借用或引用的数据，或在食物成分表"备注"栏中标注了其来源代码，或在数据表格的下面对其来源作了具体说明。

食物来源代码含义如下：

"BJV"	——借用"北京市蔬菜研究所"数据
"BJRN"	——借用"北京市营养源研究所"数据
ShH-FCT	——上海食物成分表数据
YN-FCT	——云南食物成分表数据
TW-FCT	——台湾食物成分表数据
FJ-FCT	——福建食物成分表数据
"UK"	——引用"英国食物成分表"数据
"USDA"	——借用"美国食物成分表"数据
"Japan-FCT"	——日本食物成分表数据
"Korea-FCT"	——韩国食物成分表数据
"FNL"	——食品营养标签数据

2.3 代表值和修订值

为了便于使用，当来自不同地区的同一种食物有多条时，本书对不同产区或不同品种的多条同个食物营养素含量汇总并计算出"x"，为代表值。代表值是在剔除离群数据后以中位数表示。由于气候条件、土壤特点及种植方式等因素的差异性，导致了多样性的存在，因此，食物中某些数据的变化是正常的。当数据差别较大时则不能合并（本书中食物的代表值是 2004 版和 2009 版数据的整合，可能与第 5 版的代表值不同）。

本书主要的修订数据是维生素 A 的数据表达，由原来的 1 μg RE 维生素 A = 6 μg β - 胡萝卜素，改为 1 μg RAE 维生素 A = 12μg β - 胡萝卜素。这可能引起食物维生素 A 含量的成倍变化，详见 6.3 维生素 A 部分。

新数据的增加包括 247 条食物一般营养成分，417 余条食物脂肪酸和氨基酸等，以及 192 条婴幼儿食品、490 条食物嘌呤，405 条食物碘，部分食物胆碱和 DHA 的数据。新增数据超过上版数据的 50%。

3 食物名称、分类与编码

3.1 食物名称

食物名称由中文学名和别名组成,均在食物名称中列出。为便于使用者对食物的辨识,本书将食物名称描述清晰化,对于部分易混淆的食物,在名称中对食物的颜色、形状、质地、生产加工方式、地区来源、分析部位等进行说明。食物的英文和拉丁文名称分别见附录1和附录2。

3.2 食物分类

采用"食物类和亚类"的双级分类方法:参照INFOODS的分类原则,结合我国食品行业和营养学界以往的食物分类原则,将所有食物分为 若干个食物类;对于一个食物类中的食物,根据其某一属性的不同,又分成不同的亚类,对那些难以归类到某一具体亚类的食物,一律归入到相应食物类名称为"其他"的亚类中。食物分类及本书所收录的食物类别见表1。

表 1 食物分类一览表

分册	食物类编码	食物类名称	食物条数	亚类编码	亚类名称	亚类食物条数
第一册						
	01	谷类及制品	112			
				1	小麦	37
				2	稻米	41
				3	玉米	10
				4	大麦	4
				5	小米、黄米	6
				9	其他	14
	02	薯类、淀粉及制品	26			
				1	薯类	11
				2	淀粉类	15
	03	干豆类及制品	81			
				1	大豆	48
				2	绿豆	3
				3	赤豆	4
				4	芸豆	6
				5	蚕豆	8
				9	其他	12
	04	蔬菜类及制品	313			
				1	根菜类	21
				2	鲜豆类	27
				3	茄果、瓜菜类	47
				4	葱蒜类	20
				5	嫩茎、叶、花菜类	92
				6	水生蔬菜类	10
				7	薯芋类	12
				8	野生蔬菜类	84
	05	菌藻类	66			
				1	菌类	55
				2	藻类	11
	06	水果类及制品	182			
				1	仁果类	57

续表

分　册	食物类编码	食物类名称	食物条数	亚类编码	亚类名称	亚类食物条数
第一册						
				2	核果类	37
				3	浆果类	27
				4	柑橘类	15
				5	热带、亚热带水果	32
				6	瓜果类	14
	07	坚果、种子类	64			64
				1	树坚果	38
				2	种子	26
	19	油脂类	19			
				2	植物油	19
第二册						
	08	畜肉类及制品	196			
				1	猪	102
				2	牛	43
				3	羊	36
				4	驴	6
				5	马	3
				9	其他	6
	09	禽肉类及制品	71			
				1	鸡	27
				2	鸭	29
				3	鹅	6
				4	火鸡	5
				9	其他	4
	10	乳类及制品	240			
				1	液态乳	99
				2	奶粉	82
				3	酸奶	16
				4	奶酪	24
				5	奶油	10
				9	其他	9
	11	蛋类及制品	30			
				1	鸡蛋	17
				2	鸭蛋	7
				3	鹅蛋	4
				4	鹌鹑蛋	2

续表

分册	食物类编码	食物类名称	食物条数	亚类编码	亚类名称	亚类食物条数
第二册						
	12	鱼虾蟹贝类	249			
				1	鱼	137
				2	虾	29
				3	蟹	18
				4	贝	41
				9	其他	24
	13	婴幼儿食品	192			
				1	婴儿配方食品	34
				2	较大婴儿和幼儿配方食品	70
				3	特殊医学用途婴儿配方食品	3
				4	婴幼儿谷类辅助食品	58
				5	婴幼儿罐装辅助食品	27
	19	油脂类	7	1	动物油脂	7
	21	其他	21			
第三册*						
	13	婴幼儿食品				
				1	婴儿配方食品	
				2	较大婴儿和幼儿配方食品	
				3	特殊医学用途婴儿配方食品	
				4	婴幼儿谷类辅助食品	
				5	婴幼儿罐装辅助食品	
	14	小吃、甜饼				
				1	小吃	
				2	蛋糕、甜点	
	15	速食食品				
				1	快餐食品	
				2	方便食品	
				3	休闲食品	
	16	饮料类				
				1	碳酸饮料	
				2	果汁及果汁饮料	
				3	蔬菜汁饮料	
				4	含乳饮料	
				5	植物蛋白饮料	
				6	茶叶及茶饮料	
				7	固体饮料	
				8	棒冰、冰激凌类	
				9	其他	

*：第三册内容以实际出版内容为准。

续表

分册	食物类编码	食物类名称	食物条数	亚类编码	亚类名称	亚类食物条数
第三册						
	17	含酒精饮料				
				1	发酵酒	
				2	蒸馏酒	
				3	露酒（配制酒）	
	18	糖、果脯和蜜饯、蜂蜜类				
				1	糖	
				2	糖果	
				3	蜜饯	
				4	蜂蜜	
	20	调味品类				
				1	酱油	
				2	醋	
				3	酱	
				4	腐乳	
				5	咸菜类	
				6	香辛料	
				7	盐、味精及其他调料	
	21	其他				

3.3 食物编码

为保持与以前版本的一致性和方便使用者，本书编码没有变化。

在食物成分表中，食物编码具有唯一性，主要根据食物分类的规则和方法，对食物进行编码。采取 6 位数字编码的方法，前 2 位数字是食物的类别编码，第 3 位数字是食物的亚类编码，最后 3 位数字是食物在亚类中的排列序号。

关于食物亚类编码的规定：在一个食物类中，其亚类的编码范围为 1～9。如果一个食物类中有名称为"其他"的亚类，规定其编码为"9"；若一食物类中不分任何亚类，其食物的亚类编码为"0"。

食物类编码、食物亚类编码见表 1。

例：编码为"082111"的牛肉（背部肉），即：

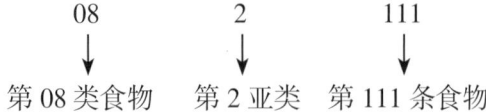

第 08 类食物　第 2 亚类　第 111 条食物

4 食物可食部

本书中所有营养素的含量均以"每 100 克可食部食物"表达。

很多食物具有不可食部分，分析工作者对于从市场上采集来的食物样品（称为"市品"），按照居民通常的加工、烹调和饮食习惯，去掉其中不可食用的部分后，剩余的即为食物的可食部分。如香蕉要去掉皮，猪排要去掉骨头等。"食部"栏中的数值表示某一食物中可食用部分占食物样品的百分比。可食部百分比和废弃率是一个互换互补的概念。可食部的数值表示每 100 克食物中，可以食用的部分占该食物的比例。废弃率则是不可以食用部分占该食物的比例。

可食部（EP）=［食品重量（W）–废弃部分的重量（W1）］/ 食品重量（W）× 100%

食物成分表中，每 100 克食物中营养成分的含量，即是可食部中的含量。当需要计算整个食物含量时，需要乘上 EP。

食物的可食部比例不是固定不变的，它会因运输、贮藏和加工处理等方面的不同而有所不同。因此，当认为食物实际的可食部比例与表中的数值有较大出入时，可以采用自己实际测定的食物可食部的比例来计算营养素含量。

5 食物成分名称和表达

为数据交流和共享，食物成分和数据表达有一套科学的方法。INFOODS（International Network of Food Data System）是联合国粮农组织（FAO）和联合国大学（UNU）于 1983 年成立的国际性标准化组织，为使世界各国获得可靠的食物成分数据，进行专业性培训和技术指导，其目的是在世界范围内提高食物成分分析数据的质量和可比性，促进食物成分数据资源的共享。

5.1 Tagname 和成分表述

Tagname 是 INFOODS 根据不同的分析方法或计算方法而制定的相应食物成分的标识名称，以利于实现食物成分数据的直观性和可比性，其使用有利于食物成分数据的国际和地区间的交流。本书未直接引用 Tagname 作为食物成分的表达方式，主要是考虑到 Tagname 目前尚未被我国营养学界所熟知，因此我们只在表 2、表 3、表 4 中列出，供使用者参考和熟悉，以求在以后的版本中应用。

表 2 食物成分名称标识及其分析或计算方法

食物成分名称	Food composition name	计量单位（Units）	INFOODS Tagname	分析或计算方法
水分	Water	g	WATER	重量法
蛋白质	Protein	g	PROCNT	蛋白质 = 总氮 × 蛋白质转换系数
脂肪	Fat	g	FAT	索氏提取法、酸水解法、罗高氏法
碳水化合物	Carbohydrate	g	CHOCDF	减差法
能量	Energy	kcal/kJ	ENERC	供能营养素 × 能量转换系数，并求和
胆固醇	Cholesterol	mg	CHOLE	比色法
膳食纤维	Dietary fiber	g	FIBTG	中性洗涤剂方法、酶 - 重量法
灰分	Ash	g	ASH	重量法
胡萝卜素	Total β-carotene	µg	CARTB	纸层析测定法
维生素 A	Vitamin A	µg	VITA	高效液相色谱法
视黄醇活性当量	Retinol equivalent	µg	RETOL	视黄醇活性当量 = 维生素 A 微克重量 + 胡萝卜素微克重量 /12
硫胺素	Thiamin	mg	THIA	荧光分光光度法
核黄素	Riboflavin	mg	RIBF	荧光分光光度法、微生物测定法
烟酸	Niacin	mg	NIA	微生物测定法
抗坏血酸	Ascorbic acid	mg	VITC	荧光分光光度法
维生素 E	Vitamin E	mg	VITE	高效液相色谱法 维生素 E = α- 维生素 E +（β+γ）- 维生素 E + δ- 维生素 E
叶酸	Folic acid	mg	FOL	微生物测定法
碘	Iodine	mg	ID	碱灰化砷铈接触比色法
钾	Potassium	mg	K	原子吸收分光光度法
钠	Sodium	mg	NA	原子吸收分光光度法

续表

食物成分名称	Food composition name	计量单位（Units）	INFOODS Tagname	分析或计算方法
钙	Calcium	mg	CA	原子吸收分光光度法
镁	Magnesium	mg	MG	原子吸收分光光度法
铁	Iron	mg	FE	原子吸收分光光度法
锰	Manganese	mg	MN	原子吸收分光光度法
锌	Zinc	mg	ZN	原子吸收分光光度法
铜	Copper	mg	CU	原子吸收分光光度法
磷	Phosphorus	mg	P	比色法
硒	Selenium	μg	SE	荧光分光光度法

表3 各种氨基酸及其 INFOODS Tagname

氨基酸		INFOODS Tagname	氨基酸名称		INFOODS Tagname
异亮氨酸	Isoleucine	ILE	缬氨酸	Valine	VAL
亮氨酸	Leucine	LEU	精氨酸	Arginine	ARG
赖氨酸	Lysine	LYS	组氨酸	Histidine	HIS
蛋氨酸	Methionine	MET	丙氨酸	Alanine	ALA
胱氨酸	Cysteine	CYS	天冬氨酸	Aspartic acid	ASP
苯丙氨酸	Phenylalanine	PHE	谷氨酸	Glutamic acid	GLU
酪氨酸	Tyrosine	TYR	甘氨酸	Glycine	GLY
苏氨酸	Threonine	THR	脯氨酸	Proline	PRO
色氨酸	Tryptophan	TRP	丝氨酸	Serine	SER

表4 食物脂肪酸名称标识

脂肪酸		计量单位	INFOODS Tagname	分析或计算方法
单体脂肪酸	Individual fatty acid	%*	▲	气相色谱分析法
饱和脂肪酸	Saturated fatty acid（SFA）	g	FASAT	脂肪 × 脂肪酸折算系数 × 全部饱和脂肪酸所占百分比
单不饱和脂肪酸	Monounsaturated fatty acid（MUFA）	g	FAMS	脂肪 × 脂肪酸折算系数 × 全部单不饱和脂肪酸所占百分比
多不饱和脂肪酸	Polyunsaturated fatty acid（PUFA）	g	FAPU	脂肪 × 脂肪酸折算系数 × 全部多不饱和脂肪酸所占百分比

注：*% 指单体脂肪酸占总脂肪酸的百分比。
▲单体脂肪酸 INFOODS Tagname 命名基本规则："F" + 脂肪酸中的碳原子数 + "D" + 不饱和键数 + "F"。如脂肪酸 C 8：0 表示为 F8D0F，脂肪酸 C15：1 表示为 F15D1F

5.2 食物和成分表述

本书同时使用中文和英文来表示食物成分名称，括号内表示食物俗名或地方名；各种成分数据均为每100克可食部食物中食物成分的含量表示；在未检测、检测为零等情况时，其表示符号参见"8 数据符号及缩写说明"。

6 食物成分定义

为了便于理解，对本书中的营养成分的定义和计算方法作以下介绍。

原则上，在本书食物成分定义和计算方面，与《食物营养成分基本术语（GB/Z 21922-2008）》《中国居民膳食营养素参考摄入量》互为一致。与前一版相比，胡萝卜素转化维生素 A 的计算方法是不同的。

6.1 能量

能量为计算值，采用各供能营养素（蛋白质、脂肪、碳水化合物）克重量乘以相应的能量转换系数，再求和而得。营养学上，习惯于以千卡（kilocalorie，kcal）作为能量的单位，是指 1 kg 的水从 15℃升高到 16℃所吸收的能量。1948 年国际上确定 1 卡能量相当于 4.184 焦耳（Joule），目前焦耳被认为是表达能量的国际单位。多数国家都开始在食物成分数据中用焦耳来表示能量。本书采用千卡（kcal）和千焦耳（kJ）两种单位表示，以方便读者应用。本书采用的各供能营养素的能量转换系数见表 5。

本书中能量数值的右上角加"*"号，表示其中有一个或多个供能营养素没有提供确定的数值（如"—"或"Tr"等），所计算的能量数值也是不确定的。

表 5 能量转换系数 *

营养素名称	能量转换系数	
	kcal/g	kJ/g
蛋白质 *	4	17
脂肪 *	9	37
碳水化合物 *	4	17
膳食纤维▲	2	8
酒精（乙醇）*	7	29

注：*Royal Society（1972）；▲ FAO（2002）

6.2 宏量营养素

蛋白质 食物蛋白质是用凯氏微量定氮法（Kjeldahl 法）测定的食物总氮量，再乘以相应的蛋白质转换系数而得的。在多数食物中总氮占蛋白质的 16%，所以由总氮计算蛋白质含量的转换系数一般为 6.25（100/16）。但是有些食物非蛋白质来源的氮含量不同，因此转换系数也不同。本书采用了联合国粮农组织和世界卫生组织（FAO/WHO）1973 年推荐使用的食物蛋白质转换系数（表 6）。

表 6 食物蛋白质转换系数 *

食物	转换系数	食物	转换系数
小麦		鸡蛋	
全小麦粉	5.83	鸡蛋（整）	6.25
麦糠麸皮	6.31	蛋黄	6.12
胚芽	5.80	蛋白	6.32
胚乳	5.70	肉类和鱼类	6.25
燕麦	5.83	动物明胶	5.55
大麦、黑麦粉	5.83	乳及乳制品	6.38
小米	6.31	酪蛋白	6.40
玉米	6.25	人乳	6.37
大米及米粉	5.95	豆类	
坚果、种子类		大豆	5.71
巴西果	5.46	其他豆类	6.25
花生	5.46	其他食物	6.25
杏仁	5.18		
其他　如核桃、榛子、瓜子等	5.30		

注：*FAO/WHO（1973）

氨基酸 氨基酸含量通过氨基酸分析仪测定并加和而来。通常,食物蛋白质含量应相当于或高于其各种氨基酸含量之和。但是,由于蛋白质和氨基酸检测方法本身也同样会造成一定误差,因此经氮含量测定和利用表 6 转换系数计算的食物蛋白质数值,常常与实际值存在一定的偏差。为保持数据的准确性和一致性,本书共 535 条动物性食物的 20 种氨基酸数据,其审核原则是食物蛋白质数值和各种氨基酸总和相差不超过 ±5%。

碳水化合物 本书中使用减差法计算食物中总碳水化合物含量,即包括了可利用碳水化合物和膳食纤维两部分,计算公式为:

$$总碳水化合物 = 100 - (水分 + 蛋白质 + 脂肪 + 灰分)$$

也就是说,书中"碳水化合物"实际是"总碳水化合物"。总碳水化合物或可利用碳水化合物能量系数都是 4,膳食纤维的系数是 2。

一般利用上述公式计算的食物中碳水化合物的值应大于或等于 0。由于用减差法计算的碳水化合物的值包含了水分、蛋白质、脂肪、灰分等指标实际分析测定过程中的误差,因此,此数值也有一定偏差。1998 年,FAO/WHO 的碳水化合物专家委员会推荐使用加和法计算总碳水化合物,即(淀粉 + 糖)。目前,由于各国对碳水化合物分析技术的不同以及受分析条件的限制,除英国以外大多数国家在 FCD 研究中仍然使用减差法。本书动物性食物中碳水化合物很少。

膳食纤维 本书数据中食物的膳食纤维包括了不溶性膳食纤维和膳食纤维两种,主要是基于检测方法不同:中性洗涤剂法和 AOAC 的酶 - 重量法,1981—1991 年数据多采用粗纤维法。本书无此数据。

中性洗涤剂法是用中性洗涤剂来溶解除去样品中的糖、淀粉、脂肪、蛋白质、果胶等成分,剩余的残渣用淀粉酶酶解,洗净后干燥称重,即为不溶性膳食纤维部分,也可能包括少许不溶性灰分。2004 年前数据多用此法。

酶重量法可以测定总膳食纤维,包括可溶性和不可溶性膳食纤维。可溶的有果胶、部分寡糖等,不可溶的包括纤维素、半纤维素、木质素、角质和二氧化硅等。

实际上,在蔬菜和谷类等食物中,由于可溶性部分较少,不溶性膳食纤维与总膳食纤维的含量数据差别不大。

脂肪和脂肪酸 本书包含 636 条动物性食物的 45 种脂肪酸数据。食物脂肪的测定数值实际代表粗脂肪,因其中除脂肪外,尚有游离脂肪酸、蜡、磷脂、固醇、松脂及色素等脂溶性物质。基于分析方法,脂肪酸数值是指单体脂肪酸占总脂肪酸的百分比。

大多数食物的脂肪是一个混合体,包括三酰甘油(甘油三酯)、磷脂、固醇或糖体等一些非脂肪酸物质。由于这些成分并不能全部分解为脂肪酸,因此不能简单地将测定的全部脂肪酸数值的总和等同于食物中的脂肪总量。如植物油含有 100% 三酰甘油,其中 95.6% 可分解为脂肪酸,4.4% 是甘油。所以对于三酰甘油来说,0.956 即是其脂肪酸转化系数。其他形式脂肪的脂肪酸转化系数要低一些。

本书引用了英美国家食物成分表中有关"脂肪酸转换系数"数据(表 7),计算每 100 克食物中的脂肪酸含量。

表 7 脂肪酸转换系数

食物名称	转换系数	食物名称	转换系数
小麦	0.720	牛肉(瘦)	0.916
小麦面粉	0.670	牛肉(肥)	0.953
麦麸	0.820	羊肉(瘦)	0.916
大麦	0.720	羊油	0.953
燕麦	0.940	猪肉(瘦)	0.910
大米、小米	0.850	猪肥	0.953
大豆及制品*	0.930	家禽类	0.945
其他豆类*	0.775	脑	0.561
蔬菜和水果类	0.800	心	0.789

续表

食物名称	转换系数	食物名称	转换系数
鳄梨	0.956	肾	0.747
坚果	0.956	肝	0.741
花生*	0.951	乳及乳制品	0.945
莲子*	0.930	蛋类	0.830
油脂类(椰子油除外)	0.956	含油多的鱼	0.900
椰子油	0.942	鱼肉	0.700

注：* 引自英国食物成分表（1991），其他引自美国食物成分表（No.8-12）

6.3 维生素

维生素 A（Vitamin A） 维生素 A 有多种化学形式，具有不同的生物活性。为了计算总维生素 A 生物活性，需要测定食物中不同形式的维生素 A，包括动物性来源的视黄醇、植物性来源的 β-胡萝卜素和其他类型的胡萝卜素。在以往版本中，维生素 A 的生物活性都是以视黄醇当量（retinol equivalent，RE）表示的。美国从第 15 版《食物成分表标准版》开始改为以视黄醇活性当量（retinol activity equivalent，RAE）表示。这种变化的原因是美国国家医学科学院的研究所的研究表明，来自于 β-胡萝卜素和其他类型胡萝卜素的活性只是我们以前所认为的一半。

同时，在 2013 年中国营养学会最新出台的 DRIs 中也修订并明确规定维生素 A 的生物活性以视黄醇活性当量来表示。因此，该书计算总的维生素 A 生物活性使用下述公式：

$$\text{维生素 A } (\mu g\ RAE) = \text{视黄醇} (\mu g) + \beta\text{-胡萝卜素} (\mu g)/12 + \text{其他类型的胡萝卜素} (\mu g)/24$$

在植物性食物中只有胡萝卜素，没有视黄醇，而在大多数动物性食物中以视黄醇为主。因此，当测定原型食物时，通常只有维生素 A 或者胡萝卜素。植物性来源的胡萝卜素测定采用层析法，未能分型，计算中均按 β-胡萝卜素计算。因此，蔬菜类食物计算结果可能偏高。

维生素 A、胡萝卜素的国际单位与视黄醇活性当量间的转换关系如下：

$$1\ \mu g\ RAE\ \text{维生素 A} = 1\ \mu g\ \text{视黄醇活性当量}$$
$$= 12\ \mu g\ \beta\text{-胡萝卜素}$$
$$= 24\ \mu g\ \text{其他类型的胡萝卜素}$$

本书已采用 RAE 并按上式进行了换算，因此与第 5 版《中国食物成分表》（2009，2004）采用 RE 来表示维生素 A 的含量相比，数据不同。

维生素 D（Vitamin D） 维生素 D 有两种具有生物活性的形式：维生素 D_2 [麦角钙化醇（ergocalciferol）或钙化醇（calciferol）] 和维生素 D_3 [胆钙化醇（cholecalciferol）]。维生素 D_2 主要由人工合成。维生素 D_3 是由表皮下 7-脱氢胆固醇（7-dehydrocholesterol）经紫外线光照射而形成的。现在国际单位（IU）逐步被替代，本书食物中维生素 D 数据以常用的质量单位微克（μg）表示。

$$1\ IU\ \text{维生素 D} = 0.025\ \mu g\ \text{维生素 D}$$

维生素 E（Vitamin E） 维生素 E 同维生素 A 一样，在食物中有多种存在形式，如 α、β、γ、δ-生育酚，α、β、γ、δ-三烯生育酚等，其中 α-生育酚生物活性最高。膳食中的天然维生素 E 为 d-α 型生育酚，其活性以 α-生育酚当量（α-tocopherol equivalent，α-TE）表示，1 mg α-TE 相当于 1 mg 的 α-生育酚的活性。合成的维生素 E 为 dl-α-生育酚，其活性大大低于食物中天然存在的生育酚。不同形式的维生素 E 在体内利用率不同，因此当考虑生物利用率时，食物中 α-生育酚当量计算使用以下公式：

$$\alpha\text{-TE (mg)} = 1.0 \times \alpha\text{-生育酚 (mg)} + 0.5 \times \beta\text{-生育酚 (mg)} + 0.1 \times \gamma\text{-生育酚 (mg)} + 0.3 \times \text{三烯生育酚 (mg)}$$

维生素 E 的生物活性单位还可用国际单位（IU）表达，与 α-生育酚当量间的转换关系为：

$$1\ \alpha\text{-TE (mg)} = 1.49\ \text{IU 维生素 E}$$

维生素 E 总和是不同活性形式生育酚数据相加而来，即：

$$\text{维生素 E (mg)} = \alpha\text{-生育酚 (mg)} + \beta\text{-生育酚 (mg)} + \gamma\text{-生育酚 (mg)} + \delta\text{-生育酚 (mg)}$$

最近的研究表明，α-生育酚中仅有 2 个 RR 以上的结构形式被人体有效吸收，所以，现在有些国家已用 α-生育酚（α-tocopherol，α-T）来表示总维生素 E 的活性。

本书同时给出食物中各形式维生素 E 总和以及 α-TE，当缺少某个活性形式的含量数据时，无法转换并计算维生素 E 总和以及 α-TE 时，以"un"标示。

维生素 C（Vitamin C） 维生素 C 的化学结构是含有 6 个碳的 α-酮基内酯的弱酸。维生素 C 的天然形式为 L-型 α-异构体，而 D-型异构体的生理活性仅为 L-型的 10%，维生素 C 膳食补充剂也是 L-抗坏血酸。L-抗坏血酸可以被氧化而成为脱氧抗坏血酸，也具有相同的生理活性。维生素 C 存在于植物性食物中，动物性食物中含量极少。

维生素 B_1 和 B_2（Vitamin B_1 & B_2） 维生素 B_1 又称硫胺素（thiamin），因为能够预防和治疗脚气病（beriberi），因此又称之为抗神经炎素。硫胺素富含于谷粒的外皮如麦麸和米糠中，在动植物食品中也含有维生素 B_1。人体中的许多酶的辅酶含有硫胺素。维生素 B_2 又称核黄素（riboflvin），存在于植物性食物中，是体内多种酶的辅酶，具有生理活性，并在代谢中起重要作用。

烟酸（Niacin） 烟酸又称尼克酸。早期的名称为抗癞皮病因子（preventive pellagra，pp），因此又称之为维生素 pp。烟酰胺是烟酸的衍生物，具有等同的生理活性。食物中的烟酸在动物性食物如肉和内脏中含量较多，植物性食物如谷类食物，其含量并不少于一般动物性食物如乳类和蛋类，但植物性食物所含烟酸大部分（50%~70%）为结合型，不能被人体利用。食物中的色氨酸可在人体内转变成烟酸，因此在估计其摄入量时还应考虑食物中所含色氨酸的量。一般采用 60:1 的比例计算色氨酸转换成烟酸的量。

维生素 B_6（Vitamin B_6） 又名吡哆素，动物性食物、发酵类食物中含量较高。吡哆素有三种形式：吡哆醇（PN）、吡哆醛（PL）和吡哆胺（PM）。这三种形式的化合物均具有生理活性，其磷酸酯是转氨酶的辅酶，广泛存在于自然界中。本书中所给出的维生素 B_6 的数据是应用微生物法检测得到的，检测结果为三种形式含量的总和。

维生素 B_{12}（Vitamin B_{12}） 维生素 B_{12} 是一组含钴的类咕啉化合物，由 4 个还原型吡咯环相连接，中心为钴元素，此大环称为咕啉（corrin）环，是维生素 B_{12} 结构核心。维生素 B_{12} 的化学名为 α-5,6-二甲苯并咪唑—氰钴胺，其分子结构中心的氰基（CN）可由其他基团替代，成为不同类的钴胺素。维生素 B_{12} 主要存在于动物性食物和发酵食物中，动物内脏、腐乳含有较多的维生素 B_{12}。维生素 B_{12} 在食物中存在形式多样，且含量较少。本书中所给出的维生素 B_{12} 的数据为使用微生物法检测的结果。

叶酸（Folic acid） 叶酸属于 B 族维生素，是一组与蝶酰谷氨酸功能和化学结构相似的化合物的统称。天然食物中的叶酸含有一个或多个谷氨酸，膳食中的叶酸 3/4 是以多谷氨酸叶酸的形式存在，叶酸结构中的谷氨酸分子越多则吸收率越低。天然食物中的叶酸以 μg/100g 表示。

天然食物、强化食品以及补充剂中叶酸的吸收利用程度不同，在计算总膳食中的叶酸摄入量时，其表达单位应该用膳食叶酸当量（dietary folate equivalent，DFE）来表示，而不用叶酸的含量（μg）表示。

几种食物的叶酸存在下述换算关系：

$$1\mu g\ \text{DFE} = 1\mu g\ \text{天然食物叶酸} = 0.5\mu g\ \text{叶酸补充剂} = 0.6\mu g\ \text{强化食品叶酸}$$

计算膳食叶酸当量时，公式为：

$$\text{总膳食叶酸 DFE (μg)} = \text{天然食物叶酸 (μg)} + 1.7 \times \text{强化食品叶酸 (μg)}$$

生物素（Biotin） 已知生物素有 8 种异构体，但仅 α-生物素是天然存在的，具有生理活性。富含生物素的食物有酵母、动物肝和其他内脏。本书中数据为微生物法的检测结果。

泛酸（Pantothenic acid） 根据译音又称为遍多酸。泛酸也是 B 族维生素中的一种。泛酸的化学结构

为 α，γ - 二羟基 - β，β - 二甲基丁基 - β - 丙氨酸（α，γ-dihydroxy - β，β - dimethyl -butyl - β - alanine）。泛酸的合成物为钙盐形式，即泛酸钙。泛酸的主要生理功能是以乙酰辅酶 A（CoA）的形式参与二碳单位的代谢，即起着传递乙酰基的作用。本书中的数据是微生物法的检测结果。

胆碱（Choline） 胆碱是磷脂和鞘磷脂的重要组成部分。胆碱具有强吸湿性，在空气中很快吸水。胆碱易与酸反应生成稳定的结晶。氯化胆碱在碱性条件下也不稳定，但对热稳定。胆碱广泛存在于各类食物中，尤其是动物性食品如蛋黄和内脏、植物性食品如胚芽中。本书中胆碱数据采用比色法检测，借用数据来源于 USDA 官网。

维生素 K（Vitamin K） 维生素 K 包括维生素 K_1 和维生素 K_2。维生素 K_1 存在于植物中，化学名称为叶绿醌，是人类食物中维生素 K 的主要来源。维生素 K_2 存在于发酵食物中，化学名称为甲萘醌。动物组织中含维生素 K_1 和维生素 K_2。本书中所登载的维生素 K 的数据未进行分型。

6.4 矿物质

矿物质中每日膳食需要量在 100mg 以上的称为常量元素，如钙、磷、镁、钾、钠、氯等。人体必需微量元素指人体需要量甚微，自身不能合成，但却有重要的生理功能的矿物质。这一类微量元素必须靠食物和水供给。1990 年 FAO/WHO/IAEA 三个国际组织的专家委员会认定必需微量元素共 8 种，即碘、锌、硒、铜、钼、铬、钴及铁。

本书仅就 11 种矿物质（钙、磷、钾、钠、镁、铁、锌、硒、铜、锰、碘）的数据进行分析和归纳。分析方法为原子吸收分光光度法和比色法等。碘的数据单独列表，详见表四常见食物碘含量。

6.5 其他

嘌呤是有机化合物，分子式 $C_5H_4N_4$，在人体内嘌呤氧化而变成尿酸，人体尿酸过高就会引起痛风。海鲜、动物肉中嘌呤含量都比较高。食物中嘌呤类含量数据来自于哈尔滨医科大学潘洪志团队和本实验室。嘌呤数据包括腺嘌呤、鸟嘌呤、次黄嘌呤、黄嘌呤及总嘌呤。

DHA（二十二碳六烯酸，22:6 C），是一种对人体非常重要的不饱和脂肪酸，属于 ω-3 不饱和脂肪酸家族中的重要成员。本书收集的部分国外水产品中 DHA 数据为文献来源，仅供参考。

7 食物成分分析方法和数据规范

各种食物成分分析所使用的方法如表 8 所述。关于方法的详细说明和操作规程，详见杨月欣等主编的《实用食物营养成分分析手册》。

基于以上各成分的定义和概念，表 8 列出了各个成分分析或计算方法具体数据规范。

表 8 食物一般营养成分的表达

食物成分名称		计量单位	分析或计算方法	精确度
能量	Energy	kcal/kJ	供能营养素 × 能量转换系数，并求和	±1.0
水分	Water	g	重量法	±0.1
蛋白质	Protein	g	蛋白质 = 总氮 × 蛋白质转换系数	±0.1
脂肪	Fat	g	索氏提取法、酸水解法、罗高氏法	±0.1
碳水化合物	Carbohydrate（CHO）	g	减差法 [碳水化合物 =100 - （水分 + 蛋白质 + 脂肪 + 灰分）]	±0.1
总膳食纤维	Total dietary fiber	g	酶 - 重量法	±0.1
可溶性膳食纤维	Soluble dietary fiber	g	酶 - 重量法	±0.1
不溶性膳食纤维	Insoluble dietary fiber	g	酶 - 重量法或中性洗涤剂法	±0.1
灰分	Ash	g	重量法	±0.1
胆固醇	Cholesterol	mg	比色法	±1
维生素 A 活性当量	Vitamin A（Vit A）	μg RAE	高效液相色谱法	±1
胡萝卜素	Total carotene	μg	纸层析测定法	±1

续表

食物成分名称		计量单位	分析或计算方法	精确度
β-胡萝卜素	β-Carotene	μg	高效液相色谱法	±1
硫胺素	Thiamin	mg	荧光分光光度法	±0.01
核黄素	Riboflavin	mg	荧光分光光度法	±0.01
烟酸	Niacin	mg	微生物测定法	±0.01
维生素C	Vitamin C（Vit C）	mg	荧光分光光度法	±0.1
维生素D	Vitamin D（Vit D）	IU	高效液相色谱法	±1
维生素E	Vitamin E	mg	高效液相色谱法	±0.01
α-生育酚当量	α-tocopherol equivalent	mg	高效液相色谱法 α-TE = 1.0×（α-维生素E）+ 0.5×（β-维生素E）+ 0.1×（γ-维生素E）+ 0.3 × 三烯生育酚	±0.01
叶酸	Folate	μg	微生物测定法	±0.1
生物素	Biotin	μg	微生物测定法	±0.1
泛酸	Pantothenic acid	mg	微生物测定法	±0.01
胆碱	Choline	mg	柱层析-比色法	±0.1
维生素B_6	Pyridoxine（Vit B_6）	mg	微生物测定法	±0.01
维生素B_{12}	Cobalamin（Vit B_{12}）	μg	微生物测定法	±0.01
钙	Calcium（Ca）	mg	原子吸收分光光度法	±1
磷	Phosphorus（P）	mg	比色法	±1
钾	Potassium（K）	mg	原子吸收分光光度法	±1
钠	Sodium（Na）	mg	原子吸收分光光度法	±0.1
镁	Magnesium（Mg）	mg	原子吸收分光光度法	±1
铁	Iron（Fe）	mg	原子吸收分光光度法	±0.1
锌	Zinc（Zn）	mg	原子吸收分光光度法	±0.01
硒	Selenium（Se）	μg	荧光分光光度法	±0.01
铜	Copper（Cu）	mg	原子吸收分光光度法	±0.01
锰	Manganese（Mn）	mg	原子吸收分光光度法	±0.01
碘	Iodine（I）	μg	碱灰化砷铈接触比色法	±0.1

8 数据符号及缩写说明

食物名称中"（ ）"表示对食物的说明，"[ ]"表示食物的别名。书中数据表达中所涉及的符号、标注及其意义说明如下：

符号	意义
x	代表值，几条相同食物数据计算的中位数或均数
Tr	未检出或微量，低于目前应用的检测方法的检出线或未检出
(0)	估计0值，理论上为0值或不存在，或测定后为0
*	参考相似食物或原料数据计算而得或参考值
—	未检测，理论上食物中应该存在一定量的该种成分，但未实际检测
un	不能计算，或未测定

计量单位的缩写

计量单位缩写

缩写	单位名称	缩写	单位名称
g	克	kcal	千卡
mg	毫克	kJ	千焦
μg	微克		

9　索引和信息更新

关于本书数据的更新、再版等详细查询，请关注中国疾病预防控制中心营养与健康所官网，有任何问题和需求可发邮件到：fct_s2018@163.com。

参考文献

1. 杨月欣.中国食物成分表（2004，第二册）.北京：北京大学医学出版社，2005.
2. 杨月欣，王光亚，潘兴昌.中国食物成分表（2009，第一册）.北京：北京大学医学出版社，2009.
3. 中国营养学会.中国居民膳食营养素参考摄入量（2013版）.北京：科学出版社，2014.
4. 杨月欣.实用食物营养成分分析手册.北京：中国轻工业出版社，2002.
5. Charrondiere UR, Burlingame B. Report on the FAO/INFOODS Compilation Tool: A simple system to manage food composition data. Journal of Food Composition and Analysis. 2011, 24 (4-5): 711-715.
6. Greenfield H, Southgate DAT. Food Composition Data: Production, Management and Use. Roma: Elsevier Science Publishers, 2003.
7. Rand WM, Windham CT, Young VR. Food Composition Data: A User's Perspective. Tokyo: United Nations University, 1987.
8. Yada S, Huang GW, Lapsley K. Natural variability in the nutrient composition of California-grown almonds. Journal of Food Composition and Analysis. 2013, 30 (2): 80-85.
9. Froster P, Miller JB. International tables of glycemic index. Am J Clinical Nutrition. 1995, 62 (4): 871s-890s.
10. Ahuja JKC, Gebhard SE. New challenges for the National Survey Nutrient Databases. FASEB Journal, 2002, 16 (40). A656.
11. Klensin JC. INFOODS Food Composition Data Interchange Handbook. Tokyo: United Nations University, 1992.
12. Holland B, Welch AA, Unwin ID, et al. McCance and Widdowson's Composition of Foods (Fifth revised and extended edition). Cambridge: The Royal Society of Chemistry and Ministry of Agriculture, Fisheries and Food, 1991.
13. U.S. Department of Agriculture. Composition of Foods: Legumes and Legume Products: Raw, Processed and Prepared. U.S. Dept. of Agric., Agriculture Handbook No.8-16. Washington DC: United States Department of Agriculture, 1986.
14. U.S. Department of Agriculture. Composition of Foods: Nut and Seed Products: Raw, Processed and Prepared. U.S. Dept. of Agric., Agriculture Handbook No.8-12. Washington DC: United States Department of Agriculture, 1984.
15. Greenfild H, Southgate DAT. Food Composition Data: Production, Management and Use. London: Elsevier Science, 1992.
16. FAO/INFOODS Guidelines for Checking Food Composition Data prior to the Publication of a User Table/Database Version 1.0.
17. http://www.fao.org/infoods/infoods/standards-guidelines/en
18. https://ndb.nal.usda.gov/ndb/

食物样品描述

Description of Food Samples

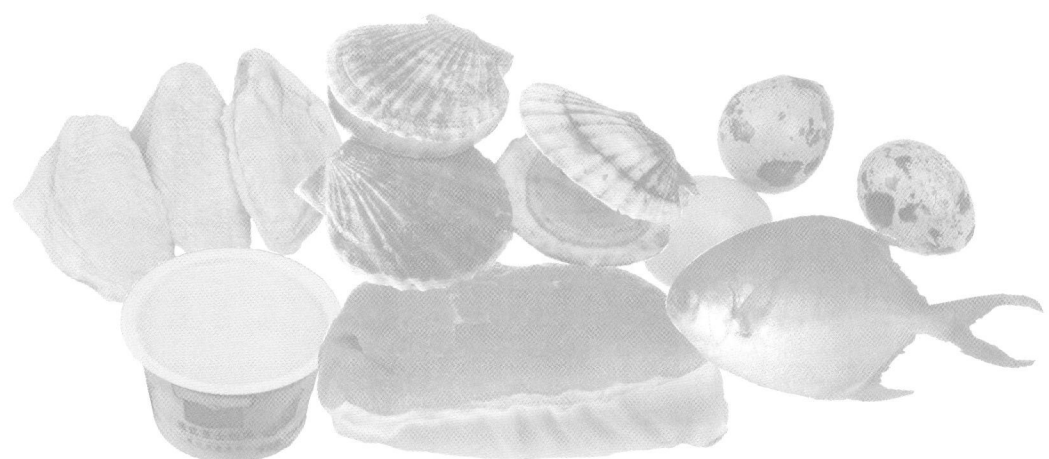

食物样品描述 Description of food samples

食物编码	食物类别和名称	食物描述	样品处理	数据来源*	采样日期	采样地点	产地
	畜肉类及制品						
	猪						
081121	猪肉（前臀尖，杜长大猪）	生，肥瘦肉，去皮	数份等量混合打匀		2002.4	北京市大红门食品公司	河北
081122	猪肉（前臀尖，良杂猪）	生，肥瘦肉，去皮	数份等量混合打匀		2002.4	北京市大红门食品公司	河北
081123	猪肉（后臀尖，杜长大猪）	生，肥瘦肉，去皮	数份等量混合打匀		2002.4	北京市大红门食品公司	河北
081124	猪肉（后臀尖，良杂猪）	生，肥瘦肉，去皮	数份等量混合打匀		2002.4	北京市大红门食品公司	河北
081125	猪肉（硬肋，杜长大猪）	生，肥瘦肉，去皮	数份等量混合打匀		2002.4	北京市大红门食品公司	河北
081126	猪肉（硬肋，良杂猪）	生，肥瘦肉，去皮	数份等量混合打匀		2002.4	北京市大红门食品公司	河北
081127	猪肉（通脊，杜长大猪）	生，瘦	数份等量混合打匀		2002.4	北京市大红门食品公司	河北
081128	猪肉（通脊，良杂猪）	生，瘦	数份等量混合打匀		2002.4	北京市大红门食品公司	河北
081129	猪肉（里脊）	生，瘦	数份等量混合打匀		2002.4	北京市大红门食品公司	河北
081130	猪皮	生	去骨		2002.4	北京市大红门食品公司	河北
081131	猪小排（杜长大猪）	生，瘦，带骨	去骨		2002.4	北京市大红门食品公司	河北
081132	猪小排（良杂猪）	生，瘦，带骨	去骨，数份等量混合匀样		2002.4	北京市大红门食品公司	河北
081133	猪腿肉（藏香猪）	鲜，整块带骨带皮肉，肥瘦，红白相间，冷冻运输	去骨		2018.10	林芝市，直营店	西藏
081134	猪肉（后腿，土猪）	生，鲜	数份等量混合打匀		2013.12	北京	北京
081135	猪肉（后臀尖）	生，鲜	数份等量混合打匀		2013.12	北京	北京
081136	猪肉（后臀尖）	生，鲜	数份等量混合打匀		2013.12	湖北	湖北
081137	猪肉（后臀尖，关中黑猪）	生，鲜	数份等量混合打匀		2013.12	陕西	陕西
081138	猪肉（后臀尖，白毛猪）	生，鲜	数份等量混合打匀		2013.11	陕西	陕西
081139	猪肉（后臀尖，山猪）	生，鲜	数份等量混合打匀		2013.12	湖北	湖北
081140	猪肉（后臀尖，生态野养黑山猪）	生，鲜	数份等量混合打匀		2013.12	湖北	湖北
081141	猪肉（里脊，关中黑猪）	生，鲜	数份等量混合打匀		2013.12	陕西	陕西

* 无特别注明的，均为本实验室数据

食物样品描述 Description of food samples

食物编码	食物类别和名称	食物描述	样品处理	数据来源	采样日期	采样地点	产地
081142	猪肉（里脊，白毛猪）	生，鲜	数份等量混合打匀		2013.11	陕西	陕西
081143	猪肉（里脊）	生，鲜	数份等量混合打匀		2013.12	北京	北京
081144	猪肉（里脊，山猪）	生，鲜	数份等量混合打匀		2013.12	湖北	湖北
081145	猪肉（里脊，生态野荠黑山猪）	生，鲜	去骨，数份等量混合打匀		2013.12	湖北	湖北
081146	猪肉（排骨，关中黑猪）	生，鲜	去骨，数份等量混合打匀		2013.11	陕西	陕西
081147	猪肉（排骨，白毛猪）	生，鲜	去骨，数份等量混合打匀		2013.11	陕西	陕西
081148	猪肉（前腿，土猪）	生，鲜	数份等量混合打匀		2013.12	北京	北京
081149	猪肉（前臀尖，鹏程）	生，鲜	数份等量混合打匀		2013.12	北京	北京
081150	猪肉（通脊，鹏程）	生，鲜	数份等量混合打匀		2013.12	北京	北京
081151	猪肉（五花肉，关中黑猪）	生，鲜	数份等量混合打匀		2013.12	陕西	陕西
081152	猪肉（五花肉，白毛猪）	生，鲜	数份等量混合打匀		2013.11	陕西	陕西
081153	猪肉（五花肉，带皮）	生，鲜	数份等量混合打匀		2013.12	湖北	湖北
081154	猪肉（五花肉，带皮，生态野荠黑山猪）	生，鲜	数份等量混合打匀		2013.12	湖北	湖北
081155	猪肉（五花肉，鹏程）	生，鲜	数份等量混合打匀		2013.12	北京	北京
081156	猪肉（五花肉，山猪）	生，鲜	数份等量混合打匀		2013.12	湖北	湖北
081157	猪肉（五花肉，土猪）	生，鲜	数份等量混合打匀		2013.12	北京	北京
081158	猪肉（小里脊，土猪）	生，鲜	数份等量混合打匀		2013.12	北京	北京
081159	猪肉（猪腿，关中黑猪）	生，鲜	去骨，数份等量混合打匀		2013.12	陕西	陕西
081160	猪耳（关中黑猪）	生，鲜	数份等量混合打匀		2013.12	陕西	陕西
081161	猪耳（白毛猪）	生，鲜	数份等量混合打匀		2013.11	陕西	陕西
081162	猪肉（肋排）	鲜肉，冷藏	匀浆	上海CDC	2012.2	上海	上海
081163	猪肉（后臀尖）	鲜肉，冷藏	匀浆	上海CDC	2013.11	上海	上海
081164	猪肉（里脊）	鲜肉，冷藏	匀浆	上海CDC	2013.11	上海	上海
081165	猪肉（肋排）	鲜肉，冷藏	匀浆	上海CDC	2012.2	上海	上海
081166	猪蹄筋	鲜肉，冷藏	匀浆	上海CDC	2012.2	上海	上海
081167	猪蹄	鲜肉，冷藏	剪碎	上海CDC	2013.11	上海	上海

食物样品描述 Description of food samples

食物编码	食物类别和名称	食物描述	样品处理	数据来源*	采样日期	采样地点	产地
081213	猪肚	生	数份等量混合打匀		2002.4	北京市大红门食品公司	河北
081214	猪肝	生	数份等量混合打匀		2002.4	北京市大红门食品公司	河北
081215	猪舌[口条]	生	数份等量混合打匀		2002.4	北京市大红门食品公司	河北
081216	猪肾(fat 2g)[猪腰子]	生	数份等量混合打匀		2002.4	北京市大红门食品公司	河北
081217	猪肝	生、鲜	数份等量混合打匀		2013.12	北京	北京
081218	猪肝	生、鲜	数份等量混合打匀		2013.12	湖北	湖北
081219	猪肝(关中黑猪)	生、鲜	数份等量混合打匀		2013.12	陕西	陕西
081220	猪肝(白毛猪)	生、鲜	数份等量混合打匀		2013.11	陕西	陕西
081221	猪肝(山猪)	生、鲜	数份等量混合打匀		2013.12	湖北	湖北
081222	猪肝(生态野养黑山猪)	生、鲜	数份等量混合打匀		2013.12	湖北	湖北
081223	猪肾	生、鲜	数份等量混合打匀		2013.12	湖北	湖北
081224	猪肾(关中黑猪)	生、鲜	数份等量混合打匀		2013.12	陕西	陕西
081225	猪肾(白毛猪)	生、鲜	数份等量混合打匀		2013.11	陕西	陕西
081226	猪肾(生态野养黑山猪)	生、鲜	数份等量混合打匀		2013.12	湖北	湖北
081227	猪肝	鲜、冷藏	匀浆	上海CDC	2012.2	上海	上海
081228	猪肾	鲜、冷藏	匀浆	上海CDC	2013.11	上海	上海
081318	火腿心全精肉	生、腌制。雪舫蒋牌	数包等量混合打匀		2001.11	送检	浙江
081319	火腿心肉	生、带皮带骨，腌制。商品名：火腿心。金云牌	去皮、去骨，数包等量混合打匀		2001.8	送检	浙江
081320	腊肉(fat 68g)	生。主要原料：猪肉、白砂糖、精盐等。腌制	数袋等量混合均匀打碎		2002.3	送检	广东
081321	叉烧肉	熟。主要原料：猪腿肉、糖、盐等。商品名：太湖叉烧肉。三梅牌	数袋等量混合均匀打碎		2001.11	送检	江苏
081322	酱排骨	熟。主要原料：猪胸肉、肋排、盐、糖等。商品名：无锡酱排骨。三梅牌	去骨，数袋等量混合均匀打碎		2001.11	送检	江苏
081323	猪肉罐头(香糟块肉)	熟。主要原料：猪五花肉、盐、糖等。三梅牌	数袋等量混合均匀打碎		2001.11	送检	江苏

食物样品描述 Description of food samples

食物编码	食物类别和名称	食物描述	样品处理	数据来源*	采样日期	采样地点	产地
081324	猪里脊（熏烤小里脊）	熟。主要原料：里脊肉、精盐、白糖等。双汇牌	数袋等量混合均匀打碎		2001.5	送检	河南
081325	猪肉脯	熟。主要原料：猪后腿肉、白砂糖、精盐等。伊香牌	数袋混合均匀，加水打碎		2001.8	送检	江苏
081326	肉酥	熟。主要原料：猪肉、白砂糖、组织蛋白粉、食盐等。佳家福牌	数袋混合均匀磨碎		2001.11	送检	天津
081328	扒猪脸	熟。肥瘦、瘦、带皮	数斤混合打匀		2001.11	送检	北京
081329	酱肘子	熟。瘦、无骨。天福号牌	数斤混合打匀		2001.11	送检	北京
081330	火腿肉（藏香猪）	熟。主要原料：藏香猪后腿，金华火腿工艺，肥瘦、整腿切割成小方块，取不同部位	去骨，样品混合匀样		2018.10	林芝，直营店	西藏
081331	风干肉（藏香猪）	制。藏香猪肉，加盐风干、肥瘦	样品混合匀样		2018.10	林芝，直营店	西藏
081423	脆皮肠	熟。主要原料：牛肉、肥膘、分离蛋白、食盐、白糖等。双汇牌	数包混合打匀		2001.5	送检	河南
081424	热狗肠	熟。主要原料：猪瘦肉、肥膘、分离蛋白、淀粉、食盐、白糖等。	数据混合打匀		2001.8	送检	河南
081425	火腿肠	熟。主要原料：猪瘦肉、肥膘、分离蛋白、食盐、白砂糖等。双汇牌	数罐混合打匀		2001.8	送检	河南
081426	火腿 (fat 3g)	熟。主要原料：猪肉、淀粉、食盐等。梅林牌	数罐混合打匀		2001.11	送检	上海
081427	火腿	熟。罐装。商品名：宣威火腿		YN-FCT			云南
081428	三明治火腿	熟。双汇牌	数罐混合打匀		2001.5	送检	河南
081429	午餐肉	熟。主要原料：猪肉、食盐、淀粉等。梅林牌	数罐混合均匀打碎		2001.11	送检	上海
牛							
082111	牛肉（背部肉）[上脑]	生、肥瘦肉	数份等量混合打匀		2002.6	北京市劲松大厂牛羊肉门市部	河北
082112	牛肉（里脊肉）[牛柳]	生、瘦	数份等量混合打匀		2002.6	北京市劲松大厂牛羊肉门市部	河北

食物样品描述 Description of food samples

食物编码	食物类别和名称	食物描述	样品处理	数据来源	采样日期	采样地点	产地
082113	牛肉(臀部肉)[紫盖、白板]	生、瘦	数份等量混合打匀		2002.6	北京市劲松大厂牛羊肉门市部	河北
082114	牛肉(肩部肉)[肩肉]	生、肥瘦肉	数份等量混合打匀		2002.6	北京市劲松大厂牛羊肉门市部	河北
082115	牛肉(胸部肉)[牛胸]	生、肥瘦肉	数份等量混合打匀		2002.6	北京市劲松大厂牛羊肉门市部	河北
082116	牛肉(腹部肉)[牛腩]	生、肥瘦肉	数份等量混合打匀		2002.6	北京市劲松大厂牛羊肉门市部	河北
082117	牛肉(膝圆肉)[和尚头]	生、瘦	数份等量混合打匀		2002.6	北京市劲松大厂牛羊肉门市部	河北
082118	牛肉(股肉肉)[针扒、米龙、黄瓜条]	生、瘦	数份等量混合打匀		2002.6	北京市劲松大厂牛羊肉门市部	河北
082119	牛肉(小腿肉)[牛展、牛腱子]	生、瘦	数份等量混合打匀		2002.6	北京市劲松大厂牛羊肉门市部	河北
082120	牦牛肉	鲜、后腿肉、纯瘦肉、暗红色、真空冷冻运输	样品混合匀样		2018.10	山南、林芝、菜市场	西藏
082121	牦牛牛腱肉(冻、鲜)	鲜、牛腱肉、纯瘦肉、暗红色、真空冷冻运输	样品混合匀样		2018.10	拉萨、直营店	西藏
082122	牦牛牛霖肉(冻、鲜)	鲜、牛霖肉、纯瘦肉、暗红色、真空冷冻运输	样品混合匀样		2018.10	拉萨、直营店	西藏
082123	牛肉(东来顺)	生、鲜	数份等量混合打匀		2013.12	北京	北京
082124	牛肉(肥牛片)	生、鲜	数份等量混合打匀		2013.12	北京	北京
082125	牛肉(里脊)	生、鲜	数份等量混合打匀		2013.12	北京	北京
082126	牛肉(里脊)	生、鲜	数份等量混合打匀		2013.12	湖北	湖北
082127	牛肉(里脊,东来顺)	生、鲜	数份等量混合打匀		2013.12	北京	北京
082128	牛肉(牛腱)	生、鲜	数份等量混合打匀		2013.12	北京	北京
082129	牛肉(牛腱)	生、鲜	数份等量混合打匀		2013.12	湖北	湖北
082130	牛肉(牛里脊)	鲜肉、冷藏	匀浆	上海CDC	2013.11	上海	上海
082131	牛肉(牛腱)	鲜肉、冷藏	匀浆	上海CDC	2013.11	上海	上海

食物样品描述 Description of food samples

食物编码	食物类别和名称	食物描述	样品处理	数据来源	采样日期	采样地点	产地
082132	牛肉（牛腩）	鲜肉，冷藏	打碎机粉碎	上海 CDC	2013.11	上海	上海
082133	牛蹄筋	鲜肉，冷藏	剪碎	上海 CDC	2013.11	上海	上海
082210	牛百叶（黑）	生	数份等量混合打匀		2002.6	北京市劲松大厂牛羊肉门市部	河北
082211	牛舌	鲜肉，冷藏	打碎机粉碎	上海 CDC	2013.11	上海	上海
082307	牛肉（酱，五香）	熟。主要原料：牛肉、姜粉等。正阳门牌	数袋混合均匀磨碎		2001.11	送检	北京
082308	牛肉（清香）	熟。主要原料：牛肉、混合粉等。正阳门牌	数袋混合均匀磨碎		2001.11	送检	北京
082309	牛腱子（香叶）	熟。主要原料：牛腱子、精盐、味精等。正阳门牌	数袋混合均匀磨碎		2001.11	送检	北京
082310	牛肉干（长富牌）	熟。主要原料：黄牛肉、精盐、砂糖、植物油等。长富牌	加水浸软、数袋混合打匀		2001.6	送检	重庆
082311	牛肉干（沙爹牌）	熟		YN-FCT			云南
羊							
083113	羊肉（上脑）	生，肥瘦肉	数份等量混合打匀		2002.9	北京市劲松大厂牛羊肉门市部	
083114	羊肉（腰窝）	生，肥瘦肉	数份等量混合打匀		2002.9	北京市劲松大厂牛羊肉门市部	
083115	羊肉（前腿）	生，瘦	数份等量混合打匀		2002.9	北京市劲松大厂牛羊肉门市部	
083116	羊肉（后腿）	生，瘦	数份等量混合打匀		2002.9	北京市劲松大厂牛羊肉门市部	
083117	羊肉片	生	数袋混合均匀打碎			送检	
083118	羊肉（后腿）	生，鲜	数份等量混合打匀		2013.12	北京	北京
083119	羊肉（前腿）	生，鲜	数份等量混合打匀		2013.12	北京	北京
083120	羊肉片（羊肉片）	生，鲜	数份等量混合打匀		2013.12	北京	北京
083121	羊肉	鲜肉，冷藏	匀浆	上海 CDC	2013.2	上海	上海

食物样品描述 Description of food samples

食物编码	食物类别和名称	食物描述	样品处理	数据来源*	采样日期	采样地点	产地
083122	羊肉（羊腿肉）	鲜肉，冷藏	匀浆	上海CDC	2013.2	上海	上海
083210	羊肝	鲜，冷藏	匀浆	上海CDC	2013.2	上海	上海
083309	烧羊肉（五香）	熟。主要原料：羊肉、花生油、食盐等。正阳门牌	数袋混合均匀打碎		2001.11	送检	北京
083310	羊肉串（生）	生。主要原料：羊后腿肉、白糖、精盐等。宝羊牌	数袋混合均匀打碎		2001.11	送检	青海
驴							
084304	驴肉（五香）	熟。主要原料：驴肉、精盐、白糖、味精等。宴友思牌	数袋混合均匀打碎		2001.8	送检	陕西
其他							
089006	鹿肉（养殖梅花鹿）	生，冷冻	数袋混合均匀打碎		2001.11	送检	吉林
禽肉类及制品							
鸡							
091112	鸡胸脯肉	生、冷冻，无皮无骨	数袋等量混合均匀打碎		2002.7	北京市宣武区永安路菜市场	北京
091113	鸡腿	生，冷冻	去皮、去骨，数斤混合打匀		2002.7	北京市宣武区永安路菜市场	北京
091114	鸡翅	生，冷冻	去骨，数斤混合打匀		2002.7	北京市宣武区永安路菜市场	北京
091115	鸡块（带粉）	生，冷冻。主要原料：鸡肉、水解蛋白、浆粉等。商品名：原味鸡块	数袋等量混合均匀打碎		2001.11	送检	河北
091116	野山鸡	生，冷冻	去皮、去骨，数只等量混合打匀		2001.11	送检	河北
091117	鸡翅	生，鲜	去骨，数斤等量混合打匀		2013.12	北京	北京
091118	鸡腿	生，鲜	去骨，数斤等量混合打匀		2013.12	北京	北京
091119	鸡腿（肉鸡，去骨）	生，鲜	去骨，数斤等量混合打匀		2013.12	湖北	湖北
091120	鸡胸脯肉（华都）	生，鲜	数份等量混合打匀		2013.12	北京	北京

食物样品描述 Description of food samples

食物编码	食物类别和名称	食物描述	样品处理	数据来源	采样日期	采样地点	产地
091121	鸡胸脯肉（肉鸡）	生、鲜	数份等量混合打匀		2013.12	湖北	湖北
091122	鸡胸脯肉（土鸡）	生、鲜	数份等量混合打匀		2013.12	湖北	湖北
091123	鸡胸脯肉	鲜肉、冷藏	匀浆	上海CDC	2013.2	上海	上海
091124	鸡翅	鲜肉、冷藏	匀浆	上海CDC	2013.2	上海	上海
091206	鸡心（华都）	生、鲜	数份等量混合打匀		2013.12	北京	北京
091207	鸡肫（华都）	生、鲜	数份等量混合打匀		2013.12	北京	北京
091208	鸡肫（肉鸡）	生、鲜	数份等量混合打匀		2013.12	湖北	湖北
091209	鸡血	液态、红色、新鲜	匀浆	上海CDC	2013.2	上海	上海
091308	扒鸡（五香脱骨）	熟。主要原料：鸡、蜂蜜、植物油、食盐、酱油等。万事吉牌	去骨，数袋等量混合打匀		2001.11	送检	山东
091309	烤鸡	熟。主要原料：鸡、食盐、陈年老汤等。老唐牌	去骨，数袋等量混合打匀		2001.11	送检	北京
091310	童子鸡（熟）	熟。主要原料：一年内小鸡、啤酒、精盐、味精等。商品名：啤酒童子鸡。清远楼牌	去骨，数袋等量混合打匀		2001.11	送检	河北

鸭

食物编码	食物类别和名称	食物描述	样品处理	数据来源	采样日期	采样地点	产地
092108	鸭腿（去骨）	生、鲜	去骨，数斤等量混合打匀		2013.12	湖北	湖北
092109	鸭腿（腾鸭）	生、鲜	去骨，数斤等量混合打匀		2013.12	湖北	湖北
092110	鸭胸脯肉	生、鲜	数份等量混合打匀		2013.12	湖北	湖北
092111	鸭胸脯肉（腾鸭）	生、鲜	数份等量混合打匀		2013.12	湖北	湖北
092112	鸭胸脯肉	鲜肉、冷藏	匀浆	上海CDC	2013.2	上海	上海
092113	鸭腿	鲜肉、冷藏	刀剁	上海CDC	2013.2	上海	上海
092214	鸭皮片	生。主要原料：鸭肉、白砂糖、食盐、曲酒等	数包混合打匀		2002.3	送检	广东
092215	鸭肫	生、鲜	数份等量混合打匀		2013.12	湖北	湖北
092216	鸭肫（腾鸭）	生、鲜	数份等量混合打匀		2013.12	湖北	湖北
092217	鸭肫	鲜肉、冷藏	匀浆	上海CDC	2013.2	上海	上海

食物样品描述 Description of food samples

食物编码	食物类别和名称	食物描述	样品处理	数据来源*	采样日期	采样地点	产地
092307	烤鸭（老唐牌）	熟。主要原料：鸭、食盐、香油等	去骨，胸脯肉皮肉混合打匀		2001.11	送检	北京
092308	烤鸭（全聚德牌）	熟	去骨，胸脯肉皮肉混合打匀			送检	北京
鹅							
093102	鹅胸脯肉	鲜肉，冷藏	匀浆	上海CDC	2013.2	上海	上海
093302	腊鹅	生，腌制。商品名：百禽腊鹅。百丈泉牌	去骨，胸脯肉皮肉混合打匀		2002.3	送检	江西
火鸡							
094301	火鸡腿（熟）	熟，无皮	去骨，数个混合打匀		2002.9	北京市家乐福超市	
其他							
099003	乳鸽	生，冷冻。主要原料：乳鸽、陈年老汤汁等。基立牌	去骨，数只混合打匀		2001.11	送检	河北
099004	乳鸽（红烧）	熟。主要原料：乳鸽、食盐、酱油等。中鸽牌	去骨，数只混合打匀		2001.11	送检	河南
乳类及制品							
液态乳							
101105	纯牛奶（全脂，光明牌）	利乐包装，超高温灭菌。商品名：纯牛奶（100%）	数包混合均匀		2001.4	送检	上海
101106	纯牛奶（全脂，乐百氏牌）	塑料瓶装，超高温灭菌。商品名：纯牛奶（100%）	数瓶混合均匀		2001.4	送检	广东
101107	纯牛奶（帕玛拉特牌）	利乐包装，超高温灭菌。商品名：纯牛奶（100%）	数包混合均匀		2001.4	送检	天津
101108	纯牛奶（三元牌）	利乐包装，超高温灭菌。商品名：纯牛奶（100%）	数包混合均匀		2001.4	送检	北京
101109	纯牛奶（完达山牌）	利乐包装，超高温灭菌。商品名：纯牛奶（100%）	数盒混合均匀		2001.4	送检	黑龙江
101110	纯牛奶（龙丹牌）	利乐包装，超高温灭菌。商品名：纯鲜牛奶（100%）	数包混合均匀		2001.4	送检	黑龙江

食物样品描述 Description of food samples

食物编码	食物类别和名称	食物描述	样品处理	数据来源	采样日期	采样地点	产地
101111	纯牛奶（蒙牛牌）	利乐包装，超高温灭菌。商品名：纯鲜牛奶	数包混合均匀		2001.4	送检	内蒙古
101112	纯牛奶（新南洋牌）	利乐包装，超高温灭菌。商品名：纯鲜牛奶	数包混合均匀		2001.4	送检	北京
101113	纯牛奶（帕玛拉特）	利乐包装，超高温灭菌。商品名：保鲜牛奶	数包混合均匀		2001.4	送检	天津
101114	纯牛奶（伊利牌）	利乐包装，超高温灭菌。商品名：保鲜纯牛奶	数包混合均匀		2001.6	送检	内蒙古
101122	纯牛奶（全脂，爱尔兰金凯利全脂纯牛奶）	生牛乳	数盒混合均匀	浙江CDC	2015.10	浙江	
101123	纯牛奶（全脂，澳大利亚澳田纯牛奶）	生牛乳	数盒混合均匀	浙江CDC	2015.10	浙江	
101124	纯牛奶（全脂，比利时纯牧牛奶）	生牛乳	数盒混合均匀	浙江CDC	2015.10	浙江	
101125	纯牛奶（全脂，波兰美波全脂纯牛奶）	生牛乳	数盒混合均匀	浙江CDC	2015.10	浙江	
101126	纯牛奶（全脂，丹麦爱氏晨曦有机全脂纯牛奶）	有机生牛乳	数盒混合均匀	浙江CDC	2015.10	浙江	
101127	纯牛奶（全脂，德国爱氏晨曦纯牛奶）	生牛乳	数盒混合均匀	浙江CDC	2015.10	浙江	
101128	纯牛奶（全脂，德国甘蒂牧场纯牛奶）	生牛乳	数盒混合均匀	浙江CDC	2015.10	浙江	
101129	纯牛奶（全脂，法国得乐思纯牛奶）	生牛乳	数盒混合均匀	浙江CDC	2015.10	浙江	
101130	纯牛奶（全脂，光明纯牛奶）	生牛乳	数盒混合均匀	浙江CDC	2015.10	浙江	黑龙江
101131	纯牛奶（全脂，光明优+高品质纯牛奶）	生牛乳	数盒混合均匀	浙江CDC	2015.10	浙江	浙江
101132	纯牛奶（全脂，广泽澳醇纯牛奶）	生牛乳	数盒混合均匀	浙江CDC	2015.11	黑龙江	吉林
101133	纯牛奶（全脂，花园牌）	生牛乳	数盒混合均匀	新疆CDC	2017.9	新疆	新疆
101134	纯牛奶（全脂，辉山纯牛奶）	生牛乳	数盒混合均匀	浙江CDC	2015.11	黑龙江	辽宁

食物样品描述 Description of food samples

食物编码	食物类别和名称	食物描述	样品处理	数据来源	采样日期	采样地点	产地
101135	纯牛奶（全脂，龙丹松花江牧场纯牛奶）	生牛乳	数盒混合均匀	浙江CDC	2015.11	黑龙江	黑龙江
101136	纯牛奶（全脂，麦趣尔牌）			新疆CDC	2017.9	新疆	新疆
101137	纯牛奶（全脂，蒙牛纯牛奶）	生牛乳	数盒混合均匀	浙江CDC	2015.10	浙江	安徽
101138	纯牛奶（全脂，蒙牛特仑苏有机纯牛奶）	有机生牛乳	数盒混合均匀	浙江CDC	2015.10	浙江	内蒙古
101139	纯牛奶（全脂，明治醇壹高温杀菌乳）	生牛乳	数盒混合均匀	浙江CDC	2015.11	浙江	江苏
101140	纯牛奶（全脂，瑞士艾美全脂牛奶）	有机生牛乳	数盒混合均匀	浙江CDC	2015.10	浙江	
101141	纯牛奶（全脂，圣牧有机纯牛奶）	有机生牛乳	数盒混合均匀	浙江CDC	2015.10	浙江	内蒙古
101142	纯牛奶（全脂，天润牌浓缩纯牛奶）			新疆CDC	2017.9	新疆	新疆
101143	纯牛奶（全脂，完达山纯牛奶）	生牛乳	数盒混合均匀	浙江CDC	2015.11	黑龙江	黑龙江
101144	纯牛奶（全脂，西域春牌）			新疆CDC	2017.9	新疆	新疆
101145	纯牛奶（全脂，夏进纯牛奶）	生牛乳	数盒混合均匀	浙江CDC	2015.11	黑龙江	宁夏
101146	纯牛奶（全脂，现代牧业纯牛奶）	生牛乳	数盒混合均匀	浙江CDC	2015.10	浙江	安徽
101147	纯牛奶（全脂，新希望复原乳）	水、新西兰全脂乳粉	数盒混合均匀	浙江CDC	2015.10	浙江	浙江
101148	纯牛奶（全脂，新希望千岛湖牧场纯牛奶）	生牛乳	数盒混合均匀	浙江CDC	2015.10	浙江	浙江
101149	纯牛奶（全脂，伊利纯牛奶）	生牛乳	数盒混合均匀	浙江CDC	2015.10	浙江	辽宁
101150	纯牛奶（全脂，伊利金典有机纯牛奶）	有机生牛乳	数盒混合均匀	浙江CDC	2015.10	浙江	内蒙古
101151	纯牛奶（全脂，意大利塔兰全脂纯牛奶）	生牛乳	数盒混合均匀	浙江CDC	2015.10	浙江	
101152	纯牛奶（低脂，帕玛拉特）	利乐包装，超高温灭菌	数盒混合均匀		2001.4	送检	天津
101153	纯牛奶（低脂，澳大利亚德运部分脱脂纯牛奶）	部分脱脂牛乳	数盒混合均匀	浙江CDC	2015.10	浙江	
101154	纯牛奶（低脂，德国艾德脂纯牛奶）	部分脱脂牛乳	数盒混合均匀	浙江CDC	2015.10	浙江	

食物样品描述 Description of food samples

食物编码	食物类别和名称	食物描述	样品处理	数据来源	采样日期	采样地点	产地
101155	纯牛奶（低脂，蒙牛特仑苏低脂牛奶）	主要原料：生牛乳，食品添加剂（蔗糖脂肪酸酯、单硬脂酸甘油酯、三聚磷酸钠、卡拉胶）、食用香精	数盒混合均匀	浙江 CDC	2015.10	浙江	宁夏
101156	纯牛奶（低脂，明治醇壹低脂防高温杀菌乳）	生牛乳	数盒混合均匀	浙江 CDC	2015.11	浙江	江苏
101157	纯牛奶（低脂，新西兰安佳低脂牛乳）	生牛乳	数盒混合均匀	浙江 CDC	2015.10	浙江	
101158	纯牛奶（低脂，新西兰天然恒田园低脂牛奶）	生牛乳	数盒混合均匀	浙江 CDC	2015.10	浙江	
101159	纯牛奶（低脂，伊利金典低脂奶）	主要原料：生牛乳，食品添加剂（单硬脂酸甘油酯、六偏磷酸钠）	数盒混合均匀	浙江 CDC	2015.10	浙江	山东
101160	纯牛奶（低脂，意大利皮尔蒙特低脂牛奶）	生牛乳	数盒混合均匀	浙江 CDC	2015.10	浙江	
101161	纯牛奶（脱脂，帕玛拉特）	利乐包装，超高温灭菌	数盒混合均匀		2001.4	送检	天津
101162	纯牛奶（脱脂，澳大利亚澳田脱脂牛奶）	生牛乳	数盒混合均匀	浙江 CDC	2015.10	浙江	
101163	纯牛奶（脱脂，丹麦爱氏晨曦脱脂纯牛奶）	生牛乳	数盒混合均匀	浙江 CDC	2015.10	浙江	
101164	纯牛奶（脱脂，德国甘蒂牧场脱脂牛奶）	生牛乳	数盒混合均匀	浙江 CDC	2015.10	浙江	
101165	纯牛奶（脱脂，新西兰安佳轻欣低脂牛奶）	生牛乳，维生素 D	数盒混合均匀	浙江 CDC	2015.10	浙江	
101167	调制乳（全脂、草莓味，卡夫牌）	主要原料：鲜牛奶、水、全脂奶粉、白砂糖等。利乐包装，超高温灭菌	数盒混合均匀		2001.4	送检	北京
101168	调制乳（全脂，巧克力味，卡夫牌）	主要原料：鲜牛奶、水、全脂奶粉、白砂糖等。利乐包装，超高温灭菌	数盒混合均匀		2001.4	送检	北京
101169	调制乳（全脂，巧克力味，三元牌）	主要原料：鲜牛奶、水、白砂糖等。利乐包装，超高温灭菌	数盒混合均匀		2001.4	送检	北京
101170	调制乳（全脂，学生奶）	主要原料：鲜牛奶、水、白砂糖等。商品名：中国学生奶	数瓶混合均匀		2001.6	送检	黑龙江

食物样品描述 Description of food samples

食物编码	食物类别和名称	食物描述	样品处理	数据来源	采样日期	采样地点	产地
101171	调制乳（全脂，龙丹益醇核桃牛奶）	主要原料：生牛乳、水、白砂糖、核桃粉（核桃仁、麦芽糊精、食品添加剂（微晶纤维素、单双甘油脂肪酸酯、硬脂酰乳酸钠、卡拉胶、三氯蔗糖）、食用香精	数盒混合均匀	浙江CDC	2015.11	黑龙江	黑龙江
101172	调制乳（全脂，蒙牛特仑苏醇纤牛奶）	主要原料：生牛乳、植物甾醇酯聚葡萄糖、食品添加剂（单硬脂酸甘油酯）	数盒混合均匀	浙江CDC	2015.10	浙江	河北
101173	调制乳（全脂，蒙牛珍养型乳糖牛奶）	主要原料：生牛乳、浓缩枣汁、葡糖、枸杞原汁、阿胶、食品添加剂（蔗糖脂肪酸酯、单硬脂酸甘油酯、磷酸钠、乳糖酶、卡拉胶、磷酸三钠）、食用香精	数盒混合均匀	浙江CDC	2015.10	浙江	内蒙古
101174	调制乳（全脂，完达山臻醇牛奶）	主要原料：生牛乳、乳清蛋白粉、食品添加剂（单硬脂酸甘油酯、蔗糖脂肪酸酯）	数盒混合均匀	浙江CDC	2015.11	黑龙江	黑龙江
101175	调制乳（全脂，旺仔复原乳牛奶）	主要原料：复原乳（80%）（水、全脂乳粉、炼乳）、水、白砂糖、食品添加剂（蔗糖脂肪酸酯、单硬脂酸甘油酯）、食用香精	数盒混合均匀	浙江CDC	2015.10	浙江	浙江
101176	调制乳（全脂，夏进炼乳牛奶）	主要原料：生牛乳、软化水、白砂糖、加糖炼乳、食品添加剂（单双甘油脂肪酸酯、海藻酸钠、三聚磷酸钠、卡拉胶、黄原胶、三氯蔗糖）、食用香精	数盒混合均匀	浙江CDC	2015.11	黑龙江	宁夏
101177	调制乳（全脂，新西兰安佳原味进口儿童牛奶）	主要原料：生牛乳（>99.9%）、维生素A、维生素D	数盒混合均匀	浙江CDC	2015.10	浙江	浙江
101178	调制乳（全脂，新希望特浓牛奶）	主要原料：水、全脂乳粉、稀奶油、食品添加剂（单双甘油脂肪酸酯、磷脂、羧甲基纤维素钠、枸橼酸钠、卡拉胶、海藻酸钠、黄原胶）、白砂糖、食用香精	数盒混合均匀	浙江CDC	2015.10	浙江	浙江
101179	调制乳（全脂，伊利舒化奶）	主要原料：生牛乳、食品添加剂（单硬脂酸甘油酯、蔗糖脂肪酸酯、乳糖酶）	数盒混合均匀	浙江CDC	2015.10	浙江	河北

\# 食物样品描述 Description of food samples

食物编码	食物类别和名称	食物描述	样品处理	数据来源	采样日期	采样地点	产地
101180	调制乳（全脂，伊利早餐奶麦香味）	主要原料：生牛乳、饮用水、白砂糖、谷物（麦片、小米粉、玉米粉、果蔬粉（香蕉粉、波萝粉、胡萝卜粉、南瓜粉、麦芽糊精）、食用盐、维生素A（醋酸酯维生素A）、维生素D（维生素D₃）、铁（乙二胺四乙酸铁钠）、锌（柠檬酸锌）、食品添加剂（微晶纤维素、羧甲基纤维素钠、单硬脂酸甘油酯、羧甲基酒石酸单双甘油酯、卡拉胶、磷酸氢二钠、食用香精）	数盒混合均匀	浙江 CDC	2015.10	浙江	内蒙古
101181	调制奶（低脂，强化铁、钙、锌玛拉特）	主要原料：鲜牛奶、乳酸锌、乳酸亚铁等。利乐包装，超高温灭菌。商品名：保鲜牛奶（加锌、钙）	数盒混合均匀		2001.4	送检	天津
101182	调制乳（低脂，澳大利亚德运高钙低脂奶）	主要原料：低脂牛乳、乳固体（脱脂奶粉、乳矿物盐）、乳化剂(471)、增稠剂(401、407、412)	数盒混合均匀	浙江 CDC	2015.10	浙江	河北
101183	调制乳（低脂，伊利低脂型舒化奶）	主要原料：生牛乳、食品添加剂（单硬脂酸甘油酯、卡拉胶、三聚磷酸钠、乳糖酶、食用香精）	数盒混合均匀	浙江 CDC	2015.10	浙江	河北
101184	调制乳（低脂，伊利高钙低脂奶）	主要原料：生牛乳、乳矿物盐、维生素D（维生素D₃）、食品添加剂（单硬脂酸甘油酯、结合胶、六偏磷酸钠）	数盒混合均匀	浙江 CDC	2015.10	浙江	河北
101185	调制乳（脱脂，部分复原乳，澳大利亚德运高钙脱脂奶）	主要原料：脱脂牛乳、乳固体（脱脂奶粉、乳矿物盐）、乳化剂(471)、增稠剂(401、407、412)	数盒混合均匀	浙江 CDC	2015.10	浙江	
101186	调制乳（脱脂，伊利脱脂奶）	主要原料：生牛乳、食品添加剂（单双硬脂酸甘油酯、蔗糖脂肪酸酯、微晶纤维素、羧甲基纤维素钠、三聚磷酸钠、食用香精）	数盒混合均匀	浙江 CDC	2015.10	浙江	河北
101187	鲜牛奶（全脂，光明鲜牛奶）	生牛乳		浙江 CDC	2015.11	浙江	浙江
101188	鲜牛奶（全脂，辉山鲜博士鲜牛奶）	生牛乳	数盒混合均匀	浙江 CDC	2015.11	黑龙江	辽宁
101189	鲜牛奶（全脂，完达山鲜牛乳）	生牛乳	数盒混合均匀	浙江 CDC	2015.11	黑龙江	黑龙江

食物样品描述 Description of food samples

食物编码	食物类别和名称	食物描述	样品处理	数据来源	采样日期	采样地点	产地
101190	鲜牛奶（全脂，西域春牌全脂巴氏杀菌乳）		数盒混合均匀	新疆 CDC	2017.9	新疆	新疆
101191	鲜牛奶（全脂，现代牧场鲜牛奶）	生牛乳	数盒混合均匀	浙江 CDC	2015.11	浙江	安徽
101192	鲜牛奶（全脂，新希望千岛湖牧场鲜牛奶）	生牛乳	数盒混合均匀	浙江 CDC	2015.11	浙江	浙江
101193	鲜牛奶（全脂，一鸣鲜牛奶）	生牛乳	数盒混合均匀	浙江 CDC	2015.11	浙江	浙江
101302	人乳（初乳，1～7天）				2012-2014	北京、深圳、齐齐哈尔	
101303	人乳（过渡乳，7～14天）				2012-2014	北京、深圳、齐齐哈尔	
101304	人乳（成熟乳）				2012-2014	北京、深圳、齐齐哈尔	
101401	鲜驴奶		混合均匀	新疆 CDC	2017.9	新疆	新疆
101402	鲜驴奶（冻）		混合均匀	新疆 CDC	2017.9	新疆	新疆
101403	鲜驴奶（花麒牌，冻）		混合均匀	新疆 CDC	2017.9	新疆	新疆
101501	鲜驼奶		混合均匀	新疆 CDC	2017.9	新疆	新疆
101502	鲜驼奶（冻）		混合均匀	新疆 CDC	2017.9	新疆	新疆
101503	驼奶（旺源牌，易拉罐）		数盒混合均匀	新疆 CDC	2017.8	新疆	新疆

奶粉

食物编码	食物类别和名称	食物描述	样品处理	数据来源	采样日期	采样地点	产地
102105	全脂奶粉（雀巢）	主要原料：鲜牛奶、白砂糖、大豆磷脂、维生素 A、复合维生素 D_3 等		FNL	2003		
102107	全脂奶粉（伊利牌）	主要原料：牛奶、复合维生素等。无蔗糖	数袋等量混合均匀	FNL	2001.5	送检	内蒙古
102125	全脂奶粉（红星速溶加锌奶粉）			FNL	2013	北京	天津
102126	全脂奶粉（欧世蒙牛多维高钙高铁奶粉）			FNL	2013	北京	内蒙古
102127	全脂奶粉（雪花钙加锌调制奶粉）			FNL	2013	北京	
102128	全脂奶粉（雪花高钙多维调制奶粉）			FNL	2013	北京	
102132	全脂甜奶粉（伊利牌）	主要原料：牛奶、白砂糖、复合维生素等。速溶	数袋等量混合均匀	FNL	2001.5	送检	内蒙古

食物样品描述 Description of food samples

食物编码	食物类别和名称	食物描述	样品处理	数据来源*	采样日期	采样地点	产地
102133	全脂甜奶粉（飞鹤全脂甜乳粉）			FNL	2013	北京	黑龙江
102134	全脂甜奶粉（红星速溶全脂甜奶粉）			FNL	2013	北京	天津
102135	全脂甜奶粉（三元燕山牌全脂甜奶粉）			FNL	2013	北京	
102151	低脂奶粉（高钙高铁，雀巢）	主要原料：脱脂奶、乳脂、乳酸钙和碳酸钙、焦磷酸铁、大豆磷脂、维生素C、维生素E、维生素A、维生素D_3等。商品名：雀巢高钙高铁奶粉（低脂）		FNL	2003		
102152	低脂奶粉（高钙高铁，伊利牌）	主要原料：鲜牛奶、脱脂奶粉、钙、铁、维生素C、维生素A、维生素D_3等。商品名：伊利高钙高铁低脂奶粉	数袋等量混合均匀		2001.5	送检	内蒙古
102153	高钙高铁奶粉（可淇牌）	主要原料：鲜牛奶、脱盐乳清粉、脱脂奶粉、矿物质、维生素等		FNL	2003		广东
102211	驴奶粉（龙麒牌，西域金驴奶粉）		数罐混合均匀	新疆CDC	2017.9	新疆	新疆
102212	驴奶粉（金驴奶）		数罐混合均匀	新疆CDC	2017.9	新疆	新疆
102213	驴奶粉（源西域牌，冻干特质）		数罐混合均匀	新疆CDC	2017.9	新疆	新疆
102221	驼奶粉（龙麒牌，西域龙驼奶粉）		数罐混合均匀	新疆CDC	2017.9	新疆	新疆
102222	驼奶粉（天山牧歌牌）		数罐混合均匀	新疆CDC	2017.9	新疆	新疆
102223	驼奶粉（旺源牌，全脂驼乳粉）		数罐混合均匀	新疆CDC	2017.8	新疆	新疆
102302	儿童配方奶粉（安儿健A+，美赞臣）	主要原料：全脂奶粉、玉米糖浆固体、脱脂奶粉、蔗糖、乳糖、矿物质、维生素等。商品名：安儿健A+儿童成长奶粉。适于3～6岁儿童		FNL	2003		
102303	儿童配方奶粉（适体健美赞臣）	主要原料：脱脂奶粉、全脂奶粉、玉米糖浆固体、蔗糖、植脂末、矿物质、维生素等。商品名：适体健儿童营养奶粉。适于3岁以上儿童		FNL	2003		广东
102304	儿童配方奶粉（惠氏）	主要原料：脱脂牛奶、麦芽糖糊精、白砂糖、植物油、浓缩乳清蛋白、矿物质、维生素等。商品名：惠氏S-26金装学儿乐奶粉。适于3～7岁儿童		FNL	2003		上海

食物样品描述 Description of food samples

食物编码	食物类别和名称	食物描述	样品处理	数据来源*	采样日期	采样地点	产地
102305	儿童配方奶粉（可淇牌）	主要原料：鲜牛奶、脱脂乳清粉、脱脂奶粉、维生素和矿物质等。商品名：可淇成长奶粉。适于3岁以上儿童		FNL	2003		广东
102306	儿童配方奶粉（完达山牌）	主要原料：鲜牛奶、脱脂奶粉、脱脂乳清粉、维生素和矿物质等。商品名：完达山3段配方奶粉。适于3～6岁儿童		FNL	2003		黑龙江
102307	儿童配方奶粉（贝因美特选幼童配方奶粉4阶段）	超市购买		FNL	2013	北京	湖北
102308	儿童配方奶粉（多美滋优阶儿童配方奶粉）	超市购买		FNL	2013	北京	上海
102309	儿童配方奶粉（惠氏金装学儿乐学龄前儿童配方奶粉）	超市购买		FNL	2013	北京	江苏
102310	儿童配方奶粉（美素佳儿GOLD金装儿童配方粉）	超市购买		FNL	2013	北京	荷兰
102311	儿童配方奶粉（美赞臣安儿健儿童配方奶粉）	超市购买		FNL	2013	北京	广东
102312	儿童配方奶粉（明治珍爱童儿童配方奶粉）	超市购买		FNL	2013	北京	澳大利亚
102313	儿童配方奶粉（欧世蒙牛金装佳智学龄前儿童特殊配方奶粉4阶段）	超市购买		FNL	2013	北京	内蒙古
102314	儿童配方奶粉（雀巢能恩全进口奶源儿童配方4）	超市购买		FNL	2013	北京	黑龙江
102315	儿童配方奶粉（三元爱益儿童成长配方奶粉）	超市购买		FNL	2013	北京	
102316	儿童配方奶粉（完达山4段儿童奶粉）	超市购买		FNL	2013	北京	黑龙江
102317	儿童配方奶粉（完达山金装元乳4段儿童奶粉）	超市购买		FNL	2013	北京	黑龙江
102318	儿童配方奶粉（雪花学生特殊配方奶粉）	超市购买		FNL	2013	北京	

食物描述 Description of food samples

食物编码	食物类别和名称	食物描述	样品处理	数据来源*	采样日期	采样地点	产地
102319	儿童配方奶粉（雪花学生营养奶粉）	超市购买		FNL	2013	北京	
102320	儿童配方奶粉（雅培金装喜康宝儿童配方奶粉）	超市购买		FNL	2013	北京	广东
102321	儿童配方奶粉（雅士利儿童奶粉）	超市购买		FNL	2013	北京	广东
102322	儿童配方奶粉（伊利儿童配方奶粉）	超市购买		FNL	2013	北京	天津
102323	儿童配方奶粉（伊利金领冠儿童配方奶粉）	超市购买		FNL	2013	北京	天津
102324	儿童配方奶粉（伊利金装儿童配方奶粉）	超市购买		FNL	2013	北京	天津
102325	儿童配方奶粉（伊利学生营养奶粉）	超市购买		FNL	2013	北京	天津
102502	孕妇乳母奶粉（惠氏）	主要原料：脱脂牛奶、麦芽糖糊精、浓缩乳清蛋白、白砂糖、维生素和矿物质等。商品名：爱儿乐妈妈		FNL	2003		上海
102503	孕妇乳母奶粉（美赞臣）	主要原料：脱脂奶粉、玉米糖浆固体、全脂奶粉、矿物质、维生素、DHA等。商品名：安婴妈妈孕妇及授乳妇女营养奶粉		FNL	2003		
102504	孕产妇配方奶粉（贝因美冠军宝贝孕妈咪配方奶粉）	超市购买		FNL	2013	北京	浙江
102505	孕产妇配方奶粉（贝因美金装爱+孕妈咪配方奶粉）	超市购买		FNL	2013	北京	湖北
102506	孕产妇配方奶粉（贝因美金装爱+准妈妈配方奶粉）	超市购买		FNL	2013	北京	浙江
102507	孕产妇配方奶粉（多美滋优阶妈妈孕产妇配方奶粉）	超市购买		FNL	2013	北京	上海
102508	孕产妇配方奶粉（飞帆孕产妇配方乳粉）	超市购买		FNL	2013	北京	黑龙江

食物样品描述 Description of food samples

食物编码	食物类别和名称	食物描述	样品处理	数据来源*	采样日期	采样地点	产地
102509	孕产妇配方奶粉（合生元金装妈妈配方奶粉）	超市购买		FNL	2013	北京	法国
102510	孕产妇配方奶粉（孕氏超金妈妈孕产妇配方奶粉）	超市购买		FNL	2013	北京	英国
102511	孕产妇配方奶粉（惠氏爱儿乐妈妈孕产妇配方奶粉）	超市购买		FNL	2013	北京	新加坡
102512	孕产妇配方奶粉（美素佳儿GOLD金装妈妈孕产妇配方奶粉）	超市购买		FNL	2013	北京	荷兰
102513	孕产妇配方奶粉（美赞臣安婴妈妈孕产妇配方奶粉）	超市购买		FNL	2013	北京	广东
102514	孕产妇配方奶粉（雀巢妈妈孕产妇奶粉）	超市购买		FNL	2013	北京	黑龙江
102515	孕产妇配方奶粉（雀巢妈妈孕产妇营养配方奶粉）	超市购买		FNL	2013	北京	黑龙江
102516	孕产妇配方奶粉（三元爱力优妈妈配方奶粉）	超市购买		FNL	2013	北京	
102517	孕产妇配方奶粉（圣元优博妈咪孕产妇配方奶粉）	超市购买		FNL	2013	北京	山东
102518	孕产妇配方奶粉（完达山妈咪配方奶粉）	超市购买		FNL	2013	北京	黑龙江
102519	孕产妇配方奶粉（雅培妈妈喜康素金装孕产妇配方奶粉）	超市购买		FNL	2013	北京	广东
102520	孕产妇配方奶粉（雅士利能慧金装孕产妇奶粉）	超市购买		FNL	2013	北京	广东
102521	孕产妇配方奶粉（伊利金领冠妈妈配方奶粉）	超市购买		FNL	2013	北京	天津
102522	孕产妇配方奶粉（伊利孕妇奶粉）	超市购买		FNL	2013	北京	天津
102523	孕产妇羊奶粉（美可高特孕产妇配方羊奶粉）	超市购买		FNL	2013	北京	天津
102802	中老年配方奶粉（司淇牌）	主要原料：鲜牛奶、脱脂奶粉、脱盐乳清粉、麦芽糊精、矿物质、维生素等		FNL	2003		广东

食物样品描述 Description of food samples

食物编码	食物类别和名称	食物描述	样品处理	数据来源*	采样日期	采样地点	产地
102803	中老年配方奶粉（雀巢）	主要原料：脱脂奶、低芥酸菜籽油、乳脂、玉米油、芽糊精、矿物质、维生素E等及碳酸钙、大豆卵磷脂、维生素E、维生素A、维生素D_3等		FNL	2003		
102804	中老年配方奶粉（森永牌）	主要原料：脱脂牛乳（或脱脂乳粉）、精炼玉米油、大豆卵磷脂、多种维生素、硫酸亚铁、硫酸锌等		FNL	2003		黑龙江
102805	中老年配方奶粉（三元爱益中老年配方奶粉）			FNL	2013	北京	
102806	中老年配方奶粉（雪花中老年特殊配方奶粉）			FNL	2013	北京	
102807	中老年营养奶粉（雪花中老年营养奶粉）			FNL	2013	北京	
酸奶							
103007	酸奶（调味）	主要原料：鲜牛奶、白砂糖、乳清蛋白、维生素A、维生素D等。商品名：酸奶小超人。光明牌	黄桃、草莓、菠萝、原味多种口味数盒等量混匀		2001.8	送检	上海
103008	酸奶（果粒）	主要原料：鲜牛奶、乳粉、水果等。商品名：果粒酸奶。光明牌	黄桃、草莓两种口味数盒等量混匀		2001.8	送检	上海
103009	酸奶（全脂，多美鲜全脂果粒，草莓果粒/覆盆子果粒、桃果粒/西番莲汁/菠萝果汁）	主要原料：全脂牛奶、水果果粒、白砂糖、果葡糖浆、食用香料、改性淀粉、胡萝卜浓缩汁、果胶、嗜热链球菌、保加利亚乳杆菌	数盒混合均匀	上海CDC	2015.11	上海	德国
103010	酸奶（全脂，盖瑞牌，全脂风味发酵乳）		数盒混合均匀	新疆CDC	2017.9	新疆	新疆
103011	酸奶（全脂，花园牌）		数盒混合均匀	新疆CDC	2017.9	新疆	新疆
103012	酸奶（全脂，佳丽牌，益家全脂风味发酵乳）		数盒混合均匀	新疆CDC	2017.9	新疆	新疆
103013	酸奶（全脂，天润牌浓缩酸奶，全脂风味发酵乳）		数盒混合均匀	新疆CDC	2017.9	新疆	新疆

食物柱品描述 / Description of food samples

食物编码	食物类别和名称	食物描述	样品处理	数据来源*	采样日期	采样地点	产地
103014	酸奶（全脂，西域春牌新疆老酸奶，凝固型）		数盒混合均匀	新疆CDC	2017.9	新疆	新疆
103015	酸奶（低脂，艾美牌，草莓、芒果、蓝莓、覆盆子、菠萝味低脂风味发酵乳）	主要原料：牛奶、白砂糖、浓缩果浆、乳清蛋白、酪蛋白、羟丙基二淀粉磷酸酯、发酵菌种（嗜热链球菌、保加利亚乳杆菌）	数盒混合均匀	上海CDC	2015.11	上海	瑞士
奶酪							
104012	奶酪（光明牌）	主要原料：奶酪、牛奶、食盐等	数袋等量混合打匀		2001.8	送检	上海
104013	奶酪（骑士牌）		数袋等量混合打匀			送检	内蒙古
104014	低脂奶酪	主要原料：奶酪、牛奶、食盐等。光明牌	数袋等量混合打匀		2001.8	送检	上海
104015	硬质干酪			UK-FCT			
104016	奶酪（爱氏晨曦牌，儿童奶酪条）	主要原料：干酪（生牛乳、食用盐、乳酸乳球菌乳酸亚种、凝乳酶）、水、磷酸三钠、磷酸氢二钠、黄油、脱脂乳粉、柠檬酸	数袋混合打碎机搅匀	上海CDC	2015.12	上海	丹麦
104017	奶酪（百嘉儿童干酪条）	主要原料：巴氏杀菌牛奶、食用盐、凝乳酶、发酵菌（嗜热链球菌）	数袋混合打碎机搅匀	上海CDC	2015.11	上海	澳大利亚
104018	奶酪（多美鲜牌，欧洲奶油奶酪）	主要原料：巴氏杀菌牛奶、水、黄油、牛乳蛋白质、脱脂奶粉、磷酸三钠、六偏磷酸钠	数袋混合打碎机搅匀	上海CDC	2015.11	上海	德国
104019	奶酪（天润牌，无限欢酪）		数袋混合打碎机搅匀	新疆CDC	2017.9	新疆	新疆
104020	酸奶疙瘩（干，农户家）		数袋混合打碎机搅匀	新疆CDC	2017.9	新疆	新疆
104021	酸奶疙瘩（干，市售）		数袋混合打碎机搅匀	新疆CDC	2017.9	新疆	新疆
104022	酸奶疙瘩（干，市售，加盐）		数袋混合打碎机搅匀	新疆CDC	2017.9	新疆	新疆
104023	酸奶疙瘩（瑞缘牌，中脂特硬质干酪）		数袋混合打碎机搅匀	新疆CDC	2017.9	新疆	新疆
104024	酸奶疙瘩（新鲜）		数盒混合打碎机搅匀	新疆CDC	2017.9	新疆	新疆
奶油							
105008	奶油	主要原料：乳脂肪等。光明牌	数盒混合打匀		2001.8	送检	上海

食物样品描述 Description of food samples

食物编码	食物类别和名称	食物描述	样品处理	数据来源	采样日期	采样地点	产地
105009	酥油	黄色，膏状固体	样品混合匀样		2018.10	拉萨，菜市场	西藏
105010	酥油茶（原味）	类白色粉末	样品混合匀样		2018.10	拉萨，特产专卖店	西藏
其他							
109004	全脂甜炼乳（雀巢）	主要原料：牛奶、白砂糖等。商品名：鹰唛炼乳	数罐等量混合均匀		2001.11	送检	山东
109005	全脂甜炼乳（燕山牌）	主要原料：牛奶、白砂糖等	数瓶等量混合均匀		2001.11	送检	北京
109006	脱脂甜炼乳			Korea-FCT			
109007	蛋白粉（益力健乳铁乳清蛋白粉）			FNL	2013	北京	新西兰
109008	牛初乳奶片（纽瑞滋牛初乳咀嚼奶片）			FNL	2013	北京	新西兰
109009	奶渣	白色，不规则块状固体，质地坚硬，多块用线连接	样品混合匀样		2018.10	山南，直营店	西藏
蛋类及制品							
鸡蛋							
111109	鸡蛋（红皮）	生	去壳，十余个混合打匀		2002.7	北京市宣武区永安路菜市场	
111110	鸡蛋（藏鸡蛋）	生	去壳，十余个混合打匀			送检	西藏
111111	鸡蛋（乌鸡蛋，绿皮）	生。帅尔牌	去壳，十余个混合打匀		2001.4	送检	黑龙江
111112	鸡蛋（柴鸡）	生、鲜	去壳，十余个混合打匀		2013.12	北京	北京
111113	鸡蛋（柴鸡）	生、鲜	去壳，十余个混合打匀		2013.12	北京	北京
111114	鸡蛋（肉鸡）	生、鲜	去壳，十余个混合打匀		2013.12	湖北	湖北
111115	鸡蛋（土鸡）	生、鲜	去壳，十余个混合打匀		2013.12	湖北	湖北
111116	鸡蛋（乌鸡）	生、鲜	去壳，十余个混合打匀		2013.12	北京	北京
111204	鸡蛋（煮）			Korea-FCT			
111205	毛蛋	生	去壳，十余个混合打匀			送检	山东
111206	荷包蛋（油煎）			Korea-FCT			

食物样品描述 Description of food samples

食物编码	食物类别和名称	食物描述	样品处理	数据来源	采样日期	采样地点	产地
111207	荷包蛋（煮）			Korea-FCT			
鸭蛋							
112104	海鸭蛋	生。海湾牌	去壳，十余个混合打匀		2001.11	送检	广西
112105	鸭蛋	生，鲜	去壳，十余个混合打匀		2013.12	湖北	湖北
112106	鸭蛋	去壳，新鲜	匀浆	上海CDC	2013.2	上海	上海
112203	鸭蛋（咸鸭蛋，煮）	三湖牌	去壳，十余个混合打匀		2001.6	送检	江苏
鹅蛋							
113104	鹅蛋	去壳，新鲜	匀浆	上海CDC	2013.02	上海	上海
113105	鹅蛋（煮）			Korea-FCT			
鱼虾蟹贝类							
鱼							
121131	草鱼 [白鲩，草包鱼]	鲜	鲜活鱼去鳞、鳍、头、刺和内脏，数条鱼肉打匀	四川CDC	2002.7	北京市宣武区永安路菜市场	天津
121132	鲢鱼 [白鲢，胖子，连子鱼]	鲜	鲜活鱼去鳞、鳍、头、刺和内脏，数条鱼肉打匀	湖北CDC	2002.7	北京市宣武区永安路菜市场	天津
121133	鳙鱼 [墨头鱼，海附鱼]	鲜	鲜活鱼去鳞、鳍、头、刺和内脏，数条鱼肉打匀	四川CDC	2002.7	北京市宣武区永安路菜市场	天津
121134	丁桂鱼	鲜	去刺，带皮	湖北CDC	2014.11	成都	
121135	乌鳢（野生）[黑鱼，乌鱼，生鱼]	鲜，野生	去刺，带皮	湖北CDC	2014.11	武汉	
121136	花骨鱼	鲜	去刺，带皮	四川CDC	2014.11	成都	
121137	黄颡鱼 [戈牙鱼，黄鳍鱼]	鲜	去刺，带皮	湖北CDC	2014.11	武汉	
121138	回头鱼	鲜	去刺，带皮	湖南CDC	2014.11	岳阳/长沙	
121139	鲖鱼	鲜	去刺，带皮	湖北CDC	2014.11	恩施土家族自治州	
121140	斑鱾 [剑骨鱼]	鲜	去刺，带皮	广西CDC	2014.11	北海	
121141	抗浪鱼	鲜，银色	去刺，带皮	云南CDC	2014.11	云南澄江	

食物样品描述 Description of food samples

食物编码	食物类别和名称	食物描述	样品处理	数据来源	采样日期	采样地点	产地
121142	蓝鳃太阳鱼	冷藏	去刺，带皮，样品混合匀样	上海CDC	2014.11	崇明县	
121143	钳鱼	鲜	去刺，带皮，样品混合匀样	四川CDC	2014.11	眉山/凉山/成都	
121144	翘嘴红鲌（鲜）	银白色，体型较大，体细长，侧扁，呈柳叶形	去刺，带皮，样品混合匀样	福建CDC	2014.11	宁德/福州/莆田	
121145	鲫鱼	冷藏	去刺，带皮，样品混合匀样	上海CDC	2014.11	上海	
121146	鳊鱼[鲂鱼，武昌鱼]	水池养	去刺，带皮，样品混合匀样	湖北CDC	2014.11	鄂州	
121147	鳡鱼	鲜	去刺，带皮，样品混合匀样	四川CDC	2014.11	绵阳/眉山/成都	
121148	雅鱼	鲜	去刺，带皮，样品混合匀样	四川CDC	2014.11	雅安/成都	
121149	胭脂鱼（养殖）	鲜	去刺，带皮，样品混合匀样	四川CDC	2014.11	成都	
121150	棒棒鱼（雅江冷水鱼）	鲜活，灰色，去鳃，去鳍，去大胃，真空冷冻运输	去刺，带皮，样品混合匀样		2018.10	林芝，菜市场	西藏
121151	头嘴鱼（雅江冷水鱼）	鲜活，灰色，去鳃，去鳍，去大胃，真空冷冻运输	去刺，带皮，样品混合匀样		2018.10	林芝，菜市场	西藏
121152	胡子鱼（雅江冷水鱼）	鲜活，灰色，去鳃，去鳍，去大胃，真空冷冻运输	去刺，带皮，样品混合匀样		2018.10	林芝，菜市场	西藏
121241	带鱼（切段）	生，冷冻	去刺，数公斤鱼段混合打匀		2001.11	送检	浙江
121242	黄鱼（小黄花鱼）	生，冷冻	去鳞，头、刺和内脏，数公斤混合打匀		2001.11	送检	浙江
121243	金鳟鱼	生，冷冻	鱼化冻后去鳞、鳍、头、刺和内脏，数条鱼肉打匀		2003.10	送检	浙江
121244	鲭鱼	生，含鱼皮，去鳞、骨和内脏		TW-FCT			台北
121245	双髻鲨	生，含鱼皮，去鳞、骨和内脏		TW-FCT			台北
121246	紫青低纹鲭（冰鲜）	通体蓝色，蓝绿条纹垂直分布全身	去刺，带皮，样品混合匀样	福建CDC	2014.11	宁德/福州/莆田	
121247	鲛鳙鱼	黑色，深海	去刺，带皮，样品混合匀样	江苏CDC	2014.11	南通	
121248	鲻鱼（鲜，刺鲳）	黑色，深海	去刺，带皮，样品混合匀样	江苏CDC	2014.11	盐城	
121249	大菱鲆鱼（鲜）[多宝鱼]	体呈菱形，侧扁而高，两眼均位于头的左侧，裸露无鳞	去刺，带皮，样品混合匀样	福建CDC	2014.11	宁德/福州/莆田	
121250	海鲈鱼（鲜）	白鲈鱼青部呈青灰色，腹部较白，体侧具有不规则黑色斑点	去刺，带皮，样品混合匀样	深圳CDC	2017.10	广东湛江	

食物样品描述 Description of food samples

食物编码	食物类别和名称	食物描述	样品处理	数据来源	采样日期	采样地点	产地
121251	红鳍笛鲷 [红鱼]	鲜	去刺，带皮，样品混合匀样	广西 CDC	2017.10	桂林	
121252	黄姑鱼 [鲜]	鲜	去刺，带皮，样品混合匀样	福建 CDC	2017.10	福州	
121253	鲅鱼 [马鲛鱼]	体形狭长，头及体背部蓝黑色，腹部灰白色，背鳍与臀鳍之后有角刺	去刺，带皮，样品混合匀样		2017.10	宁德 / 福州 / 莆田	
121254	石斑鱼 [老虎斑]	体长椭圆形稍侧扁，口大，具辅上颌骨，牙细尖。呈褐色，具条纹和斑点	去刺，带皮，样品混合匀样	深圳市慢性病防治中心	2017.10	湛江	
121255	石斑鱼（红石斑鱼）	鲜，红色花纹	去刺，带皮，样品混合匀样		2018.10	三沙赵述岛	三沙
121256	石斑鱼（黑石斑鱼）	鲜，黑色花纹，冷冻运输	去刺，带皮，样品混合匀样		2018.10	三沙赵述岛	三沙
121257	石斑鱼（花石斑鱼）	鲜，棕色花纹，冷冻运输	去刺，带皮，样品混合匀样		2018.10	三沙赵述岛	三沙
121258	苏眉鱼	鲜，冷冻。列入《世界自然保护联盟》濒危物种，本书数据仅用于科学研究	去刺，带皮，样品混合匀样		2018.10	三沙赵述岛	三沙
121259	青衣（红）	鲜，红色纹路，冷冻运输	去刺，带皮		2018.10	三沙赵述岛	三沙
121260	青衣（孔雀绿色）	鲜，孔雀绿色纹路，冷冻运输	去刺，带皮		2018.10	三沙赵述岛	三沙
121261	笠鱼	鲜，银白色，冷冻运输	去刺，带皮		2018.10	三沙永兴岛	三沙
121262	金枪鱼肉	冷冻，整条鱼长约1.6米，黑色纹路，冷冻运输	去刺，去皮，同一条鱼不同部位混合匀样		2018.10	三沙永兴岛	三沙
121263	鲅鱼肉 [马鲛鱼]	冷冻，整条鱼长约1.5米，冷冻运输	去刺，去皮，同一条鱼不同部位混合匀样		2018.10	三沙	三沙
121264	刺泡鱼 [刺鲍鱼]	鲜活，外皮有类刺謂状倒三角刺，触摸气鼓如球，颜色黄白	隔水蒸15分钟，去表皮刺，去刺，带皮，样品混合匀样		2018.10	三沙永兴岛	三沙
121265	六齿金线鱼	背部红色，有黄色纹路，腹部白色	清洗，去骨，去肉脏	深圳市慢性病防治中心	2017.8 2017.10	广东	深圳
121266	鲳鱼（银鲳鱼）[平鱼]	体形侧扁，呈卵圆形，头小，吻圆，体披很细小的圆鳞，颜色银白	清洗，去骨，去肉脏	深圳市慢性病防治中心	2017.10	广东	深圳
121267	褐篮子鱼	体侧扁，椭圆形。两侧有硬刺，中间为软条。体褐色，散布许多白点	清洗，去骨，去肉脏	深圳市慢性病防治中心	2017.8 2017.10	广东	深圳
121268	沙钴鱼 [多鳞鲳，沙梭鱼，麦穗鱼]	体呈细长圆柱形，略侧扁，头呈锥形，口小，眼大。鳞片细小极易脱落，鱼体背部黄棕色	清洗，去骨，去肉脏	深圳市慢性病防治中心	2017.8	广东	深圳

食物样品描述 Description of food samples

食物编码	食物类别和名称	食物描述	样品处理	数据来源*	采样日期	采样地点	产地
121269	笠鱼	体侧扁，呈椭圆形。体被弱栉鳞，背部鲜红色，腹部较淡	清洗、去骨、去内脏	深圳市慢性病防治中心	2017.8	广东	深圳
121270	马鲛鱼	体形狭长，头及体背部蓝黑色。上侧面有数列黑色斑纹，腹部白色	清洗、去骨、去内脏	深圳市慢性病防治中心	2017.8 2017.10	广东	深圳
121271	石斑鱼	体长椭圆形稍侧扁，口大，具鳍上颌骨，牙细尖。呈褐色，具条纹和斑点	清洗、去骨、去内脏	深圳市慢性病防治中心	2017.8 2017.10 2017.12	广东	深圳
121272	大菱鲆鱼（鲜）[多宝鱼]	体甚侧扁，呈长椭圆形。两眼均位于头的一侧，身体的鳍下一侧为白色	清洗、去骨、去内脏	深圳市慢性病防治中心	2017.10 2017.11	广东	深圳
121273	鲳鱼（金鲳）	大的成鱼大部分金橘色的，尤其腹部	清洗、去骨、去内脏	深圳市慢性病防治中心	2017.10 2017.11	广东	深圳
121274	黄鱼（小黄花鱼）	体背侧灰褐色，两侧及腹侧为黄色	清洗、去骨、去内脏	深圳市慢性病防治中心	2017.8 2017.10	广东	深圳
121275	绿鳍马面鲀[面包鱼，橡皮鱼]	体长椭圆形，侧扁，吻尖突。口小，体深灰色	清洗、去皮、去骨、去内脏	深圳市慢性病防治中心	2017.8 2017.10 2017.11	广东	深圳
121276	海鲈鱼	白鲈背部呈青灰色，腹部较白，体侧有不规则黑色斑点	清洗、去骨、去内脏	深圳市慢性病防治中心	2017.8 2017.10	广东	深圳
121277	黄鳍棘鲷	体长椭圆形，侧扁，背面狭窄，钝圆。体高，头部尖。腹鳍、臀鳍、大部及尾鳍下叶为黄色	清洗、去骨、去内脏	深圳市慢性病防治中心	2017.8 2017.10	广东	深圳
121278	乌头鱼	鱼体延长，前部呈圆筒型，后部侧扁。体高大鱼头长	清洗、去骨、去内脏	深圳市慢性病防治中心	2017.8 2017.10	广东	深圳
121279	金钱鱼	体略呈椭圆形，侧扁而高，腹缘银白色，鱼体上有许多深色圆斑	清洗、去骨、去内脏	深圳市慢性病防治中心	2017.8	广东	深圳
121280	鲳鱼（花鲳）	体甚高而侧扁，口中大，背部有黑色斑点	清洗、去骨、去内脏	深圳市慢性病防治中心	2017.8	广东	深圳
121281	带鱼	体型侧扁如带，呈银灰色，背鳍及胸鳍浅灰色。头尖口大，至尾部逐渐变细	清洗、去骨、去内脏	深圳市慢性病防治中心	2017.11 2017.12	广东	深圳
121282	鲑鱼（鱼肉）[大马哈鱼，三文鱼]	橙色条纹。鲑鱼肉质紧密鲜美，肉色为粉红色并具有弹性	清洗、去骨、去内脏	深圳市慢性病防治中心	2017.11 2017.12	广东	深圳

食物样品描述 Description of food samples

食物编码	食物类别和名称	食物描述	样品处理	数据来源	采样日期	采样地点	产地
121304	鱼排	生,冷冻。主要原料:白身鱼、面包粉、食盐等	数份数袋混合磨碎		2001.11	送检	
121305	鱼丸	生,冷冻。主要原料:鱼肉、淀粉、食盐等	数份数袋混合磨碎		2001.11	送检	
121306	鱼子酱	主要原料:海鲭鱼子、番茄酱、植物油、碘盐等。姑香牌	数瓶混合打匀		2002.3	送检	山东
121401	草鱼(熏)	熟,袋装。主要原料:草鱼、植物油、食盐、味精、黄酒等。商品名:太湖熏鱼。三梅牌	数袋混合打匀		2001.11	送检	江苏
121402	丁香鱼(香辣味)	熟,罐装。主要原料:丁香鱼、植物油、糖、食盐等。喜客来牌	数罐混合打匀		2001.11	送检	福建
121403	凤尾鱼(熟)	熟,罐装。主要原料:凤尾鱼、植物油、食盐、糖等。甘竹牌	数罐混合打匀		2001.11	送检	广东
121404	箭鱼(炸)	熟,罐装。主要原料:箭鱼、植物油、白砂糖、食盐等。珍味源牌	数罐混合打匀		2001.11	送检	广东
121405	金枪鱼(盐水浸)			UK-FCT			
121406	金枪鱼(油浸)			UK-FCT			
121407	鲮鱼(豆豉,熟)	熟,罐装。主要原料:鲮鱼、植物油、豆豉、食盐、糖等。商品名:豆豉鲮鱼。甘竹牌	数罐混合打匀		2001.11	送检	广东
121408	鳗鱼(红烧)	熟,罐装。主要原料:海鳗、植物油、白砂糖、食盐等。鹰金钱牌	数罐混合打匀		2001.11	送检	广东
121410	鲭鱼(烤,150℃,20分)			TW-FCT			台北
121414	鲭鱼(炸)	熟,不含鱼骨和内脏,在180℃沙拉油中炸3分钟		TW-FCT			台北
121415	鲭鱼(蒸)	熟,不含鱼骨和内脏,以100℃蒸10分钟		TW-FCT			台北
121416	鲭鱼(煮)	熟,不含鱼骨和内脏,以100℃煮10分钟		TW-FCT			台北

Description of food samples

食物编码	食物类别和名称	食物描述	样品处理	数据来源*	采样日期	采样地点	产地
121417	沙丁鱼（茄汁，熟）	熟，罐装。主要原料：沙丁鱼，水，植物油，番茄酱，食数罐混合打匀盐等。商品名：茄汁沙丁鱼。红塔牌			2001.11	送检	辽宁
121418	沙丁鱼（盐水浸）			UK-FCT			
121419	沙丁鱼（油浸）			UK-FCT			
121420	午餐鱼（香辣味）	熟，罐装。主要原料：蓝圆鲹，色拉油，糖，食盐等。数罐混合打匀。喜客来牌			2001.11	送检	福建
121421	鳕鱼（烤）	鱼片加上黄油后烤制		UK-FCT			
121422	鳕鱼（炸）	裹面包屑冷冻，混合油煎炸		UK-FCT			

虾

食物编码	食物类别和名称	食物描述	样品处理	数据来源*	采样日期	采样地点	产地
122117	北极虾	鲜	去壳，样品混合匀样	北京 CDC	2017.10	北京	
122118	九节虾（鲜）	偏青，脚偏长，身上九道斑纹。	去壳，样品混合匀样	福建 CDC	2017.10	宁德/福州/莆田	
122119	口虾蛄[皮皮虾]	白色，半透明	去壳，样品混合匀样	天津 CDC	2017.10	天津	
122120	罗氏沼虾	鲜	去壳，样品混合匀样	广东 CDC	2017.10	肇庆/南雄	
122121	南美白对虾	黑色，深海	去壳，样品混合匀样	江苏 CDC	2017.10	盐城	
122122	青虾	鲜	去壳，样品混合匀样	云南 CDC	2017.10	云南	
122123	琼海虾	鲜	去壳，样品混合匀样	四川 CDC	2017.10	凉山	
122124	刀额新对虾	淡棕色，壳薄体肥。	清洗，去壳，去内脏	深圳市慢性病防治中心	2017.10	广东	深圳
122125	明虾	身体斑目有弯曲度，虾节间外壳相互分离。肉质肥厚。	清洗，去壳，去内脏	深圳市慢性病防治中心	2017.8 2017.10 2017.12	广东	深圳
122203	虾酱	主要原料：海虾酱，植物蛋白，植物油，数瓶混合打匀食盐糖。姑香牌		数包混合打匀	2002.3	送检	山东
122204	虾仁（红）	冷冻，宏基牌		北京 CDC	2001.11	送检	浙江
122206	虾仁	冷冻	去壳，样品混合匀样	北京 CDC	2017.10	天津	
122301	虾仁肉丸	熟。主要原料：猪肉，虾仁等		TW-FCT			台北

食物样品描述 / Description of food samples

蟹

食物编码	食物类别和名称	食物描述	样品处理	数据来源	采样日期	采样地点	产地
123006	海蟹（小）	冷冻、无背盖	去硬壳，数包混合打匀		2001.11	送检	浙江
123007	锯缘青蟹（公，鲜）	头胸甲略呈椭圆形，表面光滑，中央稍隆起，分区不明显，甲面及附肢呈青绿色。背面胃区与心区之间有明显的"H"形凹痕，肚脐圆形	去壳，样品混合匀样	福建CDC	2017.10	宁德/福州/莆田	
123008	锯缘青蟹（母，鲜）	头胸甲略呈椭圆形，表面光滑，中央稍隆起，分区不明显，甲面及附肢呈青绿色。背面胃区与心区之间有明显的"H"形凹痕，肚脐三角形	去壳，样品混合匀样	福建CDC	2017.10	宁德/福州/莆田	
123009	大闸蟹（母）	黑色，湖泊	去壳，样品混合匀样	江苏CDC	2017.10	常州	
123010	海蟹（公）	黑色，深海	去壳，样品混合匀样	江苏CDC	2017.10	盐城	
123011	海蟹（母）	黑色，深海	去壳，样品混合匀样	江苏CDC	2017.10	盐城	
123012	红星梭子蟹（熟）	体横长菱形，为典型的梭子蟹形状。头胸甲表面前部具微细颗粒及白色云纹。背壳宽15厘米。壳体灰绿色眼斑点，壳体灰绿色	清洗，隔水蒸，去壳，去内脏	深圳市慢性病防治中心	2017.10 2017.12	广东	深圳
123013	锯缘青蟹（熟）	外壳青绿色，头胸甲略呈椭圆形，表面光滑。前侧缘有中等大小的齿	清洗，隔水蒸，去壳，去内脏	深圳市慢性病防治中心	2017.8 2017.10 2017.11	广东	深圳
123014	花蟹（熟）	梭形，呈蓝绿色并有浅蓝或白色花纹	清洗，隔水蒸，去壳，去内脏	深圳市慢性病防治中心	2017.8	广东	深圳
123301	蟹足棒	生，冷冻。主要原料：鱼糜、淀粉、蟹肉、食盐、糖、数份混合打匀等	样品混合匀样		2001.11	送检	浙江
123302	蟹膏（大闸蟹，蒸）	黄色膏体	样品混合匀样	安徽CDC	2017.10	宣城	
123303	蟹肉（大闸蟹，公，蒸）	白色	样品混合匀样	安徽CDC	2017.10	宣城	
123304	蟹黄（大闸蟹，蒸）	黄色	样品混合匀样	安徽CDC	2017.10	宣城	
123305	蟹肉（大闸蟹，母，蒸）	白色	样品混合匀样	安徽CDC	2017.10	宣城	
123306	梭子蟹（公，蒸）	白色，半透明	去壳，样品混合匀样	天津CDC	2014.4	天津	
123307	梭子蟹（母，蒸）	白色，半透明	去壳，样品混合匀样	天津CDC	2014.4	天津	

食物柱品描述 | Description of food samples

食物编码	食物类别和名称	食物描述	样品处理	数据来源	采样日期	采样地点	产地
	贝						
124117	海蚌[西施舌]			FJ-FCT			福建
124118	鲍鱼（皱纹鲍）	鲜	去壳，样品混合匀样	北京CDC	2014.4	大连	
124119	牡蛎（肉）	深灰色	清洗，去壳，去内脏	深圳市慢性病防治中心	2017.10 2017.11	广东	深圳
124120	鲍鱼	壳质地坚硬，壳形右旋，表面呈深绿褐色。壳内侧绿、白等色交相辉映	清洗，去壳	深圳市慢性病防治中心	2017.10 2017.11 2017.12	广东	深圳
124121	泥蚶	贝壳较厚，呈卵圆形。边缘呈波纹状。拨开壳有血液一样的分泌液	清洗，去壳，去内脏	深圳市慢性病防治中心	2017.8	广东	深圳
124122	扇贝（鲜）	黄色外壳，像扇面，肉呈黄色	清洗、去壳，去内脏	深圳市慢性病防治中心	2017.10 2017.12	广东	深圳
124123	海蚌[西施舌]	壳体略呈三角形，壳顶在中央稍偏前方，腹缘圆形。壳厚，壳表光洁，生长轮脉明显，壳顶呈淡紫色，其余部分呈米黄色或灰白色	清洗，去壳，去内脏	深圳市慢性病防治中心	2017.10 2017.11 2017.12	广东	深圳
124207	花蛤（花甲）	壳卵圆形，壳面黄褐色或浅紫色，密布不太规则的紫色博文状花纹	清洗，去壳，去内脏	深圳市慢性病防治中心	2017.8 2017.10 2017.12	广东	深圳
124208	文蛤	壳卵圆形，淡褐色，边缘紫色	清洗，去壳	深圳市慢性病防治中心	2017.10 2017.12	广东	深圳
124209	牛角江珧蛤	贝壳大，呈三角形，楔形。壳质较薄，贝壳略凸。肉圆形，扁状	清洗，去壳，去内脏	深圳市慢性病防治中心	2017.11 2017.12	广东	深圳
124210	白蛤	两壳较膨胀，壳顶突出，位于背缘中央略靠前方，尖端向前弯，贝壳顶部黑色	清洗，去壳，去内脏	深圳市慢性病防治中心	2017.12	广东	深圳
124308	海蚌（鲜）	壳体略呈三角形，腹缘圆形。壳厚，壳表光洁，生长轮脉明显，壳顶呈淡紫色，其余部分呈米黄色或灰绿色	去壳，样品混合匀样	福建CDC	2014.4	宁德/福州/莆田	

食物样品描述 Description of food samples

食物编码	食物类别和名称	食物描述	样品处理	数据来源	采样日期	采样地点	产地
124309	海蚌（漳港海蚌，鲜）	壳体略呈三角形，壳长通常有7~9厘米，壳顶在中央稍偏前方，腹缘圆形。壳厚，壳表光洁，生长轮脉明显，壳顶呈紫色，其余部分呈米黄色或灰白色	去壳，样品混合匀样	福建CDC	2014.4	福州	
124310	蛏子（熘）	黑色，深海	去壳，样品混合匀样	江苏CDC	2014.4	南通	
124311	缢蛏（鲜）	贝壳脆而薄呈长扁方形，自壳顶到腹缘，有一道斜行的凹沟	去壳，样品混合匀样	福建CDC	2014.4	福州	
124312	牛角江珧蛤（鲜）[长带子]	贝壳大，呈三角形，楔形。壳质较薄，贝壳略凸。肉圆形，扁状	去壳，样品混合匀样	深圳市慢病中心	2017.10	深圳	
124313	文蛤（鲜）	壳卵圆形，淡褐色，边缘紫色	去壳，样品混合匀样	深圳市慢病中心	2017.10	深圳	
124314	血蚶（鲜）	心脏形，两壳质厚而隆起，左右同形，表面有壑沟，肉柱紫赤色，多血	去壳，样品混合匀样	福建CDC	2014.4	宁德	
124315	六角螺（鲜）	鲜，螺壳六角，灰褐色纹路	隔水蒸15分钟，螺肉混合匀样		2018.10	三沙赵述岛	三沙
124316	海螺肉（干）	干，深褐色，质坚硬	样品混合匀样		2018.10	三沙赵述岛	三沙
124317	象牙凤螺	壳表光滑，生长纹细密，外壳坚硬，具有长方形的紫褐或红褐色斑块	清洗，去壳，去内脏	深圳市慢性病防治中心	2017.8 2017.10 2017.11	广东	深圳
124601	文蛤丸	主要原料：文蛤肉，虱目鱼肉等		TW-FCT			台北
其他							
129014	甲鱼蛋					送检	北京
129015	乌龟（龟板）	深褐色	样品混合匀样	云南CDC	2014.11	昆明	
129016	乌龟（肉）	深褐色	样品混合匀样	云南CDC	2014.11	昆明	
129017	金鲨鱼翅（干）	干品。国家保护动物，不提倡食用，本书数据仅用于科学研究	数包混均磨碎		2002.3	送检	广东
129021	梅花参（泡发）	干，短粗圆柱形，去内脏，表皮具梅花状凸起	泡发，样品混合匀样		2018.10	三沙赵述岛	三沙
129022	墨鱼（干）	干，去内脏，整只，质坚硬	样品混合匀样		2018.10	三沙赵述岛	三沙

食物描述 Description of food samples

食物编码	食物类别和名称	食物描述	样品处理	数据来源	采样日期	采样地点	产地
129023	鱿鱼	体圆锥形，体色苍白，有淡褐色斑，头大，前方生有触足	清洗、去骨、去内脏	深圳市慢性病防治中心	2017.8 2017.10	广东	深圳
129301	墨鱼圈	生、冷冻。主要原料：墨鱼肉等	数包混合打匀		2001.11	送检	浙江
129302	墨鱼丸	生、冷冻。主要原料：鱼肉，墨鱼肉、淀粉等	数份数包混合打匀		2001.11	送检	

婴幼儿食品

婴儿配方食品（乳基）

食物编码	食物类别和名称	食物描述	样品处理	数据来源	采样日期	采样地点	产地
131117	婴儿配方奶粉（爱+新生儿配方奶粉1阶段）	超市购买		FNL	2013	北京	杭州
131118	婴儿配方奶粉（爱+婴儿配方奶粉2阶段）	超市购买		FNL	2013	北京	杭州
131119	婴儿配方奶粉（贝因美初生婴儿配方奶粉）	超市购买		FNL	2013	北京	杭州
131120	婴儿配方奶粉（超级飞帆婴儿奶粉Ⅳ）	超市购买		FNL	2013	北京	齐齐哈尔
131121	婴儿配方奶粉（多美滋多乐加婴儿配方奶粉1阶段）	超市购买		FNL	2013	北京	上海
131122	婴儿配方奶粉（多美滋优阶贝护婴儿配方奶粉）	超市购买		FNL	2013	北京	上海
131123	婴儿配方奶粉（飞帆婴儿配方奶粉Ⅱ）	超市购买		FNL	2013	北京	齐齐哈尔
131124	婴儿配方奶粉（合生元超级呵护婴儿配方奶粉1阶段）	超市购买		FNL	2013	北京	法国
131125	婴儿配方奶粉（亨氏超金康儿高婴儿配方奶粉1段）	超市购买		FNL	2013	北京	英国
131126	婴儿配方奶粉（惠氏金装爱儿乐婴儿配方奶粉）	超市购买		FNL	2013	北京	新加坡
131127	婴儿配方奶粉（美素佳儿GOLD金装婴儿配方奶粉）	超市购买		FNL	2013	北京	荷兰

食物样品描述 Description of food samples

食物编码	食物类别和名称	食物描述	样品处理	数据来源*	采样日期	采样地点	产地
131128	婴儿配方奶粉（美赞臣安婴儿婴儿配方奶粉）	超市购买		FNL	2013	北京	广州
131129	婴儿配方奶粉（明治珍爱儿婴儿配方奶粉）	超市购买		FNL	2013	北京	澳大利亚
131130	婴儿配方奶粉（能慧金装婴儿配方奶粉）	超市购买		FNL	2013	北京	广东
131131	婴儿配方奶粉（雀巢力多精婴儿配方奶粉1）	超市购买		FNL	2013	北京	黑龙江
131132	婴儿配方奶粉（雀巢能恩全进口奶源婴儿配方奶粉1）	超市购买		FNL	2013	北京	黑龙江
131133	婴儿配方奶粉（三元爱力优婴儿配方奶粉）	超市购买		FNL	2013	北京	
131134	婴儿配方奶粉（三元爱欣宝婴儿配方奶粉）	超市购买		FNL	2013	北京	
131135	婴儿配方奶粉（三元爱欣宝金装婴儿配方奶粉）	超市购买		FNL	2013	北京	
131136	婴儿配方奶粉（三元金装爱力优婴儿婴儿配方奶粉）	超市购买		FNL	2013	北京	
131137	婴儿配方奶粉（圣元优博爱系列1婴儿配方奶粉）	超市购买		FNL	2013	北京	青岛
131138	婴儿配方奶粉（圣元优聪金装婴儿配方奶粉）	超市购买		FNL	2013	北京	青岛
131139	婴儿配方奶粉（特选初生婴儿配方奶粉1阶段）	超市购买		FNL	2013	北京	杭州
131140	婴儿配方奶粉（完达山1段配方奶粉婴儿配方奶粉）	超市购买		FNL	2013	北京	哈尔滨
131141	婴儿配方奶粉（完达山金装元达婴儿配方奶粉）	超市购买		FNL	2013	北京	哈尔滨
131142	婴儿配方奶粉（完达山育儿慧金装婴儿配方奶粉1阶段）	超市购买		FNL	2013	北京	哈尔滨
131143	婴儿配方奶粉（完达山元乳婴儿配方奶粉1阶段）	超市购买		FNL	2013	北京	哈尔滨

食物样品描述 Description of food samples

食物编码	食物类别和名称	食物描述	样品处理	数据来源*	采样日期	采样地点	产地
131144	婴儿配方奶粉（雅培金装喜康宝婴儿配方奶粉）	超市购买		FNL	2013	北京	新加坡
131145	婴儿配方奶粉（雅士利α-金装婴儿配方奶粉）	超市购买		FNL	2013	北京	潮州
131146	婴儿配方奶粉（伊利金领冠婴儿配方奶粉）	超市购买		FNL	2013	北京	呼和浩特
131147	婴儿配方奶粉（伊利金装婴儿配方奶粉）	超市购买		FNL	2013	北京	大庆
131148	婴儿配方奶粉（伊利婴儿配方奶粉）	超市购买		FNL	2013	北京	呼和浩特
131149	婴儿配方羊奶粉（美可高特小婴儿配方羊奶粉）	超市购买		FNL	2013	北京	天津
婴儿配方食品（豆基）							
131901	婴儿配方豆奶粉（三元爱力优豆基婴儿配方奶粉）	超市购买		FNL	2013	北京	
较大婴儿和幼儿配方食品							
较大婴儿和幼儿配方食品（较大婴儿）							
132101	较大婴儿配方奶粉（超级飞帆较大婴儿配方奶粉Ⅳ）	超市购买		FNL	2013	北京	齐齐哈尔
132102	较大婴儿配方奶粉（多美滋多领加较大婴儿奶粉2阶段）	超市购买		FNL	2013	北京	上海
132103	较大婴儿配方奶粉（多美滋优阶贝护延续较大婴儿配方奶粉）	超市购买		FNL	2013	北京	上海
132104	较大婴儿配方奶粉（飞帆较大婴儿配方奶粉Ⅱ）	超市购买		FNL	2013	北京	齐齐哈尔
132105	较大婴儿配方奶粉（合生元超级呵护较大婴儿配方奶粉2阶段）	超市购买		FNL	2013	北京	法国
132106	较大婴儿配方奶粉（亨氏超金智儿高较大婴儿配方奶粉2段）	超市购买		FNL	2013	北京	英国
132107	较大婴儿配方奶粉（惠氏金装健儿乐较大婴儿和幼儿配方奶粉）	超市购买		FNL	2013	北京	苏州

食物柱品描述 Description of food samples

食物编码	食物类别和名称	食物描述	样品处理	数据来源	采样日期	采样地点	产地
132108	较大婴儿配方奶粉（美素佳儿GOLD金装较大婴儿配方奶粉）	超市购买		FNL	2013	北京	荷兰
132109	较大婴儿配方奶粉（美赞臣安婴宝较大婴儿配方奶粉）	超市购买		FNL	2013	北京	广东
132110	较大婴儿配方奶粉（明治珍爱宝较大婴儿和幼儿配方奶粉）	超市购买		FNL	2013	北京	澳大利亚
132111	较大婴儿配方奶粉（能慧金装较大婴儿配方奶粉）	超市购买		FNL	2013	北京	潮州
132112	较大婴儿配方奶粉（欧世蒙牛金装佳智较大婴儿配方奶粉2阶段）	超市购买		FNL	2013	北京	呼和浩特
132113	较大婴儿配方奶粉（完达山2段配方奶粉较大婴儿配方奶粉）	超市购买		FNL	2013	北京	哈尔滨
132114	较大婴儿配方奶粉（完达山金装元乳较大婴儿配方奶粉）	超市购买		FNL	2013	北京	哈尔滨
132115	较大婴儿配方奶粉（完达山育慧金装较大婴儿配方奶粉2阶段）	超市购买		FNL	2013	北京	哈尔滨
132116	较大婴儿配方奶粉（完达山元乳较大婴儿配方奶粉2阶段）	超市购买		FNL	2013	北京	哈尔滨
132117	较大婴儿配方奶粉（雅士利α-金装较大婴儿配方奶粉）	超市购买		FNL	2013	北京	潮州
132118	较大婴儿配方羊奶粉（美可高特较大婴配方羊奶粉）	超市购买		FNL	2013	北京	天津
	较大婴儿和幼儿配方食品（较大婴儿和幼儿）						
132401	较大婴儿和幼儿配方奶粉（爱+婴幼儿配方奶粉3阶段）	超市购买		FNL	2013	北京	杭州
132402	较大婴儿和幼儿配方奶粉（爱+幼儿配方奶粉4阶段）	超市购买		FNL	2013	北京	杭州
132403	较大婴儿和幼儿配方奶粉（贝因美较大婴儿配方奶粉）	超市购买		FNL	2013	北京	杭州
132404	较大婴儿和幼儿配方奶粉（超级能恩较大婴儿及幼儿配方奶粉2段）	超市购买		FNL	2013	北京	上海

食物样品描述 Description of food samples

食物编码	食物类别和名称	食物描述	样品处理	数据来源*	采样日期	采样地点	产地
132405	较大婴儿和幼儿配方奶粉（雀巢力多精较大婴幼儿及幼儿配方奶粉2）	超市购买		FNL	2013	北京	黑龙江
132406	较大婴儿和幼儿配方奶粉（雀巢能恩全进口奶源较大婴幼儿及幼儿配方奶粉2）	超市购买		FNL	2013	北京	黑龙江
132407	较大婴儿和幼儿配方奶粉（三元爱力优较大婴儿及幼儿配方奶粉）	超市购买		FNL	2013	北京	
132408	较大婴儿和幼儿配方奶粉（三元爱欣宝金装较大婴幼儿及幼儿配方奶粉）	超市购买		FNL	2013	北京	
132409	较大婴儿和幼儿配方奶粉（三元金装爱力优较大婴儿及幼儿配方奶粉）	超市购买		FNL	2013	北京	
132410	较大婴儿和幼儿配方奶粉（圣元优博爱系列2较大婴幼儿配方奶粉）	超市购买		FNL	2013	北京	青岛
132411	较大婴儿和幼儿配方奶粉（圣元优聪金装较大婴幼儿配方奶粉）	超市购买		FNL	2013	北京	青岛
132412	较大婴儿和幼儿配方奶粉（特选宝宝成长配方奶粉2阶段）	超市购买		FNL	2013	北京	宜昌
132413	较大婴儿和幼儿配方奶粉（雅培金装喜康宝较大婴幼儿配方奶粉）	超市购买		FNL	2013	北京	新西兰
132414	较大婴儿和幼儿配方奶粉（雅培亲护金装较大婴幼儿配方奶粉2阶段）	超市购买		FNL	2013	北京	西班牙
132415	较大婴儿和幼儿配方奶粉（伊利较大婴幼儿配方奶粉）	超市购买		FNL	2013	北京	天津
132416	较大婴儿和幼儿配方奶粉（伊利金领冠较大婴幼儿及幼儿配方奶粉）	超市购买		FNL	2013	北京	天津
132417	较大婴儿和幼儿配方奶粉（伊利金冠装较大婴幼儿配方奶粉）	超市购买		FNL	2013	北京	武汉

食物描述 Description of food samples

食物编码	食物类别和名称	食物描述	样品处理	数据来源	采样日期	采样地点	产地
	较大婴儿和幼儿配方食品（幼儿）						
132701	幼儿配方奶粉（贝因美幼儿成长配方奶粉）	超市购买		FNL	2013	北京	杭州
132702	幼儿配方奶粉（超级飞帆幼儿配方奶粉Ⅳ）	超市购买		FNL	2013	北京	齐齐哈尔
132703	幼儿配方奶粉（超级能恩幼儿配方奶粉3段）	超市购买		FNL	2013	北京	上海
132704	幼儿配方奶粉（多美滋多学1加幼儿配方奶粉3阶段）	超市购买		FNL	2013	北京	上海
132705	幼儿配方奶粉（多美滋优阶幼儿配方奶粉）	超市购买		FNL	2013	北京	上海
132706	幼儿配方奶粉（多美滋幼衡多营养幼儿配方奶粉）	超市购买		FNL	2013	北京	上海
132707	幼儿配方奶粉（飞帆幼儿配方奶粉Ⅱ）	超市购买		FNL	2013	北京	齐齐哈尔
132708	幼儿配方奶粉（合生元超呵护幼儿配方奶粉3阶段）	超市购买		FNL	2013	北京	法国
132709	幼儿配方奶粉（亨氏超金学儿高幼儿配方奶粉3段）	超市购买		FNL	2013	北京	英国
132710	幼儿配方奶粉（惠氏金装膳儿加幼儿全营养配方奶粉）	超市购买		FNL	2013	北京	新加坡
132711	幼儿配方奶粉（惠氏金装幼儿乐幼儿配方奶粉）	超市购买		FNL	2013	北京	苏州
132712	幼儿配方奶粉（美素佳儿GOLD金装幼儿配方奶粉）	超市购买		FNL	2013	北京	荷兰
132713	幼儿配方奶粉（美赞臣安儿宝幼儿配方奶粉）	超市购买		FNL	2013	北京	广州
132714	幼儿配方奶粉（能慧金装幼儿配方奶粉）	超市购买		FNL	2013	北京	潮州
132715	幼儿配方奶粉（欧世蒙牛金装佳智幼儿配方奶粉3阶段）	超市购买		FNL	2013	北京	呼和浩特

食物样品描述 Description of food samples

食物编码	食物类别和名称	食物描述	样品处理	数据来源*	采样日期	采样地点	产地
132716	幼儿配方奶粉（雀巢力多精 幼儿配方奶粉3）	超市购买		FNL	2013	北京	黑龙江
132717	幼儿配方奶粉（雀巢能恩全进口奶源幼儿配方奶粉3）	超市购买		FNL	2013	北京	黑龙江
132718	幼儿配方奶粉（三元爱力优幼儿配方奶粉）	超市购买		FNL	2013	北京	
132719	幼儿配方奶粉（三元爱欣宝金装幼儿配方奶粉）	超市购买		FNL	2013	北京	
132720	幼儿配方奶粉（三元爱欣宝幼儿配方奶粉）	超市购买		FNL	2013	北京	
132721	幼儿配方奶粉（三元金装爱力优幼儿配方奶粉）	超市购买		FNL	2013	北京	
132722	幼儿配方奶粉（圣元优博爱系列3幼儿配方奶粉）	超市购买		FNL	2013	北京	青岛
132723	幼儿配方奶粉（圣元优聪金装幼儿配方奶粉）	超市购买		FNL	2013	北京	青岛
132724	幼儿配方奶粉（特选健儿成长配方奶粉3阶段）	超市购买		FNL	2013	北京	杭州
132725	幼儿配方奶粉（完达山3段配方奶粉幼儿配方奶粉）	超市购买		FNL	2013	北京	哈尔滨
132726	幼儿配方奶粉（完达山金装元乳幼儿配方奶粉）	超市购买		FNL	2013	北京	哈尔滨
132727	幼儿配方奶粉（完达山育儿慧金装幼儿配方奶粉3阶段）	超市购买		FNL	2013	北京	哈尔滨
132728	幼儿配方奶粉（完达山元乳幼儿配方奶粉3阶段）	超市购买		FNL	2013	北京	哈尔滨
132729	幼儿配方奶粉（雅培金装喜康宝幼儿配方奶粉）	超市购买		FNL	2013	北京	丹麦
132730	幼儿配方奶粉（雅培金装小安素全营养幼儿配方奶粉）	超市购买		FNL	2013	北京	新西兰
132731	幼儿配方奶粉（雅士利α-金装幼儿配方奶粉）	超市购买		FNL	2013	北京	潮州

食物样品描述 Description of food samples

食物编码	食物类别和名称	食物描述	样品处理	数据来源*	采样日期	采样地点	产地
132732	幼儿配方奶粉（伊利金领冠幼儿配方奶粉）	超市购买		FNL	2013	北京	天津
132733	幼儿配方奶粉（伊利金装幼儿配方奶粉）	超市购买		FNL	2013	北京	天津
132734	幼儿配方奶粉（伊利幼儿配方奶粉）	超市购买		FNL	2013	北京	天津
132735	幼儿配方羊奶粉（美可高特幼儿配方羊奶粉）	超市购买		FNL	2013	北京	天津
特殊医学用途婴儿配方食品							
	无乳糖配方或低乳糖配方						
	乳蛋白部分水解配方						
133201	婴儿配方奶粉（超级能恩乳蛋白部分水解婴幼儿配方奶粉1段）	超市购买		FNL	2013	北京	上海
133202	婴儿配方奶粉（雀巢金装亲护乳蛋白部分水解婴儿配方奶粉1阶段）	超市购买		FNL	2013	北京	西班牙
	乳蛋白深度水解配方或氨基酸配方						
	早产/低出生体重婴儿配方						
133401	婴儿配方奶粉（惠氏S-26金装爱儿加早产儿出院后配方奶粉）	超市购买		FNL	2013	北京	爱尔兰
	母乳营养补充剂						
	氨基酸代谢障碍配方						
婴幼儿谷类辅助食品							
	婴幼儿谷物辅助食品						
134001	米粉（贝因美果蔬宝多维营养米粉）	超市购买		FNL	2013	北京	杭州
134002	米粉（贝因美乳清蛋白营养米粉）	超市购买		FNL	2013	北京	杭州
134003	米粉（多口味）（亨氏多口味装婴儿营养米粉）	超市购买		FNL	2013	北京	广州

食物样品描述 Description of food samples

食物编码	食物类别和名称	食物描述	样品处理	数据来源	采样日期	采样地点	产地
134004	米粉（亨氏黑米红枣营养米粉五谷系列米粉，6至36个月适用）	超市购买		FNL	2013	北京	广州
134005	米粉（亨氏胡萝卜营养米粉1段）	超市购买		FNL	2013	北京	广州
134006	米粉（亨氏淮山薏米营养米粉清润系列1段）	超市购买		FNL	2013	北京	广州
134007	米粉（亨氏混合蔬菜营养米粉，辅食添加初期至36个月适用）	超市购买		FNL	2013	北京	广州
134008	米粉（亨氏鸡肉蔬菜营养米粉肉鱼系列米粉，6至36个月适用）	超市购买		FNL	2013	北京	广州
134009	米粉（亨氏南瓜营养米粉1段）	超市购买		FNL	2013	北京	广州
134010	米粉（亨氏五谷杂粮营养米粉五谷系列米粉，8至36个月适用）	超市购买		FNL	2013	北京	广州
134011	米粉（亨氏鳕鱼苹果营养米粉，6至36个月适用）	超市购买		FNL	2013	北京	广州
134012	米粉（亨氏婴儿营养米粉辅食添加初期至36个月适用）	超市购买		FNL	2013	北京	广州
134013	米粉（亨氏鱼肉蔬菜营养米粉，6至36个月适用）	超市购买		FNL	2013	北京	广州
134014	米粉（亨氏猪肝蔬菜营养米粉，6至36个月适用）	超市购买		FNL	2013	北京	广州
134015	米粉（嘉宝缤纷水果营养米粉2阶段）	超市购买		FNL	2013	北京	黑龙江
134016	米粉（嘉宝菠菜营养米粉2阶段）	超市购买		FNL	2013	北京	黑龙江
134017	米粉（嘉宝番茄牛肉营养米粉3阶段）	超市购买		FNL	2013	北京	黑龙江
134018	米粉（嘉宝胡萝卜营养米粉1阶段）	超市购买		FNL	2013	北京	黑龙江
134019	米粉（嘉宝燕麦营养米粉3阶段）	超市购买		FNL	2013	北京	黑龙江
134020	米粉（嘉宝营养米粉1阶段）	超市购买		FNL	2013	北京	黑龙江
134021	米粉（金装宝贝营养玻璃营养米粉）	超市购买		FNL	2013	北京	黑龙江
134022	米粉（金装宝贝营养钙铁锌营养米粉）	超市购买		FNL	2013	北京	黑龙江

食物样品描述 Description of food samples

食物编码	食物类别和名称	食物描述	样品处理	数据来源*	采样日期	采样地点	产地
134023	米粉（金装宝贝营养什锦水果营养米粉）	超市购买		FNL	2013	北京	黑龙江
134024	米粉（金装宝贝营养西红柿牛肉营养米粉）	超市购买		FNL	2013	北京	黑龙江
134025	米粉（金装宝贝营养燕麦营养米粉）	超市购买		FNL	2013	北京	黑龙江
134026	米粉（金装核桃营养米粉）	超市购买		FNL	2013	北京	齐齐哈尔
134027	米粉（金装胡萝卜营养米粉）	超市购买		FNL	2013	北京	齐齐哈尔
134028	米粉（金装牛肉菠菜营养米粉）	超市购买		FNL	2013	北京	齐齐哈尔
134029	米粉（金装三文鱼胡萝卜营养米粉）	超市购买		FNL	2013	北京	齐齐哈尔
134030	米粉（金装什果荟餐营养米粉）	超市购买		FNL	2013	北京	齐齐哈尔
134031	米粉（金装锌钙营养米粉）	超市购买		FNL	2013	北京	齐齐哈尔
134032	米粉（金装猪肝蔬菜营养米粉）	超市购买		FNL	2013	北京	齐齐哈尔
134033	米粉（圣元 DHA& 胡萝卜营养米粉1段）	超市购买		FNL	2013	北京	青岛
134034	米粉（圣元多维蔬菜营养米粉2段）	超市购买		FNL	2013	北京	青岛
134035	米粉（圣元钙铁锌营养米粉1段）	超市购买		FNL	2013	北京	青岛
134036	米粉（圣元淮山薏米营养米粉2段）	超市购买		FNL	2013	北京	青岛
134037	米粉（圣元鸡肉香菇营养米粉3段）	超市购买		FNL	2013	北京	青岛
134038	米粉（圣元乳清蛋白营养米粉2段）	超市购买		FNL	2013	北京	青岛
134039	米粉（圣元什锦水果营养米粉2段）	超市购买		FNL	2013	北京	青岛
134040	米粉（圣元营养米粉1段）	超市购买		FNL	2013	北京	青岛
134041	米粉（圣元鱼肉菠菜营养米粉2段）	超市购买		FNL	2013	北京	青岛
134042	米粥（干）(方广鳕鱼胡萝卜营养雪花粥)	超市购买		FNL	2013	北京	上海
134043	奶米粉（亨氏强化铁锌钙营养奶米粉，辅食添加初期至36个月适用）	超市购买		FNL	2013	北京	广州
134044	奶米粉（亨氏乳清蛋白营养奶米粉）	超市购买		FNL	2013	北京	广州

食物成分表

Food Compasition Tables

食物样品描述 Description of food samples

食物编码	食物类别和名称	食物描述	样品处理	数据来源	采样日期	采样地点	产地
219043	鱼肚（干）		200g 样品加水 1000ml，煮沸后小火煨 25 分钟。总称重 760g。打碎机打碎。样品占 26.32%		2009	北京同仁堂库房或前门店	巴基斯坦
219044	鱼唇（干）		180g 样品加水 1250ml，煮沸小火煨 10 分钟，总重 680g。打碎机打碎。样品占 26.47%		2009	北京同仁堂库房或前门店	大西洋

食物样品描述 Description of food samples

食物编码	食物类别和名称	食物描述	样品处理	数据来源*	采样日期	采样地点	产地
219031	阿胶	将驴皮浸泡去毛，切块洗净，分次水煎过滤，合并滤液，浓缩至膏状，冷凝，切块，晾干	打碎机打碎		2009	北京同仁堂库房或前门店	
219032	珍珠		打碎机打碎		2009	北京同仁堂库房或前门店	
219033	牛黄	宰牛时检查胆夹、胆管、肝管等有无结石，如发现，立即取出，去净附着的薄膜，用纱布包好，阴三半干，用线扎好，阴干			2009	北京同仁堂库房或前门店	
219034	马鹿胎（粉）				2009	北京同仁堂库房或前门店	
219035	蛤蚧	去头，去爪	将竹签取下，去除头和爪，打碎机打碎		2009	北京同仁堂库房或前门店	
219036	燕窝		打碎机打碎		2009	北京同仁堂库房或前门店	
219037	蜂胶液	温暖季节，每10天左右刮取蜂巢中黄褐色或黑褐色的黏性物质，紧捏成球形，包上蜡纸，这是蜂胶的粗原料，供进一步加工制作	打开包装瓶的盖子即可		2009	北京同仁堂库房或前门店	
219038	蛤蟆油	9~11月，以霜降期捕捉最好，处死后风干，70度热水浸润，剖开腹部取出输卵管，去尽卵子及肉脏，阴干			2009	北京同仁堂库房或前门店	
219039	龟甲	捕捉后，沸水烫死，剥取背甲、腹甲，除去残肉，晒干或晾干，钩肉将沙子炒热后，加入净龟甲，炒至表面淡黄色，取出，醋淬，干燥，厌时捣碎	打碎机打碎		2009	北京同仁堂库房或前门店	
219040	刺猬皮	杀死工烫死剥猬，取其皮囊，晒干	打碎机打碎		2009	北京同仁堂库房或前门店	
219041	蜂王浆		打开包装瓶的盖子即可		2009	北京同仁堂库房或前门店	
219042	裙边（干）		200g样品用蒸馏水冲洗后，加水1400ml煮沸后，小火炖85分钟，总称重480g。用刀剁碎。样品占41.67%		2009	北京同仁堂库房或前门店	缅甸

食物样品描述 Description of food samples

食物编码	食物类别和名称	食物描述	样品处理	数据来源*	采样日期	采样地点	产地
135605	肉酥（贝因美宝宝菠菜营养肉酥）	超市购买		FNL	2013	北京	湖州
135606	肉酥（贝因美宝宝胡萝卜营养肉酥）	超市购买		FNL	2013	北京	湖州
135607	肉酥（原味）（贝因美宝宝原味营养肉酥）	超市购买		FNL	2013	北京	湖州
135608	鳕鱼酥（方广宝宝野生鳕鱼酥）	超市购买		FNL	2013	北京	上海
汁类罐装食品							
135801	苹果胡萝卜汁（亨氏苹果胡萝卜汁1阶段）	超市购买		FNL	2013	北京	青岛
135802	苹果汁（亨氏苹果汁1阶段）	超市购买		FNL	2013	北京	青岛
135803	葡萄汁（亨氏葡萄汁1阶段）	超市购买		FNL	2013	北京	青岛
135804	香橙汁（亨氏香橙汁1阶段）	超市购买		FNL	2013	北京	青岛
135805	香梨汁（亨氏香梨汁1阶段）	超市购买		FNL	2013	北京	青岛
油脂类							
其他							
219014	蜂蛹[蜂胚、蜂仔]			YN-FCT			
219015	蜂蛹（油蜂、干）			YN-FCT			
219016	蜂蛹（大黄蜂）			YN-FCT			
219022	牛蛙	人工养殖					云南
219028	鸡内金	杀鸡后取出砂囊，立即剥下内壁，去净内容物，洗净干燥	打碎机打碎		2009	北京同仁堂库房或前门店	
219029	乌梢蛇	剖开腹部或先剥皮留头尾，除去内脏，盘成圆盘状，干燥	打碎机打碎		2009	北京同仁堂库房或前门店	
219030	团螵蛸	除去杂质，蒸至虫卵死后，晒干或烤干，干燥。用时剪碎	打碎机打碎		2009	北京同仁堂库房或前门店	

食物样品描述 Description of food samples

食物编码	食物类别和名称	食物描述	样品处理	数据来源*	采样日期	采样地点	产地
135002	胡萝卜鱼肉泥（亨氏鳕鱼胡萝卜鱼肉泥2阶段）	超市购买		FNL	2013	北京	青岛
135003	混合蔬菜泥（亨氏混合蔬菜泥1阶段）	超市购买		FNL	2013	北京	青岛
135004	混合水果泥（亨氏混合水果泥1阶段）	超市购买		FNL	2013	北京	青岛
135005	苹果胡萝卜泥（亨氏苹果胡萝卜泥1阶段）	超市购买		FNL	2013	北京	青岛
135006	苹果南瓜红枣泥（亨氏苹果南瓜红枣泥2阶段）	超市购买		FNL	2013	北京	青岛
135007	苹果泥（亨氏金香苹果泥1阶段）	超市购买		FNL	2013	北京	青岛
135008	苹果香蕉泥（亨氏苹果香蕉泥1阶段）	超市购买		FNL	2013	北京	青岛
135009	三文鱼番茄泥（亨氏三文鱼番茄泥2阶段）	超市购买		FNL	2013	北京	青岛
135010	蔬菜青泥（亨氏蔬菜青泥2阶段）	超市购买		FNL	2013	北京	青岛
135011	甜嫩豌豆泥（亨氏甜嫩豌豆泥1阶段）	超市购买		FNL	2013	北京	青岛
135012	甜嫩玉米泥（亨氏甜嫩玉米泥1阶段）	超市购买		FNL	2013	北京	青岛
135013	香甜胡萝卜泥（亨氏香甜胡萝卜泥1阶段）	超市购买		FNL	2013	北京	青岛
135014	香甜南瓜泥（亨氏香甜南瓜泥1阶段）	超市购买		FNL	2013	北京	青岛
颗粒状罐装食品							
135601	冻干草莓脆果（果仙多维V草莓萃脆果（冻干））	超市购买		FNL	2013	北京	徐州
135602	肝粉（伊威全机能肝粉）	超市购买		FNL	2013	北京	上海
135603	肝酥（方广宝宝营养猪肝酥）	超市购买		FNL	2013	北京	上海
135604	肉松（伊威婴幼儿纯肉松）	超市购买		FNL	2013	北京	福州

食物样品描述 Description of food samples

食物编码	食物类别和名称	食物描述	样品处理	数据来源	采样日期	采样地点	产地
	婴幼儿高蛋白谷物辅助食品						
134601	米粉（亨氏AD钙高蛋白营养米粉加奶补钙系列米粉6至36个月适用）	超市购买		FNL	2013	北京	广州
134602	米粉（圣元高蛋白营养米粉3段）	超市购买		FNL	2013	北京	青岛
	婴幼儿生制类谷物辅助食品						
134701	面条（贝因美蛋黄营养面条）	超市购买		FNL	2013	北京	上海松江
134702	面条（贝因美果蔬营养面条）	超市购买		FNL	2013	北京	上海松江
134703	面条（贝因美黑芝麻营养面条）	超市购买		FNL	2013	北京	上海松江
134704	面条（方广金装彩面核桃黑芝麻蔬菜营养面）	超市购买		FNL	2013	北京	上海
134705	面条（亨氏金装粒粒面黑米紫薯面）	超市购买		FNL	2013	北京	深圳
134706	面条（伊威猪肝蔬菜营养面）	超市购买		FNL	2013	北京	上海
	婴幼儿饼干或其他婴幼儿谷物辅助食品						
134801	饼干（贝因美营养磨牙棒饼干）	超市购买		FNL	2013	北京	宜昌
134802	饼干（方广科学配方宝宝机能饼干）	超市购买		FNL	2013	北京	上海
134803	饼干（格兰宝小儿七种蔬菜饼干）	超市购买		FNL	2013	北京	东莞
134804	饼干（嘉宝草莓苹果味星星泡芙饼干）	超市购买		FNL	2013	北京	美国
134805	饼干（嘉宝香草圈圈饼干）	超市购买		FNL	2013	北京	美国
134806	饼干（伊威全机能字母宝宝营养饼干）	超市购买		FNL	2013	北京	上海
	婴幼儿罐装辅助食品						
	泥（糊）状罐装食品						
135001	骨髓蔬菜泥（亨氏骨髓蔬菜泥3阶段）	超市购买		FNL	2013	北京	青岛

表一 能量和食物一般营养成分
Table 1 Energy and Nutrient Content of Foods

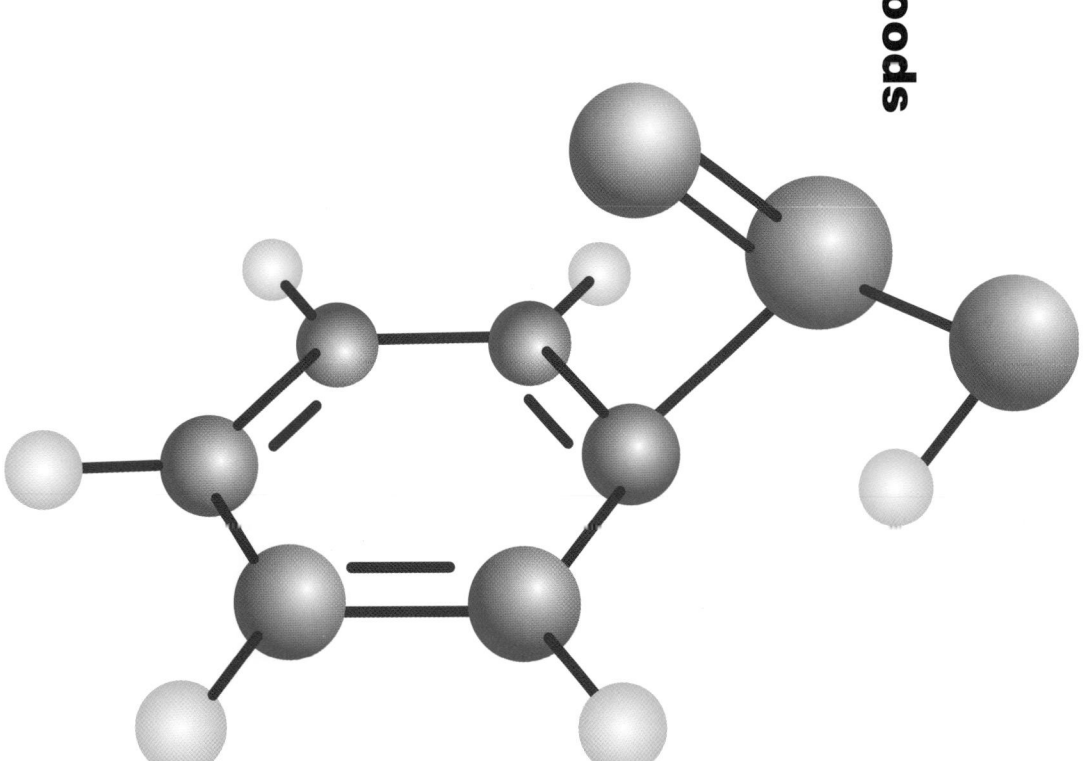

Notes

畜肉类及制品
Meat and Meat Products

常见的家畜有猪、牛、羊、驴、马等。本节按以上种类分为亚类。

畜体的各部位主要分为头部、躯干和四肢,各部位的命名主要以骨为基础,分位图如前所示。肉和肉制品包括动物的骨骼肌,也包括它们的腺体和器官(如舌头、肝、心脏、肾和脑等)。

肉的质量分级一般基于三个因素:胴体的成熟度、脂肪的花纹度和肌肉的坚实度。颜色也是一个参考依据。这些因素导致肉的产量、嫩度、风味、烹调过程中营养素的损失以及总体质量大不相同。

根据我国《预包装食品营养标签通则》(GB28050-2011)和我国居民膳食指南,瘦肉的脂肪含量<10%;而肥瘦肉的脂肪含量为10%~35%。

畜肉类及制品 Meat and meat products

(以每100g可食部计)

猪

食物编码 Food code	食物名称 Food name	食部 Edible %	水分 Water g	能量 Energy		蛋白质 Protein g	脂肪 Fat g	碳水化合物 CHO g	不溶性膳食纤维 Dietary fiber g	胆固醇 Cholesterol mg	灰分 Ash g	总维生素A Vitamin A μgRAE	胡萝卜素 Carotene μg	视黄醇 Retinol μg	硫胺素 Thiamin mg	核黄素 Riboflavin mg
				kcal	kJ											
081101x	猪肉（代表值，fat 30g）	91	54.9	331	1370	15.1	30.1	0.0	0.0	86	0.8	15	0	15	0.30	0.13
081102	猪肥肉（肥，fat 89g）	100	8.8	807	3319	2.4	88.6	0.0	0.0	109	0.2	29	0	29	0.08	0.05
081103	猪肉（后臀尖）	97	54.0	336	1388	14.6	30.8	0.0	0.0	87	0.6	16	0	16	0.26	0.11
081104	猪肉（后肘）	73	57.6	320	1325	17.0	28.0	0.0	0.0	79	0.6	8	0	8	0.37	0.18
081105	猪肉（肋条肉）	96	31.1	568	2341	9.3	59.0	0.0	0.0	109	0.6	10	0	10	0.09	0.04
081107	猪肉（奶脯）[软五花，猪夹心]	85	56.8	349	1437	7.7	35.3	0.0	0.0	98	0.2	39	0	39	0.14	0.06
081108	猪肉（奶面）[硬五花]	79	53.0	339	1401	13.6	30.6	2.2	0.0	77	0.6	10	0	10	0.36	0.15
081109	猪肉（前肘）	77	56.2	287	1191	17.3	22.9	2.9	0.0	79	0.7	16	0	16	0.28	0.13
081110x	猪肉（瘦，fat 8g）	100	71.2	153	641	20.7	7.8	0.0	0.0	64	1.1	Tr	0	Tr	0.31	0.10
081110	猪肉（瘦）	100	71.0	143	600	20.3	6.2	1.5	0.0	81	1.0	44	0	44	0.54	0.10
081111x	猪肉（fat 12g）	100	68.2	181	757	19.0	11.7	0.2	0.0	73	1.0	3	0	3	0.49	0.17
081111	猪肉（腿）	100	67.6	190	792	17.9	12.8	0.8	0.0	79	0.9	3	0	3	0.53	0.24
081112	猪肉（猪脖）	90	31.1	577	2375	8.0	60.5	0.0	0.0	94	0.4	18	0	18	0.21	0.07
081113	猪大肠	100	73.6	196	809	6.9	18.7	0.0	0.0	137	0.8	7	0	7	0.06	0.11
081114	猪大排	68	58.8	264	1095	18.3	20.4	1.7	0.0	165	0.8	12	0	12	0.80	0.15
081115	猪耳	100	69.4	176	735	19.1	11.1	0.0	0.0	92	0.4	Tr	0	Tr	0.05	0.12
081116	猪蹄	60	58.2	260	1080	22.6	18.8	0.0	0.0	192	0.4	3	0	3	0.05	0.10
081117	猪蹄筋	100	62.4	156	660	35.3	1.4	0.5	0.0	79	0.4	Tr	0	Tr	0.01	0.09
081118	猪头皮	100	30.6	499	2067	11.8	44.6	12.7	0.0	304	0.3	—	0	—	0.10	0.05
081120	猪肘棒	67	55.5	248	1032	16.5	16.0	9.4	0.0	65	2.6	Tr	0	Tr	0.10	0.09
081121	猪肉（前臀尖，杜长大猪）	100	58.6	289	1196	15.3	25.3	0.0	0.0	80	0.8	8	0	8	0.27	0.12

畜肉类及制品 Meat and meat products

(以每100g 可食部计)

食物编码 Food code	食物名称 Food name	烟酸 Niacin mg	维生素C Vitamin C mg	维生素E (Vitamin E) Total mg	α-E mg	(β+γ)-E mg	δ-E mg	钙 Ca mg	磷 P mg	钾 K mg	钠 Na mg	镁 Mg mg	铁 Fe mg	锌 Zn mg	硒 Se μg	铜 Cu mg	锰 Mn mg	备注 Remark
猪																		
081101x	猪肉（代表值，fat 30g）	4.10	Tr	0.67	0.41	0.16	0.10	6	121	218	56.8	16	1.3	1.78	7.90	0.12	0.03	
081102	猪肥肉（肥，fat 89g）	0.90	Tr	0.24	—	0.12	0.12	3	18	23	19.5	2	1.0	0.69	7.78	0.05	0.03	
081103	猪肉（后臀尖）	2.80	Tr	0.95	0.95	Tr	Tr	5	130	178	57.5	12	1.0	0.84	2.94	0.13	Tr	
081104	猪肉（后肘）	2.60	Tr	0.48	0.48	Tr	Tr	6	142	188	76.8	12	1.0	1.77	6.87	0.19	0.01	
081105	猪肉（肋条肉）	2.40	Tr	0.05	0.05	Tr	Tr	6	96	214	80.0	17	1.0	1.61	3.70	0.05	0.02	
081107	猪肉（奶脯）[软五花，猪夹心]	2.00	Tr	0.49	—	—	—	5	67	53	36.7	5	0.8	0.73	2.22	0.13	Tr	北京
081108	猪肉（奶面）[硬五花]	3.10	Tr	0.20	0.20	Tr	Tr	6	120	168	52.0	15	1.3	2.20	6.05	0.12	0.01	
081109	猪肉（前肘）	3.40	Tr	0.58	0.58	Tr	Tr	5	181	137	122.3	16	3.5	2.07	32.48	0.22	—	
081110x	猪肉（瘦，fat 8g）	5.30	Tr	0.26	0.26	—	—	2	141	305	54.0	23	1.1	2.20	8.32	0.06	0.03	
081110	猪肉（瘦）	5.30	Tr	0.34	0.29	0.05	Tr	6	189	305	57.5	25	3.0	2.99	9.50	0.11	0.03	
081111x	猪肉（fat 12g）	4.79	Tr	0.18	0.18	—	—	4	197	315	55.5	23	0.9	2.24	9.88	0.14	0.03	
081111	猪肉（腿）	4.90	Tr	0.30	0.01	0.18	0.11	6	185	295	63.0	25	0.9	2.18	13.40	0.14	0.04	
081112	猪肉（猪脖）	1.70	Tr	0.61	0.55	Tr	0.06	4	77	99	54.0	7	1.2	0.59	2.21	0.14	Tr	北京
081113	猪大肠	1.90	—	0.50	0.42	0.08	Tr	10	56	44	116.3	8	1.0	0.98	16.95	0.06	0.07	
081114	猪大排	5.30	Tr	0.11	0.11	Tr	Tr	8	125	274	44.5	17	0.8	1.72	10.30	0.12	0.05	
081115	猪耳	3.50	Tr	0.85	0.50	0.35	Tr	6	28	58	68.2	3	1.3	0.35	4.02	Tr	0.01	山东
081116	猪蹄	1.50	Tr	0.01	0.01	Tr	Tr	33	33	54	101.0	5	1.1	1.14	5.85	0.09	0.01	
081117	猪蹄筋	2.90	Tr	0.10	0.10	Tr	Tr	15	40	46	178.0	4	2.2	2.30	10.27	0.04	0.02	
081118	猪头皮	—	Tr	0.15	0.09	Tr	0.06	13	37	62	72.4	56	1.7	1.18	—	0.08	1.25	合肥
081120	猪肘棒	6.60	Tr	—	—	—	—	19	122	148	80.0	5	1.5	1.54	7.30	0.13	Tr	北京
081121	猪肉（前臀尖，柱长大猪）	4.20	Tr	0.57	0.57	Tr	Tr	1	69	222	54.0	17	1.1	2.45	6.67	Tr	Tr	河北

畜肉类及制品 Meat and meat products

(以每100g可食部计)

食物编码 Food code	食物名称 Food name	食部 Edible %	水分 Water g	能量 Energy kcal	能量 Energy kJ	蛋白质 Protein g	脂肪 Fat g	碳水化合物 CHO g	不溶性膳食纤维 Dietary fiber g	胆固醇 Cholesterol mg	灰分 Ash g	总维生素A Vitamin A μgRAE	胡萝卜素 Carotene μg	视黄醇 Retinol μg	硫胺素 Thiamin mg	核黄素 Riboflavin mg
081122	猪肉（前臀尖，良杂猪）	100	53.7	334	1382	14.2	30.4	0.9	0.0	41	0.8	9	0	9	0.24	0.11
081123	猪肉（后臀尖，杜长大猪）	100	71.2	165	690	20.8	9.1	0.0	0.0	43	1.1	Tr	0	Tr	0.31	0.13
081124	猪肉（后臀尖，良杂猪）	100	68.8	175	729	20.0	10.5	0.0	0.0	66	1.1	Tr	0	Tr	0.45	0.10
081125	猪肉（硬肋，杜长大猪）	100	36.5	557	2296	10.8	57.1	0.0	0.0	61	0.6	12	0	12	0.21	0.08
081126	猪肉（硬肋，良杂猪）	100	38.4	536	2210	11.6	54.4	0.0	0.0	81	0.6	12	0	12	0.15	0.08
081127	猪肉（通脊，杜长大猪）	100	70.7	159	668	22.3	7.8	0.0	0.0	151	1.2	Tr	0	Tr	0.28	0.10
081128	猪肉（通脊，良杂猪）	100	73.2	140	589	20.7	6.4	0.0	0.0	64	1.1	Tr	0	Tr	0.20	0.08
081129	猪肉（里脊）	100	74.7	150	626	19.6	7.9	0.0	0.0	55	1.2	Tr	0	Tr	0.32	0.20
081130	猪皮	100	46.9	363	1506	27.4	28.1	0.0	0.0	100	0.5	3	0	3	0.03	0.14
081131	猪小排（杜长大猪）	70	60.0	295	1222	16.8	25.3	0.0	0.0	120	0.8	7	0	7	0.31	0.26
081132	猪小排（良杂猪）	61	55.4	351	1450	14.1	32.7	0.0	0.0	68	0.8	6	0	6	0.30	0.32
081133	猪腿肉（藏香猪）	100	56.1	268	1115	17.5	19.2	6.3	0.0	61	0.9	6	0	6	0.19	0.22
081202	猪肚	100	78.2	110	460	15.2	5.1	0.7	0.0	165	0.8	3	0	3	0.07	0.16
081203	猪肺	97	83.1	84	353	12.2	3.9	0.1	0.0	290	0.7	10	0	10	0.04	0.18
081205	猪脑	100	78.0	131	546	10.8	9.8	0.0	0.0	2571	1.6	Tr	0	Tr	0.11	0.19
081206	猪脾	100	79.4	94	396	13.2	3.2	3.1	0.0	461	1.1	Tr	0	Tr	0.09	0.26
081209	猪肾（fat 8g）[猪腰子]	92	75.0	137	572	16.0	8.1	0.0	0.0	392	0.9	46	0	46	0.29	0.69
081210	猪小肠	100	85.4	65	273	10.0	2.0	1.7	0.0	183	0.9	6	0	6	0.12	0.11
081211	猪心	97	76.0	119	497	16.6	5.3	1.1	0.0	151	1.0	13	0	13	0.19	0.48
081212	猪血	100	85.8	55	234	12.2	0.3	0.9	0.0	51	0.8	—	0	—	0.03	0.04
081213	猪肚	100	79.3	97	407	14.1	3.5	2.2	0.0	290	0.9	2	0	2	0.10	0.22
081214	猪肝	100	72.6	126	531	19.2	4.7	1.8	0.0	180	1.7	6502	0	6502	0.22	2.02
081215	猪舌 [口条]	100	70.2	184	767	18.1	12.4	0.0	0.0	230	0.9	Tr	0	Tr	0.27	0.41
081216	猪肾（fat 2g）[猪腰子]	100	80.6	82	345	15.8	1.8	0.6	0.0	430	1.2	39	0	39	0.19	1.18

畜肉类及制品
Meat and meat products

（以每100g可食部计）

食物编码 Food code	食物名称 Food name	烟酸 Niacin mg	维生素C Vitamin C mg	维生素E Vitamin E Total mg	α-E mg	(β+γ)-E mg	δ-E mg	钙 Ca mg	磷 P mg	钾 K mg	钠 Na mg	镁 Mg mg	铁 Fe mg	锌 Zn mg	硒 Se μg	铜 Cu mg	锰 Mn mg	备注 Remark
081122	猪肉（前臀尖，良杂猪）	3.14	Tr	0.69	0.69	Tr	Tr	1	97	308	53.9	20	1.1	1.91	5.25	Tr	0.02	河北
081123	猪肉（后臀尖，杜长大猪）	8.02	Tr	—	—	—	—	2	134	222	54.0	17	1.1	2.24	9.92	Tr	Tr	河北
081124	猪肉（后臀尖，良杂猪）	4.67	Tr	0.34	0.34	—	—	1	208	334	47.9	21	0.9	2.29	6.36	Tr	0.02	河北
081125	猪肉（硬肋，杜长大猪）	2.81	Tr	—	—	—	—	3	84	222	54.0	17	1.1	1.23	5.26	Tr	Tr	河北
081126	猪肉（硬肋，良杂猪）	2.70	Tr	1.03	0.75	0.28	Tr	1	105	222	54.0	17	1.1	1.33	5.31	Tr	Tr	河北
081127	猪肉（通脊，杜长大猪）	9.67	Tr	0.22	0.22	Tr	Tr	2	92	222	54.0	17	1.1	1.54	8.13	Tr	0.02	河北
081128	猪肉（通脊，良杂猪）	6.98	Tr	0.15	0.15	Tr	Tr	2	141	338	46.5	23	0.9	2.20	6.72	Tr	Tr	河北
081129	猪肉（里脊）	6.37	Tr	0.33	0.33	Tr	Tr	6	184	317	43.2	28	1.5	2.01	8.32	0.01	0.02	河北
081130	猪皮	0.63	Tr	Tr	Tr	Tr	Tr	13	37	62	72.4	56	1.7	0.67	4.68	Tr	Tr	河北
081131	猪小排（杜长大猪）	4.11	Tr	0.46	0.46	Tr	Tr	14	101	222	62.6	17	1.1	2.42	8.46	Tr	Tr	河北
081132	猪小排（良杂猪）	3.09	Tr	0.72	0.72	Tr	Tr	36	117	230	62.6	14	1.4	2.20	5.94	0.01	0.03	河北
081133	猪腿肉（藏香猪）	3.36	Tr	0.47	0.36	0.02	0.09	15	164	30	45.8	21	2.0	1.90	0.80	0.07	0.04	西藏
081202	猪肚	3.70	Tr	0.32	0.32	Tr	Tr	11	124	171	75.1	12	2.4	1.92	12.76	0.10	0.12	
081203	猪肺	1.80	—	0.45	0.45	Tr	Tr	6	165	210	81.4	10	5.3	1.21	10.77	0.08	0.04	
081205	猪脑	2.80	—	0.96	0.96	Tr	Tr	30	294	259	130.7	10	1.9	0.99	12.65	0.32	0.03	
081206	猪脾	0.60	—	0.33	0.24	0.09	Tr	1	111	234	26.1	14	11.3	1.44	16.50	0.06	0.02	山东
081209	猪肾（fat 8g）[猪腰子]	6.00	7.0	0.33	0.19	0.11	0.03	2	232	194	124.8	16	4.6	1.98	156.77	0.47	0.11	青海
081210	猪小肠	3.10	—	0.13	0.13	Tr	Tr	7	95	142	204.8	16	2.0	2.77	7.22	0.12	0.13	
081211	猪心	6.80	4.0	0.74	0.73	0.01	Tr	12	189	260	71.2	17	4.3	1.90	14.94	0.37	0.05	
081212	猪血	0.30	—	0.20	0.10	0.10	Tr	4	16	56	56.0	5	8.7	0.28	7.94	0.10	0.03	
081213	猪肚	2.85	—	0.28	0.28	Tr	Tr	11	152	171	75.1	12	2.4	1.93	11.68	0.01	Tr	河北
081214	猪肝	10.11	20.0	Tr	Tr	Tr	Tr	6	243	235	68.6	24	23.2	3.68	26.12	0.02	0.01	河北
081215	猪舌[口条]	4.25	Tr	Tr	Tr	Tr	Tr	13	213	216	79.4	14	0.1	2.89	13.94	0.01	Tr	河北
081216	猪肾（fat 2g）[猪腰子]	7.00	10.0	Tr	Tr	Tr	Tr	12	210	217	134.2	22	0.1	3.15	157.24	0.03	0.01	河北

畜肉类及制品 Meat and meat products

(以每100g可食部计)

食物编码 Food code	食物名称 Food name	食部 Edible %	水分 Water g	能量 Energy		蛋白质 Protein g	脂肪 Fat g	碳水化合物 CHO g	不溶性膳食纤维 Dietary fiber g	胆固醇 Cholesterol mg	灰分 Ash g	总维生素A Vitamin A μgRAE	胡萝卜素 Carotene μg	视黄醇 Retinol μg	硫胺素 Thiamin mg	核黄素 Riboflavin mg
				kcal	kJ											
081302	宫爆肉丁（罐头）	100	44.5	353	1465	17.7	27.6	8.4	0.0	62	1.8	31	—	31	0.37	0.11
081303	酱汁肉	96	24.0	549	2271	15.5	50.4	8.4	0.0	92	1.7	4	—	4	0.07	0.14
081304	腊肉（培根）	100	63.1	181	756	22.3	9.0	2.6	0.0	46	3.0	Tr	0	Tr	0.90	0.11
081305	腊肉（生，fat 49g）	100	31.1	498	2056	11.8	48.8	2.9	0.0	123	5.4	96	0	96	—	—
081306	卤猪杂	100	57.5	186	783	24.6	4.8	11.0	0.0	208	2.1	—	—	—	0.01	0.10
081307	午餐肉（北京）	100	59.9	229	952	9.4	15.9	12.0	0.0	56	2.8	Tr	—	Tr	0.24	0.05
081308	咸肉	100	40.4	390	1613	16.5	36.0	0.0	0.0	72	8.4	20	—	20	0.77	0.21
081309	猪肉罐头（珍珠里脊丝，罐头）	100	63.6	225	933	6.7	17.3	10.5	0.0	120	1.9	Tr	—	Tr	0.09	0.04
081310	猪肝（卤煮）	100	56.4	203	851	26.4	8.3	5.6	0.0	469	3.3	4200	—	4200	0.36	0.42
081311	猪肉（清蒸）	100	66.9	198	823	18.4	13.8	0.0	0.0	62	0.9	—	0	—	0.09	0.07
081312	猪蹄（熟）	43	55.8	260	1085	23.6	17.0	3.2	0.0	86	0.4	Tr	—	Tr	0.13	0.04
081313	猪肘棒（熟）	72	49.5	314	1304	21.3	24.5	2.1	0.0	108	2.6	Tr	—	Tr	0.04	0.09
081315	福建式肉松	100	3.6	493	2064	25.1	26.0	39.7	0.0	111	5.6	Tr	—	Tr	0.03	0.19
081316	老年保健肉松	100	5.1	458	1920	35.8	20.5	32.5	0.0	111	6.1	—	—	—	0.17	0.19
081317	太仓肉松	100	24.4	316	1331	38.6	8.3	21.6	0.0	111	7.1	Tr	—	Tr	0.05	0.16
081318	火腿心全精肉（雪舫蒋牌）	100	35.2	322	1343	37.0	19.3	0.0	0.0	13	13.5	Tr	—	Tr	0.20	0.35
081319	火腿心肉（生，金云牌）	81	25.6	528	2183	22.2	48.8	0.0	0.0	13	8.4	Tr	—	Tr	0.18	0.26
081320	腊肉（生，fat 68g）	100	8.2	692	2856	18.2	68.0	1.8	0.0	—	3.8	Tr	—	Tr	0.23	0.16
081321	叉烧肉	100	60.4	196	820	20.9	9.8	6.0	0.0	37	2.9	Tr	—	Tr	0.05	0.09
081322	酱排骨	80	39.0	366	1520	21.7	26.7	9.6	0.0	19	3.0	72	—	72	0.03	0.12
081323	猪肉罐头（香糟肉）	100	34.8	542	2236	15.5	53.3	0.0	0.0	21	1.4	62	—	62	0.14	0.08
081324	猪里脊（熏烤小里脊）	100	63.2	153	646	17.7	3.9	11.8	0.0	94	3.4	Tr	—	Tr	0.34	0.18
081325	猪肉脯	100	11.2	378	1594	28.0	8.8	46.6	0.0	71	5.4	84	—	84	0.22	0.27

畜肉类及制品 Meat and meat products

(以每100g可食部计)

食物编码 Food code	食物名称 Food name	烟酸 Niacin mg	维生素C Vitamin C mg	维生素E (Vitamin E) Total mg	α-E mg	(β+γ)-E mg	δ-E mg	钙 Ca mg	磷 P mg	钾 K mg	钠 Na mg	镁 Mg mg	铁 Fe mg	锌 Zn mg	硒 Se μg	铜 Cu mg	锰 Mn mg	备注 Remark
081302	宫爆肉丁（罐头）	10.40	—	1.51	0.63	0.88	Tr	47	140	113	471.9	9	2.0	3.46	3.40	0.23	0.28	北京
081303	酱汁肉	2.50	—	0.49	0.45	0.04	Tr	9	90	110	257.4	2	1.5	2.89	—	0.39	0.10	上海
081304	腊肉（培根）	4.50	Tr	0.11	0.11	Tr	Tr	2	228	294	51.2	3	2.4	2.26	5.50	0.03	0.05	上海
081305	腊肉（生，fat 49g）	—	Tr	6.23	—	—	—	22	249	416	763.9	35	7.5	3.49	23.52	0.08	0.05	甘肃
081306	卤猪杂	2.20	—	—	—	—	—	14	142	121	881.4	12	3.0	2.16	5.15	0.13	—	武汉
081307	午餐肉（北京）	11.10	—	—	—	—	—	57	81	146	981.9	18	0.8	1.39	4.30	0.08	0.06	北京
081308	咸肉	3.50	—	0.10	0.04	0.06	Tr	10	112	387	195.6	30	2.6	2.04	13.00	0.11	0.08	杭州
081309	猪肉罐头（珍珠里脊丝，罐头）	5.40	—	0.67	Tr	0.67	—	34	61	136	572.3	14	1.4	1.11	3.40	0.06	0.18	北京
081310	猪肝（卤煮）	—	—	0.14	—	—	—	68	153	188	674.7	12	2.0	0.35	28.70	0.39	0.27	北京
081311	猪肉（清蒸）	2.80	Tr	—	—	—	—	4	113	134	210.6	9	3.4	3.18	10.55	0.15	—	武汉
081312	猪蹄（熟）	2.80	Tr	—	—	—	—	32	52	18	363.2	3	2.4	0.78	4.20	0.08	Tr	
081313	猪肘棒（熟）	3.80	Tr	—	—	—	—	55	102	106	753.9	6	1.6	2.66	11.10	0.12	0.07	北京
081315	福建武夷肉松	2.70	—	0.78	0.63	0.15	Tr	3	151	264	1419.9	3	7.7	2.89	13.37	0.64	0.33	上海
081316	老年保健肉松	3.60	—	15.09	1.83	8.97	4.29	33	249	451	2301.7	42	3.0	3.83	16.30	0.30	1.07	上海
081317	太仓肉松	2.90	—	0.41	0.37	0.04	Tr	53	179	300	1880.0	17	8.2	7.35	15.78	0.41	0.43	上海
081318	火腿心全精肉（雪霜蒋牌）	9.49	—	0.26	Tr	0.26	Tr	22	391	836	8612.0	11	5.0	9.48	12.11	0.26	0.13	浙江
081319	火腿心肉（生，金云牌）	6.07	Tr	Tr	Tr	Tr	Tr	15	62	367	2268.2	11	2.1	1.87	14.34	0.06	0.21	浙江
081320	腊肉（生，fat 68g）	—	Tr	Tr	Tr	Tr	Tr	293	137	416	763.9	35	0.1	0.06	13.70	0.01	0.01	广东
081321	叉烧肉	3.83	—	0.97	0.49	0.48	Tr	5	136	100	726.4	12	3.6	8.50	6.65	0.12	0.06	江苏
081322	酱排骨	2.51	—	0.62	0.62	Tr	Tr	10	103	226	825.5	13	2.4	3.43	9.18	0.07	0.03	江苏
081323	猪肉罐头（香糟块肉）	Tr	—	0.46	0.46	Tr	Tr	30	122	103	747.8	16	5.4	2.12	8.82	0.23	0.19	江苏
081324	猪里脊（熏烤小里脊）	5.89	—	0.45	0.45	Tr	Tr	6	263	718	814.2	16	6.7	4.10	12.50	0.28	0.31	河南
081325	猪肉脯	18.48	—	1.10	0.44	0.50	0.16	17	233	381	1638.2	47	3.9	3.08	6.86	0.20	0.43	江苏

畜肉类及制品 Meat and meat products

(以每 100g 可食部计)

食物编码 Food code	食物名称 Food name	食部 Edible %	水分 Water g	能量 Energy kcal	能量 Energy kJ	蛋白质 Protein g	脂肪 Fat g	碳水化合物 CHO g	不溶性膳食纤维 Dietary fiber g	胆固醇 Cholesterol mg	灰分 Ash g	总维生素 A Vitamin A μgRAE	胡萝卜素 Carotene μg	视黄醇 Retinol μg	硫胺素 Thiamin mg	核黄素 Riboflavin mg
081326	肉酥	100	2.4	509	2128	30.7	27.1	35.5	0.0	—	4.3	Tr	—	Tr	0.09	0.15
081328	扒猪脸	100	48.6	347	1439	18.8	29.6	1.4	0.0	94	1.6	22	—	22	0.03	0.13
081329	酱肘子	100	58.9	202	848	29.6	8.5	1.2	0.0	—	1.2	Tr	—	Tr	0.17	0.18
081330	火腿肉（藏香猪）	82	17.8	503	2086	29.1	40.7	5.0	0.0	83	7.4	3	0	3	0.20	0.34
081331	风干肉（藏香猪）	87	11.1	598	2473	27.1	53.6	1.7	0.0	73	6.5	Tr	0	Tr	0.23	0.29
081401	茶肠	100	52.4	329	1362	9.0	29.6	6.7	0.0	72	2.3	—	—	—	0.14	0.08
081402	大腊肠	100	54.9	267	1109	12.9	20.1	8.6	0.0	69	3.5	Tr	—	Tr	0.67	0.07
081403	大肉肠	100	57.0	273	1130	12.0	22.9	4.6	0.0	72	3.5	Tr	—	Tr	0.24	0.06
081404	蛋清肠	100	55.1	278	1155	12.5	22.8	5.8	0.0	122	3.8	20	—	20	0.65	0.06
081405	儿童肠	100	49.8	290	1208	13.1	19.6	15.3	0.0	61	2.2	—	—	—	0.26	0.09
081406	风干肠	100	55.8	283	1173	12.4	23.3	5.9	0.0	47	2.6	Tr	—	Tr	0.12	0.09
081407	广东香肠	100	33.5	433	1795	18.0	37.3	6.4	0.0	94	4.8	Tr	—	Tr	0.42	0.07
081408	红果肠	100	51.4	260	1085	10.2	15.3	20.3	0.0	23	2.8	Tr	—	Tr	0.05	0.11
081409	火腿肠	100	57.4	212	888	14.0	10.4	15.6	0.0	57	2.6	5	—	5	0.26	0.43
081410	腊肠	100	8.4	584	2421	22.0	48.3	15.3	0.0	88	6.0	Tr	—	Tr	0.04	0.12
081411	松江肠	100	30.4	402	1674	12.3	26.5	28.5	0.0	38	2.3	10	—	10	0.20	0.10
081412	蒜肠	100	52.5	309	1283	7.5	25.4	12.7	0.0	51	1.9	5	—	5	0.06	0.15
081413	香肠	100	19.2	508	2106	24.1	40.7	11.2	0.0	82	4.8	Tr	—	Tr	0.48	0.11
081414	香肠（罐头）	100	60.7	290	1196	7.9	28.1	1.3	0.0	—	2.0	Tr	—	Tr	0.23	0.18
081415	火腿肠（小红肠）	100	56.2	280	1161	11.8	23.2	6.0	0.0	72	2.8	158	—	158	0.27	0.14
081416	火腿肠（小泥肠）	100	56.4	295	1220	11.3	26.3	3.2	0.0	59	2.8	Tr	—	Tr	0.16	0.07
081417	午餐肠	100	52.4	261	1087	2.9	16.6	24.9	0.0	47	3.2	65	—	65	0.10	0.71
081418	午餐肚	100	50.5	181	767	9.3	0.5	34.7	0.0	—	5.0	4	—	4	0.01	0.31

畜肉类及制品 Meat and meat products

(以每 100g 可食部计)

食物编码 Food code	食物名称 Food name	烟酸 Niacin mg	维生素 C Vitamin C mg	维生素 E (Vitamin E)				钙 Ca mg	磷 P mg	钾 K mg	钠 Na mg	镁 Mg mg	铁 Fe mg	锌 Zn mg	硒 Se μg	铜 Cu mg	锰 Mn mg	备注 Remark
				Total mg	α-E mg	(β+γ)-E mg	δ-E mg											
081326	肉酥	3.93	Tr	4.47	0.40	3.39	0.68	11	256	278	1540.7	25	3.7	4.38	19.88	0.05	0.26	天津
081328	扒猪脸	1.20	Tr	—	—	—	—	15	81	75	392.7	8	1.4	1.45	13.96	0.12	0.04	北京
081329	酱肘子	—	Tr	0.74	—	—	—	15	140	57	197.0	11	1.9	4.07	—	0.12	0.04	北京
081330	火腿肉（藏香猪）	3.22	Tr	0.20	0.08	0.02	0.10	236	118	30	298.0	22	3.1	2.98	0.85	0.24	0.11	西藏
081331	风干肉（藏香猪）	3.17	Tr	0.16	0.06	0.02	0.08	207	145	26	921.0	27	3.0	2.72	1.90	0.28	0.13	西藏
081401	紫肠	3.10	—	0.21	—	—	—	2	150	178	723.2	15	2.1	2.85	3.28	0.17	0.11	哈尔滨
081402	大腊肠	10.00	—	—	—	—	—	24	66	159	1099.1	7	1.5	1.41	4.60	0.10	Tr	北京
081403	大肉肠	7.40	—	—	—	—	—	67	97	233	1370.4	27	3.1	2.55	5.10	0.11	0.07	北京
081404	蛋清肠	10.70	—	—	—	—	—	26	85	161	1143.2	7	2.2	1.27	5.70	0.11	0.02	北京
081405	儿童肠	3.00	—	1.11	—	—	—	12	101	218	998.2	18	3.2	2.41	16.66	0.02	0.05	哈尔滨
081406	风干肠	12.60	—	—	—	—	—	18	121	163	618.0	7	3.5	1.40	3.50	0.11	0.03	北京
081407	广东香肠	5.70	—	—	—	—	—	5	173	356	1477.9	24	2.8	2.62	7.02	0.07	0.04	北京
081408	红果肠	11.30	—	0.41	0.27	0.14	Tr	22	97	145	781.3	7	4.7	1.06	4.40	0.10	0.01	北京
081409	火腿肠	2.30	—	0.71	0.71	Tr	Tr	9	187	217	771.2	22	4.5	3.22	9.20	0.36	0.14	北京
081410	腊肠	3.80	—	—	—	—	—	24	69	100	1420.0	13	3.2	2.48	8.77	0.07	0.16	广东
081411	松江肠	3.10	—	0.09	—	—	—	5	202	195	759.0	37	2.8	4.20	4.81	0.30	0.25	哈尔滨
081412	蒜肠	1.00	—	0.27	0.21	0.06	Tr	13	74	92	561.5	9	1.9	1.80	3.50	0.04	0.18	北京
081413	香肠	4.40	—	1.05	—	—	—	14	198	453	2309.2	52	5.8	7.61	8.77	0.31	0.36	北京
081414	香肠（罐头）	1.90	—	0.85	0.85	Tr	Tr	6	52	70	874.3	8	0.6	1.03	2.14	0.05	Tr	广东
081415	火腿肠（小红肠）	2.60	—	0.17	—	—	—	10	161	183	682.2	14	2.2	2.11	4.94	0.12	0.10	北京
081416	火腿肠（小泥肠）	13.40	—	—	—	—	—	20	170	132	648.2	5	1.1	1.24	7.10	0.09	0.07	北京
081417	午餐肠	0.40	—	0.18	—	—	—	2	51	102	552.8	26	4.7	2.24	5.60	0.25	0.16	北京
081418	午餐肚	0.10	—	0.32	—	—	—	36	19	57	294.4	23	4.7	2.36	3.00	0.50	0.15	保定

畜肉类及制品 Meat and meat products

(以每100g可食部计)

食物编码 Food code	食物名称 Food name	食部 Edible %	水分 Water g	能量 Energy kcal	能量 Energy kJ	蛋白质 Protein g	脂肪 Fat g	碳水化合物 CHO g	不溶性膳食纤维 Dietary fiber g	胆固醇 Cholesterol mg	灰分 Ash g	总维生素A Vitamin A μgRAE	胡萝卜素 Carotene μg	视黄醇 Retinol μg	硫胺素 Thiamin mg	核黄素 Riboflavin mg
081419	方腿	100	73.9	117	493	16.2	5.0	1.9	0.0	45	3.0	—	—	Tr	0.50	0.20
081420	火腿（fat 27g）	100	47.9	330	1369	16.0	27.4	4.9	0.0	120	3.8	46	—	46	0.28	0.09
081421	金华火腿	100	48.7	318	1317	16.4	28.0	0.1	0.0	98	6.8	20	—	20	0.51	0.18
081422	火腿肠（圆腿）	100	70.9	139	581	18.4	6.5	1.6	0.0	54	2.6	1	—	1	0.61	0.13
081423	脆皮肠	100	50.9	302	1252	16.6	24.0	4.8	0.0	50	3.7	3	—	3	0.09	0.08
081424	热狗肠	100	51.3	307	1274	13.2	25.2	6.9	0.0	47	3.5	Tr	—	Tr	0.11	0.09
081425	火腿肠（双汇牌）	100	61.5	215	896	12.1	14.6	8.8	0.0	13	3.0	56	—	56	0.04	0.11
081426	火腿（fat 3g）	100	76.6	99	418	15.5	3.4	1.7	0.0	39	2.8	Tr	—	Tr	0.08	0.14
081427	火腿（宣威牌）	100	22.1	565	2332	11.4	56.1	3.7	0.0	89	6.7	Tr	—	Tr	0.09	0.05
081428	三明治火腿	100	73.2	115	483	12.5	4.5	6.1	0.0	36	3.7	Tr	—	Tr	0.14	0.09
081429	午餐肉（上海梅林牌）	100	55.2	320	1323	9.0	30.1	3.3	0.0	56	2.4	Tr	—	Tr	0.09	0.09
牛																
082101x	牛肉（代表值，fat 9g）	100	69.8	160	669	20.0	8.7	0.5	0.0	58	1.1	3	0	3	0.04	0.11
082102	牛肉（肋条）	100	75.1	123	516	18.6	5.4	0.0	0.0	71	1.0	7	0	7	0.06	0.13
082103	牛肉（后腿）	100	74.9	106	448	20.9	2.0	1.1	0.0	74	1.1	3	0	3	0.04	0.14
082104	牛肉（后腱）	94	75.6	98	416	20.1	1.0	2.2	0.0	54	1.1	3	0	3	0.03	0.15
082105	牛肉（里脊肉）[牛柳]	100	73.2	107	452	22.2	0.9	2.4	0.0	63	1.3	4	0	4	0.05	0.15
082106	牛肉（前腿）	100	74.9	105	442	19.2	1.8	2.9	0.0	71	1.2	3	0	3	0.04	0.16
082107	牛肉（前腱）	95	72.2	113	480	20.3	1.3	5.1	0.0	80	1.1	2	0	2	0.04	0.18
082108x	牛肉（代表值，瘦，fat 3g）	100	73.7	113	479	21.3	2.5	1.3	0.0	60	1.1	4	0	4	0.04	0.13
082109	牛蹄筋（生）	100	62.0	151	642	34.1	0.5	2.6	0.0	—	0.8	Tr	0	Tr	0.07	0.13
082110	牛蹄筋（泡发）	100	93.6	25	105	6.0	Tr	0.2	0.0	10	0.2	5	0	5	Tr	Tr
082111	牛肉（背部肉）[上脑]	100	66.4	193	806	17.4	12.4	3.0	0.0	56	0.8	Tr	0	Tr	0.04	0.08

畜肉类及制品
Meat and meat products

(以每 100g 可食部计)

食物编码 Food code	食物名称 Food name	烟酸 Niacin mg	维生素 C Vitamin C mg	维生素 E (Vitamin E)				钙 Ca mg	磷 P mg	钾 K mg	钠 Na mg	镁 Mg mg	铁 Fe mg	锌 Zn mg	硒 Se μg	铜 Cu mg	锰 Mn mg	备注 Remark
				Total mg	α-E mg	(β+γ)-E mg	δ-E mg											
081419	方腿	17.40	—	0.15	0.13	0.02	Tr	1	202	222	424.5	2	3.0	2.63	7.20	0.05	0.01	上海
081420	火腿 (fat 27g)	8.60	—	0.80	Tr	0.36	0.44	3	90	220	1086.7	20	2.2	2.16	2.95	0.08	0.04	
081421	金华火腿	4.80	—	0.18	0.18	Tr	Tr	9	125	389	233.4	23	2.1	2.26	13.00	0.10	0.05	浙江
081422	火腿肠 (圆腿)	20.40	—	0.19	0.16	0.03	Tr	3	199	247	373.4	2	1.4	2.01	8.40	0.16	0.07	上海
081423	脆皮肠	3.82	—	0.54	0.54	Tr	Tr	13	287	542	992.7	19	3.9	2.24	6.51	0.17	0.13	河南
081424	热狗肠	2.36	—	0.74	0.35	0.39	Tr	10	211	613	861.9	12	3.2	1.36	7.06	0.11	0.10	河南
081425	火腿肠 (双汇牌)	1.78	—	0.65	0.34	0.23	0.08	19	157	130	1119.5	6	1.8	0.70	4.84	0.13	0.18	河南
081426	火腿 (fat 3g)	5.53	—	0.48	0.32	0.16	Tr	6	301	174	1471.3	11	1.0	2.09	7.96	0.07	0.03	上海
081427	火腿 (宣威牌)	2.30	—	—	—	—	—	171	141	330	5557.5	194	41.2	4.43	4.31	1.57	0.74	云南
081428	三明治火腿	3.72	—	0.36	0.12	0.18	0.06	11	238	532	898.6	16	3.0	1.48	7.35	0.15	—	河南
081429	午餐肉 (上海梅林牌)	3.54	—	0.75	0.32	0.32	0.11	6	84	131	528.7	8	0.6	1.38	7.80	0.06	0.07	上海
牛																		
082101x	牛肉 (代表值, fat 9g)	4.15	Tr	0.68	0.48	0.10	0.10	5	182	212	64.1	22	1.8	4.70	3.15	0.05	0.03	
082102	牛肉 (肋条)	3.10	Tr	0.37	0.37	Tr	Tr	19	120	217	66.6	14	2.7	4.05	2.35	0.07	0.06	
082103	牛肉 (后腿)	6.10	Tr	0.97	0.87	Tr	0.10	5	210	197	45.4	21	3.3	4.07	4.96	0.11	0.02	
082104	牛肉 (后腱)	4.80	Tr	0.78	0.78	Tr	Tr	5	195	182	85.3	20	4.2	3.93	3.82	0.10	0.04	
082105	牛肉 (里脊肉) [牛柳]	7.20	Tr	0.80	0.70	0.10	Tr	3	241	140	75.1	29	4.4	6.92	2.76	0.11	Tr	青海
082106	牛肉 (前腿)	4.90	Tr	0.67	0.67	Tr	Tr	5	181	176	69.9	20	2.8	4.50	3.51	0.11	0.05	
082107	牛肉 (前腱)	5.00	Tr	0.38	0.38	Tr	Tr	5	181	182	83.1	22	3.2	7.61	4.97	0.11	—	
082108x	牛肉 (代表值, 瘦, fat 3g)	4.92	Tr	0.83	0.63	0.10	0.10	5	182	212	64.1	22	2.3	5.09	3.47	0.06	0.03	
082109	牛蹄筋 (生)	0.70	Tr	—	—	—	—	5	150	23	153.6	10	3.2	0.81	1.70	Tr	Tr	北京
082110	牛蹄筋 (泡发)	0.00	Tr	—	—	—	—	6	5	1	81.0	3	2.3	0.73	5.10	0.19	Tr	青海
082111	牛肉 (背部肉) [上脑]	2.28	Tr	0.17	0.17	Tr	Tr	—	—	—	—	—	0.7	4.65	1.84	0.01	Tr	河北

畜肉类及制品 Meat and meat products

(以每100g 可食部计)

食物编码 Food code	食物名称 Food name	食部 Edible %	水分 Water g	能量 Energy kcal	能量 Energy kJ	蛋白质 Protein g	脂肪 Fat g	碳水化合物 CHO g	不溶性膳食纤维 Dietary fiber g	胆固醇 Cholesterol mg	灰分 Ash g	总维生素A Vitamin A µgRAE	胡萝卜素 Carotene µg	视黄醇 Retinol µg	硫胺素 Thiamin mg	核黄素 Riboflavin mg
082112	牛肉（里脊肉）[牛柳]	100	72.0	134	564	22.3	5.0	0.0	0.0	44	1.1	Tr	0	Tr	Tr	0.10
082113	牛肉（臀部肉）[紫盖,白板]	100	72.8	117	496	22.6	2.6	0.9	0.0	22	1.1	Tr	0	Tr	0.05	0.09
082114	牛肉（肩部肉）[肩肉]	100	53.3	342	1413	14.1	31.7	0.0	0.0	51	0.9	1	0	1	0.02	0.06
082115	牛肉（胸部肉）[牛胸]	100	58.8	326	1348	16.6	28.8	0.0	0.0	56	0.8	Tr	0	Tr	0.02	0.09
082116	牛肉（腹部肉）[牛腩]	100	57.6	332	1375	17.1	29.3	0.0	0.0	44	1.0	Tr	0	Tr	0.02	0.06
082117	牛肉（膝圆肉）[和尚头]	100	74.6	106	449	22.4	1.8	0.1	0.0	43	1.1	Tr	0	Tr	0.04	0.10
082118	牛肉（股肉肉）[针扒,米龙,黄瓜条]	100	72.5	119	502	22.8	2.9	0.4	0.0	74	1.4	Tr	0	Tr	0.04	0.08
082119	牛肉(小腿肉)[牛展,牛腱子]	100	73.4	122	513	23.0	3.3	0.0	0.0	61	1.0	Tr	0	Tr	0.03	0.13
082120	牦牛肉	100	70.9	119	502	23.1	1.4	3.4	0.0	63	1.2	1	0	1	0.05	0.22
082121	牦牛牛腱肉（冻，鲜）	100	74.9	100	424	21.2	0.8	2.0	0.0	58	1.1	Tr	0	Tr	0.08	0.23
082122	牦牛牛棒肉（冻，鲜）	100	72.6	110	465	22.5	1.0	2.7	0.0	58	1.2	Tr	0	Tr	0.05	0.22
082201	牛鞭（泡发）	100	71.8	117	496	27.2	0.9	0.0	0.0	—	0.1	—	0	—	Tr	Tr
082202	牛大肠	100	85.9	66	279	11.0	2.3	0.4	0.0	124	0.4	—	0	—	0.03	0.08
082203	牛肚	100	83.4	72	306	14.5	1.6	0.0	0.0	104	0.6	2	0	2	0.03	0.13
082204	牛肺	100	78.6	95	399	16.5	2.5	1.5	0.0	306	0.9	12	0	12	0.04	0.21
082205	牛肝	100	68.7	139	586	19.8	3.9	6.2	0.0	297	1.4	20220	0	20220	0.16	1.30
082206	牛脑	100	75.1	149	621	12.5	11.0	0.1	0.0	2447	1.3	—	0	—	0.15	0.25
082207	牛舌	100	66.7	196	815	17.0	13.3	2.0	0.0	92	1.0	8	0	8	0.10	0.16
082208	牛肾	89	78.3	94	398	15.6	2.4	2.6	0.0	295	1.1	88	0	88	0.24	0.85
082209	牛心	100	77.2	106	444	15.4	3.5	3.1	0.0	115	0.8	17	0	17	0.26	0.39
082210	牛百叶（黑）	100	85.6	70	295	13.2	1.9	0.0	0.0	71	0.4	Tr	0	Tr	0.02	0.15
082301	酱牛肉	100	50.7	246	1029	31.4	11.9	3.2	0.0	76	2.8	11	0	11	0.05	0.22
082302	煨牛肉（罐头）	100	70.1	166	693	16.7	11.0	0.1	0.0	84	2.1	Tr	—	Tr	0.04	0.09

畜肉类及制品 Meat and meat products

(以每 100g 可食部计)

食物编码 Food code	食物名称 Food name	烟酸 Niacin mg	维生素C Vitamin C mg	维生素E (Vitamin E) Total mg	α-E mg	(β+γ)-E mg	δ-E mg	钙 Ca mg	磷 P mg	钾 K mg	钠 Na mg	镁 Mg mg	铁 Fe mg	锌 Zn mg	硒 Se μg	铜 Cu mg	锰 Mn mg	备注 Remark
082112	牛肉(里脊肉)[牛柳]	6.24	Tr	Tr	Tr	Tr	Tr	3	241	140	75.1	29	0.4	4.73	3.57	0.01	Tr	河北
082113	牛肉(臀部肉)[紫盖、白板]	4.86	Tr	Tr	Tr	Tr	Tr	2	159	325	40.2	22	1.4	5.48	3.63	0.01	0.02	河北
082114	牛肉(肩部肉)	1.66	Tr	0.19	0.19	Tr	Tr	—	—	—	—	—	0.5	2.59	2.32	0.01	Tr	河北
082115	牛肉(胸部肉)[牛胸]	1.90	Tr	0.23	0.23	Tr	Tr	—	—	—	—	—	0.7	4.55	1.75	0.01	Tr	河北
082116	牛肉(腹部肉)[牛腩]	2.20	Tr	Tr	Tr	Tr	Tr	—	—	—	—	—	0.6	2.69	3.20	0.01	0.02	河北
082117	牛肉(膝圆肉)[和尚头]	3.44	Tr	Tr	Tr	Tr	Tr	1	154	316	43.5	21	1.2	4.82	3.06	0.01	0.02	河北
082118	牛肉(股肉)[针扒、米龙、黄瓜条]	4.82	Tr	Tr	Tr	Tr	Tr	2	141	275	37.8	20	1.0	4.81	2.98	0.01	0.02	河北
082119	牛肉(小腿肉)[牛展、牛腱子]	3.69	Tr	Tr	Tr	Tr	Tr	5	181	182	83.1	22	0.3	5.07	2.54	0.01	Tr	河北
082120	牦牛肉	4.44	Tr	0.68	0.58	0.03	0.07	28	208	37	25.8	26	3.6	3.45	0.98	0.13	0.08	西藏
082121	牦牛牛腱肉(冻,鲜)	3.03	Tr	0.34	0.21	0.03	0.10	9	207	38	39.1	28	3.0	4.37	0.99	0.10	0.08	西藏
082122	牦牛牛桒肉(冻,鲜)	5.52	Tr	0.54	0.43	0.03	0.08	8	230	42	30.3	30	4.0	4.28	0.94	0.10	0.04	西藏
082201	牛鞭(泡发)	Tr	Tr	—	—	—	—	10	18	4	32.0	9	3.0	1.05	2.03	0.01	0.02	青海
082202	牛大肠	1.20	—	0.55	—	—	—	12	102	55	28.0	—	2.0	1.05	10.94	0.03	—	郑州
082203	牛肚	2.50	—	0.51	0.51	Tr	Tr	40	104	162	60.6	17	1.8	2.31	9.07	0.07	0.21	
082204	牛肺	3.40	—	0.34	0.34	Tr	Tr	8	269	197	154.8	14	11.7	2.67	13.61	0.22	0.16	
082205	牛肝	11.90	—	0.13	0.13	Tr	Tr	4	252	185	45.0	22	6.6	5.01	11.99	1.34	0.37	
082206	牛脑	4.00	—	—	—	—	—	6	435	300	185.6	20	4.7	4.69	20.34	0.28	0.08	甘肃
082207	牛舌	3.60	—	0.55	Tr	Tr	Tr	6	151	236	58.4	18	3.1	3.39	13.84	0.09	0.03	
082208	牛肾	7.70	—	0.19	Tr	—	—	8	214	190	180.8	13	9.4	2.17	70.25	0.16	0.06	
082209	牛心	6.80	5.0	0.19	0.19	Tr	Tr	4	178	282	47.9	25	5.9	2.41	14.80	0.37	0.06	
082210	牛百叶(黑)	—	—	Tr	Tr	Tr	Tr	40	104	162	60.6	17	2.1	7.03	3.80	0.01	0.04	河北
082301	酱牛肉	4.40	—	1.25	0.99	0.19	0.07	20	178	148	869.2	27	4.0	7.12	4.35	0.14	0.25	
082302	煨牛肉(罐头)	6.50	—	1.22	1.22	Tr	Tr	66	82	95	609.4	17	2.7	4.50	4.70	0.08	0.13	北京

畜肉类及制品 Meat and meat products

(以每100g可食部计)

食物编码 Food code	食物名称 Food name	食部 Edible %	水分 Water g	能量 Energy kcal	能量 Energy kJ	蛋白质 Protein g	脂肪 Fat g	碳水化合物 CHO g	不溶性膳食纤维 Dietary fiber g	胆固醇 Cholesterol mg	灰分 Ash g	总维生素A Vitamin A μgRAE	胡萝卜素 Carotene μg	视黄醇 Retinol μg	硫胺素 Thiamin mg	核黄素 Riboflavin mg
082303	牛肉干	100	9.3	550	2288	45.6	40.0	1.9	0.0	120	3.2	—	—	—	0.06	0.26
082304	咖喱牛肉干	100	13.3	326	1382	45.9	2.7	29.5	0.0	116	8.6	86	—	86	0.01	0.27
082305	牛肉松	100	2.7	445	1871	8.2	15.7	67.7	0.0	169	5.7	90	—	90	0.04	0.11
082306	牛蹄筋（熟）	100	64.0	147	622	35.2	0.6	0.1	0.0	51	0.1	—	—	Tr	—	—
082307	牛肉（酱，五香）	100	55.5	229	960	33.2	10.7	0.0	0.0	41	2.1	Tr	—	Tr	0.02	0.12
082308	牛肉（清香）	100	63.6	200	835	25.8	10.7	0.0	0.0	39	3.7	Tr	—	Tr	0.02	0.09
082309	牛腱子（香叶）	100	53.9	205	863	35.6	5.5	3.2	0.0	47	1.8	Tr	—	Tr	0.03	0.14
082310	牛肉干（长富牌）	100	14.6	342	1447	41.8	5.1	32.2	0.0	—	6.3	—	—	—	0.29	0.14
082311	牛肉干（沙参牌）	100	16.8	327	1386	40.1	3.6	33.6	0.0	—	5.9	—	—	—	0.07	0.13

羊

食物编码	食物名称	食部 %	水分 g	kcal	kJ	蛋白质 g	脂肪 g	CHO g	膳食纤维 g	胆固醇 mg	灰分 g	VA μgRAE	胡萝卜素 μg	视黄醇 μg	硫胺素 mg	核黄素 mg
083101x	羊肉（代表值，fat 7g）	100	72.5	139	581	18.5	6.5	1.6	0.0	82	1.0	8	0	8	0.07	0.16
083102	羊肉（冻）	100	58.4	285	1182	12.6	24.4	3.8	0.0	77	0.8	—	0	—	0.02	0.12
083103	羊肉（后腿，带骨）	77	75.8	110	462	19.5	3.4	0.3	0.0	83	1.0	8	0	8	0.05	0.19
083104	羊肉（颈）	74	71.0	135	570	21.3	4.6	2.2	0.0	85	0.9	6	0	6	0.06	0.21
083105	羊肉（里脊）	100	75.4	103	435	20.5	1.6	1.6	0.0	107	0.9	5	0	5	0.06	0.20
083106	羊肉（前腿, fat 3g）	71	75.7	110	462	18.6	3.2	1.6	0.0	86	0.9	10	0	10	0.07	0.21
083107	羊肉（青羊）	100	75.3	99	420	21.3	1.1	1.0	0.0	53	1.3	Tr	0	Tr	0.08	0.14
083108	羊肉（fat 4g）	90	74.2	118	496	20.5	3.9	0.2	0.0	60	1.2	11	0	11	0.15	0.16
083109	羊肉（胸脯）	81	73.6	133	559	19.4	6.2	0.0	0.0	89	0.9	11	0	11	0.04	0.18
083110	山羊肉（生）	100	56.4	293	1214	8.7	24.5	9.4	0.0	81	1.0	8	0	8	0.06	0.12
083111	羊蹄筋（生）	71	62.8	159	672	34.3	2.4	0.0	0.0	58	0.5	—	0	—	Tr	0.10
083112	羊蹄筋（泡发）	100	89.5	41	175	8.4	Tr	1.9	0.0	28	0.2	4	0	4	Tr	0.04
083113	羊肉（上脑）	100	78.0	94	397	19.0	2.0	0.0	0.0	86	1.0	3	0	3	0.06	0.14

畜肉类及制品 Meat and meat products

(以每100g可食部计)

食物编码 Food code	食物名称 Food name	烟酸 Niacin mg	维生素C Vitamin C mg	维生素E (Vitamin E) Total mg	α-E mg	(β+γ)-E mg	δ-E mg	钙 Ca mg	磷 P mg	钾 K mg	钠 Na mg	镁 Mg mg	铁 Fe mg	锌 Zn mg	硒 Se μg	铜 Cu mg	锰 Mn mg	备注 Remark
082303	牛肉干	15.20	—	—	—	—	—	43	464	510	412.4	107	15.6	7.26	9.80	0.29	0.19	内蒙古
082304	咖喱牛肉干	6.10	—	15.33	1.45	9.55	4.33	65	289	576	2075.0	26	18.3	7.60	5.20	0.25	0.54	青海
082305	牛肉松	0.90	—	18.24	1.95	12.59	3.70	76	74	128	1945.7	52	4.6	0.55	2.66	0.05	0.83	北京
082306	牛蹄筋（熟）	—	—	—	—	—	—	13	22	48	99.3	8	1.7	0.99	4.35	0.04	0.04	甘肃
082307	牛肉（酱，五香）	5.33	—	1.41	1.18	0.23	Tr	11	163	327	926.0	18	3.1	13.60	9.96	0.15	0.21	北京
082308	牛肉（清香）	7.22	—	0.32	0.32	Tr	Tr	5	227	217	935.0	6	2.6	8.08	15.36	0.08	0.02	北京
082309	牛腱子（香叶）	—	—	0.37	0.37	Tr	Tr	9	160	229	880.4	18	6.0	8.82	2.97	0.12	0.11	北京
082310	牛肉干（长富牌）	4.81	—	Tr	Tr	Tr	—	34	183	112	1529.0	31	10.0	5.51	25.64	0.16	0.20	重庆
082311	牛肉干（沙爹牌）	6.40	9.0	—	—	—	—	29	188	265	1402.5	43	7.3	5.81	3.92	1.44	1.34	云南

羊

食物编码 Food code	食物名称 Food name	烟酸 Niacin mg	维生素C Vitamin C mg	维生素E (Vitamin E) Total mg	α-E mg	(β+γ)-E mg	δ-E mg	钙 Ca mg	磷 P mg	钾 K mg	钠 Na mg	镁 Mg mg	铁 Fe mg	锌 Zn mg	硒 Se μg	铜 Cu mg	锰 Mn mg	备注 Remark
083101x	羊肉（代表值，fat 7g）	4.41	Tr	0.48	0.48	Tr	Tr	16	161	300	89.9	23	3.9	3.52	5.95	0.13	0.06	
083102	羊肉（冻）	4.40	Tr	—	—	—	—	17	143	587	122.2	37	5.2	7.67	3.15	0.17	0.12	内蒙古
083103	羊肉（后腿，带骨）	6.00	Tr	0.34	0.34	Tr	Tr	6	182	143	60.0	20	2.7	2.18	4.49	0.16	0.08	
083104	羊肉（颈）	4.00	Tr	0.43	0.43	Tr	Tr	8	157	208	75.2	18	2.9	2.58	4.69	0.16	0.10	
083105	羊肉（里脊）	5.80	Tr	0.52	0.52	Tr	Tr	8	184	161	74.4	22	2.8	1.98	5.53	0.15	0.05	
083106	羊肉（前腿，fat 3g）	5.00	Tr	0.50	0.50	Tr	Tr	7	181	108	74.4	18	2.4	2.21	5.38	0.15	0.06	
083107	羊肉（青羊）	5.60	Tr	0.31	—	—	—	9	101	151	41.7	9	4.5	0.94	3.81	0.16	0.05	甘肃
083108	羊肉（fat 4g）	5.20	Tr	0.45	0.45	Tr	Tr	9	196	403	69.4	22	3.9	6.06	7.18	0.12	0.03	
083109	羊肉（胸脯）	4.40	Tr	—	—	—	—	7	150	170	86.6	17	3.0	2.20	6.74	0.14	0.09	
083110	山羊肉（生）	4.70	Tr	—	—	—	—	135	151	744	160.6	50	13.7	10.42	8.20	0.21	0.06	内蒙古
083111	羊蹄筋（生）	1.20	Tr	—	—	—	—	16	39	74	149.7	5	3.1	1.64	3.56	0.10	0.12	甘肃
083112	羊蹄筋（泡发）	0.00	Tr	0.44	0.44	Tr	Tr	14	5	1	48.8	6	2.5	0.69	0.99	0.04	0.08	青海
083113	羊肉（上脑）	3.30	Tr	0.44	0.44	Tr	Tr	3	164	359	106.6	20	2.4	2.68	6.79	0.07	0.02	

畜肉类及制品 Meat and meat products

(以每100g可食部计)

食物编码 Food code	食物名称 Food name	食部 Edible %	水分 Water g	能量 Energy kcal	能量 Energy kJ	蛋白质 Protein g	脂肪 Fat g	碳水化合物 CHO g	不溶性膳食纤维 Dietary fiber g	胆固醇 Cholesterol mg	灰分 Ash g	总维生素A Vitamin A μgRAE	胡萝卜素 Carotene μg	视黄醇 Retinol μg	硫胺素 Thiamin mg	核黄素 Riboflavin mg
083114	羊肉（腰窝）	100	73.5	135	566	18.9	6.6	0.0	0.0	86	1.0	6	0	6	0.02	0.14
083115	羊肉（前腿）	100	77.1	97	411	19.8	2.0	0.0	0.0	86	1.1	3	0	3	0.12	0.15
083116	羊肉（后腿）	100	75.1	111	469	20.6	3.2	0.0	0.0	86	1.1	5	0	5	0.06	0.14
083117	羊肉片	100	74.9	118	495	18.0	4.0	2.4	0.0	86	0.7	16	0	16	—	—
083201	羊大肠	100	83.4	75	317	13.4	2.4	0.0	0.0	150	0.8	—	—	—	—	0.14
083202	羊肚	100	81.7	87	364	12.2	3.4	1.8	0.0	124	0.9	23	0	23	0.03	0.17
083203	羊肺	100	77.7	96	407	16.2	2.4	2.5	0.0	319	1.2	Tr	0	Tr	0.05	0.14
083204	羊肝	100	69.7	134	563	17.9	3.6	7.4	0.0	349	1.4	20972	0	20972	0.21	1.75
083205	羊脑	100	76.3	142	590	11.3	10.7	0.1	0.0	2004	1.6	—	0	—	0.17	0.27
083206	羊舌	100	60.9	225	937	19.4	14.2	4.8	0.0	148	0.7	—	0	—	—	0.23
083207	羊肾	95	78.2	96	403	16.6	2.8	1.0	0.0	289	1.4	126	0	126	0.35	2.01
083208	羊心	100	77.7	113	472	13.8	5.5	2.0	0.0	104	1.0	16	0	16	0.28	0.40
083209	羊血	100	85.0	57	240	6.8	0.2	6.9	0.0	92	1.1	—	0	—	0.04	0.09
083301	腊羊肉	100	47.8	246	1031	26.1	10.6	11.5	0.0	100	4.0	—	—	—	0.03	0.50
083302	羊肉（熟）	100	61.7	217	905	23.2	13.8	0.0	0.0	88	1.7	18	—	18	0.01	0.20
083303	羊肉串（电烤）	100	52.8	234	980	26.4	11.6	6.0	0.0	93	3.2	42	—	42	0.03	0.32
083304	羊肉串（烤）	100	58.7	206	864	26.0	10.3	2.4	0.0	110	2.6	52	—	52	0.04	0.15
083305	羊肉串（炸）	100	57.4	217	907	18.3	11.5	10.0	0.0	109	2.8	40	—	40	0.04	0.41
083306	羊肉干	100	9.1	588	2440	28.2	46.7	13.7	0.0	166	2.3	—	—	—	0.14	0.26
083307	羊肉（羊肉手抓）	70	62.9	188	790	27.3	8.8	0.0	0.0	95	1.0	10	0	10	0.03	0.09
083308	山羊肉（酱）	100	45.7	272	1138	25.4	13.7	11.8	0.0	92	3.4	—	—	—	0.07	0.06
083309	烧羊肉（五香）	100	59.4	183	771	33.6	5.4	0.0	0.0	43	2.2	Tr	—	Tr	0.03	0.16
083310	羊肉串（生）	100	74.5	118	494	13.0	4.8	5.6	0.0	24	2.1	146	0	146	0.07	0.17

畜肉类及制品 Meat and meat products

(以每100g可食部计)

食物编码 Food code	食物名称 Food name	烟酸 Niacin mg	维生素 C Vitamin C mg	维生素 E (Vitamin E)				钙 Ca mg	磷 P mg	钾 K mg	钠 Na mg	镁 Mg mg	铁 Fe mg	锌 Zn mg	硒 Se μg	铜 Cu mg	锰 Mn mg	备注 Remark
				Total mg	α-E mg	(β+γ)-E mg	δ-E mg											
083114	羊肉（腰窝）	2.17	Tr	0.46	0.46	Tr	Tr	3	158	372	109.2	26	1.8	2.88	6.25	0.08	0.01	
083115	羊肉（前腿）	3.13	Tr	0.63	0.63	Tr	Tr	3	170	338	92.8	29	3.0	2.22	5.78	0.09	0.01	
083116	羊肉（后腿）	3.68	Tr	0.58	0.58	Tr	Tr	3	169	352	93.8	19	4.0	3.07	9.06	0.10	0.02	
083117	羊肉片	—	Tr	0.53	—	—	—	12	145	108	92.0	9	2.3	2.14	6.18	0.12	0.08	
083201	羊大肠	1.80	—	—	—	—	—	25	34	117	79.0	17	1.9	2.50	14.10	1.46	0.09	甘肃
083202	羊肚	1.80	—	0.33	0.33	Tr	Tr	38	133	101	66.0	16	1.4	2.61	9.68	0.10	0.60	
083203	羊肺	1.10	—	1.43	1.43	Tr	Tr	12	172	139	146.2	8	7.8	1.81	9.33	0.19	0.05	
083204	羊肝	22.10	—	29.93	2.34	26.75	0.84	8	299	241	123.0	14	7.5	3.45	17.68	4.51	0.26	
083205	羊脑	3.50	—	—	—	—	—	61	356	146	151.8	15	—	1.24	38.12	—	Tr	甘肃
083206	羊舌	3.00	—	—	—	—	—	—	—	—	—	—	—	—	—	—	—	甘肃
083207	羊肾	8.40	—	0.13	0.13	Tr	Tr	8	233	115	193.3	18	5.8	2.74	58.90	0.32	0.10	
083208	羊心	5.60	—	1.75	1.03	0.72	Tr	10	172	200	100.8	17	4.0	2.09	16.70	0.26	0.04	
083209	羊血	0.20	—	—	—	—	—	22	7	6	443.4	2	18.3	0.67	15.68	0.02	0.01	
083301	腊羊肉	3.40	Tr	7.26	—	—	—	14	210	310	8991.6	29	6.6	9.95	44.62	0.14	0.11	甘肃
083302	羊肉（熟）	3.70	Tr	0.33	0.33	Tr	Tr	13	136	239	408.0	18	1.9	2.14	8.12	0.09	0.05	上海
083303	羊肉串（电烤）	5.80	—	1.80	1.18	0.62	Tr	52	230	430	796.3	54	6.7	4.94	6.73	0.16	0.30	北京
083304	羊肉串（烤）	6.30	—	1.44	1.10	0.34	Tr	4	254	205	484.8	45	8.5	2.28	3.37	0.13	0.34	青海
083305	羊肉串（炸）	4.70	—	6.56	0.74	1.35	4.47	38	194	297	580.8	29	4.2	3.84	6.53	0.12	0.20	北京
083306	羊肉干	10.60	Tr	—	—	—	—	77	546	520	184.0	101	10.1	6.19	10.40	0.23	0.29	内蒙古
083307	羊肉（羊肉手抓）	3.50	—	0.52	0.52	Tr	Tr	3	124	178	226.2	20	1.8	2.72	9.27	0.09	0.08	青海
083308	山羊肉（酱）	8.30	—	1.28	0.93	0.35	Tr	43	169	134	937.8	38	4.1	3.79	3.20	0.09	0.23	北京
083309	烧羊肉（五香）	5.63	—	1.62	0.79	0.59	0.24	11	167	213	759.1	18	3.0	8.26	15.22	0.11	0.13	北京
083310	羊肉串（生）	3.32	—	0.61	0.30	0.26	0.05	17	222	278	616.2	17	2.5	2.26	2.08	0.10	0.41	青海

畜肉类及制品 Meat and meat products

(以每100g可食部计)

食物编码 Food code	食物名称 Food name	食部 Edible %	水分 Water g	能量 Energy kcal	能量 Energy kJ	蛋白质 Protein g	脂肪 Fat g	碳水化合物 CHO g	不溶性膳食纤维 Dietary fiber g	胆固醇 Cholesterol mg	灰分 Ash g	总维生素A Vitamin A µgRAE	胡萝卜素 Carotene µg	视黄醇 Retinol µg	硫胺素 Thiamin mg	核黄素 Riboflavin mg
驴																
084101	驴肉（瘦）	100	73.8	116	491	21.5	3.2	0.4	0.0	74	1.1	72	0	72	0.03	0.16
084201	驴鞭	100	60.4	143	608	29.7	0.8	4.3	0.0	186	4.8	Tr	0	Tr	—	—
084301	驴肉（酱）	100	61.4	160	677	33.7	2.8	0.0	0.0	116	2.1	Tr	—	Tr	0.02	0.11
084302	驴肉（卤）	100	63.1	149	631	27.2	1.9	5.8	0.0	95	1.5	70	—	70	0.01	0.27
084303	驴肉（煮）	100	57.7	230	959	27.0	13.5	0.0	0.0	49	1.8	25	—	25	Tr	0.10
084304	驴肉（五香）	100	64.9	167	701	28.2	6.0	0.0	0.0	49	3.0	79	—	79	0.01	0.16
马																
085101	马肉	100	74.1	122	514	20.1	4.6	0.1	0.0	84	1.1	28	0	28	0.06	0.25
085201	马心	100	76.3	104	438	18.9	2.7	1.0	0.0	119	1.1	32	0	32	0.22	0.29
085301	马肉（卤）	100	61.9	170	717	30.5	4.8	1.2	0.0	102	1.6	17	—	17	0.01	0.27
其他																
089001	狗肉	80	76.0	116	486	16.8	4.6	1.8	0.0	62	0.8	12	0	12	0.34	0.20
089002	骆驼蹄	100	72.2	116	490	25.6	1.4	0.2	0.0	55	0.6	9	0	9	0.01	—
089003	骆驼掌	100	21.9	310	1317	72.8	2.0	0.3	0.0	360	3.0	26	0	26	0.03	—
089004	兔肉	100	76.2	102	432	19.7	2.2	0.9	0.0	59	1.0	26	0	26	0.11	0.10
089005	兔肉（野）	100	80.6	84	356	16.6	2.0	0.0	0.0	48	0.8	—	0	—	0.21	—
089006	鹿肉（养殖梅花鹿）	100	78.0	92	388	19.7	1.3	0.3	0.0	5	0.7	Tr	0	Tr	0.05	0.24

畜肉类及制品 Meat and meat products

(以每100g可食部计)

食物编码 Food code	食物名称 Food name	烟酸 Niacin mg	维生素C Vitamin C mg	维生素E (Vitamin E) Total mg	α-E mg	(β+γ)-E mg	δ-E mg	钙 Ca mg	磷 P mg	钾 K mg	钠 Na mg	镁 Mg mg	铁 Fe mg	锌 Zn mg	硒 Se μg	铜 Cu mg	锰 Mn mg	备注 Remark
驴
084101	驴肉(瘦)	2.50	Tr	2.76	—	—	—	2	178	325	46.9	7	4.3	4.26	6.10	0.23	Tr	甘肃
084201	驴鞭	—	Tr	0.57	—	—	—	51	48	152	698.1	184	6.8	5.28	15.09	0.11	0.16	北京
084301	驴肉(酱)	1.40	—	—	—	—	—	8	197	185	228.6	9	4.2	4.63	3.40	0.19	0.01	青海
084302	驴肉(卤)	5.30	—	1.26	0.98	0.21	0.07	6	179	219	307.0	31	5.4	2.78	1.11	0.17	0.04	河北
084303	驴肉(煮)	Tr	—	0.39	—	—	—	13	170	114	207.4	30	8.3	4.40	29.00	0.29	0.07	陕西
084304	驴肉(五香)	2.93	—	0.83	0.62	0.21	Tr	5	317	201	877.2	18	5.8	7.80	3.80	0.20	0.13	
马
085101	马肉	2.20	Tr	1.42	—	—	—	5	367	526	115.8	41	5.1	12.26	3.73	0.15	0.03	甘肃
085201	马心	2.90	Tr	1.99	—	—	—	25	240	176	66.2	27	11.9	4.93	15.03	14.74	0.03	甘肃
085301	马肉(卤)	6.10	—	0.24	0.11	—	0.03	4	193	171	236.9	22	5.7	2.65	2.65	0.17	0.04	青海
其他
089001	狗肉	3.50	Tr	1.40	1.40	Tr	Tr	52	107	140	47.4	14	2.9	3.18	14.75	0.14	0.13	甘肃
089002	骆驼蹄	—	Tr	—	—	—	—	36	53	48	210.3	8	4.0	4.81	20.16	1.08	0.09	甘肃
089003	骆驼掌	—	Tr	—	—	—	—	152	23	69	170.6	59	0.3	2.81	—	2.61	0.59	甘肃
089004	兔肉	5.80	Tr	0.42	0.16	0.05	0.21	12	165	284	45.1	15	2.0	1.30	10.93	0.12	0.04	甘肃
089005	兔肉(野)	—	Tr	—	—	—	—	23	293	371	88.3	46	7.4	7.81	10.35	0.18	0.04	甘肃
089006	鹿肉(养殖梅花鹿)	—	Tr	Tr	Tr	Tr	Tr	4	177	196	32.7	12	2.3	2.23	4.65	0.01	—	吉林

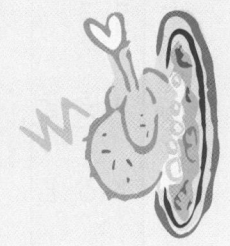

Notes

禽肉类及制品
Poultry and Poultry Products

常见的家禽有鸡、鸭、鹅、火鸡等。按此常规将家禽及其制品分成相应的亚类。

家禽的分割与家畜类大致相同,主要分为头部、躯干、翅膀和内脏等。

市场上对家禽的分级一般基于生长年限和体重,如"老母鸡""童子鸡""乳鸽"等,多与口感相关。

禽肉类蛋白质含量为16%~20%,脂肪为9%~14%。相对畜肉而言,脂肪含量较低,且以单不饱和脂肪酸为主。

禽肉类及制品 Poultry and poultry products

(以每100g可食部计)

鸡

食物编码 Food code	食物名称 Food name	食部 Edible %	水分 Water g	能量 Energy kcal	能量 Energy kJ	蛋白质 Protein g	脂肪 Fat g	碳水化合物 CHO g	不溶性膳食纤维 Dietary fiber g	胆固醇 Cholesterol mg	灰分 Ash g	总维生素A Vitamin A μgRAE	胡萝卜素 Carotene μg	视黄醇 Retinol μg	硫胺素 Thiamin mg	核黄素 Riboflavin mg
091101x	鸡（代表值）	63	70.5	145	608	20.3	6.7	0.9	0.0	106	1.1	92	0	92	0.06	0.07
091102	鸡（土鸡，家养）	58	73.5	124	520	20.8	4.5	0.0	0.0	106	1.2	64	0	64	0.09	0.08
091103	母鸡（一年内）	66	56.0	256	1065	20.3	16.8	5.8	0.0	166	1.1	139	0	139	0.05	0.04
091104	肉鸡（肥）	74	46.1	389	1609	16.7	35.4	0.9	0.0	106	0.9	226	0	226	0.07	0.07
091105	华青鸡	70	70.7	158	659	19.6	8.8	0.0	0.0	74	0.9	109	0	109	0.06	0.05
091106	沙鸡	41	70.5	147	615	20.0	6.7	1.6	0.0	106	1.2	1	0	1	0.36	0.04
091107	鸡（乌骨鸡）	48	73.9	111	469	22.3	2.3	0.3	0.0	106	1.2	—	0	—	0.02	0.20
091111	鸡爪	60	56.4	254	1059	23.9	16.4	2.7	0.0	103	0.6	37	0	37	0.01	0.13
091112	鸡胸脯肉	100	71.7	118	499	24.6	1.9	0.6	0.0	65	1.2	3	0	3	0.07	0.06
091113	鸡腿	74	71.7	146	610	20.2	7.2	0.0	0.0	99	0.9	22	0	22	0.06	0.10
091114	鸡翅	69	63.3	202	842	19.0	11.5	5.5	0.0	81	0.7	28	0	28	Tr	0.05
091115	鸡块（带浆粉）	100	58.2	206	864	12.2	9.1	18.8	0.0	22	1.7	Tr	0	Tr	0.05	0.05
091116	野山鸡	63	70.3	126	533	20.4	2.0	6.6	0.0	—	0.7	75	0	75	0.03	0.14
091201	鸡肝	100	74.4	121	507	16.6	4.8	2.8	0.0	356	1.4	10414	0	10414	0.33	1.10
091202	鸡肝（肉鸡）	100	74.0	121	510	16.7	4.5	3.5	0.0	476	1.3	2867	0	2867	0.32	0.58
091203	鸡心	100	70.8	172	717	15.9	11.8	0.6	0.0	194	0.9	910	0	910	0.46	0.26
091204	鸡血	100	87.0	49	210	7.8	0.2	4.1	0.0	170	0.9	56	0	56	0.05	0.04
091205	鸡胗［鸡肫］	100	73.1	118	498	19.2	2.8	4.0	0.0	174	0.9	36	0	36	0.04	0.09
091301	扒鸡	66	56.0	217	910	29.6	11.0	0.0	0.0	211	3.4	32	—	32	0.02	0.17
091303	炸鸡块［肯德基］	70	49.4	279	1164	20.3	17.3	10.5	0.0	198	2.5	23	—	23	0.03	0.17
091304	卤煮鸡	70	54.4	212	891	29.4	7.9	5.8	0.0	—	2.5	76	—	76	0.02	0.35
091305	瓦罐鸡汤（肉）	100	63.3	190	795	20.9	9.5	5.2	0.0	116	1.1	63	—	63	0.01	0.21

禽肉类及制品 Poultry and poultry products

(以每100g可食部计)

食物编码 Food code	食物名称 Food name	烟酸 Niacin mg	维生素C Vitamin C mg	维生素E (Vitamin E) Total mg	α-E mg	(β+γ)-E mg	δ-E mg	钙 Ca mg	磷 P mg	钾 K mg	钠 Na mg	镁 Mg mg	铁 Fe mg	锌 Zn mg	硒 Se μg	铜 Cu mg	锰 Mn mg	备注 Remark
	鸡																	
091101x	鸡（代表值）	7.54	Tr	1.34	1.34	0.37	0.10	13	166	249	62.8	22	1.8	1.46	11.92	0.09	0.05	
091102	鸡（土鸡，家养）	15.70	Tr	2.02	1.70	0.32	Tr	9	141	276	74.1	40	2.1	1.06	12.75	0.10	0.05	
091103	母鸡（一年内）	8.80	Tr	1.34	1.34	Tr	Tr	2	120	275	62.2	16	1.2	1.46		0.09	0.04	
091104	肉鸡（肥）	13.10	Tr	—	—	—	—	37	102	123	47.8	7	1.7	1.10	5.40	0.08	0.01	北京
091105	华青鸡	6.40	Tr	0.74	0.22	0.42	0.10	1	166	184	62.8	22	1.8	2.46	13.43	0.09	Tr	青海
091106	沙鸡	5.40	Tr	—	—	—	—	Tr	522	249	81.9	51	24.8	10.60	36.30	Tr	0.13	甘肃
091107	鸡（乌骨鸡）	7.10	Tr	1.77	1.77	—	—	17	210	323	64.0	51	2.3	1.60	7.73	0.26	0.05	江西
091111	鸡爪	2.40	Tr	0.32	0.25	0.07	Tr	36	76	108	169.0	7	1.4	0.90	9.95	0.05	0.03	上海
091112	鸡胸脯肉	11.96	Tr	0.41	0.41	Tr	Tr	1	170	333	44.8	28	1.0	0.26	11.75	0.01	0.01	
091113	鸡腿	3.25	Tr	Tr	Tr	Tr	Tr	0	271	221	73.6	21	1.8	1.11	9.70	0.01	0.01	
091114	鸡翅	4.36	Tr	0.44	0.27	0.17	Tr	8	94	205	50.8	17	0.9	0.42	8.72	Tr	0.01	
091115	鸡块（带浆粉）	4.69	Tr	0.40	0.19	0.21	Tr	6	202	230	329.8	13	0.5	0.54	6.38	0.05	0.03	河北
091116	野山鸡	7.54	Tr	0.27	0.27	Tr	Tr	92	173	155	37.8	8	0.9	1.19	11.09	0.07	0.03	河北
091201	鸡肝	11.90	—	1.88	1.88	Tr	Tr	7	263	222	92.0	16	12.0	2.40	38.55	0.32	0.24	
091202	鸡肝（肉鸡）	—	—	0.75	0.02	0.05	0.68	4	216	321	98.2	17	9.6	3.46		0.35	0.07	合肥
091203	鸡心	11.50	—	0.21	0.17	0.02	—	54	176	220	108.4	11	4.7	1.94	4.10	0.27	0.04	
091204	鸡血	0.10	—	0.87	Tr	0.87	—	10	68	136	208.0	4	25.0	0.45	12.13	0.03	0.03	
091205	鸡胗[鸡肫]	3.40	—	—	—	—	—	7	135	272	74.8	15	4.4	2.76	10.54	2.11	0.06	
091301	扒鸡	9.20	—	—	—	—	—	31	157	149	1000.7	24	2.9	3.23	8.10	0.05	0.01	北京
091303	炸鸡块[肯德基]	16.70	—	6.44	0.80	3.68	1.96	109	530	232	755.0	28	2.2	1.66	11.20	0.11	0.12	北京
091304	卤煮鸡	0.20	—	0.90	—	—	—	71	18	40	221.7	43	5.4	4.42	17.00	0.62	0.17	保定
091305	瓦罐鸡汤（肉）	0.50	—	1.08	1.08	Tr	Tr	16	62	23	201.2	8	1.9	2.20	—	0.16	—	武汉

禽肉类及制品 Poultry and poultry products

(以每100g 可食部计)

食物编码 Food code	食物名称 Food name	食部 Edible %	水分 Water g	能量 Energy kcal	能量 Energy kJ	蛋白质 Protein g	脂肪 Fat g	碳水化合物 CHO g	不溶性膳食纤维 Dietary fiber g	胆固醇 Cholesterol mg	灰分 Ash g	总维生素A Vitamin A μgRAE	胡萝卜素 Carotene μg	视黄醇 Retinol μg	硫胺素 Thiamin mg	核黄素 Riboflavin mg
091306	瓦罐鸡汤（汤）	100	95.2	27	111	1.3	2.4	0.0	0.0	24	1.1	Tr	—	Tr	0.01	0.07
091307	鸡肉松	100	4.9	440	1848	7.2	16.4	65.8	0.0	81	5.7	90	—	90	0.03	0.11
091308	扒鸡（五香脱骨）	77	59.7	206	862	23.4	10.8	3.8	0.0	36	2.3	138	—	138	0.03	0.11
091309	烤鸡	72	55.4	265	1103	28.1	16.9	0.0	0.0	26	4.6	165	—	165	0.03	0.16
091310	童子鸡（熟）	57	66.8	226	938	15.8	18.1	0.0	0.0	22	1.7	21	—	21	0.04	0.10

鸭

食物编码 Food code	食物名称 Food name	食部 Edible %	水分 Water g	能量 Energy kcal	能量 Energy kJ	蛋白质 Protein g	脂肪 Fat g	碳水化合物 CHO g	不溶性膳食纤维 Dietary fiber g	胆固醇 Cholesterol mg	灰分 Ash g	总维生素A Vitamin A μgRAE	胡萝卜素 Carotene μg	视黄醇 Retinol μg	硫胺素 Thiamin mg	核黄素 Riboflavin mg
092101x	鸭（代表值）	68	63.9	240	996	15.5	19.7	0.2	0.0	94	0.7	52	0	52	0.08	0.22
092102	公麻鸭	63	47.9	360	1490	14.3	30.9	6.1	0.0	143	0.8	238	0	238	0.05	0.11
092103	母麻鸭	75	40.2	461	1902	13.0	44.8	1.4	0.0	132	0.6	476	0	476	0.06	0.09
092104	鸭胸脯肉	100	78.6	90	379	15.0	1.5	4.0	0.0	121	0.9	—	0	—	0.01	0.07
092105	鸭皮	100	28.1	538	2225	6.5	50.2	15.1	0.0	46	0.1	21	0	21	0.01	0.04
092106	鸭翅	67	70.6	146	613	16.5	6.1	6.3	0.0	49	0.5	14	0	14	0.02	0.16
092107	鸭掌	59	64.7	150	633	26.9	1.9	6.2	0.0	36	0.3	11	0	11	Tr	0.17
092201	鸭肠	53	77.0	129	537	14.2	7.8	0.4	0.0	187	0.6	16	0	16	0.02	0.22
092202	鸭肝	100	76.3	128	533	14.5	7.5	0.5	0.0	341	1.2	1040	0	1040	0.26	1.05
092203	鸭肝（公麻鸭）	100	69.8	136	573	14.7	4.1	10.1	0.0	313	1.3	2850	0	2850	0.15	0.34
092204	鸭肝（母麻鸭）	100	73.5	113	478	16.8	2.5	5.9	0.0	255	1.3	4675	0	4675	0.35	0.65
092205	鸭舌[鸭条]	61	62.6	245	1018	16.6	19.7	0.4	0.0	118	0.7	35	0	35	0.01	0.21
092206	鸭心	100	74.5	143	596	12.8	8.9	2.9	0.0	120	0.9	24	0	24	0.14	0.87
092207	鸭血（白鸭）	100	72.6	108	457	13.6	0.4	12.4	0.0	95	1.0	—	0	—	0.06	0.06
092208	鸭血（公麻鸭）	100	85.1	56	239	13.2	0.4	0.0	0.0	95	1.3	57	0	57	0.05	0.03
092209	鸭血（母麻鸭）	100	85.6	55	234	13.1	0.3	0.0	0.0	95	1.0	110	0	110	0.05	0.07
092210	鸭胰	97	72.6	117	493	21.7	2.9	1.0	0.0	230	1.8	6	0	6	0.02	0.78

能量和食物一般营养成分

禽肉类及制品 Poultry and poultry products

(以每100g可食部计)

食物编码 Food code	食物名称 Food name	烟酸 Niacin mg	维生素C Vitamin C mg	维生素E (Vitamin E) Total mg	α-E mg	(β+γ)-E mg	δ-E mg	钙 Ca mg	磷 P mg	钾 K mg	钠 Na mg	镁 Mg mg	铁 Fe mg	锌 Zn mg	硒 Se μg	铜 Cu mg	锰 Mn mg	备注 Remark
091306	瓦罐鸡汤（汤）	—	—	0.21	0.21	Tr	Tr	2	20	39	251.4	5	0.3	Tr	—	0.01	—	武汉
091307	鸡肉松	1.00	—	14.58	3.00	9.93	1.65	76	83	109	1687.8	29	7.1	0.58	3.07	0.07	0.68	北京
091308	扒鸡（五香脱骨）	4.70	—	0.84	0.50	0.34	Tr	222	307	131	633.2	13	1.7	1.43	10.90	0.05	0.09	山东
091309	烤鸡	—	—	0.35	0.23	0.12	Tr	36	135	207	560.0	11	2.0	1.58	19.28	0.05	0.11	北京
091310	童子鸡（熟）	5.55	—	0.32	0.16	0.16	Tr	111	221	145	910.1	7	0.5	1.21	8.27	0.03	0.36	河北
鸭
092101x	鸭（代表值）	4.20	Tr	0.27	0.17	0.10	Tr	6	122	191	69.0	14	2.2	1.33	12.25	0.21	0.06	
092102	公麻鸭	—	Tr	0.13	Tr	Tr	0.13	4	122	109	61.6	16	3.0	1.90	—	0.29	0.09	合肥
092103	母麻鸭	—	Tr	0.60	0.60	Tr	0.60	9	64	155	48.8	20	2.9	1.38	—	0.21	0.09	合肥
092104	鸭胸脯肉	4.20	Tr	1.98	1.26	0.70	0.02	6	86	126	60.2	24	4.1	1.17	12.62	0.27	0.01	山东
092105	鸭皮	1.00	Tr	0.13	Tr	Tr	—	6	42	38	26.2	Tr	3.1	0.64	4.70	Tr	Tr	北京
092106	鸭翅	2.40	Tr	0.60	Tr	Tr	—	20	84	100	53.6	5	2.1	0.74	10.00	Tr	Tr	北京
092107	鸭掌	1.10	Tr	—	—	—	—	24	91	28	61.1	3	1.3	0.54	5.42	Tr	Tr	北京
092201	鸭肠	3.10	—	—	—	—	—	31	166	136	32.0	13	2.3	1.19	24.90	0.18	0.28	北京
092202	鸭肝	6.90	18.0	1.41	0.27	1.08	0.06	18	283	230	87.2	18	23.1	3.08	57.27	1.31	0.25	合肥
092203	鸭肝（公麻鸭）	—	—	0.25	0.03	0.12	0.10	1	102	236	99.3	12	35.1	3.92	—	3.51	0.28	合肥
092204	鸭肝（母麻鸭）	—	—	1.11	0.05	0.69	0.37	1	252	289	107.5	13	50.1	6.91	—	6.27	Tr	合肥
092205	鸭舌[鸭条]	1.60	Tr	0.23	Tr	0.23	Tr	13	94	44	81.5	6	2.2	0.65	12.50	Tr	Tr	北京
092206	鸭心	8.00	—	0.81	0.53	0.28	Tr	20	188	233	86.2	18	5.0	1.38	15.30	0.37	0.04	北京
092207	鸭血（白鸭）	—	—	0.34	0.34	Tr	Tr	5	87	166	173.6	8	30.5	0.50	—	0.06	0.04	合肥
092208	鸭血（公麻鸭）	—	—	0.10	0.10	Tr	Tr	3	127	186	198.6	11	31.8	0.90	—	0.08	0.12	合肥
092209	鸭血（母麻鸭）	—	—	0.10	0.05	Tr	0.05	2	127	185	175.2	9	39.6	0.94	—	0.08	0.09	合肥
092210	鸭胰	3.20	9.0	—	—	—	—	20	554	84	55.7	41	1.9	4.16	26.20	0.08	0.05	北京

禽肉类及制品 Poultry and poultry products

(以每 100g 可食部计)

食物编码 Food code	食物名称 Food name	食部 Edible %	水分 Water g	能量 Energy kcal	能量 Energy kJ	蛋白质 Protein g	脂肪 Fat g	碳水化合物 CHO g	不溶性膳食纤维 Dietary fiber g	胆固醇 Cholesterol mg	灰分 Ash g	总维生素 A Vitamin A μgRAE	胡萝卜素 Carotene μg	视黄醇 Retinol μg	硫胺素 Thiamin mg	核黄素 Riboflavin mg
092211	鸭胆	93	77.8	92	388	17.9	1.3	2.1	0.0	153	0.9	6	0	6	0.04	0.15
092212	鸭胆（公麻鸭）	100	72.6	112	473	19.8	1.2	5.4	0.0	295	1.0	48	0	48	0.05	0.08
092213	鸭胆（母麻鸭）	100	72.9	126	529	20.4	4.2	1.6	0.0	291	0.9	102	0	102	0.04	0.09
092214	鸭皮片	100	11.3	603	2491	18.3	56.1	6.1	0.0	—	8.2	Tr	0	Tr	0.26	0.11
092301	北京烤鸭	80	38.2	436	1805	16.6	38.4	6.0	0.0	—	0.8	36	—	36	0.04	0.32
092302	北京填鸭	75	45.0	425	1753	9.3	41.3	3.9	0.0	96	0.5	30	—	30	Tr	—
092303	红烧鸭（罐头）	100	51.4	338	1399	15.3	30.5	0.6	0.0	—	2.2	26	—	26	0.13	0.18
092304	酱鸭	80	53.6	266	1109	18.9	18.4	6.3	0.0	107	2.8	11	—	11	0.06	0.22
092305	酱鸭（加梅菜，罐头）	93	61.9	253	1046	11.8	21.7	2.5	0.0	35	2.1	26	—	26	0.11	0.13
092306	盐水鸭（熟）	81	51.7	313	1296	16.6	26.1	2.8	0.0	81	2.8	35	—	35	0.07	0.21
092307	烤鸭（老唐牌）	60	57.0	309	1281	20.3	25.3	0.0	0.0	78	2.4	170	—	170	0.06	0.19
092308	烤鸭（全聚德牌）	65	33.4	530	2187	18.1	50.8	0.0	0.0	—	0.7	107	—	107	0.13	0.25

鹅

食物编码	食物名称	食部	水分	kcal	kJ	蛋白质	脂肪	CHO	膳食纤维	胆固醇	灰分	Vit A	胡萝卜素	视黄醇	硫胺素	核黄素
093101	鹅	63	61.4	251	1041	17.9	19.9	0.0	0.0	74	0.8	42	0	42	0.07	0.23
093201	鹅肝	100	70.7	129	542	15.2	3.4	9.3	0.0	285	1.4	6100	0	6100	0.27	0.25
093202	鹅胆	100	76.3	100	422	19.6	1.9	1.1	0.0	153	1.1	51	0	51	0.05	0.06
093203	鹅血	100	81.8	74	316	18.6	0.0	0.0	0.0	141	1.0	2	0	2	—	—
093301	烧鹅	73	52.8	289	1202	19.7	21.5	4.2	0.0	116	1.8	9	0	9	0.09	0.11
093302	腊鹅	54	15.8	410	1717	24.6	21.5	29.6	0.0	—	8.5	Tr	0	Tr	0.13	0.54

火鸡

食物编码	食物名称	食部	水分	kcal	kJ	蛋白质	脂肪	CHO	膳食纤维	胆固醇	灰分	Vit A	胡萝卜素	视黄醇	硫胺素	核黄素
094101	火鸡腿肉	100	77.8	91	384	20.0	1.2	0.0	0.0	58	1.0	Tr	0	Tr	0.07	0.06
094102	火鸡胸脯肉	100	73.6	103	436	22.4	0.2	2.8	0.0	49	1.0	Tr	0	Tr	0.04	0.03

禽肉类及制品 Poultry and poultry products

(以每 100g 可食部计)

食物编码 Food code	食物名称 Food name	烟酸 Niacin mg	维生素 C Vitamin C mg	维生素 E (Vitamin E)				钙 Ca mg	磷 P mg	钾 K mg	钠 Na mg	镁 Mg mg	铁 Fe mg	锌 Zn mg	硒 Se μg	铜 Cu mg	锰 Mn mg	备注 Remark
				Total mg	α-E mg	(β+γ)-E mg	δ-E mg											
092211	鸭肫	4.40	—	0.21	0.11	Tr	0.10	12	134	284	69.2	18	4.3	2.77	15.95	0.18	0.08	
092212	鸭肫（公麻鸭）	—	—	0.12	0.08	Tr	0.04	2	116	351	70.1	19	3.9	3.73	—	0.14	0.12	合肥
092213	鸭肫（母麻鸭）	—	—	0.12	Tr	Tr	0.12	1	144	349	69.0	1	4.0	4.03	—	0.14	0.19	合肥
092214	鸭皮片	3.27	—	Tr	Tr	Tr	Tr	—	—	—	—	—	0.1	0.38	15.41	0.01	0.01	广东
092301	北京烤鸭	4.50	—	0.97	0.09	0.82	0.06	35	175	247	83.0	13	2.4	1.25	10.32	0.12	Tr	北京
092302	北京填鸭	4.20	—	0.53	0.26	0.27	Tr	15	149	139	45.5	6	1.6	1.31	5.80	Tr	Tr	北京
092303	红烧鸭（罐头）	3.80	—	0.10	Tr	0.10	Tr	29	467	115	628.3	17	2.5	1.55	11.50	0.12	Tr	上海
092304	酱鸭	3.70	—	—	—	—	—	14	140	236	981.3	13	4.1	2.69	15.74	0.26	0.02	上海
092305	酱鸭（加梅菜，罐头）	6.10	—	0.10	Tr	0.10	Tr	29	208	130	474.5	24	2.8	3.03	10.40	0.14	0.14	上海
092306	盐水鸭（熟）	2.50	—	0.42	0.22	0.14	0.06	10	112	218	1557.5	14	0.7	2.04	15.37	0.32	0.05	上海
092307	烤鸭（老唐牌）	3.00	—	1.06	0.55	0.51	Tr	7	102	187	776.4	6	1.3	2.76	16.30	0.20	0.10	北京
092308	烤鸭（全聚德牌）	2.70	—	—	—	—	—	11	147	103	29.9	8	1.6	1.69	24.83	—	—	北京
鹅																		
093101	鹅	4.90	Tr	0.22	0.22	Tr	Tr	4	144	232	58.8	18	3.8	1.36	17.68	0.43	0.04	
093201	鹅肝	—	—	0.29	0.20	0.06	0.03	2	216	336	70.2	11	7.8	3.56	—	7.78	0.32	合肥
093202	鹅肫	—	—	—	—	—	—	2	112	410	58.2	9	4.7	4.04	—	0.14	0.05	合肥
093203	鹅血	—	—	0.13	0.11	0.02	0.00	4	89	163	80.5	6	37.7	0.47	—	Tr	Tr	江苏
093301	烧鹅	3.60	—	0.07	0.07	Tr	—	91	202	22	240.0	7	3.8	2.00	7.68	0.26	0.06	广东
093302	腊鹅	5.63	—	Tr	Tr	Tr	Tr	36	317	388	2880.0	27	7.8	3.25	14.32	1.02	0.16	江西
火鸡																		
094101	火鸡腿肉	8.30	Tr	0.07	0.07	Tr	Tr	12	470	708	168.4	49	5.2	9.26	15.50	0.45	0.04	山东
094102	火鸡胸脯肉	16.20	Tr	0.35	0.14	0.21	—	39	116	227	93.7	31	1.1	0.52	9.90	—	0.03	山东

禽肉类及制品 Poultry and poultry products

(以每100g可食部计)

食物编码 Food code	食物名称 Food name	食部 Edible %	水分 Water g	能量 Energy kcal	能量 Energy kJ	蛋白质 Protein g	脂肪 Fat g	碳水化合物 CHO g	不溶性膳食纤维 Dietary fiber g	胆固醇 Cholesterol mg	灰分 Ash g	总维生素A Vitamin A μgRAE	胡萝卜素 Carotene μg	视黄醇 Retinol μg	硫胺素 Thiamin mg	核黄素 Riboflavin mg
094201	火鸡肝	100	69.9	143	600	20.0	5.6	3.1	0.0	294	1.4	Tr	0	Tr	0.06	1.21
094202	火鸡肫	100	76.5	91	387	18.9	0.3	3.2	0.0	342	1.1	Tr	0	Tr	0.02	0.08
094301	火鸡腿(熟)	85	72.5	100	422	16.7	0.7	6.6	0.0	—	3.5	Tr	—	Tr	0.02	0.14

其他

099001	鸽	42	66.6	201	835	16.5	14.2	1.7	0.0	99	1.0	53	0	53	0.06	0.20
099002	鹌鹑	58	75.1	110	462	20.2	3.1	0.2	0.0	157	1.4	40	0	40	0.04	0.32
099003	乳鸽	56	57.5	352	1454	11.3	34.1	0.0	0.0	—	1.5	46	0	46	0.08	0.36
099004	乳鸽(红烧)	82	59.0	255	1057	16.9	20.8	0.0	0.0	—	4.0	—	—	—	0.04	0.36

禽肉类及制品
Poultry and poultry products

(以每100g可食部计)

食物编码 Food code	食物名称 Food name	烟酸 Niacin mg	维生素C Vitamin C mg	维生素E (Vitamin E) Total mg	α-E mg	(β+γ)-E mg	δ-E mg	钙 Ca mg	磷 P mg	钾 K mg	钠 Na mg	镁 Mg mg	铁 Fe mg	锌 Zn mg	硒 Se μg	铜 Cu mg	锰 Mn mg	备注 Remark
094201	火鸡肝	43.00	—	1.13	0.51	0.50	0.12	3	225	244	128.6	18	20.7	1.74	36.00	0.02	0.13	山东
094202	火鸡胗	7.80	—	0.33	0.25	0.08	Tr	44	108	352	57.0	24	3.7	2.62	16.30	—	0.03	山东
094301	火鸡腿（熟）	1.29	—	Tr	Tr	Tr	Tr	17	161	253	1071.0	16	1.2	2.50	13.12	0.08	0.04	
其他																		
099001	鸽	6.90	Tr	0.99	0.70	0.25	Tr	30	136	334	63.6	27	3.8	0.82	11.08	0.24	0.05	
099002	鹌鹑	6.30	Tr	0.44	0.23	0.15	0.06	48	179	204	48.4	20	2.3	1.19	11.67	0.10	0.08	
099003	乳鸽	2.48	Tr	0.84	0.48	0.36	Tr	866	573	163	653.8	21	2.0	2.40	11.97	0.09	0.04	河北
099004	乳鸽（红烧）	3.27	—	—	—	—	—	1614	1050	385	1809.8	61	8.8	6.33	24.44	0.42	0.29	河南

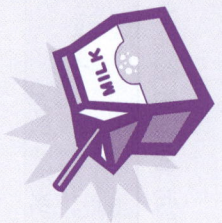

Notes

乳类及制品

Milk and Milk Products

乳类食品按来源，主要分为牛乳、羊乳、马乳和人乳。市场上的产品以牛乳为主。参考国家有关标准，本节将乳类食品分为6个亚类。

1. 液态乳　分为巴氏杀菌乳和灭菌乳。前者消毒温度在100℃以下，只能短期存放；后者经超高温瞬时灭菌(135℃以上)，可以在室温下较长时间保存。两种纯牛奶的质量标准都要求蛋白质含量不低于2.9%。灭菌调味乳的蛋白质不低于2.3%，脂肪含量一般比纯牛乳低0.2%～0.5%。

2. 奶粉　是指将原料乳灭菌、浓缩，然后经喷雾、干燥制成的粉状产品。通常分为四类：全脂奶粉、脱脂乳粉、全脂加糖乳粉、调味乳粉。一般来讲，全脂奶粉蛋白质等成分是液体乳浓缩的7～8倍，调味奶粉是5倍左右。目前强化乳粉较多，均包括在调奶粉中。

3. 酸奶　通常分为三类：纯酸牛奶，是以牛乳或乳粉为原料，脱脂或不脱脂，经发酵制成的产品，乳酸菌含量一般在10⁷以上；调味酸奶，指添加了糖或调味剂等辅料的酸奶；果味酸奶，指添加了天然果料等辅料的酸奶。发酵过程，对蛋白质、乳粉、矿物质等都有部分分解。

4. 奶酪　也称干酪，指原料乳经消毒后，再用乳酸菌发酵的产品。产品富含蛋白质和脂肪。

5. 奶油　又称黄油，是指将消毒乳离心分离为稀奶油和脱脂乳，然后以发酵或不发酵的稀奶油为原料制成的固态产品。另外，还有含水分较少的产品称为无水奶油。

6. 其他　包括炼乳、奶片、奶皮等。

乳类及制品 Milk and milk products

(以每100g可食部计)

食物编码 Food code	食物名称 Food name	食部 Edible %	水分 Water g	能量 Energy kcal	能量 Energy kJ	蛋白质 Protein g	脂肪 Fat g	碳水化合物 CHO g	不溶性膳食纤维 Dietary fiber g	胆固醇 Cholesterol mg	灰分 Ash g	总维生素A Vitamin A μgRAE	胡萝卜素 Carotene μg	视黄醇 Retinol μg	硫胺素 Thiamin mg	核黄素 Riboflavin mg
液态乳																
101101x	纯牛奶（代表值，全脂）	100	87.6	65	271	3.3	3.6	4.9	0.0	17	0.7	54	—	54	0.03	0.12
101102	纯牛奶（全脂，美国牛）	100	88.6	59	246	2.9	3.2	4.6	0.0	26	0.7	9	—	9	0.13	0.18
101104	纯牛奶（全脂，德国牛）	100	88.1	60	250	3.1	3.0	5.1	0.0	32	0.7	13	—	13	0.12	0.16
101105	纯牛奶（全脂，光明牌）	100	88.0	61	256	3.1	3.2	5.0	0.0	3	0.7	28	—	28	0.02	0.10
101106	纯牛奶（全脂，乐百氏牌）	100	87.4	67	278	3.3	3.8	4.8	0.0	4	0.7	11	—	11	0.02	0.09
101107	纯牛奶(全脂,帕玛拉特牌)	100	87.9	61	256	3.0	3.1	5.3	0.0	6	0.7	14	—	14	0.02	0.08
101108	纯牛奶（全脂，三元牌）	100	86.9	69	289	3.4	3.9	5.1	0.0	1	0.7	30	—	30	0.02	0.10
101109	纯牛奶（全脂，完达山牌）	100	88.3	60	251	2.9	3.2	4.9	0.0	7	0.7	17	—	17	0.03	0.09
101110	纯牛奶（全脂，龙丹牌）	100	87.5	66	277	2.9	3.8	5.1	0.0	6	0.7	11	—	11	0.02	0.10
101111	纯牛奶（全脂，蒙牛牌）	100	87.2	67	280	3.1	3.7	5.3	0.0	1	0.7	14	—	14	0.02	0.11
101112	纯牛奶（全脂，新南洋牌）	100	87.4	67	280	3.1	3.8	5.1	0.0	5	0.7	17	—	17	0.02	0.11
101113	纯牛奶（全脂，帕玛拉特）	100	88.1	61	254	2.9	3.2	5.1	0.0	5	0.7	15	—	15	0.02	0.13
101114	纯牛奶（全脂，伊利牌）	100	86.9	68	283	3.2	3.7	5.4	0.0	—	0.8	16	—	16	0.02	0.13
101122	纯牛奶（全脂，爱尔兰金凯利全脂牛奶）	100	88.5	62	257	3.2	3.6	4.1	0.0	24	0.6	84	—	84	0.02	0.15
101123	纯牛奶（全脂，澳大利亚澳田纯牛奶）	100	88.4	62	257	3.6	3.5	3.9	0.0	20	0.6	63	—	63	0.02	0.18
101124	纯牛奶（全脂，比利时纯牧牛奶）	100	88.4	61	253	3.5	3.4	4.0	0.0	19	0.7	58	—	58	0.02	0.14
101125	纯牛奶（全脂，波兰美波全脂纯牛奶）	100	84.9	75	313	3.2	3.4	7.8	0.0	17	0.7	39	—	39	0.02	0.15
101126	纯牛奶（全脂，丹麦爱氏晨曦有机全脂牛奶）	100	87.0	67	281	3.5	3.6	5.2	0.0	19	0.7	112	—	112	0.02	0.17

乳类及制品 Milk and milk products

（以每100g可食部计）

液态乳

食物编码 Food code	食物名称 Food name	烟酸 Niacin mg	维生素C Vitamin C mg	维生素E (Vitamin E) Total mg	α-E mg	(β+γ)-E mg	δ-E mg	钙 Ca mg	磷 P mg	钾 K mg	钠 Na mg	镁 Mg mg	铁 Fe mg	锌 Zn mg	硒 Se μg	铜 Cu mg	锰 Mn mg	备注 Remark
101101x	纯牛奶（代表值，全脂）	0.11	Tr	0.13	0.09	0.03	0.01	107	90	180	63.7	11	0.3	0.28	1.34	0.01	0.01	
101102	纯牛奶（全脂，美匡牛）	—	1.0	—	—	—	—	108	68	127	40.2	19	0.1	0.33	2.38	0.14	0.01	南昌
101104	纯牛奶（全脂，德匡牛）	—	Tr	—	—	—	—	114	87	120	45.8	19	0.1	0.38	2.50	0.16	0.01	南昌
101105	纯牛奶（全脂，光明牌）	0.13	Tr	0.07	0.07	Tr	Tr	85	87	132	24.8	8	0.1	0.25	1.70	0.01	—	上海
101106	纯牛奶（全脂，乐百氏牌）	0.13	Tr	0.09	0.09	Tr	Tr	104	100	142	38.4	12	0.6	0.85	1.08	0.01	0.01	广东
101107	纯牛奶（全脂，帕玛拉特牌）	0.10	Tr	0.05	0.05	Tr	Tr	113	99	166	68.2	11	0.4	0.67	0.22	0.01	0.01	天津
101108	纯牛奶（全脂，三元牌）	0.13	Tr	0.18	0.12	0.06	Tr	88	88	177	35.1	10	0.3	0.42	1.70	0.01	0.01	北京
101109	纯牛奶（全脂，完达山牌）	0.08	Tr	0.10	0.05	0.05	Tr	91	87	161	292.1	9	0.1	0.28	0.60	0.01	—	黑龙江
101110	纯牛奶（全脂，龙丹牌）	0.11	Tr	0.15	0.07	0.08	Tr	82	83	145	41.5	9	0.1	0.46	0.80	Tr	0.01	黑龙江
101111	纯牛奶（全脂，蒙牛单）	0.11	Tr	0.10	0.10	—	Tr	98	94	159	48.9	11	0.2	0.51	1.10	Tr	Tr	内蒙古
101112	纯牛奶（全脂，新南洋牌）	0.11	Tr	0.08	0.08	—	Tr	92	59	163	46.1	11	0.3	0.45	1.20	Tr	0.02	北京
101113	纯牛奶（全脂，帕玛拉特）	0.08	Tr	0.07	0.07	—	Tr	93	99	181	62.1	11	0.4	0.58	1.25	0.01	0.01	天津
101114	纯牛奶（全脂，伊利牌）	0.08	Tr	Tr	Tr	—	Tr	110	103	348	49.5	12	0.1	0.45	1.51	0.02	—	内蒙古
101122	纯牛奶（全脂，爱尔兰金凯利全脂牛奶）	—	Tr	0.08	0.08	—	0.00	108	85	217	21.7	8	0.2	0.14	—	Tr	Tr	
101123	纯牛奶（全脂，澳大利亚澳田纯牛奶）	—	Tr	0.08	0.06	—	0.02	112	97	203	20.3	9	0.2	0.16	—	Tr	Tr	
101124	纯牛奶（全脂，比利时纯牧牛奶）	—	Tr	0.06	0.06	—	0.00	112	101	239	23.9	9	0.3	0.15	—	Tr	Tr	
101125	纯牛奶（全脂，波兰美波全脂纯牛奶）	—	Tr	0.06	0.05	—	0.01	116	108	132	92.0	9	0.2	0.16	—	Tr	Tr	
101126	纯牛奶（全脂，丹麦爱氏晨曦有机全脂牛奶）	—	Tr	0.11	0.09	—	0.01	117	86	187	18.7	9	0.2	0.16	—	Tr	Tr	

乳类及制品 Milk and milk products

(以每100g可食部计)

食物编码 Food code	食物名称 Food name	食部 Edible %	水分 Water g	能量 Energy kcal	能量 Energy kJ	蛋白质 Protein g	脂肪 Fat g	碳水化合物 CHO g	不溶性膳食纤维 Dietary fiber g	胆固醇 Cholesterol mg	灰分 Ash g	总维生素A Vitamin A μgRAE	胡萝卜素 Carotene μg	视黄醇 Retinol μg	硫胺素 Thiamin mg	核黄素 Riboflavin mg
101127	纯牛奶（全脂，德国爱氏晨曦纯牛奶）	100	86.8	68	285	3.4	3.6	5.5	0.0	17	0.7	98	—	98	0.02	0.16
101128	纯牛奶（全脂，德国甘蒂牧场纯牛奶）	100	87.7	64	269	3.3	3.6	4.7	0.0	21	0.7	74	—	74	0.01	0.15
101129	纯牛奶（全脂，法国得乐思全脂牛奶）	100	87.7	64	269	3.7	3.6	4.3	0.0	22	0.7	51	—	51	0.02	0.15
101130	纯牛奶（全脂，光明纯牛奶）	100	88.5	60	252	3.4	3.4	4.0	0.0	20	0.7	102	—	102	0.02	0.13
101131	纯牛奶（全脂，光明优+高品质纯牛奶）	100	87.4	67	278	3.6	3.8	4.5	0.0	16	0.7	93	—	93	0.03	0.13
101132	纯牛奶（全脂，广泽澳醇纯牛奶）	100	88.2	63	262	3.5	3.6	4.1	0.0	31	0.6	42	—	42	0.02	0.12
101133	纯牛奶（全脂，花园牌）	100	89.3	57	239	2.9	3.3	4.0	0.0	8	0.5	37	—	37	0.01	0.06
101134	纯牛奶（全脂，辉山纯牛奶）	100	87.4	66	276	3.5	3.7	4.7	0.0	30	0.7	64	—	64	0.02	0.14
101135	纯牛奶（全脂，龙丹松花江牧场纯牛奶）	100	87.2	67	280	3.6	3.7	4.8	0.0	26	0.7	106	—	106	0.02	0.13
101136	纯牛奶（全脂，麦趣尔牌）	100	88.1	61	254	2.9	3.1	5.3	0.0	7	0.6	38	—	38	0.01	0.02
101137	纯牛奶（全脂，蒙牛纯牛奶）	100	87.3	67	278	3.4	3.8	4.7	0.0	22	0.8	70	—	70	0.02	0.12
101138	纯牛奶（全脂，蒙牛特仑苏有机纯牛奶）	100	86.8	69	289	3.4	4.0	4.9	0.0	8	0.9	46	—	46	0.03	0.13
101139	纯牛奶（全脂，明治醇壹高温杀菌乳）	100	87.2	67	280	3.6	3.7	4.8	0.0	20	0.7	60	—	60	0.02	0.12
101140	纯牛奶（全脂，瑞士艾美全脂牛奶）	100	86.1	70	293	3.2	3.5	6.4	0.0	22	0.8	50	—	50	0.03	0.18
101141	纯牛奶（全脂，圣牧有机纯牛奶）	100	86.0	74	308	3.5	4.1	5.7	0.0	15	0.7	98	—	98	0.03	0.13
101142	纯牛奶（全脂，天润脾浓缩纯奶）	100	86.9	67	281	3.2	3.5	5.7	0.0	10	0.7	47	—	47	0.01	0.03

乳类及制品 Milk and milk products

(以每100g可食部计)

食物编码 Food code	食物名称 Food name	烟酸 Niacin mg	维生素C Vitamin C mg	维生素E (Vitamin E) Total mg	α-E mg	(β+γ)-E mg	δ-E mg	钙 Ca mg	磷 P mg	钾 K mg	钠 Na mg	镁 Mg mg	铁 Fe mg	锌 Zn mg	硒 Se μg	铜 Cu mg	锰 Mn mg	备注 Remark
101127	纯牛奶(全脂,德国爱氏晨曦纯牛奶)	—	Tr	0.10	0.08	—	0.01	117	87	166	16.6	9	0.3	0.18	—	0.01	Tr	
101128	纯牛奶(全脂,德国甘蒂牧场纯牛奶)	—	Tr	0.16	0.15	—	0.00	107	100	192	19.2	8	0.2	0.16	—	Tr	Tr	
101129	纯牛奶(全脂,法国得乐思全脂纯牛奶)	—	Tr	0.07	0.05	—	0.02	116	107	128	93.1	9	0.2	0.16	—	Tr	Tr	
101130	纯牛奶(全脂,光明纯牛奶)	—	Tr	0.10	0.06	—	0.01	118	87	303	30.3	9	0.2	0.17	—	Tr	Tr	黑龙江
101131	纯牛奶(全脂,光明优+高品质纯牛奶)	—	Tr	0.11	0.08	—	0.01	114	85	204	20.4	9	0.2	0.17	—	Tr	Tr	浙江
101132	纯牛奶(全脂,广泽澳醇纯牛奶)	—	Tr	0.16	0.09	—	0.01	138	90	124	185.2	14	0.4	0.24	—	Tr	Tr	吉林
101133	纯牛奶(全脂,花园牌)	—	Tr	0.12	0.12	—	—	55	57	135	25.2	12	0.0	0.30	—	0.01	0.01	新疆
101134	纯牛奶(全脂,辉山纯牛奶)	—	Tr	0.16	0.09	—	0.01	137	88	123	179.1	16	1.8	0.27	—	Tr	Tr	辽宁
101135	纯牛奶(全脂,龙丹松花江牧场纯牛奶)	—	Tr	0.10	0.10	—	0.00	138	94	136	193.1	15	1.2	0.24	—	Tr	0.01	黑龙江
101136	纯牛奶(全脂,麦趣尔牌)	—	Tr	0.12	0.12	—	—	51	63	129	22.3	12	0.0	0.33	—	0.01	0.01	新疆
101137	纯牛奶(全脂,蒙牛纯牛奶)	—	Tr	0.14	0.13	—	0.00	113	97	187	18.7	9	0.2	0.18	—	Tr	Tr	安徽
101138	纯牛奶(全脂,蒙牛特仑苏有机纯牛奶)	—	Tr	0.14	0.02	—	0.10	115	98	407	40.7	10	0.3	0.18	—	Tr	Tr	内蒙古
101139	纯牛奶(全脂,明治醇壹高温杀菌乳)	—	Tr	0.11	0.09	—	0.00	114	126	117	111.5	11	0.2	0.22	—	Tr	Tr	江苏
101140	纯牛奶(全脂,瑞士艾美全脂纯牛奶)	—	Tr	0.07	0.07	—	0.00	118	81	199	19.9	9	0.2	0.19	—	0.01	0.01	
101141	纯牛奶(全脂,圣牧有机纯牛奶)	—	Tr	0.10	0.07	—	0.01	118	91	171	17.1	10	0.2	0.20	—	0.01	Tr	内蒙古
101142	纯牛奶(全脂,天涯牌浓缩纯奶)	—	Tr	0.14	0.14	—	—	58	67	151	26.4	16	0.0	0.35	—	0.01	0.01	新疆

乳类及制品 Milk and milk products

(以每100g可食部计)

食物编码 Food code	食物名称 Food name	食部 Edible %	水分 Water g	能量 Energy kcal	能量 Energy kJ	蛋白质 Protein g	脂肪 Fat g	碳水化合物 CHO g	不溶性膳食纤维 Dietary fiber g	胆固醇 Cholesterol mg	灰分 Ash g	视黄醇当量 Vitamin A μgRAE	胡萝卜素 Carotene μg	视黄醇 Retinol μg	硫胺素 Thiamin mg	核黄素 Riboflavin mg
101143	纯牛奶(全脂,完达山纯牛奶)	100	88.1	66	276	3.5	4.2	3.6	0.0	33	0.6	42	—	42	0.02	0.14
101144	纯牛奶(全脂,西域春牌)	100	88.5	59	246	2.9	3.1	4.8	0.0	8	0.7	42	—	42	0.01	0.02
101145	纯牛奶(全脂,夏进纯牛奶)	100	87.9	63	264	3.5	3.5	4.4	0.0	26	0.7	64	—	64	0.02	0.06
101146	纯牛奶(全脂,现代牧业纯牛奶)	100	87.3	66	276	3.3	3.6	5.1	0.0	21	0.7	103	—	103	0.02	0.11
101147	纯牛奶(全脂,新希望复原乳)	100	88.2	63	262	3.0	3.6	4.6	0.0	21	0.6	90	—	90	0.02	0.18
101148	纯牛奶(全脂,新希望千岛湖牧场纯牛奶)	100	88.4	62	257	3.2	3.5	4.3	0.0	16	0.6	103	—	103	0.03	0.11
101149	纯牛奶(全脂,伊利纯牛奶)	100	87.8	66	274	3.4	3.9	4.2	0.0	22	0.7	45	—	45	0.02	0.14
101150	纯牛奶(全脂,伊利金典有机纯牛奶)	100	86.3	73	303	3.5	4.1	5.4	0.0	23	0.7	76	—	76	0.02	0.14
101151	纯牛奶(全脂,意大利培兰全脂纯牛奶)	100	88.1	63	264	3.5	3.6	4.2	0.0	21	0.6	59	—	59	0.02	0.13
101152x	纯牛奶(代表值,低脂)	100	89.4	47	197	3.5	1.5	4.8	0.0	9	0.7	45	—	45	0.02	0.16
101152	纯牛奶(低脂,帕玛拉特)	100	90.1	43	182	2.9	1.3	5.0	0.0	5	0.7	6	—	6	0.03	0.09
101153	纯牛奶(低脂,澳大利亚德运部分脱脂纯牛奶)	100	89.0	51	215	3.3	2.0	5.0	0.0	12	0.7	49	—	49	0.02	0.19
101154	纯牛奶(低脂,德国艾德牧牌部分脱脂纯牛奶)	100	90.3	45	187	3.5	1.7	3.8	0.0	11	0.7	35	—	35	0.02	0.13
101155	纯牛奶(低脂,蒙牛特仑苏低脂牛奶)	100	88.9	48	201	3.8	1.3	5.2	0.0	10	0.8	61	—	61	0.03	0.14
101156	纯牛奶(低脂,明治醇壹低脂防高温杀菌乳)	100	89.2	46	194	3.6	1.2	5.2	0.0	9	0.8	49	—	49	0.02	0.13
101157	纯牛奶(低脂,新西兰安佳低脂牛奶)	100	88.5	51	214	3.8	1.5	5.5	0.0	13	0.7	39	—	39	0.03	0.23
101158	纯牛奶(低脂,新西兰恒天然田园低脂牛奶)	100	90.1	45	190	3.7	1.7	3.8	0.0	12	0.7	26	—	26	0.03	0.22

乳类及制品 Milk and milk products

(以每100g可食部计)

食物编码 Food code	食物名称 Food name	烟酸 Niacin mg	维生素C Vitamin C mg	维生素E (Vitamin E)				钙 Ca mg	磷 P mg	钾 K mg	钠 Na mg	镁 Mg mg	铁 Fe mg	锌 Zn mg	硒 Se μg	铜 Cu mg	锰 Mn mg	备注 Remark
				Total mg	α-E mg	(β+γ)-E mg	δ-E mg											
101143	纯牛奶(全脂,完达山纯牛奶)	—	Tr	0.17	0.11	—	0.01	137	91	123	183.7	16	0.4	0.25	—	Tr	Tr	黑龙江
101144	纯牛奶(全脂,西域春牌)	—	Tr	0.12	0.12	—	—	60	68	152	24.9	13	0.0	0.32	—	0.01	0.01	新疆
101145	纯牛奶(全脂,夏进纯牛奶)	—	Tr	0.09	0.02	—	0.06	137	95	126	190.0	15	0.3	0.22	—	Tr	Tr	宁夏
101146	纯牛奶(全脂,现代牧业纯牛奶)	—	Tr	0.16	0.15	—	0.00	118	109	138	93.6	9	0.2	0.17	—	Tr	Tr	安徽
101147	纯牛奶(全脂,新希望复原乳)	—	Tr	0.30	0.30	—	0.00	111	86	327	32.7	8	0.2	0.14	—	Tr	Tr	浙江
101148	纯牛奶(全脂,新希望千岛湖牧场纯牛奶)	—	Tr	0.11	0.08	—	0.01	111	93	318	31.8	8	0.3	0.17	—	Tr	Tr	浙江
101149	纯牛奶(全脂,伊利纯牛奶)	—	Tr	0.14	0.13	—	0.01	112	97	231	23.1	9	0.1	0.17	—	Tr	Tr	辽宁
101150	纯牛奶(全脂,伊利金典有机纯牛奶)	—	Tr	0.23	0.18	—	0.02	111	105	146	14.6	9	0.2	0.18	—	Tr	Tr	内蒙古
101151	纯牛奶(全脂,意大利培兰全脂纯牛奶)	—	Tr	0.04	0.04	—	0.00	112	102	127	91.0	9	0.4	0.16	—	Tr	Tr	
101152x	纯牛奶(代表值,低脂)	0.07	Tr	0.07	0.06	—	0.01	111	106	232	80.1	10	0.2	0.20	1.49	0.02	Tr	
101152	纯牛奶(低脂,帕玛拉特)	0.07	Tr	Tr	Tr	Tr	Tr	66	91	185	279.5	8	0.2	0.30	1.49	0.02	Tr	天津
101153	纯牛奶(低脂,澳大利亚德运部分脱脂纯牛奶)	—	Tr	0.08	0.08	—	0.00	116	90	262	26.2	9	0.2	0.16	—	Tr	Tr	
101154	纯牛奶(低脂,德国艾德牧牌部分脱脂纯牛奶)	—	Tr	0.05	0.03	—	0.02	114	101	135	91.8	9	0.2	0.15	—	Tr	Tr	
101155	纯牛奶(低脂,蒙牛特仑苏低脂牛奶)	—	Tr	0.28	0.12	—	0.05	116	111	358	35.8	10	0.1	0.20	—	Tr	Tr	宁夏
101156	纯牛奶(低脂,明治醇壹低脂肪高温杀菌乳)	—	Tr	0.04	0.03	—	0.00	115	127	133	108.4	11	0.2	0.23	—	Tr	Tr	江苏
101157	纯牛奶(低脂,新西兰安佳低脂牛奶)	—	Tr	0.07	0.07	—	0.00	120	86	188	18.8	9	0.2	0.18	—	Tr	Tr	
101158	纯牛奶(低脂,新西兰恒天然田园低脂牛奶)	—	Tr	0.09	0.07	—	0.02	120	110	412	41.2	10	0.2	0.20	—	Tr	Tr	

乳类及制品 Milk and milk products

(以每 100g 可食部计)

食物编码 Food code	食物名称 Food name	食部 Edible %	水分 Water g	能量 Energy kcal	能量 Energy kJ	蛋白质 Protein g	脂肪 Fat g	碳水化合物 CHO g	不溶性膳食纤维 Dietary fiber g	胆固醇 Cholesterol mg	灰分 Ash g	维生素A Vitamin A μgRAE	胡萝卜素 Carotene μg	视黄醇 Retinol μg	硫胺素 Thiamin mg	核黄素 Riboflavin mg
101159	纯牛奶（低脂，伊利金典低脂奶）	100	88.8	48	203	3.7	1.3	5.4	0.0	6	0.8	80	—	80	0.02	0.12
101160	纯牛奶（低脂，意大利皮尔蒙特低脂牛奶）	100	89.9	45	188	3.4	1.4	4.6	0.0	6	0.7	58	—	58	0.02	0.15
101161x	纯牛奶（代表值，脱脂）	100	91.0	34	146	3.5	0.3	4.6	0.0	4	0.7	37	—	37	0.03	0.16
101161	纯牛奶（脱脂，帕玛拉特）	100	91.4	33	138	2.9	0.2	4.8	0.0	2	0.7	Tr	—	Tr	0.03	0.08
101162	纯牛奶（脱脂，澳大利亚澳田脱脂牛奶）	100	91.0	35	147	3.7	0.3	4.3	0.0	4	0.7	56	—	56	0.01	0.20
101163	纯牛奶（脱脂，丹麦爱氏晨曦脱脂纯牛奶）	100	90.0	39	164	3.5	0.3	5.5	0.0	4	0.7	20	—	20	0.03	0.15
101164	纯牛奶（脱脂，德国甘蒂牧场脱脂牛奶）	100	91.5	34	143	3.3	0.5	4.0	0.0	4	0.7	62	—	62	0.03	0.15
101165	纯牛奶（脱脂，新西兰安佳轻欣脱脂牛奶）	100	91.2	32	138	3.9	0.0	4.2	0.0	4	0.7	47	—	47	0.03	0.23
101166	调制乳（全脂，强化VA、VD）	100	89.0	51	215	2.7	2.0	5.6	—	—	0.7	66	—	66	0.02	0.08
101167	调制乳（全脂，草莓味，卡夫牌）	100	83.4	79	332	2.7	3.0	10.3	—	4	0.6	18	—	18	0.02	0.11
101168	调制乳（全脂，巧克力味，卡夫牌）	100	83.3	80	336	2.8	3.2	10.0	—	5	0.7	17	—	17	0.02	0.11
101169	调制乳（全脂，巧克力味，三元牌）	100	84.4	74	311	2.3	2.8	9.9	—	1	0.6	18	—	18	0.02	0.08
101170	调制乳（全脂，学生奶）	100	86.1	66	278	2.6	2.6	8.1	—	—	0.6	30	—	30	0.02	0.14
101171	调制乳（全脂，龙丹益醇核桃牛奶）	100	87.6	62	258	2.5	2.8	6.6	—	22	0.5	40	—	40	0.02	0.10
101172	调制乳（全脂，蒙牛特仑苏醇牛奶）	100	86.3	72	299	3.4	4.0	5.5	—	10	0.8	69	—	69	0.03	0.14
101173	调制乳（全脂，蒙牛珍养型受乳糖牛奶）	100	88.8	60	249	3.0	3.5	4.0	—	21	0.7	96	—	96	0.02	0.13

乳类及制品 Milk and milk products

(以每100g可食部计)

食物编码 Food code	食物名称 Food name	烟酸 Niacin mg	维生素C Vitamin C mg	维生素E (Vitamin E) Total mg	α-E mg	(β+γ)-E mg	δ-E mg	钙 Ca mg	磷 P mg	钾 K mg	钠 Na mg	镁 Mg mg	铁 Fe mg	锌 Zn mg	硒 Se μg	铜 Cu mg	锰 Mn mg	备注 Remark
101159	纯牛奶(低脂,伊利金典低脂奶)	—	Tr	0.08	0.05	—	0.01	121	132	279	27.9	11	0.2	0.22	—	Tr	Tr	山东
101160	纯牛奶(低脂,意大利皮尔蒙特低脂牛奶)	—	Tr	0.06	0.05	—	0.01	114	106	132	91.3	9	0.1	0.16	—	Tr	Tr	
101161x	纯牛奶(代表值,脱脂)	0.07	Tr	0.05	0.05	—	Tr	116	98	200	127.3	12	0.3	0.28	1.05	Tr	Tr	
101161	纯牛奶(脱脂,帕玛拉特)	0.07	Tr	Tr	Tr	Tr	Tr	75	96	204	117.2	9	0.3	0.54	1.05	0.01	—	天津
101162	纯牛奶(脱脂,澳大利亚澳田脱脂牛奶)	—	Tr	0.06	0.05	—	0.00	137	97	137	188.6	16	0.7	0.26	—	Tr	Tr	
101163	纯牛奶(脱脂,丹麦爱氏晨曦脱脂纯牛奶)	—	Tr	0.01	0.01	—	0.00	118	99	369	36.9	10	0.2	0.20	—	Tr	Tr	
101164	纯牛奶(脱脂,德国甘蒂牧场脱脂牛奶)	—	Tr	0.10	0.08	—	0.02	136	92	148	200.9	15	0.3	0.23	—	Tr	Tr	
101165	纯牛奶(脱脂,新西兰安佳轻欣脱脂牛奶)	—	Tr	0.09	0.07	—	0.02	116	108	142	92.7	10	0.1	0.17	1.36	Tr	0.03	
101166	调制乳(全脂,强化VA、VD)	0.10	3.0	—	—	—	—	140	60	130	42.6	14	0.2	0.38	1.30	0.04	0.01	北京
101167	调制乳(全脂,草莓味,卡夫牌)	0.09	Tr	0.14	0.09	0.05	Tr	78	83	157	28.3	9	0.3	0.37	1.63	0.00	0.02	北京
101168	调制乳(全脂,巧克力味,卡夫牌)	0.12	Tr	0.07	0.07	—	Tr	81	92	154	31.4	13	0.5	0.31	1.07	0.02	0.03	北京
101169	调制乳(全脂,巧克力味,三元牌)	0.09	Tr	0.25	0.19	0.06	Tr	101	75	165	36.3	12	0.5	0.37	0.85	0.03	Tr	黑龙江
101170	调制乳(全脂,学生奶)	0.06	Tr	Tr	Tr	Tr	Tr	87	78	140	47.3	8	0.1	1.53	—	Tr	0.02	黑龙江
101171	调制乳(全脂,龙丹益醇核桃牛奶)	—	Tr	0.17	0.09	—	0.00	139	91	82	158.6	14	2.5	0.19	—	0.01	Tr	河北
101172	调制乳(全脂,蒙牛特仑苏醇纤牛奶)	—	Tr	0.14	0.07	—	0.02	116	107	258	25.8	9	0.2	0.20	—	Tr	Tr	内蒙古
101173	调制乳(全脂,蒙牛修养型零乳糖牛奶)	—	Tr	2.30	2.17	—	0.02	110	102	115	90.1	8	0.2	0.14	—	Tr	Tr	

乳类及制品 Milk and milk products

(以每100g可食部计)

食物编码 Food code	食物名称 Food name	食部 Edible %	水分 Water g	能量 Energy kcal	能量 Energy kJ	蛋白质 Protein g	脂肪 Fat g	碳水化合物 CHO g	不溶性膳食纤维 Dietary fiber g	胆固醇 Cholesterol mg	灰分 Ash g	总维生素A Vitamin A µgRAE	胡萝卜素 Carotene µg	视黄醇 Retinol µg	硫胺素 Thiamin mg	核黄素 Riboflavin mg
101174	调制乳（全脂，完达山臻醇牛奶）	100	86.8	69	287	3.4	3.7	5.4	—	28	0.7	53	—	53	0.02	0.15
101175	调制乳（全脂，旺仔复原乳牛奶）	100	84.3	74	310	2.5	2.6	10.1	—	14	0.5	48	—	48	0.02	0.15
101176	调制乳（全脂，夏进炼乳牛奶）	100	85.7	71	297	2.5	3.1	8.2	—	23	0.5	49	—	49	0.01	0.08
101177	调制乳（全脂，新西兰安佳原味进口儿童牛奶）	100	86.3	70	291	3.6	3.5	5.9	—	18	0.7	174	—	174	0.03	0.22
101178	调制乳（全脂，新希望特浓牛奶）	100	87.1	66	277	3.3	3.5	5.4	—	16	0.7	108	—	108	0.03	0.17
101179	调制乳（全脂，伊利舒化奶）	100	87.0	68	285	3.5	3.8	5.0	—	18	0.7	93	—	93	0.03	0.13
101180	调制乳（全脂，伊利早餐奶麦香味）	100	85.7	71	297	2.9	3.2	7.6	—	19	0.6	113	—	113	0.02	0.11
101181	调制乳（低脂，强化锌、钙，帕玛拉特）	100	88.2	60	251	3.0	3.1	5.0	—	2	0.7	15	—	15	0.02	0.11
101182	调制乳（低脂，澳大利亚德运高钙低脂奶）	100	87.5	52	221	3.5	1.1	7.1	—	10	0.8	33	—	33	0.02	0.21
101183	调制乳（低脂，伊利低脂型舒化奶）	100	89.8	46	192	3.4	1.5	4.6	—	9	0.7	38	—	38	0.02	0.12
101184	调制乳（低脂，伊利高钙低脂奶）	100	89.2	47	196	3.2	1.3	5.5	—	10	0.8	58	—	58	0.02	0.12
101185	调制乳（脱脂，部分复原乳，澳大利亚德运高钙脱脂奶）	100	89.1	42	178	3.6	0.3	6.2	—	4	0.8	22	—	22	0.03	0.19
101186	调制乳（脱脂，伊利脱脂奶）	100	91.2	34	144	3.3	0.3	4.5	—	3	0.7	68	—	68	0.02	0.12
101187x	鲜牛奶（代表值，全脂）	100	87.1	67	280	3.4	3.7	5.1	0.0	21	0.7	73	—	73	0.02	0.12
101187	鲜牛奶（全脂，光明鲜牛奶）	100	87.9	63	264	3.4	3.5	4.5	0.0	17	0.7	105	—	105	0.02	0.11
101188	鲜牛奶（全脂，辉山鲜博士牛奶）	100	87.3	70	290	3.6	4.3	4.1	0.0	31	0.7	105	—	105	0.02	0.14

乳类及制品 Milk and milk products

(以每100g可食部计)

食物编码 Food code	食物名称 Food name	烟酸 Niacin mg	维生素C Vitamin C mg	维生素E (Vitamin E) Total mg	α-E mg	(β+γ)-E mg	δ-E mg	钙 Ca mg	磷 P mg	钾 K mg	钠 Na mg	镁 Mg mg	铁 Fe mg	锌 Zn mg	硒 Se μg	铜 Cu mg	锰 Mn mg	备注 Remark
101174	调制乳（全脂，完达山臻醇牛奶）	—	Tr	0.10	0.09	—	0.00	138	82	119	193.1	15	0.7	0.23	—	Tr	Tr	黑龙江
101175	调制乳（全脂，旺仔复原乳牛奶）	—	Tr	0.10	0.10	—	0.00	103	71	228	22.8	6	0.1	0.10	—	Tr	Tr	浙江
101176	调制乳（全脂，夏进炼乳牛奶）	—	Tr	0.10	0.09	—	0.00	136	95	95	154.2	14	0.3	0.20	—	Tr	Tr	宁夏
101177	调制乳（全脂，新西兰安佳原味进口儿童牛奶）	—	Tr	0.15	0.12	—	0.01	114	97	229	22.9	10	0.2	0.18	—	Tr	Tr	
101178	调制乳（全脂，新希望特浓牛奶）	—	Tr	0.15	0.12	—	0.01	110	91	216	21.6	9	0.2	0.16	—	Tr	Tr	浙江
101179	调制乳（全脂，伊利舒化奶）	—	Tr	0.12	0.09	—	0.01	109	98	188	18.8	9	0.2	0.17	—	Tr	Tr	河北
101180	调制乳（全脂，伊利早餐奶麦香味）	—	Tr	0.07	0.07	—	0.00	105	89	75	72.3	8	0.7	0.34	—	Tr	Tr	内蒙古
101181	调制乳（低脂，强化锌钙，帕玛拉特）	0.08	Tr	0.06	0.06	Tr	Tr	93	103	171	62.1	11	1.0	1.10	1.38	Tr	0.01	天津
101182	调制乳（低脂，澳大利亚德运高钙低脂奶）	—	Tr	0.07	0.06	—	0.00	119	103	171	17.1	9	0.2	0.18	—	Tr	Tr	
101183	调制乳（伊利低脂型舒化奶）	—	Tr	0.06	0.05	—	0.00	112	100	255	25.5	9	0.2	0.17	—	Tr	Tr	河北
101184	调制乳（低脂，伊利奇钙低脂奶）	—	Tr	0.10	0.08	—	0.00	117	129	356	35.6	11	0.2	0.16	—	Tr	Tr	河北
101185	调制乳（脱脂，部分复原乳，澳大利亚德运高钙脱脂奶）	—	Tr	0.02	0.02	—	0.00	114	96	231	23.1	9	0.2	0.15	—	Tr	Tr	
101186	调制乳（脱脂，伊利脱脂奶）	—	Tr	0.02	0.02	—	0.00	110	109	288	28.9	9	0.2	0.17	—	Tr	Tr	河北
101187x	鲜牛奶（代表值，全脂）	—	Tr	0.11	0.09	—	0.00	113	103	127	120.3	12	0.3	0.24	—	0.01	0.01	
101187	鲜牛奶（全脂，光明鲜牛奶）	—	Tr	0.07	0.07	—	0.00	114	113	136	106.4	10	0.2	0.20	—	Tr	Tr	浙江
101188	鲜牛奶（全脂，辉山鲜博士鲜牛奶）	—	Tr	0.14	0.12	—	0.01	139	91	133	190.1	16	0.3	0.25	—	Tr	Tr	辽宁

乳类及制品 Milk and milk products

(以每100g可食部计)

食物编码 Food code	食物名称 Food name	食部 Edible %	水分 Water g	能量 Energy kcal	能量 Energy kJ	蛋白质 Protein g	脂肪 Fat g	碳水化合物 CHO g	不溶性膳食纤维 Dietary fiber g	胆固醇 Cholesterol mg	灰分 Ash g	总维生素A Vitamin A μgRAE	胡萝卜素 Carotene μg	视黄醇 Retinol μg	硫胺素 Thiamin mg	核黄素 Riboflavin mg
101189	鲜牛奶(全脂,完达山鲜牛乳)	100	87.4	66	276	3.6	3.7	4.6	0.0	29	0.7	68	—	68	0.02	0.13
101190	鲜牛奶(全脂,西域春牌全脂巴氏杀菌乳)	100	87.4	63	264	2.5	3.1	6.3	0.0	6	0.7	31	—	31	0.01	0.06
101191	鲜牛奶(全脂,现代牧场鲜牛奶)	100	87.8	64	268	3.4	3.6	4.5	0.0	20	0.7	82	—	82	0.02	0.12
101192	鲜牛奶(全脂,新希望干岛湖牧场鲜牛奶)	100	85.0	76	319	3.6	3.9	6.7	0.0	21	0.8	71	—	71	0.02	0.13
101193	鲜牛奶(全脂,一鸣鲜牛奶)	100	87.2	66	278	3.5	3.6	5.0	0.0	23	0.7	48	—	48	0.02	0.13
101201	羊乳	100	88.9	59	247	1.5	3.5	5.4	0.0	31	0.7	84	—	84	0.04	0.12
101301	人乳	100	87.6	65	274	1.3	3.4	7.4	0.0	11	0.3	11	—	11	0.01	0.05
101302	人乳(初乳,1~7天)	100	87.5	68	283	2.2	3.8	6.2	0.0	—	0.3	148	—	148	0.01	0.04
101303	人乳(过渡乳,7~14天)	100	86.5	73	304	2.2	4.0	7.0	0.0	—	0.3	—	—	—	0.01	0.05
101304	人乳(成熟乳)	100	87.7	70	294	1.2	4.4	6.5	0.0	—	0.2	30	—	30	0.01	0.04
101401	鲜驴奶	100	92.1	33	140	0.4	0.6	6.5	0.0	Tr	0.4	Tr	—	Tr	0.00	0.01
101402	鲜驴奶(冻)	100	90.9	41	172	0.5	1.2	7.0	0.0	2	0.4	Tr	—	Tr	0.00	0.01
101403	鲜驴奶(花麒牌,冻)	100	91.2	39	165	0.8	1.1	6.5	0.0	Tr	0.4	Tr	—	Tr	0.00	0.01
101501	鲜驼奶	100	85.4	72	303	3.7	3.5	6.5	0.0	6	0.9	65	—	65	0.01	0.02
101502	鲜驼奶(冻)	100	82.2	86	359	3.6	3.5	9.9	0.0	8	0.8	38	—	38	0.02	0.02
101503	驼奶(旺源牌,易拉罐)	100	84.8	81	339	3.9	4.6	6.0	0.0	13	0.7	96	—	96	0.00	0.02

奶粉

食物编码 Food code	食物名称 Food name	食部 Edible %	水分 Water g	能量 Energy kcal	能量 Energy kJ	蛋白质 Protein g	脂肪 Fat g	碳水化合物 CHO g	不溶性膳食纤维 Dietary fiber g	胆固醇 Cholesterol mg	灰分 Ash g	总维生素A Vitamin A μgRAE	胡萝卜素 Carotene μg	视黄醇 Retinol μg	硫胺素 Thiamin mg	核黄素 Riboflavin mg
102101x	全脂奶粉(代表值)	100	2.6	482	2020	19.9	22.3	50.5	—	79	4.7	380	—	163	0.13	1.90
102101	全脂奶粉(多维奶粉)	100	2.8	484	2027	19.9	22.7	49.9	—	68	4.7	77	—	77	0.28	6.68
102103	全脂奶粉	100	2.3	478	2005	20.1	21.2	51.7	—	110	4.7	141	—	141	0.11	0.73
102104	全脂奶粉(速溶)	100	2.3	466	1956	19.9	18.9	54.0	—	71	4.9	272	—	272	0.08	0.80

乳类及制品 Milk and milk products

(以每100g可食部计)

食物编码 Food code	食物名称 Food name	烟酸 Niacin mg	维生素C Vitamin C mg	维生素E (Vitamin E) Total mg	α-E mg	(β+γ)-E mg	δ-E mg	钙 Ca mg	磷 P mg	钾 K mg	钠 Na mg	镁 Mg mg	铁 Fe mg	锌 Zn mg	硒 Se μg	铜 Cu mg	锰 Mn mg	备注 Remark
101189	鲜牛奶(全脂,完达山鲜牛乳)	—	Tr	0.12	0.11	—	0.00	136	96	134	192.4	16	0.9	0.26	—	Tr	Tr	黑龙江
101190	鲜牛奶(全脂,西域春牌全脂巴氏杀菌乳)	—	—	0.11	0.11	—	—	62	65	103	34.8	11	0.0	0.34	—	0.01	0.01	新疆
101191	鲜牛奶(全脂,现代牧场鲜牛奶)	—	Tr	0.10	0.07	—	0.00	114	126	106	108.7	10	0.2	0.21	—	0.01	Tr	安徽
101192	鲜牛奶(全脂,新希望千岛湖牧场鲜牛奶)	—	Tr	0.09	0.07	—	0.00	115	118	151	108.2	10	0.2	0.20	—	Tr	Tr	浙江
101193	鲜牛奶(全脂,一鸣鲜牛奶)	—	Tr	0.09	0.07	—	0.00	114	114	129	101.3	10	0.3	0.19	—	Tr	Tr	浙江
101201	羊乳	2.10	—	0.19	—	—	—	82	98	135	20.6	—	0.5	0.29	1.75	0.04	—	郑州
101301	人乳	0.20	5.0	—	—	—	—	30	13	—	—	32	0.1	0.28	—	0.03	—	北京
101302	人乳(初乳,1~7天)	—	—	1.27	—	—	—	30	16	51	33.1	3	0.1	0.53	—	0.05	0.00	齐齐哈尔
101303	人乳(过渡乳,7~14天)	—	—	0.35	—	—	—	35	19	60	32.1	3	0.1	0.44	—	0.07	0.00	齐齐哈尔
101304	人乳(成熟乳)	—	—	0.00	—	—	—	31	16	43	18.7	3	0.1	0.24	—	0.03	0.00	齐齐哈尔
101401	鲜驴奶	—	—	0.00	Tr	—	—	79	37	68	23.9	10	0.0	0.21	—	0.02	0.00	新疆
101402	鲜驴奶(冻)	—	—	0.00	Tr	—	—	75	34	73	25.4	11	0.1	0.21	—	0.02	0.00	新疆
101403	鲜驴奶(花麒牌,冻)	—	—	0.00	Tr	—	—	89	31	73	26.7	11	0.0	0.22	—	0.02	0.00	新疆
101501	鲜驼奶	—	—	0.00	Tr	—	—	50	60	175	55.9	10	0.1	0.51	—	0.01	0.01	新疆
101502	鲜驼奶(冻)	—	—	0.00	Tr	—	—	71	76	124	40.4	10	0.2	0.53	—	0.02	0.01	新疆
101503	驼奶(旺源牌,易拉罐)	—	—	0.07	0.07	—	—	81	75	140	39.5	33	0.1	0.50	—	0.01	0.01	新疆
奶粉																		
102101x	全脂奶粉(代表值)	0.50	23.6	0.48	0.48	—	—	928	513	777	352.0	65	4.6	3.93	12.09	0.13	0.04	—
102101	全脂奶粉(多维奶粉)	0.50	9.0	0.48	0.48	—	—	1797	324	1910	567.8	22	1.4	3.71	16.80	0.11	0.02	—
102103	全脂奶粉	0.90	4.0	0.48	0.48	—	—	676	469	449	260.1	79	1.2	3.14	11.80	0.09	0.09	—
102104	全脂奶粉(速溶)	0.50	7.0	1.29	—	—	—	659	571	541	247.6	73	2.9	2.16	7.98	0.12	0.05	—

乳类及制品　Milk and milk products

(以每100g可食部计)

食物编码 Food code	食物名称 Food name	食部 Edible %	水分 Water g	能量 Energy kcal	能量 Energy kJ	蛋白质 Protein g	脂肪 Fat g	碳水化合物 CHO g	不溶性膳食纤维 Dietary fiber g	胆固醇 Cholesterol mg	灰分 Ash g	总维生素A Vitamin A μgRAE	胡萝卜素 Carotene μg	视黄醇 Retinol μg	硫胺素 Thiamin mg	核黄素 Riboflavin mg
102105	全脂奶粉（雀巢）	100	—	504	2107	24.0	28.0	39.0	—	—	5.8	630	—	—	—	1.10
102107	全脂奶粉（伊利牌）	100	3.0	504	2110	22.0	26.0	45.5	—	65	3.5	525	—	—	0.04	0.17
102125	全脂奶粉（红星速溶加锌奶粉）	100	—	478	2004	18.5	20.8	54.1	—	—	—	380	—	—	—	—
102126	全脂奶粉（欧世蒙牛多维高钙高铁奶粉）	100	—	473	1981	18.2	21.7	51.1	—	—	—	627	—	—	—	—
102127	全脂奶粉（雪花钙加锌调制奶粉）	100	—	461	1936	17.0	19.0	55.5	—	—	—	350	—	—	—	—
102128	全脂奶粉（雪花高钙多维调制奶粉）	100	—	484	2030	19.5	22.0	52.0	—	—	—	420	—	—	—	—
102130x	全脂甜奶粉（代表值）	100	2.2	485	2034	20.2	22.9	49.6	—	28	4.8	381	—	183	0.56	0.26
102131	全脂甜奶粉（伊利牌）	100	1.2	490	2054	22.5	23.4	47.4	—	—	5.5	183	—	183	0.42	0.26
102132	全脂甜奶粉（飞鹤全脂甜乳粉）	100	3.2	476	1998	19.0	21.0	52.8	—	28	4.0	579	—	—	0.70	—
102133	全脂甜奶粉（红星速溶全脂甜奶粉）	100	—	479	2007	20.0	23.0	48.0	—	—	—	—	—	—	—	—
102134	全脂甜奶粉（红星速溶全脂甜奶粉）	100	—	481	2016	18.5	23.0	50.0	—	—	—	—	—	—	—	—
102135	全脂甜奶粉（三元燕山牌全脂甜奶粉）	100	—	500	2095	21.0	24.0	50.0	—	—	—	—	—	—	—	—
102150x	低脂奶粉（代表值,高钙高铁）	100	3.6	425	1793	23.7	11.9	55.9	—	49	5.0	625	—	—	0.55	1.33
102151	低脂奶粉（高钙高铁,雀巢）	100	—	413	1742	27.0	11.7	50.0	—	—	—	570	—	—	—	1.40
102152	低脂奶粉（高钙高铁,伊利牌）	100	3.1	423	1782	27.0	11.0	53.9	—	49	5.0	675	—	—	0.30	1.60
102153	低脂奶粉（高钙高铁,可润牌）	100	4.0	437	1841	17.0	13.0	63.0	—	—	—	630	—	—	0.80	1.00
102201	全脂奶粉（全脂羊乳粉）	100	1.4	498	2085	18.8	25.2	49.0	—	75	5.6	—	—	—	0.06	1.60
102211	驴奶粉（花麟牌、西域龙驴奶粉）	100	1.0	442	1861	20.1	12.4	62.4	—	17	4.1	59	—	59	0.11	0.83
102212	驴奶粉（金驴它奶）	100	2.8	416	1759	14.8	8.2	70.8	—	5	3.4	13	—	13	0.10	0.83

乳类及制品 Milk and milk products

(以每 100g 可食部计)

食物编码 Food code	食物名称 Food name	烟酸 Niacin mg	维生素C Vitamin C mg	维生素E (Vitamin E) Total mg	α-E mg	(β+γ)-E mg	δ-E mg	钙 Ca mg	磷 P mg	钾 K mg	钠 Na mg	镁 Mg mg	铁 Fe mg	锌 Zn mg	硒 Se μg	铜 Cu mg	锰 Mn mg	备注 Remark
102105	全脂奶粉 (雀巢)	—	—	—	—	—	—	930	720	—	—	—	—	—	—	—	—	—
102107	全脂奶粉 (伊利牌)	0.09	—	—	—	—	—	750	550	209	220.6	91	3.9	3.97	11.78	0.20	0.01	—
102125	全脂奶粉 (红星速溶加锌奶粉)	—	—	—	—	—	—	680	—	—	500.0	—	7.5	4.75	—	—	—	天津
102126	全脂奶粉 (欧世蒙牛多维高钙高铁奶粉)	—	50.0	—	—	—	—	864	446	—	280.0	60	7.2	4.08	—	—	—	内蒙古
102127	全脂奶粉 (雪花钙加锌调制奶粉)	—	—	—	—	—	—	1000	—	—	350.0	—	—	5.00	—	—	—	—
102128	全脂奶粉 (雪花高钙多维调制奶粉)	—	48.0	—	—	—	—	1000	—	—	390.0	—	7.8	4.60	—	—	—	—
102130x	全脂甜奶粉 (代表值)	0.40	Tr	0.27	0.27	—	—	558	739	1318	353.0	79	2.5	2.47	6.82	0.13	0.07	—
102131	全脂甜奶粉 (伊利牌)	0.40	—	0.27	0.27	Tr	Tr	495	1018	841	450.8	81	0.7	2.30	7.45	0.07	0.08	青海
102132	全脂甜奶粉 (伊利牌)	—	—	—	—	—	—	620	460	1795	184.1	76	4.3	2.63	6.19	0.19	0.05	—
102133	全脂甜奶粉 (飞鹤全脂甜乳粉)	—	—	—	—	—	—	—	—	—	500.0	—	—	—	—	—	—	黑龙江
102134	全脂甜奶粉 (红星速溶全脂甜奶粉)	—	—	—	—	—	—	—	—	—	380.0	—	—	—	—	—	—	天津
102135	全脂甜奶粉 (三元燕口牌全脂甜奶粉)	—	—	—	—	—	—	—	—	—	250.0	—	—	—	—	—	—	—
102150x	低脂奶粉 (代表值, 高钙高铁)	—	55.0	10.00	—	—	—	1365	918	1154	378.5	62	10.3	6.00	8.36	0.20	0.13	—
102151	低脂奶粉 (高钙高铁, 雀巢)	—	60.0	—	—	—	—	1745	1325	1325	—	100	10.0	7.00	—	—	—	—
102152	低脂奶粉 (高钙高铁, 伊利牌)	—	65.0	10.00	—	—	—	1350	950	1338	406.9	35	12.0	5.00	8.36	0.20	0.13	—
102153	低脂奶粉 (高钙高铁, 可益牌)	—	40.0	—	—	—	—	1000	480	800	350.0	50	9.0	6.00	—	—	—	—
102201	全脂奶粉 (全脂羊乳粉)	0.90	—	0.20	0.07	0.06	0.07	—	—	—	—	—	0.2	—	—	—	—	陕西
102211	驴奶粉 (花麒牌, 西域龙驴奶粉)	—	—	0.63	0.63	—	—	775	454	857	333.0	55	0.5	1.10	—	0.12	0.07	新疆
102212	驴奶粉 (金驴龙奶)	—	—	0.00	Tr	—	—	720	337	638	292.0	57	—	1.27	—	0.14	0.34	新疆

乳类及制品 Milk and milk products

(以每100g可食部计)

食物编码 Food code	食物名称 Food name	食部 Edible %	水分 Water g	能量 Energy kcal	能量 Energy kJ	蛋白质 Protein g	脂肪 Fat g	碳水化合物 CHO g	不溶性膳食纤维 Dietary fiber g	胆固醇 Cholesterol mg	灰分 Ash g	总维生素A Vitamin A μgRAE	胡萝卜素 Carotene μg	视黄醇 Retinol μg	硫胺素 Thiamin mg	核黄素 Riboflavin mg
102213	驴奶粉（源西坡牌，冻干特质）	100	2.2	428	1803	19.3	12.3	60.0	—	39	6.2	596	—	596	0.08	1.07
102221	驼奶粉（花麒牌，西域龙驼奶粉）	100	2.0	528	2206	20.2	30.4	43.4	—	83	4.0	221	—	221	0.07	0.28
102222	驼奶粉（天山牧歌牌）	100	2.0	513	2143	16.7	28.6	47.1	—	47	5.6	246	—	246	0.04	0.02
102223	驼奶粉（旺源牌，全脂驼乳粉）	100	1.9	545	2271	21.3	34.6	37.0	—	66	5.2	307	—	307	0.02	0.09
102301x	儿童配方奶粉（代表值）	100	3.8	454	1907	19.0	17.3	56.1	1.1	—	—	453	82	—	0.52	0.81
102302	儿童配方奶粉（安儿健A+，美赞臣）	100	—	428	1803	17.9	11.1	64.0	—	—	—	594	—	—	0.40	0.98
102303	儿童配方奶粉（适体健，美赞臣）	100	—	417	1761	16.0	9.0	68.0	—	—	—	361	170	—	0.50	0.50
102304	儿童配方奶粉（惠氏）	100	—	451	1898	17.0	15.0	62.0	—	—	—	479	95	—	0.41	0.72
102305	儿童配方奶粉（可淇牌）	100	4.0	457	1921	17.0	17.0	59.0	—	—	—	412	100	—	0.60	0.60
102306	儿童配方奶粉（完达山牌）	100	—	458	1924	17.0	18.0	57.0	—	—	—	540	—	—	0.40	0.80
102307	儿童配方奶粉（贝因美特选幼童配方奶粉4阶段）	100	—	473	1984	18.0	19.5	56.6	0.6	—	—	244	75	—	0.29	—
102308	儿童配方奶粉（多美滋优阶儿童配方奶粉）	100	—	406	1713	19.6	10.0	59.4	—	—	—	432	—	—	0.50	0.61
102309	儿童配方奶粉（惠氏金装学儿乐学龄前儿童配方奶粉）	100	—	442	1855	17.0	16.0	58.9	3.0	—	—	251	—	—	0.33	0.54
102310	儿童配方奶粉（美素佳儿GOLD金装儿童配方奶粉）	100	—	452	1901	25.8	17.0	49.0	—	—	—	395	—	—	0.34	0.71
102311	儿童配方奶粉（美赞臣安儿健儿童配方奶粉）	100	—	434	1828	20.0	12.0	63.0	3.0	—	—	260	—	—	0.27	1.25
102312	儿童配方奶粉（明治修爱童儿童配方奶粉）	100	—	465	1953	20.0	19.0	53.7	0.3	—	—	1596	50	—	0.40	1.60

能量和食物一般营养成分

乳类及制品 Milk and milk products

(以每100g可食部计)

食物编码 Food code	食物名称 Food name	烟酸 Niacin mg	维生素C Vitamin C mg	维生素E (Vitamin E) Total mg	α-E mg	(β+γ)-E mg	δ-E mg	钙 Ca mg	磷 P mg	钾 K mg	钠 Na mg	镁 Mg mg	铁 Fe mg	锌 Zn mg	硒 Se μg	铜 Cu mg	锰 Mn mg	备注 Remark
102213	驴奶粉（源西域牌，冻干特质）	—	—	0.28	0.28	—	—	740	449	783	409.0	114	0.7	0.87	—	0.19	0.07	新疆
102221	驼奶粉（花麒牌，西域龙驼奶粉）	—	—	0.91	0.91	—	—	606	328	749	519.0	50	0.7	2.95	—	0.13	0.08	新疆
102222	驼奶粉（天山牧歌牌）	—	—	Tr	Tr	—	—	732	463	1392	439.0	52	0.8	3.02	—	0.13	0.05	新疆
102223	驼奶粉（旺源牌，全脂定制乳粉）	—	—	0.39	0.39	—	—	798	519	971	507.0	53	0.6	2.96	—	0.12	0.07	新疆
102301x	儿童配方奶粉（代表值）	3.75	38.6	10.00	—	—	—	705	493	797	317.3	50	6.8	5.75	7.80	0.35	0.47	
102302	儿童配方奶粉（安儿健A+，美赞臣）	5.20	51.0	—	—	—	—	730	450	730	210.0	55	8.1	4.40	—	0.35	0.04	
102303	儿童配方奶粉（适体健，美赞臣）	6.60	38.0	—	—	—	—	500	500	1150	250.0	60	6.3	4.40	10.00	0.36	1.25	
102304	儿童配方奶粉（惠氏）	4.10	45.0	—	—	—	—	495	450	721	248.0	59	5.6	5.40	—	0.20	—	
102305	儿童配方奶粉（可淇牌）	3.50	40.0	10.00	—	—	—	850	425	800	—	40	9.0	6.00	—	—	—	
102306	儿童配方奶粉（完达山牌）	3.60	40.0	—	—	—	—	800	550	800	300.0	78	8.0	6.00	—	0.34	0.03	
102307	儿童配方奶粉（贝因美特选幼童配方4阶段）	2.90	17.5	—	—	—	—	500	—	—	330.0	38	4.5	6.30	—	—	—	湖北
102308	儿童配方奶粉（多美滋优阶儿童配方奶粉）	4.69	53.0	—	—	—	—	835	521	828	230.0	61	10.0	6.00	—	0.47	—	上海
102309	儿童配方奶粉（惠氏金装学儿乐学龄前儿童配方奶粉）	3.06	15.3	—	—	—	—	450	405	901	234.0	53	5.0	5.41	3.10	0.37	0.71	江苏
102310	儿童配方奶粉（美素丰儿GOLD金装儿童配方奶粉）	2.50	37.0	—	—	—	—	815	645	1030	255.0	72	8.6	6.90	10.00	0.53	—	荷兰
102311	儿童配方奶粉（美赞臣安儿健儿童配方奶粉）	3.30	33.0	—	—	—	—	750	480	930	250.0	56	5.5	5.50	—	0.19	—	广东
102312	儿童配方奶粉（明治珍爱童儿童配方奶粉）	6.00	65.0	—	—	—	—	800	530	970	270.0	80	8.0	4.00	—	0.32	0.09	澳大利亚

乳类及制品 Milk and milk products

食物编码 Food code	食物名称 Food name	食部 Edible %	水分 Water g	能量 Energy kcal	能量 Energy kJ	蛋白质 Protein g	脂肪 Fat g	碳水化合物 CHO g	不溶性膳食纤维 Dietary fiber g	胆固醇 Cholesterol mg	灰分 Ash g	总维生素A Vitamin A µgRAE	胡萝卜素 Carotene µg	视黄醇 Retinol µg	硫胺素 Thiamin mg	核黄素 Riboflavin mg
102313	儿童配方奶粉（欧世蒙牛金装佳智学龄前儿童特殊配方奶粉4阶段）	100	—	470	1970	17.9	20.9	52.5	—	—	—	334	—	—	0.32	0.80
102314	儿童配方奶粉（雀巢能恩全进口奶源儿童配方奶粉4）	100	—	455	1910	22.0	19.0	49.0	—	—	—	350	—	—	0.32	0.40
102315	儿童配方奶粉（三元爱益儿童成长配方奶粉）	100	—	500	2100	20.0	20.0	60.0	—	—	—	480	—	—	1.00	0.70
102316	儿童配方奶粉（完达山4段儿童奶粉）	100	—	462	1941	17.1	19.2	55.7	0.8	—	—	390	—	—	0.70	0.87
102317	儿童配方奶粉（完达山金装元乳4段儿童奶粉）	100	—	466	1954	17.5	19.8	54.8	0.9	—	—	420	—	—	0.85	0.93
102318	儿童配方奶粉（雪花学生特殊配方奶粉）	100	—	461	1936	17.5	19.0	55.0	—	—	—	397	36	—	—	—
102319	儿童配方奶粉（雪花学生营养奶粉）	100	—	463	1942	17.8	19.5	54.0	—	—	—	496	49	—	—	—
102320	儿童配方奶粉（雅培金装喜康宝儿童配方奶粉）	100	—	444	1867	17.5	15.9	58.1	0.7	—	—	450	—	—	0.75	1.50
102321	儿童配方奶粉（雅士利儿童奶粉）	100	—	460	1934	21.6	18.0	53.0	—	—	—	380	—	—	0.19	0.40
102322	儿童配方奶粉（伊利儿童配方奶粉）	100	—	465	1952	21.0	20.0	50.6	0.6	—	—	350	—	—	0.75	0.70
102323	儿童配方奶粉（伊利金领冠儿童配方奶粉）	100	4.0	467	1960	21.5	20.0	50.6	0.6	—	—	410	—	—	0.75	0.80
102324	儿童配方奶粉（伊利金装儿童配方奶粉）	100	4.0	467	1960	21.5	20.0	50.6	0.6	—	—	410	—	—	0.75	0.75
102325	儿童配方奶粉（伊利学生营养奶粉）	100	3.0	464	1947	18.0	20.0	53.0	—	—	—	435	—	—	0.75	0.75
102501x	孕产妇配方奶粉（代表值）	100	3.0	413	1740	22.0	9.8	60.5	2.9	—	—	524	84	—	0.88	1.15

乳类及制品 Milk and milk products

（以每 100g 可食部计）

Food code 食物编码	Food name 食物名称	Niacin 烟酸 mg	Vitamin C 维生素C mg	维生素E (Vitamin E) Total mg	α-E mg	(β+γ)-E mg	δ-E mg	Ca 钙 mg	P 磷 mg	K 钾 mg	Na 钠 mg	Mg 镁 mg	Fe 铁 mg	Zn 锌 mg	Se 硒 μg	Cu 铜 mg	Mn 锰 mg	Remark 备注
102313	儿童配方奶粉（欧世蒙牛金装佳智学龄前儿童特殊配方奶粉4阶段）	—	32.4	—	—	—	—	536	400	680	250.0	54	5.6	5.80	—	0.46	—	内蒙古
102314	儿童配方奶粉（雀巢能恩全进口奶源儿童特殊配方奶粉4）	2.30	32.4	—	—	—	—	950	600	1050	350.0	40	5.6	8.00	—	—	—	黑龙江
102315	儿童配方奶粉（三元爱益儿童成长配方奶粉）	—	50.0	—	—	—	—	1000	500	400	600.0	25	8.0	4.00	—	—	—	
102316	儿童配方奶粉（完达山4段儿童配方奶粉）	3.45	36.3	—	—	—	—	480	400	425	348.0	—	4.9	6.75	7.50	—	—	黑龙江
102317	儿童配方奶粉（完达山金装元乳4段儿童奶粉）	3.45	44.7	—	—	—	—	600	450	525	348.0	—	6.1	8.25	8.40	—	—	黑龙江
102318	儿童配方奶粉（雪花学生特殊配方奶粉）	—	48.0	—	—	—	—	900	—	—	350.0	—	6.8	4.00	—	—	—	
102319	儿童配方奶粉（雪花学生营养奶粉）	—	55.0	—	—	—	—	1000	—	—	350.0	40	7.0	7.00	—	—	—	
102320	儿童配方奶粉（雅培金装喜康宝儿童配方奶粉）	2.16	65.0	—	—	—	—	640	515	850	220.0	56	6.0	4.56	—	0.24	0.70	广东
102321	儿童配方奶粉（雅士利儿童奶粉）	—	—	—	—	—	—	600	438	750	280.0	28	3.2	2.00	—	—	—	广东
102322	儿童配方奶粉（伊利上童配方奶粉）	—	20.0	—	—	—	—	700	500	800	375.0	35	7.5	6.70	—	—	—	天津
102323	儿童配方奶粉（伊利金领冠儿童配方奶粉）	3.50	20.0	—	—	—	—	700	550	800	375.0	38	8.1	7.10	—	—	—	天津
102324	儿童配方奶粉（伊利金装儿童配方奶粉）	3.50	20.0	—	—	—	—	700	550	800	375.0	38	8.1	7.10	—	—	—	天津
102325	儿童配方奶粉（伊利学生营养奶粉）	—	30.0	—	—	—	—	600	—	—	500.0	—	7.5	6.50	—	—	—	天津
102501x	孕产妇配方奶粉（代表值）	6.66	95.6	—	—	—	—	903	541	899	334.5	88	13.1	7.59	8.00	0.96	1.05	

乳类及制品 Milk and milk products

(以每100g可食部计)

食物编码 Food code	食物名称 Food name	食部 Edible %	水分 Water g	能量 Energy		蛋白质 Protein g	脂肪 Fat g	碳水化合物 CHO g	不溶性膳食纤维 Dietary fiber g	胆固醇 Cholesterol mg	灰分 Ash g	维生素A Vitamin A μgRAE	胡萝卜素 Carotene μg	视黄醇 Retinol μg	硫胺素 Thiamin mg	核黄素 Riboflavin mg
				kcal	kJ											
102502	孕产妇配方奶粉（惠氏）	100	—	405	1714	16.0	6.8	70.0	—	—	—	603	85	—	0.65	0.81
102503	孕产妇配方奶粉（美赞臣）	100	—	378	1601	23.3	3.9	62.4	—	—	—	960	—	—	0.67	0.80
102504	孕产妇配方奶粉（贝因美冠军宝贝孕妇咪咕配方奶粉）	100	3.0	425	1789	22.5	12.0	59.0	4.5	—	—	367	100	—	0.38	—
102505	孕产妇配方奶粉（贝因美金装爱+孕妈咪配方奶粉）	100	—	434	1830	22.5	12.0	59.0	—	—	—	367	100	—	0.38	—
102506	孕产妇配方奶粉（贝因美金装爱+准妈咪配方奶粉）	100	—	426	1798	22.5	10.0	61.5	—	—	—	367	100	—	0.63	—
102507	孕产妇配方奶粉（多美滋优阶妈妈妈孕产妇配方奶粉）	100	—	360	1522	20.5	2.5	67.4	7.2	—	—	760	—	—	1.60	2.30
102508	孕产妇配方奶粉（飞帆孕产妇配方乳粉）	100	—	460	1934	18.0	17.5	57.7	—	—	—	480	—	—	0.78	0.80
102509	孕产妇配方奶粉（合生元金装妈妈配方奶粉）	100	—	380	1611	27.0	2.8	62.7	2.0	—	—	480	—	—	1.30	1.60
102510	孕产妇配方奶粉（亨氏超金妈妈孕产妇配方奶粉）	100	—	398	1680	26.0	8.0	57.0	3.0	—	—	477	35	—	1.00	1.50
102511	孕产妇配方奶粉（惠氏爱儿乐妈妈孕产妇配方奶粉）	100	—	406	1717	19.0	6.9	67.0	—	—	—	338	—	—	0.65	0.81
102512	孕产妇配方奶粉（美素佳儿GOLD金装妈妈孕产妇配方奶粉）	100	—	454	1907	27.0	17.5	47.1	—	—	—	800	—	—	1.05	1.53
102513	孕产妇配方奶粉（美赞臣安婴妈妈孕产妇配方奶粉）	100	—	383	1621	24.0	4.3	62.0	—	—	—	350	—	—	0.60	0.98
102514	孕产妇配方奶粉（雀巢妈妈孕产妇奶粉）	100	—	407	1720	20.0	6.5	67.0	—	—	—	480	—	—	0.80	0.80
102515	孕产妇配方奶粉（雀巢妈妈孕产妇营养配方奶粉）	100	—	402	1701	20.0	6.0	67.0	—	—	—	480	—	—	0.80	0.80
102516	孕产妇配方奶粉（三元爱力优妈妈配方奶粉）	100	—	438	1842	22.5	13.8	56.3	0.9	—	—	601	—	—	1.00	0.80

乳类及制品 Milk and milk products

(以每100g可食部计)

食物编码 Food code	食物名称 Food name	烟酸 Niacin mg	维生素C Vitamin C mg	维生素E (Vitamin E) Total mg	α-E mg	(β+γ)-E mg	δ-E mg	钙 Ca mg	磷 P mg	钾 K mg	钠 Na mg	镁 Mg mg	铁 Fe mg	锌 Zn mg	硒 Se μg	铜 Cu mg	锰 Mn mg	备注 Remark
102502	孕产妇配方奶粉（惠氏）	7.70	102.0	—	—	—	—	407	386	772	346.0	130	8.1	5.30	—	0.49	0.81	—
102503	孕产妇配方奶粉（美赞臣）	8.00	24.0	—	—	—	—	1700	650	1000	360.0	75	7.1	15.00	—	—	—	—
102504	孕产妇配方奶粉（贝因美冠军宝贝孕妈咪配方奶粉）	5.30	125.0	—	—	—	—	600	—	—	375.0	71	11.0	5.00	—	—	—	浙江
102505	孕产妇配方奶粉（贝因美金装爱+孕妈咪配方奶粉）	5.30	125.0	—	—	—	—	600	—	—	375.0	71	11.0	5.00	—	—	—	湖北
102506	孕产妇配方奶粉（贝因美金装爱+维妈咪配方奶粉）	—	37.5	—	—	—	—	600	—	—	—	—	8.0	4.00	—	—	—	浙江
102507	孕产妇配方奶粉（多美滋优阶妈妈孕产妇配方奶粉）	6.70	110.0	—	—	—	—	1200	580	960	225.0	125	26.0	15.00	—	1.50	—	上海
102508	孕产妇配方奶粉（飞鹤孕产妇配方乳粉）	—	110.0	—	—	—	—	600	—	400	—	32	12.5	8.00	—	—	—	黑龙江
102509	孕产妇配方奶粉（合生元金装妈妈配方奶粉）	9.50	130.0	—	—	—	—	1400	—	1200	380.0	120	12.0	10.00	—	1.20	1.30	法国
102510	孕产妇配方奶粉（亨氏超金妈妈孕产妇配方奶粉）	8.00	100.0	—	—	—	—	1000	790	1300	300.0	120	12.0	6.50	—	—	—	英国
102511	孕产妇配方奶粉（惠氏爱儿乐妈妈孕产妇配方奶粉）	7.70	102.0	—	—	—	—	407	386	813	346.0	48	11.0	5.30	—	1.30	1.50	新加坡
102512	孕产妇配方奶粉（美素佳儿GOLD金装妈妈孕产妇配方奶粉）	6.10	120.0	—	—	—	—	870	680	920	240.0	160	23.0	3.00	12.00	0.05	1.48	荷兰
102513	孕产妇配方奶粉（美赞臣安婴妈妈孕产妇配方奶粉）	6.00	48.0	—	—	—	—	730	500	1120	380.0	160	15.0	5.80	—	—	—	广东
102514	孕产妇配方奶粉（雀巢妈妈孕产妇配方奶粉）	—	100.0	—	—	—	—	1250	540	875	270.0	62	12.5	8.80	6.00	—	—	黑龙江
102515	孕产妇配方奶粉（雀巢妈妈孕产妇营养配方奶粉）	—	100.0	—	—	—	—	1250	540	875	185.0	62	12.5	8.80	6.00	—	—	黑龙江
102516	孕产妇配方奶粉（三元爱力优妈妈配方奶粉）	5.60	100.0	—	—	—	—	1000	350	500	600.0	38	7.5	7.50	—	—	0.03	—

乳类及制品 Milk and milk products

(以每100g可食部计)

食物编码 Food code	食物名称 Food name	食部 Edible %	水分 Water g	能量 Energy kcal	能量 Energy kJ	蛋白质 Protein g	脂肪 Fat g	碳水化合物 CHO g	不溶性膳食纤维 Dietary fiber g	胆固醇 Cholesterol mg	灰分 Ash g	维生素A Vitamin A μgRAE	胡萝卜素 Carotene μg	视黄醇 Retinol μg	硫胺素 Thiamin mg	核黄素 Riboflavin mg
102517	孕产妇配方奶粉（圣元优博妈咪孕产妇配方奶粉）	100	—	440	1850	22.0	16.0	52.0	—	—	—	500	—	—	1.00	1.00
102518	孕产妇配方奶粉（完达山妈咪配方奶粉）	100	—	455	1910	22.5	17.5	52.4	1.2	—	—	600	—	—	1.25	0.76
102519	孕产妇配方奶粉（雅培孕产妇配方奶粉）	100	—	367	1555	23.1	2.0	66.0	3.7	—	—	300	—	—	1.30	2.30
102520	孕产妇配方奶粉（雅士利能慧金装孕产妇奶粉）	100	—	425	1789	20.6	12.5	59.0	3.0	—	—	500	—	—	0.38	0.75
102521	孕产妇配方奶粉（伊利金领冠妈妈配方奶粉）	100	—	456	1919	22.0	14.0	60.9	0.9	—	—	600	—	—	1.20	1.20
102522	孕产妇配方奶粉（伊利孕妇奶粉）	100	—	441	1856	22.0	14.0	56.7	—	—	—	600	—	—	1.00	1.20
102523	孕产妇配方羊奶粉（美可高特孕产妇配方羊奶粉）	100	2.6	447	1881	22.0	15.5	54.9	—	—	—	518	—	—	1.03	1.18
102801x	中老年配方奶粉（代表值）	100	3.5	424	1785	21.8	12.8	55.7	0.9	—	6.2	491	63	—	0.59	1.01
102802	中老年配方奶粉（可其牌）	100	4.0	432	1821	18.0	12.0	63.0	—	—	—	540	—	—	0.55	1.00
102803	中老年配方奶粉（雀巢）	100	—	429	1804	30.0	14.4	44.8	—	—	7.3	390	—	—	0.23	1.40
102804	中老年配方奶粉（森永牌）	100	3.0	418	1764	22.0	10.0	60.0	—	—	5.0	592	100	—	1.00	1.00
102805	中老年配方奶粉（三元爱益中老年特殊配方奶粉）	100	—	448	1886	20.0	13.0	63.0	0.7	—	—	458	—	—	—	0.63
102806	中老年配方奶粉（雪花中老年特殊配方奶粉）	100	—	432	1820	20.0	13.6	58.0	1.0	—	—	457	38	—	—	—
102807	中老年营养奶粉（雪花中老年营养奶粉）	100	—	440	1852	21.0	14.0	58.0	1.0	—	—	496	50	—	—	—
酸奶																
103001x	酸奶（代表值，全脂）	100	81.0	86	363	2.8	2.6	12.9	—	8	0.7	23	—	23	0.03	0.12
103001	酸奶	100	85.5	70	295	3.2	1.9	10.0	—	15	0.7	19	—	19	0.03	0.14

乳类及制品 Milk and milk products

(以每100g可食部计)

食物编码 Food code	食物名称 Food name	烟酸 Niacin mg	维生素C Vitamin C mg	维生素E (Vitamin E) Total mg	α-E mg	(β+γ)-E mg	δ-E mg	钙 Ca mg	磷 P mg	钾 K mg	钠 Na mg	镁 Mg mg	铁 Fe mg	锌 Zn mg	硒 Se μg	铜 Cu mg	锰 Mn mg	备注 Remark
102517	孕产妇配方奶粉（圣元优博妈咪孕产妇配方奶粉）	8.00	100.0	—	—	—	—	1200	400	—	—	40	12.0	8.00	—	1.00	—	山东
102518	孕产妇配方奶粉（完达山妈咪配方奶粉）	—	—	—	—	—	—	1000	470	—	—	—	15.0	8.50	—	—	—	黑龙江
102519	孕产妇配方奶粉（雅塔妈妈喜康素金装孕产妇配方奶粉）	5.40	62.0	—	—	—	—	850	590	1100	300.0	210	16.2	11.20	—	1.20	1.20	广东
102520	孕产妇配方奶粉（雅士利龙慧金装孕产妇奶粉）	—	—	—	—	—	—	800	600	750	300.0	62	6.3	3.75	—	—	—	广东
102521	孕产妇配方奶粉（伊利金领冠妈咪配方奶粉）	5.30	120.0	—	—	—	—	750	600	—	—	40	18.0	7.50	—	—	—	天津
102522	孕产妇配方奶粉（伊利孕妇奶粉）	5.30	100.0	—	—	—	—	750	600	—	370.0	40	18.0	7.50	14.60	—	—	天津
102523	孕产妇配方奶粉（美可高特孕产妇配方羊奶粉）	4.20	80.0	—	—	—	—	1200	—	—	482.0	—	9.4	4.94	—	—	—	天津
102801x	中老年配方奶粉（代表值）	16.60	55.5	11.25	—	—	—	1137	630	895	427.5	58	7.7	4.75	19.00	—	0.03	
102802	中老年配方奶粉（可淇牌）	—	40.0	12.00	—	—	—	1000	500	—	—	—	9.0	6.00	21.00	—	—	
102803	中老年配方奶粉（雀巢）	—	—	10.50	—	—	—	1740	890	1390	410.0	100	—	—	—	—	—	
102804	中老年配方奶粉（森永牌）	16.60	60.0	—	—	—	—	800	630	—	—	75	7.0	4.00	—	—	—	
102805	中老年配方奶粉（三元爱益中老年配方奶粉）	—	—	—	—	—	—	1200	500	400	600.0	25	—	—	—	—	0.03	
102806	中老年配方奶粉（雪花中老年特殊配方奶粉）	—	60.0	—	—	—	—	1000	—	—	350.0	45	7.2	4.20	16.00	—	—	
102807	中老年营养奶粉（雪花中老年营养奶粉）	—	62.0	—	—	—	—	1080	—	—	350.0	45	7.5	4.80	20.00	—	—	

酸奶

食物编码 Food code	食物名称 Food name	烟酸 Niacin mg	维生素C Vitamin C mg	Total mg	α-E mg	(β+γ)-E mg	δ-E mg	钙 Ca mg	磷 P mg	钾 K mg	钠 Na mg	镁 Mg mg	铁 Fe mg	锌 Zn mg	硒 Se μg	铜 Cu mg	锰 Mn mg	备注 Remark
103001x	酸奶（代表值，全脂）	0.09	1.3	0.12	0.12	—	—	128	76	150	37.7	11	0.3	0.43	1.30	0.04	0.01	
103001	酸奶	0.10	1.0	0.13	0.08	—	—	140	90	135	32.5	11	0.2	0.54	1.19	0.01	0.02	

乳类及制品 Milk and milk products

(以每100g可食部计)

食物编码 Food code	食物名称 Food name	食部 Edible %	水分 Water g	能量 Energy kcal	能量 Energy kJ	蛋白质 Protein g	脂肪 Fat g	碳水化合物 CHO g	不溶性膳食纤维 Dietary fiber g	胆固醇 Cholesterol mg	灰分 Ash g	维生素A Vitamin A μgRAE	胡萝卜素 Carotene μg	视黄醇 Retinol μg	硫胺素 Thiamin mg	核黄素 Riboflavin mg
103002	酸奶（高蛋白）	100	86.6	62	260	3.2	2.2	7.3	—	—	0.7	Tr	—	Tr	0.07	0.08
103003	酸奶（脱脂）	100	85.5	57	241	3.3	0.4	10.0	—	18	0.8	Tr	—	—	0.02	0.10
103004	酸奶（低脂）	100	85.8	64	269	2.7	1.9	9.0	—	12	0.6	32	—	32	0.02	0.13
103005	酸奶（果料）	100	84.4	67	281	3.1	1.4	10.4	—	15	0.7	19	—	19	0.03	0.19
103006	酸奶（橘味、脱脂）	100	87.6	48	205	3.2	0.3	8.2	—	15	0.7	1	—	1	0.02	0.21
103007	酸奶（调味）	100	81.2	88	372	3.0	3.2	11.9	—	—	0.7	—	—	—	0.03	0.14
103008	酸奶（果粒）	100	78.5	98	412	3.3	2.9	14.6	—	—	0.7	—	—	—	0.03	0.18
103009	酸奶（全脂，多美鲜全脂果粒，草莓果粒/覆盆子果粒，桃果粒/西番莲汁/菠萝果粒）	100	75.2	111	469	1.6	2.8	19.9	—	—	0.5	30	—	30	Tr	Tr
103010	酸奶（全脂，盖瑞牌，全脂风味发酵乳）	100	79.1	93	393	3.1	2.5	14.6	—	9	0.7	37	—	37	0.03	0.10
103011	酸奶（全脂，花园牌）	100	83.6	77	323	1.6	2.8	11.3	—	2	0.7	14	—	14	0.02	0.09
103012	酸奶（全脂，佳丽牌、益家全脂风味发酵乳）	100	79.4	95	399	2.9	3.1	13.8	—	7	0.8	32	—	32	0.03	0.10
103013	酸奶（全脂，天润牌浓缩酸奶，全脂风味发酵乳）	100	79.2	95	398	3.0	2.9	14.1	—	9	0.8	27	—	27	0.03	0.12
103014	酸奶（全脂，西域春牌新疆老酸奶，凝固型）	100	78.5	96	406	3.1	2.6	15.1	—	1	0.7	6	—	6	0.03	0.06
103015	酸奶（低脂，艾美牌、草莓、芒果、蓝莓、覆盆子、菠萝味低脂风味发酵乳）	100	78.5	96	403	1.6	2.4	16.9	—	—	0.6	18	—	18	0.01	0.15
奶酪																
104001	奶酪［干酪］	100	43.5	328	1366	25.7	23.5	3.5	—	11	3.8	152	—	152	0.06	0.91
104002	奶豆腐（脱脂）	100	14.7	343	1456	53.7	2.5	26.5	—	36	2.6	—	—	—	0.03	0.27
104003	奶豆腐（鲜）	100	31.9	305	1287	46.2	7.8	12.5	—	36	1.6	—	—	—	0.01	0.69

乳类及制品 Milk and milk products

(以每100g可食部计)

食物编码 Food code	食物名称 Food name	烟酸 Niacin mg	维生素C Vitamin C mg	维生素E (Vitamin E) Total mg	α-E mg	(β+γ)-E mg	δ-E mg	钙 Ca mg	磷 P mg	钾 K mg	钠 Na mg	镁 Mg mg	铁 Fe mg	锌 Zn mg	硒 Se μg	铜 Cu mg	锰 Mn mg	备注 Remark
103002	酸奶（高蛋白）	0.10	—	—	—	—	—	161	52	135	43.0	15	Tr	0.54	1.70	Tr	Tr	北京
103003	酸奶（脱脂）	0.10	1.0	—	—	—	—	146	91	156	27.7	10	0.1	0.51	1.46	0.01	0.02	
103004	酸奶（低脂）	0.10	1.0	0.13	0.13	—	—	81	59	130	13.0	10	—	0.68	0.74	0.01	0.01	上海
103005	酸奶（果料）	0.10	2.0	0.69				140	90	111	32.5	11	0.4	0.56	0.98	0.04	0.03	
103006	酸奶（橘味、脱脂）	0.10	5.0	0.03	0.03	—	—	89	73	128	2.6	11	0.2	0.27	0.73	0.01	0.01	上海
103007	酸奶（调味）	0.06	Tr	—	—	—	—	160	168	272	69.6	12	1.6	0.63	1.42	0.01	0.03	上海
103008	酸奶（果粒）	0.08	1.0	—	—	—	—	61	103	241	53.8	8	0.1	0.39	1.19	0.01	0.02	上海
103009	酸奶（全脂，多美鲜全胚芽果粒、草莓果粒/覆盆子果粒、桃果粒/西番莲汁/菠萝果粒）	—	Tr	0.00	Tr	Tr	Tr	94	84	107	37.8	7	1.0	Tr	—	Tr	Tr	德国
103010	酸奶（全脂，盖瑞牌，全脂风味发酵乳）	—	—	0.12	0.12	—	—	126	35	109	26.9	12	0.1	0.35	—	0.03	0.01	新疆
103011	酸奶（全脂，花园牌）	—	—	0.00	Tr	—	—	114	52	149	26.1	11	0.1	0.31	—	0.26	0.00	新疆
103012	酸奶（全脂，佳丽牌-益家全脂风味发酵乳）	—	—	0.12	0.12	—	—	128	58	162	34.5	12	0.1	0.31	—	0.03	0.00	新疆
103013	酸奶（全脂，天润牌浓缩酸奶，全脂风味发酵乳）	—	—	0.14	0.14	—	—	183	47	139	30.5	7	0.0	0.31	—	0.01	0.02	新疆
103014	酸奶（全脂，西域春单新疆老酸奶，凝固型）	—	—	0.00	Tr	—	—	100	56	90	27.8	12	0.1	0.32	—	0.02	0.01	新疆
103015	酸奶（低脂、蓝莓、草莓、芒果、蓝莓、覆盆子、菠萝味低脂风味发酵乳）	—	Tr	0.00	Tr	—	Tr	122	112	154	35.8	10	1.0	0.35	—	Tr	Tr	瑞士
奶酪																		
104001	奶酪[干酪]	0.60	—	0.60	0.60	—	—	799	326	75	584.6	57	2.4	6.97	1.50	0.13	0.16	
104002	奶豆腐（脱脂）	0.40	1.0	—	—	—	—	360	773	188	55.4	25	12.4	1.81	7.20	0.21	0.17	内蒙古
104003	奶豆腐（鲜）	0.70	—	—	—	—	—	597	657	240	90.2	17	3.1	2.48	11.60	0.34	0.09	内蒙古

乳类及制品 Milk and milk products

(以每100g可食部计)

食物编码 Food code	食物名称 Food name	食部 Edible %	水分 Water g	能量 Energy kcal	能量 Energy kJ	蛋白质 Protein g	脂肪 Fat g	碳水化合物 CHO g	不溶性膳食纤维 Dietary fiber g	胆固醇 Cholesterol mg	灰分 Ash g	维生素A Vitamin A µgRAE	胡萝卜素 Carotene µg	视黄醇 Retinol µg	硫胺素 Thiamin mg	核黄素 Riboflavin mg
104004	奶疙瘩[奶酪干，干酸奶]	100	8.9	426	1793	55.1	15.0	17.7	—	51	3.3	—	—	—	0.05	0.24
104005	乳酪（契达干酪，普通）	100	36.0	412	1708	25.5	34.4	0.1	—	100	—	344	225	325	0.03	0.40
104006	乳酪（契达干酪，脱脂）	100	47.1	261	1091	31.5	15.0	Tr	—	43	—	174	100	165	0.03	0.53
104007	曲拉	100	8.2	356	1510	39.1	2.9	43.4	—	—	6.4	216	—	216	0.07	0.16
104008	乳酪（全脂软酪）	100	58.0	313	1293	8.6	31.0	Tr	—	90	—	—	—	—	0.03	0.17
104009	酸酪蛋	100	11.2	443	1856	40.4	20.4	24.4	—	120	3.6	—	—	—	0.05	0.44
104010	乳酪（羊乳酪）	100	56.5	250	1038	15.6	20.2	1.5	—	70	—	223	33	220	0.04	0.21
104011	乳酪（中脂软酪）	100	69.5	180	746	9.2	14.5	3.1	—	42	5.6	209	175	195	—	—
104012	奶酪（光明牌）	100	43.0	348	1442	16.5	28.4	6.5	—	—	—	—	—	290	0.07	0.45
104013	奶酪（骑士牌）	100	31.7	386	1608	23.0	25.4	16.3	—	—	3.6	—	—	55	0.19	0.30
104014	低脂奶酪	100	48.0	241	1011	21.6	11.6	12.6	—	37	6.2	—	—	119	0.06	0.49
104015	硬质干酪	100	37.3	411	1702	24.9	34.5	0.1	—	100	—	312	215	—	0.03	0.41
104016	奶酪（爱氏晨曦牌，儿童奶酪条）	100	49.0	295	1224	23.9	22.1	Tr	—	—	5.5	218	—	218	Tr	0.20
104017	奶酪（百嘉儿童干酪条）	100	51.9	272	1131	25.0	18.4	1.5	—	—	3.2	271	—	271	Tr	0.30
104018	奶酪（多美鲜牌，欧洲奶油奶酪）	100	36.4	356	1483	13.1	23.4	23.2	—	—	3.9	28	—	28	0.02	0.28
104019	奶酪（天润牌，无限欢乐）	100	11.6	515	2148	3.5	33.0	51.0	—	33	0.9	184	—	184	0.01	0.04
104020	酸奶疙瘩（干，农户家）	100	7.5	446	1873	48.8	18.6	20.9	—	53	4.2	119	—	119	0.05	0.15
104021	酸奶疙瘩（干，市售）	100	19.1	451	1883	31.1	27.6	19.6	—	60	2.6	188	—	188	0.84	0.29
104022	酸奶疙瘩（干，市售，加盐）	100	12.4	383	1613	51.6	11.7	17.8	—	31	6.5	72	—	72	0.18	0.46
104023	酸奶疙瘩（墙缘牌，中脂特硬质干酪）	100	12.9	456	1911	14.4	22.3	49.5	—	44	0.9	109	—	109	0.02	0.07
104024	酸奶疙瘩（新鲜）	100	50.7	275	1149	18.6	16.8	12.4	—	31	1.5	98	—	98	0.03	0.16

乳类及制品 Milk and milk products

(以每100g可食部计)

食物编码 Food code	食物名称 Food name	烟酸 Niacin mg	维生素C Vitamin C mg	维生素E (Vitamin E)				钙 Ca mg	磷 P mg	钾 K mg	钠 Na mg	镁 Mg mg	铁 Fe mg	锌 Zn mg	硒 Se μg	铜 Cu mg	锰 Mn mg	备注 Remark
				Total mg	α-E mg	(β+γ)-E mg	δ-E mg											
104004	奶疙瘩 [奶酪干，干酸奶]	0.80	2.0	—	—	—	—	730	689	314	79.3	49	18.7	5.24	14.68	2.23	0.22	
104005	乳酪（契达干酪，普通）	0.10	Tr	0.53	—	—	—	720	490	77	670.0	25	0.3	2.30	12.00	0.03	Tr	
104006	乳酪（契达干酪，脱脂）	0.10	Tr	0.39	—	—	—	840	620	110	670.0	39	0.2	2.80	15.00	0.05	Tr	
104007	曲拉	0.10	—	0.54	0.51	—	—	1217	1135	166	285.2	143	5.8	3.09	2.21	0.10	0.09	青海
104008	乳酪（全脂软酪）	0.10	Tr	—	—	—	—	110	130	150	330.0	9	0.1	0.70	3.00	0.10	—	
104009	酸酪蛋	1.00	—	—	—	—	—	756	682	512	130.8	47	20.6	3.02	10.93	1.04	0.30	内蒙古
104010	乳酪（羊乳酪）	0.20	Tr	0.37	—	—	—	360	280	95	1440.0	20	0.2	0.90	—	0.07	—	
104011	乳酪（中脂软酪）	—	Tr	0.78	—	—	—	—	—	—	—	—	—	—	3.00	—	—	
104012	奶酪（光明牌）	Tr	Tr	Tr	Tr	—	Tr	445	389	315	1598.0	20	0.2	2.35	5.08	0.02	0.01	上海
104013	奶酪（骑士牌）	0.05	Tr	Tr	Tr	—	—	796	307	42	531.8	35	2.2	5.03	—	0.06	0.10	内蒙古
104014	低脂奶酪	Tr	Tr	Tr	Tr	—	Tr	522	606	368	1684.8	29	0.2	3.41	6.82	0.03	0.02	上海
104015	硬质干酪	0.10	Tr	—	—	—	—	731	500	76	687.0	29	0.3	4.10	6.00	0.05	Tr	
104016	奶酪（爱氏晨曦牌、儿童奶酪条）	—	Tr	0.00	Tr	—	Tr	286	951	66	1408.1	16	0.8	3.26	—	Tr	Tr	丹麦
104017	奶酪（百嘉儿童干酪条）	—	Tr	0.00	Tr	—	Tr	536	462	28	806.6	17	0.7	3.90	—	Tr	Tr	澳大利亚
104018	奶酪（多美鲜牌、欧洲奶油奶酪）	—	Tr	0.00	Tr	—	Tr	170	788	196	845.8	19	0.9	1.20	—	Tr	Tr	德国
104019	奶酪（天润牌、无限欢乐酪）	—	—	0.47	0.47	—	—	191	120	324	40.8	11	0.3	1.20	—	0.09	0.01	新疆
104020	酸奶疙瘩（干、农户家）	—	—	3.12	3.12	—	—	437	471	566	248.0	38	1.9	1.94	—	0.16	0.06	新疆
104021	酸奶疙瘩（干、市售）	—	—	1.23	1.23	—	—	773	288	520	383.0	30	0.6	1.44	—	0.16	0.04	新疆
104022	酸奶疙瘩（干、市售，加盐）	—	—	5.56	5.56	—	—	702	390	478	1933.0	34	2.3	1.11	—	0.25	0.09	新疆
104023	酸奶疙瘩（瑞缘牌、中脂特硬质干酪）	—	—	0.44	0.44	—	—	265	131	277	80.7	11	0.2	0.74	—	0.05	0.02	新疆
104024	酸奶疙瘩（新鲜）	—	—	2.00	2.00	—	—	353	145	205	108.0	18	0.6	0.73	—	0.12	0.01	新疆

乳类及制品　Milk and milk products

(以每100g可食部计)

食物编码 Food code	食物名称 Food name	食部 Edible %	水分 Water g	能量 Energy kcal	能量 Energy kJ	蛋白质 Protein g	脂肪 Fat g	碳水化合物 CHO g	不溶性膳食纤维 Dietary fiber g	胆固醇 Cholesterol mg	灰分 Ash g	总维生素A Vitamin A μgRAE	胡萝卜素 Carotene μg	视黄醇 Retinol μg	硫胺素 Thiamin mg	核黄素 Riboflavin mg
奶油																
105001	奶油	100	0.7	879	3616	0.7	97.0	0.9	0.0	209	0.7	297	Tr	297	Tr	0.01
105002	奶油(焦克)	100	48.1	447	1838	3.0	48.3	0.0	0.0	92	0.6	—	—	—	0.05	0.16
105003	奶油(食品工业)	100	43.4	504	2072	1.1	55.5	0.0	0.0	103	0.3	345	—	345	0.01	0.16
105004	黄油	100	0.5	888	3650	1.4	98.0	0.0	0.0	296	0.1	—	—	—	—	0.02
105005	黄油渣	100	4.7	599	2489	11.1	43.8	40.0	0.0	150	0.4	—	—	—	0.03	0.47
105006	白脱(食品工业)[牛油,黄油]	100	17.7	744	3113	—	82.7	0.0	0.0	152	0.1	534	—	534	0.01	0.06
105007	酥油	100	2.5	860	3537	1.5	94.4	1.1	0.0	227	0.5	426	Tr	426	Tr	0.01
105008	奶油	100	11.0	785	3230	1.1	86.0	1.7	0.0	155	0.2	840	—	840	0.02	0.02
105009	酥油	100	14.0	718	2958	0.7	74.9	10.3	0.0	193	0.1	384	—	384	0.01	0.07
105010	酥油茶(原味)	100	3.7	465	1952	3.0	17.7	73.3	0.0	3	2.3	Tr	—	Tr	Tr	0.14
其他																
109001	炼乳(甜,罐头)	100	26.2	332	1400	8.0	8.7	55.4	0.0	36	1.7	41	—	41	0.03	0.16
109002	奶皮子	100	36.9	460	1902	12.2	42.9	6.3	0.0	78	1.7	—	—	—	0.02	0.23
109003	奶片	100	3.7	472	1982	13.3	20.2	59.3	0.0	65	3.5	75	—	75	0.05	0.20
109004	全脂甜炼乳(雀巢)	100	15.9	380	1601	7.5	10.0	64.9	0.0	7	1.7	105	—	105	0.07	0.41
109005	全脂甜炼乳(燕山牌)	100	17.1	374	1577	8.2	10.0	62.8	0.0	3	1.9	68	—	68	0.08	0.32
109006	脱脂甜炼乳	100	29.0	275	1169	10.3	0.2	58.0	0.0	—	2.5	0	0	0	0.10	0.50
109007	蛋白粉(益力健乳铁乳清蛋白粉)	100	—	425	1789	50.0	12.5	28.0	—	—	—	—	—	—	—	—
109008	牛初乳奶片(纽瑞滋牛初乳咀嚼奶片)	100	—	347	1467	27.0	4.5	49.5	—	—	—	255	60	—	0.06	—
109009	奶渣	100	5.5	381	1612	44.4	4.2	41.3	0.0	42	4.6	29	—	29	0.05	0.19

乳类及制品 Milk and milk products

(以每100g可食部计)

食物编码 Food code	食物名称 Food name	烟酸 Niacin mg	维生素C Vitamin C mg	维生素E (Vitamin E) mg				钙 Ca mg	磷 P mg	钾 K mg	钠 Na mg	镁 Mg mg	铁 Fe mg	锌 Zn mg	硒 Se μg	铜 Cu mg	锰 Mn mg	备注 Remark
				Total	α-E	(β+γ)-E	δ-E											

奶油

105001	奶油	0.00	—	1.99	1.17	—	—	14	11	226	268.0	2	1.0	0.09	0.70	0.42	Tr	青海
105002	奶油（焦克）	0.20	Tr	—	—	—	—	202	82	138	41.1	10	1.0	0.32	5.50	0.02	0.10	内蒙古
105003	奶油（食品工业）	0.10	—	2.19	1.74	—	—	20	32	1064	190.8	2	0.1	1.10	0.94	0.03	0.83	上海
105004	黄油	—	—	—	—	—	—	35	8	39	40.3	7	0.8	0.11	1.60	0.01	0.05	内蒙古
105005	黄油渣	0.40	—	—	—	—	—	597	288	160	60.2	97	2.6	1.17	1.10	0.11	1.18	内蒙古
105006	白脱（食品工业）[牛油,黄油]	0.10	—	3.71	3.62	—	—	1	14	43	18.0	2	1.0	0.80	0.56	0.02	0.02	上海
105007	酥油	—	Tr	2.45	1.53	—	—	128	9	188	73.0	2	0.4	0.12	0.70	0.18	Tr	青海
105008	奶油	Tr	Tr	2.23	2.23	Tr	—	2	—	31	1.7	0	0.1	—	1.00	Tr	0.01	上海
105009	酥油	1.03	Tr	1.88	1.73	0.10	0.05	26	20	29	26.0	3	1.8	0.24	0.69	0.01	0.03	西藏
105010	酥油茶（原味）	2.24	Tr	5.13	1.09	3.42	0.62	27	304	620	265.0	13	2.2	0.83	0.69	0.01	0.03	西藏

其他

109001	炼乳（甜，罐头）	0.30	2.0	0.28	0.28	—	—	242	200	309	211.9	24	0.4	1.53	3.26	0.04	0.04	
109002	奶皮子	0.20	—	—	—	—	—	818	308	4	2.3	28	1.3	2.22	4.60	0.10	0.02	内蒙古
109003	奶片	1.60	5.0	0.05	—	—	—	269	427	356	179.7	32	1.6	3.00	12.10	0.06	—	武汉
109004	全脂甜炼乳（雀巢）	0.21	Tr	0.30	0.30	—	Tr	334	243	308	88.6	21	0.2	1.04	18.74	0.12	0.06	山东
109005	全脂甜炼乳（燕山牌）	0.22	Tr	Tr	Tr	Tr	Tr	317	246	428	103.9	23	0.2	1.15	7.89	0.03	0.05	北京
109006	脱脂甜炼乳	0.20	2.0	—	—	—	—	330	300	520	180.0	—	0.3	—	—	—	—	
109007	蛋白乳粉（益力健乳铁乳清蛋白粉）	—	—	—	—	—	—	—	—	—	129.0	—	—	—	—	—	—	新西兰
109008	牛初乳奶片（纽瑞滋牛初乳咀嚼奶片）	—	2.8	—	—	—	—	2126	—	450	111.0	50	0.3	3.90	—	—	—	新西兰
109009	奶渣	Tr	Tr	0.21	0.10	0.07	0.04	874	910	523	161.0	78	3.1	7.22	1.40	0.03	0.98	西藏

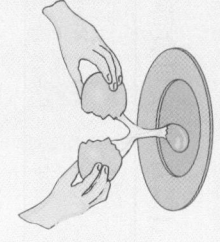

Notes

蛋类及制品
Eggs and Egg Products

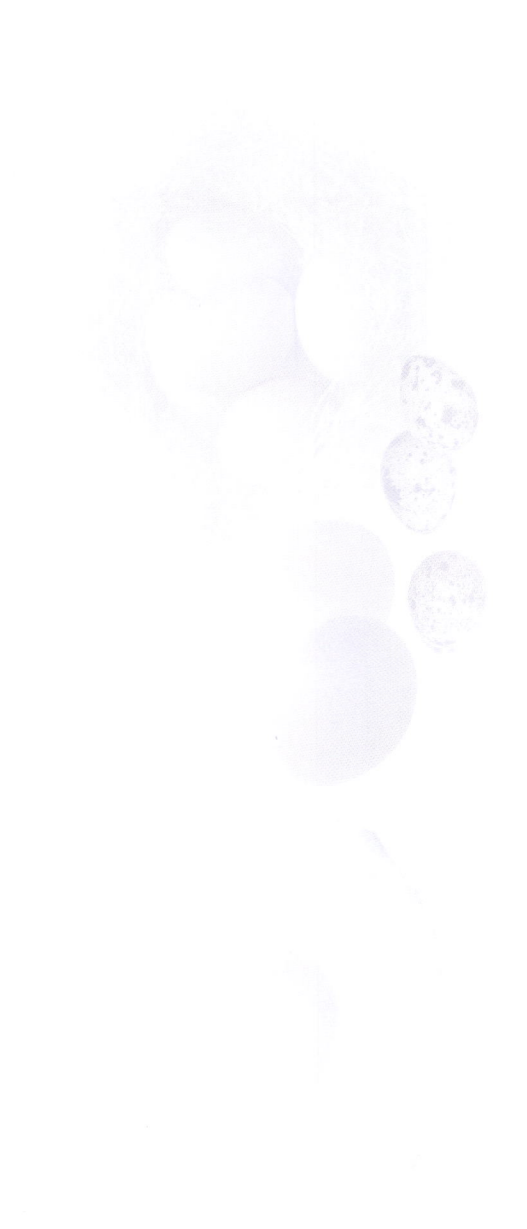

市场上常见的禽蛋类包括鸡蛋、鸭蛋、鹅蛋、鹌鹑蛋等。

本节依此分成相应的亚类。

居民最常食用的是鸡蛋。鸡蛋分级用对光检查法,主要是检查其新鲜程度。鸡蛋壳的颜色取决于鸡的品种,而鸡蛋黄的颜色取决于饲料,如果饲料中类胡萝卜素和维生素A含量高,则蛋黄颜色深。

蛋类及制品 Eggs and egg products

(以每100g可食部计)

食物编码 Food code	食物名称 Food name	食部 Edible %	水分 Water g	能量 Energy kcal	能量 Energy kJ	蛋白质 Protein g	脂肪 Fat g	碳水化合物 CHO g	不溶性膳食纤维 Dietary fiber g	胆固醇 Cholesterol mg	灰分 Ash g	总维生素A Vitamin A μgRAE	胡萝卜素 Carotene μg	视黄醇 Retinol μg	硫胺素 Thiamin mg	核黄素 Riboflavin mg
鸡蛋																
111101x	鸡蛋（代表值）	87	75.2	139	581	13.1	8.6	2.4	0.0	648	0.9	216	—	216	0.09	0.20
111102	鸡蛋（白皮）	87	75.8	138	574	12.7	9.0	1.5	0.0	585	1.0	310	—	310	0.09	0.31
111104	鸡蛋（土鸡）	88	72.6	138	577	14.4	6.4	5.6	0.0	1338	1.0	199	—	199	0.12	0.19
111105	鸡蛋白	100	84.4	60	254	11.6	0.1	3.1	0.0	—	0.8	—	—	—	0.04	0.31
111106	鸡蛋白（乌骨鸡）	100	88.4	44	187	9.8	0.1	1.0	0.0	—	0.7	—	—	—	—	0.31
111107	鸡蛋黄	100	51.5	328	1360	15.2	28.2	3.4	0.0	1510	1.7	438	—	438	0.33	0.29
111108	鸡蛋黄（乌骨鸡）	100	57.8	263	1092	15.2	19.9	5.7	0.0	2057	1.4	179	—	179	0.07	0.36
111109	鸡蛋（红皮）	87	77.1	143	596	12.2	10.5	0.0	0.0	—	0.8	138	—	138	0.05	0.11
111110	鸡蛋（藏鸡蛋）	86	72.7	162	673	12.6	11.3	2.4	0.0	—	1.0	223	—	223	0.07	0.44
111111	鸡蛋（乌鸡蛋，绿皮）	88	69.7	170	710	12.6	10.6	6.1	0.0	—	1.0	182	—	182	0.09	0.43
111201	鸡蛋粉[全蛋粉]	100	2.5	545	2269	43.4	36.2	11.3	0.0	2251	6.6	525	—	525	0.05	0.40
111202	鸡蛋黄粉	100	4.6	644	2666	31.6	55.1	5.3	0.0	2850	3.4	776	—	776	0.02	0.25
111203	松花蛋（鸡蛋）	83	66.4	178	742	14.8	10.6	5.8	0.0	595	2.4	310	18	310	0.04	0.13
111204	鸡蛋（煮）	86	76.3	143	596	12.1	10.5	0.1	0.0	—	1.0	146	—	144	0.04	0.39
111205	毛蛋	87	72.3	176	730	14.2	13.2	0.0	0.0	—	1.2	161	—	161	0.04	0.65
111206	荷包蛋（油煎）	100	68.6	195	808	13.5	15.0	1.4	0.0	—	1.6	248	—	248	0.06	0.52
111207	荷包蛋（煮）	100	74.9	155	645	12.3	11.7	0.2	0.0	—	0.9	158	21	157	0.06	0.40
鸭蛋																
112101	鸭蛋	87	70.3	180	748	12.6	13.0	3.1	0.0	565	1.0	261	—	261	0.17	0.35
112102	鸭蛋白	100	87.7	47	197	9.9	—	1.8	0.0	—	0.6	23	—	23	0.01	0.07
112103	鸭蛋黄	100	44.9	378	1565	14.5	33.8	4.0	0.0	1576	2.8	1980	—	1980	0.28	0.62

蛋类及制品 Eggs and egg products

(以每100g可食部计)

食物编码 Food code	食物名称 Food name	烟酸 Niacin mg	维生素C Vitamin C mg	维生素E (Vitamin E) Total mg	α-E mg	(β+γ)-E mg	δ-E mg	钙 Ca mg	磷 P mg	钾 K mg	钠 Na mg	镁 Mg mg	铁 Fe mg	锌 Zn mg	硒 Se μg	铜 Cu mg	锰 Mn mg	备注 Remark
鸡蛋																		
111101x	鸡蛋（代表值）	0.20	Tr	1.14	0.70	0.34	0.31	56	130	154	131.5	10	1.6	0.89	13.96	0.19	0.03	
111102	鸡蛋（白皮）	0.20	Tr	1.23	0.90	0.33	Tr	48	176	98	94.7	14	2.0	1.00	16.55	0.06	0.03	青海
111104	鸡蛋（土鸡）	—	Tr	1.36	0.61	0.44	0.31	76	33	244	174.0	5	1.7	1.28	11.50	0.32	0.06	江西
111105	鸡蛋白	0.20	Tr	0.01	0.01	Tr	Tr	9	18	132	79.4	15	1.6	0.02	6.97	0.05	0.02	
111106	鸡蛋白（乌骨鸡）	0.10	Tr	—	—	—	—	9	17	109	165.1	10	Tr	0.01	2.99	0.01	0.01	江西
111107	鸡蛋黄	0.10	Tr	5.06	2.57	2.44	0.05	112	240	95	54.9	41	6.5	3.79	27.01	0.28	0.06	
111108	鸡蛋黄（乌骨鸡）	0.10	Tr	7.64	—	—	—	107	216	105	57.2	16	0.5	3.10	22.62	0.70	0.04	
111109	鸡蛋（红皮）	—	Tr	0.84	0.58	0.26	Tr	44	182	121	125.7	11	1.0	0.38	13.83	Tr	0.01	
111110	鸡蛋（藏鸡蛋）	—	Tr	1.54	—	—	—	57	177	73	119.2	13	2.8	1.52	5.70	0.08	0.03	西藏
111111	鸡蛋（乌鸡蛋，绿皮）	0.06	Tr	3.73	2.58	0.80	0.35	42	273	514	106.7	11	3.8	2.05	28.31	0.05	Tr	黑龙江
111201	鸡蛋粉［全蛋粉］	—	Tr	11.56	7.96	3.32	0.28	954	780	357	393.2	46	10.5	5.95	39.10	0.28	0.22	北京
111202	鸡蛋黄粉	—	Tr	14.43	10.42	4.01	Tr	266	905	103	89.8	22	10.6	6.66	27.70	0.10	0.05	北京
111203	松花蛋（鸡蛋）	0.20	Tr	1.06	0.25	0.58	0.23	26	263	148	—	8	3.9	2.73	44.32	0.12	0.06	
111204	鸡蛋（煮）	0.10	Tr	—	—	—	—	35	206	130	130.0	—	1.7	—	—	—	—	
111205	毛蛋	0.87	Tr	1.49	—	—	—	204	155	66	75.8	—	1.8	1.64	29.00	—	—	山东
111206	荷包蛋（油煎）	0.10	Tr	—	—	—	—	55	194	132	353.0	—	1.6	—	—	—	—	
111207	荷包蛋（煮）	0.10	Tr	—	—	—	—	55	200	100	110.0	—	2.2	—	—	—	—	
鸭蛋																		
112101	鸭蛋	0.20	Tr	4.98	4.02	0.96	Tr	62	226	135	106.0	13	2.9	1.67	15.68	0.11	0.04	河北
112102	鸭蛋白	0.10	Tr	0.16	0.16	—	—	18	—	84	71.2	21	0.1	—	4.00	0.08	—	河北
112103	鸭蛋黄	—	Tr	12.72	12.72	—	—	123	55	86	30.1	22	4.9	3.09	25.00	0.16	0.10	广西

蛋类及制品　Eggs and egg products

(以每100g可食部计)

食物编码 Food code	食物名称 Food name	食部 Edible %	水分 Water g	能量 Energy		蛋白质 Protein g	脂肪 Fat g	碳水化合物 CHO g	不溶性膳食纤维 Dietary fiber g	胆固醇 Cholesterol mg	灰分 Ash g	总维生素A Vitamin A μgRAE	胡萝卜素 Carotene μg	视黄醇 Retinol μg	硫胺素 Thiamin mg	核黄素 Riboflavin mg
				kcal	kJ											
112104	海鸭蛋	87	55.6	243	1014	12.7	13.8	16.9	0.0	—	1.0	116	—	116	0.13	0.40
112201	松花蛋（鸭蛋）[皮蛋]	90	68.4	171	714	14.2	10.7	4.5	0.0	608	2.2	215	—	215	0.06	0.18
112202	鸭蛋（咸鸭蛋，生）	88	61.3	190	793	12.7	12.7	6.3	0.0	647	7.0	134	—	134	0.16	0.33
112203	鸭蛋（咸鸭蛋，煮）	84	70.0	177	734	13.8	13.5	0.0	0.0	—	4.2	56	—	56	0.15	0.28
鹅蛋																
113101	鹅蛋	87	69.3	196	814	11.1	15.6	2.8	0.0	704	1.2	192	—	192	0.08	0.30
113102	鹅蛋白	100	87.2	48	201	8.9	—	3.2	0.0	—	0.7	7	—	7	0.03	0.04
113103	鹅蛋黄	100	50.1	324	1346	15.5	26.4	6.2	0.0	1696	1.8	1977	—	1977	0.06	0.59
113104	鹅蛋（煮）	85	71.9	177	736	12.7	13.6	1.0	0.0	—	0.8	173	18	171	0.06	0.32
鹌鹑蛋																
114101	鹌鹑蛋	86	73.0	160	664	12.8	11.1	2.1	0.0	515	1.0	337	—	337	0.11	0.49
114201	鹌鹑蛋（五香罐头）	89	74.4	152	630	11.6	11.7	0.0	0.0	480	2.3	98	—	98	0.01	0.06

蛋类及制品 Eggs and egg products

(以每100g可食部计)

食物编码 Food code	食物名称 Food name	烟酸 Niacin mg	维生素C Vitamin C mg	维生素E (Vitamin E) Total mg	α-E mg	(β+γ)-E mg	δ-E mg	钙 Ca mg	磷 P mg	钾 K mg	钠 Na mg	镁 Mg mg	铁 Fe mg	锌 Zn mg	硒 Se μg	铜 Cu mg	锰 Mn mg	备注 Remark
112104	海鸭蛋	Tr	Tr	1.66	0.82	0.84	Tr	118	6	119	105.1	1	3.1	0.25	41.51	0.02	0.06	
112201	松花蛋（鸭蛋）[皮蛋]	0.10	Tr	3.05	2.80	0.25	Tr	63	165	152	542.7	13	3.3	1.48	25.24	0.12	0.06	
112202	鸭蛋（咸鸭蛋，生）	0.10	Tr	6.25	5.68	0.57	Tr	118	231	184	2706.1	30	3.6	1.74	24.04	0.14	0.10	江苏
112203	鸭蛋（咸鸭蛋，煮）	0.04	Tr	2.85	2.14	0.71	Tr	52	212	226	1131.0	22	2.1	1.50	32.76	0.20	0.07	

鹅蛋

食物编码 Food code	食物名称 Food name	烟酸 Niacin mg	维生素C Vitamin C mg	维生素E Total mg	α-E mg	(β+γ)-E mg	δ-E mg	钙 Ca mg	磷 P mg	钾 K mg	钠 Na mg	镁 Mg mg	铁 Fe mg	锌 Zn mg	硒 Se μg	铜 Cu mg	锰 Mn mg	备注 Remark
113101	鹅蛋	0.40	Tr	4.50	3.57	0.93	Tr	34	130	74	90.6	12	4.1	1.43	27.24	0.09	0.04	河北
113102	鹅蛋白	0.30	Tr	0.34	—	—	—	4	11	36	77.3	9	2.8	0.10	8.00	0.05	—	
113103	鹅蛋黄	0.60	Tr	95.70	—	—	—	13	51	—	24.4	10	2.8	1.59	26.00	0.25	Tr	
113104	鹅蛋（煮）	0.10	Tr	—	—	—	—	41	70	76	45.0	—	2.5	—	—	—	—	北京

鹌鹑蛋

食物编码 Food code	食物名称 Food name	烟酸 Niacin mg	维生素C Vitamin C mg	维生素E Total mg	α-E mg	(β+γ)-E mg	δ-E mg	钙 Ca mg	磷 P mg	钾 K mg	钠 Na mg	镁 Mg mg	铁 Fe mg	锌 Zn mg	硒 Se μg	铜 Cu mg	锰 Mn mg	备注 Remark
114101	鹌鹑蛋	0.10	Tr	3.08	1.67	1.23	0.18	47	180	138	106.6	11	3.2	1.61	25.48	0.09	0.04	
114201	鹌鹑蛋（五香罐头）	0.30	Tr	5.34	4.81	0.53	Tr	157	209	41	711.5	8	2.6	1.43	11.60	0.13	0.03	

Notes

鱼虾蟹贝类

Fish, Shellfish and Mollusc

从水中获得的食物，习惯上被称为水产品。此处包括的主要是一些水产动物性食物，按其品种分成以下几个亚类。

1. 鱼　包括草鱼、鲤鱼、鳟鱼等各种鱼和鱼罐头、鱼片干等加工制品。
2. 虾　包括白米虾、对虾、基围虾等各种虾和虾仁、虾脑酱等加工制品。
3. 蟹　包括海蟹、河蟹等各种蟹。
4. 贝　包括鲍鱼、蛏、扇贝、牡蛎及各种蛤蜊、蚶、螺等。
5. 其他　包括海参、海蜇、鱿鱼等软体动物。

上述水产食物的营养成分受季节、成熟度以及饲料等因素的影响很大。

一般而言，鱼虾贝类含蛋白质15%～22%，脂肪和碳水化合物类含量都较低，微量元素含量丰富；鱼虾类含多不饱和脂肪酸丰富，是EPA和DHA的较好来源。

鱼虾蟹贝类 Fish, shellfish and mollusc

(以每100g可食部计)

食物编码 Food code	食物名称 Food name	食部 Edible %	水分 Water g	能量 Energy kcal	能量 Energy kJ	蛋白质 Protein g	脂肪 Fat g	碳水化合物 CHO g	不溶性膳食纤维 Dietary fiber g	胆固醇 Cholesterol mg	灰分 Ash g	总维生素A Vitamin A μgRAE	胡萝卜素 Carotene μg	视黄醇 Retinol μg	硫胺素 Thiamin mg	核黄素 Riboflavin mg
鱼																
121101	白条鱼 (䱗鱼)	59	76.8	103	432	16.6	3.3	1.6	0.0	129	1.7	11	0	11	Tr	0.07
121102	草鱼	58	77.3	113	475	16.6	5.2	0.0	0.0	86	1.1	11	0	11	0.04	0.11
121103	赤眼鳟 [金目鱼]	59	76.5	109	459	18.1	4.1	0.0	0.0	76	1.3	12	0	12	0.02	0.08
121104	鳡鱼 [猴鱼]	54	76.0	114	477	17.5	4.3	1.2	0.0	58	1.0	11	0	11	0.02	0.07
121105	胡子鲇 (塘鼠) [鱼]	50	72.6	146	611	15.4	8.0	3.1	0.0	53	0.9	8	0	8	0.05	0.11
121106	黄颡鱼 [戈牙鱼、黄鳍鱼]	52	71.6	124	523	17.8	2.7	7.1	0.0	90	0.8	Tr	0	Tr	0.01	0.06
121107	黄鳝 [鳝鱼]	67	78.0	89	378	18.0	1.4	1.2	0.0	126	1.4	50	0	50	0.06	0.98
121108	黄鳝丝	88	83.2	69	291	15.4	0.8	0.0	0.0	77	0.6	—	0	—	0.04	2.08
121109	尖嘴白	80	68.6	137	578	22.7	3.3	4.1	0.0	73	1.3	Tr	0	Tr	0.05	0.02
121110	口头鱼	56	70.3	134	565	19.6	4.2	4.5	0.0	—	1.4	—	0	—	0.01	0.04
121111	鲤鱼 [鲤拐子]	54	76.7	109	459	17.6	4.1	0.5	0.0	84	1.1	25	0	25	0.03	0.09
121112	罗非鱼	55	76.0	98	416	18.4	1.5	2.8	0.0	78	1.3	Tr	0	Tr	0.11	0.17
121113	罗非鱼 (莫桑比克) [非洲黑鲫鱼]	53	80.9	77	326	16.0	1.0	1.0	0.0	54	1.1	7	0	7	Tr	0.28
121114	泥鳅	60	76.6	96	407	17.9	2.0	1.7	0.0	136	1.8	14	0	14	0.10	0.33
121115	青鱼 [青皮鱼、青鳞鱼、青混]	63	73.9	118	497	20.1	4.2	0.0	0.0	108	2.4	42	0	42	0.03	0.07
121116	乌鳢 [黑鱼、乌鱼、生鱼]	57	78.7	85	359	18.5	1.2	0.0	0.0	91	1.6	26	0	26	0.02	0.14
121117	银鱼 [面条鱼]	100	76.2	105	440	17.2	4.0	0.0	0.0	361	2.6	—	0	—	0.03	0.05
121118	鳇鱼 [䱗鱼]	56	71.3	124	523	17.1	3.2	6.7	0.0	98	1.7	10	0	10	Tr	0.05
121120	鲇鱼 [胡子鲇、鲇胡、旺虾]	65	78.0	103	431	17.3	3.7	0.0	0.0	163	1.1	—	0	—	0.03	0.10
121121	鲒花	63	76.7	117	491	15.6	6.1	0.0	0.0	34	1.6	—	0	—	0.01	0.25
121122	鲢鱼 [白鲢、胖子、连子鱼]	61	77.4	104	436	17.8	3.6	0.0	0.0	99	1.2	20	0	20	0.03	0.07

鱼虾蟹贝类 Fish, shellfish and mollusc

鱼

(以每 100g 可食部计)

食物编码 Food code	食物名称 Food name	烟酸 Niacin mg	维生素C Vitamin C mg	维生素E (Vitamin E) Total mg	α-E mg	(β+γ)-E mg	δ-E mg	钙 Ca mg	磷 P mg	钾 K mg	钠 Na mg	镁 Mg mg	铁 Fe mg	锌 Zn mg	硒 Se μg	铜 Cu mg	锰 Mn mg	备注 Remark
121101	白条鱼（棵鱼）	1.90	Tr	0.86	0.82	0.04	—	58	224	331	68.0	13	1.7	3.22	12.00	0.16	0.03	青海
121102	草鱼	2.80	Tr	2.03	2.03	Tr	Tr	38	203	312	46.0	31	0.8	0.87	6.66	0.05	0.05	
121103	赤眼鳟 [金目鱼]	4.70	Tr	1.70	1.70	—	—	59	186	291	87.0	2	6.4	0.56	78.76	0.02	0.65	上海
121104	鳇鱼 [猴鱼]	1.30	Tr	0.66	0.22	0.44	—	139	109	194	158.4	23	0.2	0.54	21.48	0.06	0.03	青岛
121105	胡子鲇 [塘虱(鱼)]	4.30	Tr	0.09	0.09	—	—	18	129	78	45.5	20	0.6	0.86	34.20	0.04	0.02	广东
121106	黄颡鱼 [戈牙鱼、黄鳍鱼]	3.70	Tr	1.48	1.05	0.43	—	59	166	202	250.4	19	6.4	1.48	16.09	0.08	0.10	济南
121107	黄鳝 [鳝鱼]	3.70	Tr	1.34	1.34	—	—	42	206	263	70.2	18	2.5	1.97	34.56	0.05	2.22	
121108	黄鳝丝	1.80	Tr	1.10	1.10	—	—	57	81	278	131.0	—	2.8	1.82	36.38	0.02	8.25	上海
121109	尖嘴白	—	Tr	0.27	0.02	—	0.25	27	192	375	48.3	14	0.6	1.32	—	0.06	0.04	合肥
121110	口头鱼	2.40	Tr	—	—	—	—	103	247	270	47.7	26	2.0	1.83	16.09	0.05	—	武汉
121111	鲤鱼 [鲤拐子]	2.70	Tr	1.27	0.35	0.44	0.48	50	204	334	53.7	33	1.0	2.08	15.38	0.06	0.05	
121112	罗非鱼	3.30	Tr	1.91	0.59	1.14	0.18	12	161	289	19.8	36	0.9	0.87	22.60	0.05	0.09	山东
121113	罗非鱼（莫桑比克）[非洲黑鲫鱼]	2.50	Tr	0.10	0.10	Tr	Tr	24	150	338	66.8	24	1.1	0.70	—	0.11	0.14	福州
121114	泥鳅	6.20	Tr	0.79	0.25	0.13	0.41	299	302	282	74.8	28	2.9	2.76	35.30	0.09	0.47	
121115	青鱼 [青皮鱼、青鳞鱼、青混]	2.90	Tr	0.81	0.67	0.06	0.08	31	184	325	47.4	32	0.9	0.96	37.69	0.06	0.04	
121116	乌鳢 [黑鱼、乌鱼、生鱼]	2.50	Tr	0.97	0.97	Tr	Tr	152	232	313	48.8	33	0.7	0.80	24.57	0.05	0.06	
121117	银鱼 [面条鱼]	0.20	Tr	1.86	0.09	1.77	Tr	46	22	246	8.6	25	0.9	0.16	9.54	—	0.07	
121118	湟鱼 [裸鲤鱼]	2.80	Tr	1.10	0.65	0.34	0.11	42	229	372	42.0	15	1.2	1.28	24.10	0.19	0.04	青岛
121120	鲇鱼 [胡子鲇、鲢胡、旺虾]	2.50	Tr	0.54	0.19	0.13	0.22	42	195	351	49.6	22	2.1	0.53	27.49	0.09	0.03	青海
121121	鲑花	0.90	Tr	2.15	—	—	—	—	270	—	63.5	—	—	—	24.63	0.02	0.16	
121122	鲢鱼 [白鲢、胖子、连子鱼]	2.50	Tr	1.23	0.75	Tr	0.48	53	190	277	57.5	23	1.4	1.17	15.68	0.06	0.09	哈尔滨

鱼虾蟹贝类 Fish, shellfish and mollusc

(以每 100g 可食部计)

食物编码 Food code	食物名称 Food name	食部 Edible %	水分 Water g	能量 Energy kcal	能量 Energy kJ	蛋白质 Protein g	脂肪 Fat g	碳水化合物 CHO g	不溶性膳食纤维 Dietary fiber g	胆固醇 Cholesterol mg	灰分 Ash g	总维生素A Vitamin A μgRAE	胡萝卜素 Carotene μg	视黄醇 Retinol μg	硫胺素 Thiamin mg	核黄素 Riboflavin mg
121123	鲷鱼 [喜头鱼、海附鱼]	54	75.4	108	455	17.1	2.7	3.8	0.0	130	1.0	17	0	17	0.04	0.09
121124	鲮鱼 [雪鲮]	57	77.7	95	402	18.4	2.1	0.7	0.0	86	1.1	125	0	125	0.01	0.04
121125	鲮鱼 (罐头)	100	27.0	399	1662	30.7	26.9	8.5	0.0	162	6.9	—	0	—	0.04	0.09
121126	鲳鱼 [鲂鱼、武昌鱼]	59	73.1	135	565	18.3	6.3	1.2	0.0	94	1.1	28	0	28	0.02	0.07
121127	鳗鲡 [鳗鱼、河鳗]	84	67.1	181	755	18.6	10.8	2.3	0.0	177	1.2	—	0	—	0.02	0.02
121128	鳙鱼 [胖头鱼、摆佳鱼、花鲢鱼]	61	76.5	100	421	15.3	2.2	4.7	0.0	112	1.3	34	0	34	0.04	0.11
121129	鳜鱼 [桂鱼、花鲫鱼]	61	74.5	117	494	19.9	4.2	0.0	0.0	124	1.5	12	0	12	0.02	0.07
121130	鳟鱼 [红鳟鱼]	57	77.0	99	416	18.6	2.6	0.2	0.0	102	1.6	206	0	206	0.08	—
121131	草鱼 [白鲩、草包鱼]	58	78.2	96	406	17.7	2.6	0.5	0.0	47	1.0	11	0	11	0.04	0.04
121132	鲢鱼 [白鲢、胖子、连子鱼]	61	82.8	84	355	16.3	2.1	0.0	0.0	38	1.1	20	0	20	0.01	0.05
121133	鲫鱼 [喜头鱼、海附鱼]	54	78.6	89	377	18.0	1.6	0.7	0.0	21	1.1	17	0	17	0.08	0.06
121134	丁桂鱼	62	64.8	157	663	29.7	4.2	0.2	0.0	87	1.1	—	0	—	—	—
121135	乌鳢 (野生) [黑鱼、乌鱼、生鱼]	71	75.5	105	442	19.9	2.3	1.1	0.0	59	1.2	—	0	—	—	—
121136	花骨鱼	57	66.8	155	652	25.8	5.6	0.4	0.0	89	1.4	—	0	—	—	—
121137	黄颡鱼 [戈牙鱼、黄鲭鱼]	44	75.2	161	672	17.3	10.2	Tr	0.0	67	0.8	—	0	—	—	—
121138	回头鱼	61	78.9	107	449	14.5	5.3	0.4	0.0	34	0.9	—	0	—	—	—
121139	鲷鱼	64	68.9	143	602	14.8	4.5	10.8	0.0	8	1.0	—	0	—	—	—
121140	斑鳠 [剑骨鱼]	54	75.8	135	570	16.8	7.3	Tr	0.0	42	1.0	—	0	—	—	—
121141	抗浪鱼	85	67.6	174	725	16.6	11.0	2.1	0.0	177	2.7	—	0	—	—	—
121142	蓝鳃太阳鱼	48	78.4	93	393	17.8	2.3	0.3	0.0	63	1.2	—	0	—	—	—
121143	钳鱼	72	58.3	212	889	29.2	10.3	0.7	0.0	58	1.5	—	0	—	—	—
121144	翘嘴红鲌 (鲜)	59	75.1	123	517	18.1	5.6	0.1	0.0	12	1.1	—	0	—	—	—

鱼虾蟹贝类 Fish, shellfish and mollusc

(以每100g可食部计)

食物编码 Food code	食物名称 Food name	烟酸 Niacin mg	维生素C Vitamin C mg	维生素E (Vitamin E) 总 Total mg	α-E mg	(β+γ)-E mg	δ-E mg	钙 Ca mg	磷 P mg	钾 K mg	钠 Na mg	镁 Mg mg	铁 Fe mg	锌 Zn mg	硒 Se μg	铜 Cu mg	锰 Mn mg	备注 Remark
121123	鲷鱼[喜头鱼、海鲋鱼]	2.50	Tr	0.68	0.35	0.16	0.17	79	193	290	41.2	41	1.3	1.94	14.31	0.08	0.06	
121124	鲮鱼[雪鲮]	3.00	Tr	1.54	1.33	0.21	Tr	31	176	317	40.1	22	0.9	0.83	48.10	0.04	0.02	
121125	鲮鱼（罐头）	2.30	Tr	5.56	—	—	—	598	750	480	2310.0	74	6.1	2.20	8.69	0.09	0.70	广东
121126	鳊鱼[鲂鱼、武昌鱼]	1.70	Tr	0.52	0.52	Tr	Tr	89	188	215	41.1	17	0.7	0.89	11.59	0.07	0.05	
121127	鳗鲡[鳗鱼、河鳗]	3.80	Tr	3.60	2.87	0.26	0.47	42	248	207	58.8	34	1.5	1.15	33.66	0.18	Tr	
121128	鳙鱼[胖头鱼、摆佳鱼、花鲢鱼]	2.80	Tr	2.65	2.65	Tr	Tr	82	180	229	60.6	26	0.8	0.76	19.47	0.07	0.08	
121129	鳜鱼[桂鱼、花鲫鱼]	5.90	Tr	0.87	—	0.09	0.78	63	217	295	68.6	32	1.0	1.07	26.50	0.10	0.03	
121130	鳡鱼[红鳟鱼]	—	Tr	3.55	—	—	—	34	374	688	110.0	45	—	4.30	20.40	0.18	0.07	
121131	草鱼[白鲩、草包鱼]	2.48	Tr	2.03	2.03	Tr	Tr	17	152	325	36.0	26	1.3	0.38	11.67	0.01	0.01	天津
121132	鲢鱼[白鲢、胖子、连子鱼]	3.08	Tr	0.30	0.30	Tr	0.48	53	184	277	57.5	23	1.5	0.67	14.43	0.04	0.01	天津
121133	鲫鱼[喜头鱼、海鲋鱼]	2.38	Tr	0.34	0.34	0.16	0.17	79	157	290	41.2	41	1.3	0.53	22.96	0.01	0.06	天津
121134	丁桂鱼	—	Tr	—	—	—	—	81	185	296	124.4	21	2.8	1.54	0.05	—	0.28	四川
121135	乌鳢（野生）[黑鱼、乌鱼、生鱼]	—	Tr	2.48	2.45	0.03	Tr	20	191	315	50.0	28	0.4	0.55	0.03	—	Tr	湖北
121136	花骨鱼	—	Tr	—	—	—	—	760	163	325	73.2	30	0.6	2.14	0.05	—	0.12	四川
121137	黄颡鱼[戈牙鱼、黄鳍鱼]	—	Tr	2.87	2.87	Tr	Tr	Tr	156	235	40.7	16	14.0	0.70	Tr	—	Tr	上海
121138	回头鱼	—	Tr	0.20	0.20	Tr	Tr	47	164	175	33.7	20	0.6	0.51	0.02	—	0.02	湖南
121139	鲷鱼	—	Tr	0.06	—	0.06	Tr	32	79	288	65.7	25	0.5	0.57	Tr	—	Tr	湖北
121140	斑鳠[剑骨鱼]	—	Tr	—	—	—	—	11	173	468	35.1	20	0.6	0.97	0.02	—	0.02	广西
121141	抗浪鱼	—	Tr	2.20	2.20	Tr	0.00	564	335	126	71.3	33	0.7	2.17	0.03	—	0.17	四川
121142	蓝鳃太阳鱼	—	Tr	0.94	0.94	Tr	Tr	27	204	264	33.5	23	0.6	0.61	Tr	—	Tr	上海
121143	钳鱼	—	Tr	—	—	—	—	65	156	370	70.3	20	0.4	1.17	0.05	—	0.12	四川
121144	翘嘴红鲌（鲜）	—	Tr	0.56	0.56	Tr	Tr	30	145	592	49.4	19	0.5	2.73	0.03	—	0.04	福建

鱼虾蟹贝类 Fish, shellfish and mollusc

(以每100g 可食部计)

食物编码 Food code	食物名称 Food name	食部 Edible %	水分 Water g	能量 Energy kcal	能量 Energy kJ	蛋白质 Protein g	脂肪 Fat g	碳水化合物 CHO g	不溶性膳食纤维 Dietary fiber g	胆固醇 Cholesterol mg	灰分 Ash g	总维生素A Vitamin A μgRAE	胡萝卜素 Carotene μg	视黄醇 Retinol μg	硫胺素 Thiamin mg	核黄素 Riboflavin mg
121145	鲫鱼	48	65.6	189	787	20.8	11.3	0.9	0.0	62	1.4	—	0	—	—	—
121146	鳊鱼 [鲂鱼、武昌鱼]	71	67.6	142	600	27.0	3.5	0.7	0.0	68	1.2	—	0	—	—	—
121147	鲟鱼	69	75.0	100	424	23.4	0.4	0.6	0.0	46	0.6	—	0	—	—	—
121148	雅鱼	73	69.6	131	551	26.5	2.7	0.1	0.0	73	1.1	—	0	—	—	—
121149	胭脂鱼（养殖）	71	58.3	162	687	38.8	0.6	0.4	0.0	70	2.0	—	0	—	—	—
121150	棒棒鱼（雅江冷水鱼）	49	77.9	118	501	27.1	1.1	Tr	0.0	96	0.9	5	0	5	Tr	0.10
121151	尖嘴鱼（雅江冷水鱼）	61	75.1	107	451	17.1	2.2	4.6	0.0	70	1.0	4	0	4	0.01	0.09
121152	胡子鱼（雅江冷水鱼）	46	75.9	99	419	17.4	1.3	4.4	0.0	73	1.0	2	0	2	0.01	0.09
121201	白姑鱼 [白米子（鱼）]	67	71.5	150	628	19.1	8.2	0.0	0.0	80	1.3	—	0	—	0.02	0.08
121202	鲮鱼 [盆属鲮、边鱼]	70	72.0	124	522	18.5	3.4	4.8	0.0	78	1.3	1	0	1	0.06	0.11
121203	带鱼 [白带鱼、刀鱼]	76	73.3	127	535	17.7	4.9	3.1	0.0	76	1.0	29	0	29	0.02	0.06
121204	鳀鱼	64	66.9	191	795	17.6	12.8	1.3	0.0	—	1.4	5	0	5	0.19	0.12
121205	丁香鱼（干）	100	36.3	196	830	37.5	3.1	4.6	0.0	379	18.5	119	0	119	0.01	0.17
121206	狗母鱼 [大头狗母鱼]	67	76.5	100	420	16.7	2.3	3.0	0.0	71	1.5	11	0	11	0.05	0.10
121207	海鲫鱼 [九九鱼]	60	64.3	206	857	17.0	13.7	3.6	0.0	70	1.4	—	0	Tr	0.02	0.02
121208	海鳗 [闽勾]	67	74.6	122	513	18.8	5.0	0.5	0.0	71	1.1	22	0	22	0.06	0.07
121209	红娘鱼 [翼红娘鱼]	55	76.1	105	442	18.0	2.8	1.9	0.0	120	1.2	6	0	6	0.03	0.07
121210	黄姑鱼 [黄婆鸡]	63	74.0	137	572	18.4	7.0	0.0	0.0	166	1.4	Tr	0	Tr	0.04	0.09
121211	黄鱼（大黄花鱼）	66	77.7	97	407	17.7	2.5	0.8	0.0	86	1.3	10	0	10	0.03	0.10
121213	黄鲂 [赤虹、老板鱼]	75	77.8	81	343	18.5	0.5	0.6	0.0	121	2.6	10	0	10	0.03	0.07
121214	金线鱼 [红三鱼]	40	77.1	101	424	18.6	2.9	0.0	0.0	54	1.4	20	0	20	0.01	0.03
121215	绿鳍马面鲀 [面包鱼、橡皮鱼]	52	78.9	83	350	18.1	0.6	1.2	0.0	45	1.2	15	0	15	0.02	0.05
121216	梅童鱼 [大头仔鱼、丁珠鱼]	63	74.8	121	506	18.9	5.0	0.0	0.0	88	1.3	25	0	25	0.02	0.06

鱼虾蟹贝类
Fish, shellfish and mollusc

(以每100g可食部计)

食物编码 Food code	食物名称 Food name	烟酸 Niacin mg	维生素C Vitamin C mg	维生素E (Vitamin E) Total mg	α-E mg	(β+γ)-E mg	δ-E mg	钙 Ca mg	磷 P mg	钾 K mg	钠 Na mg	镁 Mg mg	铁 Fe mg	锌 Zn mg	硒 Se μg	铜 Cu mg	锰 Mn mg	备注 Remark
121145	鲥鱼	—	Tr	0.86	0.86	Tr	Tr	18	275	313	114.4	28	14.0	0.81	Tr	—	Tr	
121146	鳊鱼[鲂鱼、武昌鱼]	—	Tr	—	—	—	—	211	231	297	127.9	25	1.6	1.23	0.10	—	0.30	四川
121147	鲟鱼	—	Tr	—	—	—	—	31	210	305	167.8	19	1.3	1.28	0.09	—	0.34	四川
121148	雅鱼	—	Tr	—	—	—	—	14	201	420	83.8	24	0.8	1.40	0.05	—	0.15	四川
121149	胭脂鱼（养殖）	—	Tr	—	—	—	—	139	166	547	83.4	32	0.4	1.38	0.04	—	0.09	四川
121150	棒棒鱼（雅江冷水鱼）	1.44	Tr	0.59	0.49	0.03	0.07	6	189	33	476.0	26	2.1	0.92	2.50	0.06	0.11	西藏
121151	尖嘴鱼（雅江冷水鱼）	3.75	Tr	0.92	0.83	0.03	0.06	10	194	36	167.0	27	1.9	0.76	1.50	0.05	0.05	西藏
121152	胡子鱼（雅江冷水鱼）	2.01	Tr	0.41	0.34	0.02	0.05	11	199	35	376.0	28	2.1	1.01	1.20	0.04	0.07	西藏
121201	白姑鱼[白米子（鱼）]	3.30	Tr	1.49	0.67	0.67	0.15	23	171	382	152.7	28	0.3	0.84	21.00	0.04	0.02	青岛
121202	鯵鱼[蓝圆鯵、边鱼]	3.60	Tr	0.49	0.49	Tr	Tr	55	191	215	81.6	30	1.8	0.85	24.89	0.11	0.05	
121203	带鱼[白带鱼、刀鱼]	2.80	Tr	0.82	0.82	Tr	Tr	28	191	280	150.1	43	1.2	0.70	36.57	0.08	0.17	
121204	鳀鱼	6.50	Tr	0.33	0.33	Tr	Tr	15	324	228	65.0	46	2.2	1.20	80.36	0.07	0.03	厦门
121205	丁香鱼（干）	2.00	Tr	0.30	0.30	Tr	Tr	590	914	664	4375.0	319	4.3	3.40	41.24	0.35	0.84	福州
121206	狗母鱼[大头狗母鱼]	3.70	Tr	0.07	0.07	Tr	Tr	95	263	194	156.3	51	2.2	1.10	29.48	0.09	0.02	厦门
121207	海鲫鱼[九九鱼]	4.30	Tr	1.06	0.30	0.76	Tr	69	193	133	15.8	30	1.9	0.58	28.80	0.19	0.07	山东
121208	海鳗[鲫勾]	3.00	Tr	1.70	0.21	0.62	0.87	28	159	266	95.8	27	0.7	0.80	25.85	0.07	0.03	
121209	红娘鱼[翼红娘鱼]	4.90	Tr	0.70	0.56	0.14	Tr	160	297	308	163.9	45	1.2	2.99	59.35	0.22	0.13	
121210	黄姑鱼[黄婆鸡]	3.60	Tr	1.09	0.31	0.78	Tr	94	196	282	101.9	29	0.9	0.61	63.60	0.06	0.04	
121211	黄鱼（大黄花鱼）	1.90	Tr	1.13	0.20	0.72	0.21	53	174	260	120.3	39	0.7	0.58	42.57	0.04	0.02	
121213	黄鲂[赤虹、老板鱼]	2.00	Tr	0.16	0.16	Tr	Tr	27	157	227	159.9	24	0.3	0.37	31.43	0.08	0.09	
121214	金线鱼[红三鱼]	4.80	Tr	0.61	0.47	0.14	Tr	102	128	300	118.0	29	1.4	0.66	48.30	0.04	0.05	广东
121215	绿鳍马面鲀[面包鱼、象皮鱼]	3.00	Tr	1.03	0.25	0.78	Tr	54	185	291	80.5	27	0.9	1.44	38.18	0.07	0.10	
121216	梅童鱼[大头仔鱼、二珠鱼]	2.10	Tr	0.81	0.49	Tr	0.32	34	164	299	106.1	36	1.8	1.08	45.07	0.10	0.09	

鱼虾蟹贝类 Fish, shellfish and mollusc

(以每100g可食部计)

食物编码 Food code	食物名称 Food name	食部 Edible %	水分 Water g	能量 Energy kcal	能量 Energy kJ	蛋白质 Protein g	脂肪 Fat g	碳水化合物 CHO g	不溶性膳食纤维 Dietary fiber g	胆固醇 Cholesterol mg	灰分 Ash g	总维生素A Vitamin A µgRAE	胡萝卜素 Carotene µg	视黄醇 Retinol µg	硫胺素 Thiamin mg	核黄素 Riboflavin mg
121217	沙丁鱼 [沙鲻]	67	78.0	89	377	19.8	1.1	0.0	0.0	158	1.3	—	0	—	0.01	0.03
121218	沙钻鱼 [多鳞鱚、沙梭鱼、麦穗鱼]	63	78.5	84	355	18.4	0.6	1.2	0.0	120	1.3	12	0	12	0.03	0.04
121219	蛇鲻 [沙梭鱼]	72	73.5	122	514	20.8	4.2	0.3	0.0	74	1.2	—	0	—	0.04	0.05
121220	舌鳎 [花纹舌头、舌头鱼]	68	79.8	83	353	17.7	1.4	0.0	0.0	82	1.5	6	0	6	0.03	0.05
121221	油扦 [香梭鱼]	74	74.2	145	603	15.9	9.0	0.0	0.0	78	1.1	32	0	32	Tr	0.07
121222	颚针鱼 [针量鱼]	75	66.5	180	752	20.2	10.4	1.4	0.0	101	1.5	—	0	—	0.01	0.02
121223	鲅鱼 [马鲛鱼、燕鲅鱼、巴鱼]	80	72.5	121	511	21.2	3.1	2.1	0.0	75	1.1	19	0	19	0.03	0.04
121224	鲅鱼（咸）[咸马鲛]	67	52.8	157	666	23.3	1.6	12.4	0.0	89	9.9	—	0	—	0.04	—
121225	鲆 [片口鱼、比目鱼]	68	75.9	112	472	20.8	3.2	0.0	0.0	81	1.9	Tr	0	Tr	0.11	0.17
121226	鲈鱼 [鲈花]	58	76.5	105	442	18.6	3.4	0.0	0.0	86	1.5	19	0	19	0.03	0.12
121227	鲐鱼 [青鲐鱼、鲐巴鱼、青砖鱼]	66	69.1	155	650	19.9	7.4	2.2	0.0	77	1.4	38	0	38	0.08	—
121228	鲑鱼 [大马哈鱼、三文鱼]	72	74.1	139	581	17.2	7.8	0.0	0.0	68	0.9	45	0	45	0.07	0.18
121229	鲑鱼籽酱 [大马哈鱼籽酱、三文鱼籽酱]	100	49.4	252	1052	10.9	16.8	14.4	0.0	—	8.5	111	0	111	0.33	0.19
121230	鲂鱼 [大] [大凤尾鱼]	79	77.5	106	442	13.2	5.5	0.8	0.0	117	3.0	15	0	15	Tr	0.08
121231	鲂鱼 [小] [小凤尾鱼]	90	72.7	124	520	15.5	5.1	4.0	0.0	82	2.7	14	0	14	0.06	0.06
121232	鲨鱼 [真鲨、白斑角鲨]	56	73.3	118	496	22.2	3.2	0.0	0.0	70	1.3	21	0	21	0.01	0.05
121233	鲳鱼 [银鲳鱼] [平鱼]	70	72.8	140	585	18.5	7.3	0.0	0.0	77	1.4	24	0	24	0.04	0.07
121234	鲷 [黑鲷、铜盆鱼、大目鱼]	65	75.2	106	446	17.9	2.6	2.7	0.0	65	1.6	12	0	12	0.02	0.10
121235	鲻 [白眼鲛鱼]	57	75.3	119	499	18.9	4.8	0.0	0.0	99	1.1	—	0	—	0.02	0.13
121236	鲽 [比目鱼、凸眼鱼]	72	74.6	107	452	21.1	2.3	0.5	0.0	73	1.5	117	0	117	0.03	0.04
121237	鳐鱼 [夬鱼]	59	77.4	90	380	20.8	0.7	0.0	0.0	48	1.1	27	0	27	0.01	0.11

鱼虾蟹贝类 Fish, shellfish and mollusc

(以每100g可食部计)

食物编码 Food code	食物名称 Food name	烟酸 Niacin mg	维生素C Vitamin C mg	维生素E (Vitamin E) Total mg	α-E mg	(β+γ)-E mg	δ-E mg	钙 Ca mg	磷 P mg	钾 K mg	钠 Na mg	镁 Mg mg	铁 Fe mg	锌 Zn mg	硒 Se μg	铜 Cu mg	锰 Mn mg	备注 Remark
121217	沙丁鱼 [沙鲻]	2.00	Tr	0.26	Tr	Tr	0.26	184	183	136	91.5	30	1.4	0.16	48.95	0.02	0.07	山东
121218	沙钻鱼 [多鳞鱚、沙梭鱼、麦穗鱼]	2.10	Tr	0.19	0.19	Tr	Tr	120	220	211	173.6	40	1.5	0.75	21.27	0.11	0.06	
121219	蛇鲻 [沙梭鱼]	2.00	Tr	0.91	0.46	3.45	Tr	117	156	304	118.4	30	0.3	0.58	13.05	0.04	0.04	青岛
121220	舌鳎 [花纹舌头、舌头鱼]	2.10	Tr	0.64	Tr	0.64	Tr	57	168	309	138.8	27	1.5	0.05	34.63	0.04	0.04	
121221	油扦 [香梭鱼]	3.00	Tr	0.88	0.61	—	—	13	158	275	67.5	44	2.1	1.00	22.02	0.05	0.06	福建
121222	颚针鱼 [针量鱼]	—	Tr	3.36	0.18	3.13	0.05	58	197	336	73.3	30	1.2	1.73	37.22	0.02	0.06	青岛
121223	鲅鱼 [马鲛鱼、燕鲅鱼、巴鱼]	2.10	Tr	0.71	0.44	0.16	0.11	35	130	370	74.2	50	0.8	1.39	51.81	0.37	0.03	
121224	鲮鱼（咸）[咸马鲛]	2.70	Tr	4.60	4.60	Tr	Tr	—	228	298	5350.0	—	6.2	2.33	28.30	0.10	—	广东
121225	鲆 [片口鱼、比目鱼]	4.50	Tr	0.50	0.16	0.34	Tr	55	178	317	66.7	55	1.0	0.53	36.97	0.02	0.04	青岛
121226	鲈鱼 [鲈花]	3.10	Tr	0.75	0.38	0.37	Tr	138	242	205	144.1	37	2.0	2.83	33.06	0.05	0.04	
121227	鲐鱼 [青鲇鱼、鲐巴鱼、青砖鱼]	8.80	Tr	0.55	0.55	Tr	Tr	50	247	263	87.7	47	1.5	1.02	57.98	0.09	0.04	
121228	鲑鱼 [大马哈鱼、三文鱼]	4.40	Tr	0.78	—	—	—	13	154	361	63.3	36	0.3	1.11	29.47	0.03	0.02	哈尔滨
121229	鲑鱼籽酱 [大马哈鱼籽酱、三文鱼籽酱]	0.50	Tr	12.25	Tr	—	—	23	359	171	2881.0	73	2.8	2.69	203.09	0.60	0.05	哈尔滨
121230	鲩鱼（大）[大凤尾鱼]	1.00	Tr	0.84	0.38	0.05	0.41	114	498	161	53.1	28	1.7	1.51	37.80	0.11	0.29	上海
121231	鲩鱼（小）[小凤尾鱼]	0.90	Tr	0.74	Tr	—	0.74	78	460	225	38.5	23	1.6	1.30	33.30	0.10	0.17	
121232	鲨鱼 [真鲨、白斑角鲨]	3.10	Tr	0.58	0.58	—	—	41	212	285	102.2	30	0.9	0.73	57.02	0.06	0.03	
121233	鳕鱼 [银鳕鱼] [平鱼]	2.10	Tr	1.26	0.30	0.96	Tr	46	155	328	62.5	39	1.1	0.80	27.21	0.14	0.07	
121234	鲷 [黑鲷、铜盆鱼、大目鱼]	3.50	Tr	1.08	0.63	0.02	0.43	186	304	261	103.9	36	2.3	1.20	31.53	0.08	0.26	福建
121235	鳊鱼 [白眼梭鱼]	2.30	Tr	3.34	0.49	0.86	1.99	19	183	245	71.4	25	0.5	0.82	16.80	0.03	0.02	山东
121236	鲽 [比目鱼、凸眼鱼]	1.50	Tr	2.35	0.69	1.66	Tr	107	135	264	150.4	32	0.4	0.92	29.45	0.06	0.11	
121237	鳎鱼 [夫鱼]	3.60	Tr	0.79	0.79	Tr	Tr	22	159	277	130.0	20	0.6	0.52	29.40	0.05	0.03	上海

鱼虾蟹贝类 Fish, shellfish and mollusc

（以每100g可食部计）

食物编码 Food code	食物名称 Food name	食部 Edible %	水分 Water g	能量 Energy kcal	能量 Energy kJ	蛋白质 Protein g	脂肪 Fat g	碳水化合物 CHO g	不溶性膳食纤维 Dietary fiber g	胆固醇 Cholesterol mg	灰分 Ash g	维生素A Vitamin A μgRAE	胡萝卜素 Carotene μg	视黄醇 Retinol μg	硫胺素 Thiamin mg	核黄素 Riboflavin mg
121238	鲷鱼 [快鱼、力鱼]	71	71.9	159	666	20.7	8.5	0.0	0.0	76	1.2	Tr	0	Tr	Tr	0.02
121239	鳕鱼 [鳕棘、明太鱼]	45	77.4	88	374	20.4	0.5	0.5	0.0	114	1.2	14	0	14	0.04	0.13
121240	鲮鱼 [鲮鱼]	76	77.6	89	377	20.2	0.9	0.0	0.0	62	1.3	33	0	33	0.01	0.05
121241	带鱼（切段）	70	78.8	108	455	17.6	4.2	0.0	0.0	52	1.1	19	0	19	0.02	0.08
121242	黄鱼（小黄花鱼）	62	79.4	114	478	17.0	5.1	0.0	0.0	76	1.6	94	0	94	0.03	0.08
121243	金鲳鱼	66	77.4	99	418	18.7	2.7	0.0	0.0	—	1.2	Tr	0	Tr	0.01	0.09
121244	鲭鱼	49	45.2	413	1706	14.4	39.4	0.2	0.0	60	0.8	183	0	183	0.03	0.47
121245	双髻鲨	38	73.6	111	470	27.4	0.1	0.0	0.0	58	1.4	82	0	82	0.02	0.07
121246	紫青低纹鲔（冰鲜）	61	68.9	150	629	20.5	7.2	0.8	0.0	47	2.6	—	0	—	—	—
121247	鲛鳒鱼	45	85.3	60	252	13.7	0.6	Tr	0.0	41	1.2	—	0	—	—	—
121248	鲷鱼（鲜，刺鲷）	67	69.6	149	626	16.8	6.5	5.9	0.0	18	1.2	—	0	—	—	—
121249	大菱鲆鱼（鲜）[多宝鱼]	68	80.1	81	342	17.0	1.1	0.7	0.0	8	1.1	—	0	—	—	—
121250	海鲈鱼（鲜）	55	73.2	112	472	19.5	3.6	0.4	0.0	15	3.3	—	0	—	—	—
121251	红鳍笛鲷 [红鱼]	48	71.2	134	565	20.1	4.8	2.7	0.0	71	1.2	—	0	—	—	—
121252	黄姑鱼（鲜）	68	78.1	88	371	14.7	0.7	5.6	0.0	30	0.9	—	0	—	—	—
121253	鲅鱼 [马鲛鱼]	72	64.4	194	811	18.7	11.3	4.4	0.0	51	1.3	—	0	—	—	—
121254	石斑鱼（老虎斑）	38	71.4	130	548	20.2	4.3	2.7	0.0	70	1.4	—	0	—	—	—
121255	石斑鱼（红石斑鱼）	45	76.6	90	380	19.9	0.4	1.6	0.0	52	1.5	3	0	3	0.02	0.04
121256	石斑鱼（黑石斑鱼）	56	76.4	95	403	20.2	1.2	0.9	0.0	54	1.3	3	0	3	0.05	0.10
121257	石斑鱼（花石斑鱼）	47	76.1	95	402	20.2	0.8	1.7	0.0	56	1.2	17	0	17	Tr	0.07
121258	苏眉鱼	33	86.7	70	295	16.5	0.4	Tr	0.0	63	1.2	2	0	2	0.01	0.04
121259	青衣（红色）	49	77.9	84	356	20.1	0.3	0.2	0.0	48	1.5	2	0	2	0.01	0.05
121260	青衣（孔雀绿色）	46	78.5	82	348	19.2	0.3	0.6	0.0	51	1.4	2	0	2	0.01	0.07

鱼虾蟹贝类 Fish, shellfish and mollusc

(以每100g可食部计)

食物编码 Food code	食物名称 Food name	烟酸 Niacin mg	维生素C Vitamin C mg	维生素E (Vitamin E) Total mg	α-E mg	(β+γ)-E mg	δ-E mg	钙 Ca mg	磷 P mg	钾 K mg	钠 Na mg	镁 Mg mg	铁 Fe mg	锌 Zn mg	硒 Se μg	铜 Cu mg	锰 Mn mg	备注 Remark
121238	鲫鱼 [快鱼、力鱼]	—	Tr	1.83	1.83	Tr	Tr	39	203	246	47.8	28	1.3	1.12	35.65	0.07	0.02	
121239	鳕鱼 [鳕冻、明太鱼]	2.70	Tr	—	—	—	—	42	232	321	130.3	84	0.5	0.86	24.80	0.01	0.01	北京
121240	鲍鱼 [鳘鱼]	3.00	Tr	—	—	—	—	21	228	357	54.8	18	1.1	0.81	51.09	0.05	0.07	
121241	带鱼 (切段)	1.45	Tr	0.42	0.42	Tr	Tr	431	282	361	246.4	30	1.1	2.23	26.63	0.07	0.09	浙江
121242	黄鱼 (小黄花鱼)	0.72	Tr	0.82	0.82	Tr	Tr	191	217	198	194.3	23	0.7	0.88	26.71	0.04	0.06	浙江
121243	金鲳鱼	0.93	Tr	0.10	0.10	Tr	Tr	20	170	319	104.1	26	0.5	0.36	32.80	0.04	0.03	浙江
121244	鲭鱼	6.05	Tr	—	—	—	—	7	160	308	56.0	24	1.4	1.00	—	—	—	台北
121245	双髻鲨	6.90	1.7	—	—	—	—	4	259	492	83.0	32	0.8	0.60	—	—	—	台北
121246	紫青低纹鲔 (冰鲜)	—	Tr	0.62	0.62	Tr	Tr	—	393	675	104.0	26	0.8	7.82	0.05	—	0.08	福建
121247	鲛鳒鱼	—	Tr	9.06	7.91	1.16	Tr	2	177	262	128.9	23	0.9	0.27	Tr	—	0.06	江苏
121248	鲳鱼 (鲜，刺鲳)	—	Tr	0.61	0.61	Tr	Tr	38	101	330	297.5	22	0.1	0.23	0.01	—	0.03	福建
121249	大菱鲆鱼 (鲜) [多宝鱼]	—	Tr	0.45	0.45	Tr	Tr	12	177	244	83.6	23	0.1	0.33	0.00	—	0.03	福建
121250	海鲈鱼 (鲜)	—	Tr	0.31	0.31	Tr	Tr	8	188	—	44.9	23	0.2	0.48	0.09	—	0.04	福建
121251	红鳍笛鲷 [红鱼]	—	Tr	0.66	0.66	Tr	Tr	31	193	450	113.0	32	0.2	0.41	0.01	—	0.02	广西
121252	黄姑鱼 (鲜)	—	Tr	0.89	0.89	Tr	Tr	148	165	281	147.0	22	0.3	19.43	0.02	—	0.05	福建
121253	鲅鱼 [马鲛鱼]	—	Tr	13.17	11.73	1.15	Tr	11	290	378	36.7	27	2.5	0.40	Tr	—	0.03	江苏
121254	石斑鱼 (老虎斑)	—	Tr	0.62	0.62	Tr	Tr	24	312	357	91.5	27	21.6	0.78	Tr	—	Tr	浙江
121255	石斑鱼 (红石斑鱼)	2.00	Tr	0.11	0.06	0.03	0.02	40	238	407	106.0	41	1.5	0.77	45.00	0.03	0.01	三沙
121256	石斑鱼 (黑石斑鱼)	1.59	Tr	0.44	0.39	0.03	0.02	62	193	320	88.1	35	1.7	0.88	35.00	0.06	0.03	三沙
121257	石斑鱼 (花石斑鱼)	2.87	Tr	0.27	0.23	0.03	0.02	15	198	351	95.8	32	1.6	0.82	32.00	0.04	0.02	三沙
121258	苏眉鱼	1.66	Tr	0.26	0.21	0.02	0.03	22	175	313	151.0	33	1.6	1.03	15.00	0.05	0.02	三沙
121259	青衣 (红色)	2.37	Tr	0.27	0.23	0.02	0.02	16	226	394	132.0	43	1.6	0.70	32.00	0.03	0.02	三沙
121260	青衣 (孔雀绿色)	1.15	Tr	0.18	0.13	0.03	0.02	24	211	375	119.0	40	1.7	0.68	24.00	0.06	0.03	三沙

鱼虾蟹贝类 Fish, shellfish and mollusc

（以每100g可食部计）

食物编码 Food code	食物名称 Food name	食部 Edible %	水分 Water g	能量 Energy kcal	能量 Energy kJ	蛋白质 Protein g	脂肪 Fat g	碳水化合物 CHO g	不溶性膳食纤维 Dietary fiber g	胆固醇 Cholesterol mg	灰分 Ash g	维生素A Vitamin A μgRAE	胡萝卜素 Carotene μg	视黄醇 Retinol μg	硫胺素 Thiamin mg	核黄素 Riboflavin mg
121261	笠鱼	45	75.0	97	411	22.2	0.5	0.9	0.0	56	1.4	1	0	1	0.01	0.05
121262	金枪鱼肉	100	73.3	102	433	23.7	0.3	1.1	0.0	39	1.6	1	0	1	0.06	0.13
121263	鲅鱼肉 [马鲛鱼肉]	100	73.4	102	431	23.7	0.3	1.0	0.0	42	1.6	Tr	0	Tr	0.02	0.04
121264	刺泡鱼 [刺鲍鱼]	48	77.0	94	398	23.0	0.2	Tr	0.0	74	1.2	Tr	0	Tr	0.08	0.09
121301	鱼片干	100	20.2	303	1284	46.1	3.4	22.0	0.0	307	8.3	—	—	—	0.11	0.39
121302	鱼奇油 [鱼露，虾油]	100	65.4	47	198	11.2	0.2	0.0	0.0	—	23.3	—	—	—	—	0.13
121304	鱼排	100	61.2	160	677	10.1	2.4	24.5	0.0	24	1.8	Tr	—	Tr	0.04	0.05
121305	鱼丸	100	72.5	107	453	11.1	1.3	12.7	0.0	77	2.4	5	—	5	0.02	0.04
121306	凤尾鱼酱	100	55.9	201	846	9.6	7.1	24.7	0.0	—	2.7	Tr	—	Tr	0.07	0.04
121401	草鱼（熏）	100	45.6	283	1182	24.0	16.5	9.6	0.0	9	4.3	127	—	127	0.03	0.04
121402	丁香鱼（香辣味）	100	30.3	403	1678	19.0	28.2	18.3	0.0	—	4.2	Tr	—	Tr	0.04	0.05
121403	凤尾鱼（熏）	100	19.5	520	2155	23.5	43.0	9.7	0.0	57	4.3	Tr	48	Tr	0.02	0.07
121404	箭鱼（炸）	100	47.8	271	1131	20.8	16.1	10.7	0.0	60	4.6	4	124	Tr	0.02	0.05
121405	金枪鱼（盐水浸）	81	74.6	99	422	23.5	0.6	0.0	0.0	51	—	10	—	—	0.02	0.11
121406	金枪鱼（油浸）	79	63.3	189	794	27.1	9.0	0.0	0.0	50	—	Tr	—	Tr	0.02	0.12
121407	鲮鱼（豆豉，熟）	100	18.8	472	1963	25.5	33.1	17.9	0.0	25	4.7	6	75	Tr	0.02	0.08
121408	鳗鱼（红烧）	100	55.4	211	886	21.3	9.8	9.5	0.0	50	4.0	Tr	—	Tr	0.03	0.09
121410	鲭鱼（烤，150℃，20分）	100	45.7	390	1612	19.1	34.8	0.0	0.0	72	1.2	132	—	—	0.25	0.47
121414	鲭鱼（炸）	100	28.3	550	2270	17.2	53.4	0.1	0.0	51	1.0	103	—	—	0.14	0.31
121415	鲭鱼（蒸）	100	47.0	390	1611	14.6	36.5	0.7	0.0	76	1.0	142	—	—	0.20	0.34
121416	鲭鱼（煮）	100	49.3	372	1537	14.9	34.5	0.4	0.0	72	0.8	125	—	—	0.18	0.32
121417	沙丁鱼（茄汁，熟）	100	70.4	155	648	13.8	9.8	3.0	0.0	39	3.0	104	1248	Tr	0.04	0.12
121418	沙丁鱼（盐水浸）	79	66.2	172	721	21.5	9.6	0.0	0.0	60	—	6	—	—	0.01	0.26

鱼虾蟹贝类 Fish, shellfish and mollusc

(以每100g可食部计)

食物编码 Food code	食物名称 Food name	烟酸 Niacin mg	维生素C Vitamin C mg	维生素E (Vitamin E) Total mg	α-E mg	(β+γ)-E mg	δ-E mg	钙 Ca mg	磷 P mg	钾 K mg	钠 Na mg	镁 Mg mg	铁 Fe mg	锌 Zn mg	硒 Se μg	铜 Cu mg	锰 Mn mg	备注 Remark
121261	笠鱼	5.87	Tr	0.54	0.49	0.03	0.02	21	266	430	78.5	42	4.3	0.88	110.00	0.15	0.04	三沙
121262	金枪鱼肉	7.42	Tr	0.07	0.03	0.02	0.02	6	285	517	55.5	43	3.6	0.70	69.00	0.14	0.03	三沙
121263	鲛鱼肉 [马鲛鱼肉]	12.37	Tr	0.28	0.24	0.02	0.02	4	308	566	84.0	63	1.1	0.63	36.00	0.03	0.02	三沙
121264	刺泡鱼 [刺鲍鱼]	2.56	Tr	0.34	0.26	0.05	0.03	124	174	191	203.0	16	6.0	1.12	63.00	0.30	0.03	三沙
121301	鱼片干	5.00	Tr	0.88	0.88	Tr	Tr	106	308	251	2320.6	60	4.4	2.94	0.37	0.16	0.17	福州
121302	鱼奇油 [鱼露，虾油]	1.80	Tr	—	—	—	—	24	6	199	9350.0	60	3.0	0.30	12.05	0.08	0.09	
121304	鱼排	0.47	Tr	Tr	Tr	Tr	Tr	13	92	136	383.3	4	1.0	0.62	9.33	0.06	0.09	
121305	鱼丸	Tr	Tr	Tr	Tr	Tr	Tr	97	272	360	854.2	11	1.2	1.59	14.02	0.11	0.08	山东
121306	鱼子酱（熏）	0.41	Tr	3.89	1.26	1.87	0.76	23	88	271	394.6	4	2.7	1.35	18.98	0.08	0.27	江苏
121401	草鱼	3.29	Tr	6.46	2.86	3.46	0.14	448	285	315	1291.8	36	25.7	1.39	8.78	0.07	0.41	福建
121402	丁香鱼（香辣味）	2.05	Tr	23.25	5.02	13.66	4.57	542	616	363	1417.2	94	4.2	2.57	18.57	0.25	0.37	广东
121403	凤尾鱼（熟）	1.45	Tr	15.65	4.63	8.58	2.44	665	643	161	525.4	42	1.3	1.78	39.60	0.12	0.20	广东
121404	箭鱼（炸）	1.20	Tr	8.70	2.12	4.92	1.66	211	167	60	403.6	24	0.7	0.72	23.29	0.02	0.09	
121405	金枪鱼（盐水浸）	14.40	Tr	—	—	—	—	8	170	230	320.0	27	1.0	0.70	78.00	0.05	Tr	
121406	金枪鱼（油浸）	16.10	Tr	—	—	—	—	12	200	260	290.0	33	1.6	1.10	90.00	0.20	0.05	
121407	鲛鱼（豆豉，熟）	1.63	Tr	31.32	6.44	18.68	6.20	179	262	399	1291.7	47	9.2	2.18	24.82	0.16	0.23	广东
121408	鳗鱼（红烧）	1.47	Tr	5.91	1.54	4.04	0.33	37	120	174	1252.0	16	2.2	2.46	24.45	0.04	0.05	广东
121410	鲭鱼（烤，150℃，20分）	6.95	Tr	—	—	—	—	5	246	370	82.0	31	2.0	1.30	—	—	—	台北
121414	鲭鱼（炸）	6.30	Tr	—	—	—	—	8	262	301	75.0	27	1.7	1.10	—	—	—	台北
121415	鲭鱼（蒸）	5.70	Tr	—	—	—	—	5	211	235	52.4	22	2.0	0.90	—	—	—	台北
121416	鲭鱼（煮）	4.98	Tr	—	—	—	—	6	175	211	51.0	20	1.8	1.00	—	—	—	台北
121417	沙丁鱼（茄汁，熟）	5.18	Tr	5.16	1.83	2.33	1.00	17	137	268	820.2	20	0.6	0.32	34.64	0.08	—	辽宁
121418	沙丁鱼（盐水浸）	6.10	Tr	—	—	—	—	540	510	320	530.0	45	2.3	2.30	41.00	0.16	0.20	

鱼虾蟹贝类 Fish, shellfish and mollusc

(以每100g可食部计)

食物编码 Food code	食物名称 Food name	食部 Edible %	水分 Water g	能量 Energy kcal	能量 Energy kJ	蛋白质 Protein g	脂肪 Fat g	碳水化合物 CHO g	不溶性膳食纤维 Dietary fiber g	胆固醇 Cholesterol mg	灰分 Ash g	总维生素A Vitamin A μgRAE	胡萝卜素 Carotene μg	视黄醇 Retinol μg	硫胺素 Thiamin mg	核黄素 Riboflavin mg
121419	沙丁鱼（油浸）	82	58.6	220	918	23.3	14.1	0.0	0.0	65	—	7	—	—	0.01	0.29
121420	午餐鱼（香辣味）	100	37.5	383	1588	24.4	30.2	3.3	0.0	—	4.6	Tr	—	Tr	0.04	0.09
121421	鳕鱼（烤）	85	76.6	96	408	21.4	1.2	Tr	0.0	56	—	2	—	—	0.03	0.05
121422	鳕鱼（炸）	98	55.9	241	1005	12.4	14.3	15.6	0.0	—	—	Tr	—	—	0.07	0.06

虾

食物编码 Food code	食物名称 Food name	食部 Edible %	水分 Water g	能量 Energy kcal	能量 Energy kJ	蛋白质 Protein g	脂肪 Fat g	碳水化合物 CHO g	不溶性膳食纤维 Dietary fiber g	胆固醇 Cholesterol mg	灰分 Ash g	总维生素A Vitamin A μgRAE	胡萝卜素 Carotene μg	视黄醇 Retinol μg	硫胺素 Thiamin mg	核黄素 Riboflavin mg
122101	白米虾［水虾米］	57	77.3	81	343	17.3	0.4	2.0	0.0	103	3.0	54	—	54	0.05	0.03
122102	斑节对虾［草虾］	59	73.6	103	438	18.6	0.8	5.4	0.0	148	1.6	48	400	15	Tr	—
122103	长毛对虾［大虾，白露虾］	65	76.4	90	380	18.5	0.4	3.0	0.0	136	1.7	45	400	12	0.03	0.06
122104	蜊蛄［刺蛄，大头虾］	14	81.2	77	324	16.0	1.4	0.0	0.0	98	1.4	—	—	—	0.03	0.18
122105	东方对虾［中国对虾］	67	78.0	84	357	18.3	0.5	1.6	0.0	183	1.6	52	420	17	0.02	0.11
122106	对虾	61	76.5	93	393	18.6	0.8	2.8	0.0	193	1.3	15	—	15	0.01	0.07
122107	海虾	51	79.3	79	333	16.8	0.6	1.5	0.0	117	1.8	Tr	—	Tr	0.01	0.05
122108	河虾	86	78.1	87	368	16.4	2.4	0.0	0.0	240	3.9	48	—	48	0.04	0.03
122109	基围虾	60	75.2	101	428	18.2	1.4	3.9	0.0	181	1.3	—	—	—	0.02	0.07
122110	江虾［沼虾］	100	77.0	87	367	10.3	0.9	9.3	0.0	116	2.5	102	—	102	0.04	0.12
122111	龙虾	46	77.6	90	379	18.9	1.1	1.0	0.0	121	1.4	Tr	—	Tr	—	0.03
122112	明虾	57	79.8	85	359	13.4	1.8	3.8	0.0	273	1.2	Tr	—	Tr	0.01	0.04
122113	塘水虾［草虾］	57	74.0	96	405	21.2	1.2	0.0	0.0	264	3.6	44	—	44	0.05	0.03
122114	虾虎	32	80.6	81	342	11.6	1.7	4.8	0.0	177	1.3	Tr	—	Tr	0.04	0.04
122116	鳌虾	31	80.1	93	392	14.8	3.8	0.0	0.0	—	1.3	—	—	—	0.02	0.18
122117	北极虾	85	63.9	132	560	14.9	1.2	15.4	0.0	161	4.6	—	—	—	—	—
122118	九节虾（鲜）	61	76.0	90	381	21.4	0.1	0.8	0.0	50	1.7	—	—	—	—	—
122119	口虾蛄［皮皮虾］	28	79.7	82	345	14.8	1.7	1.8	0.0	98	2.0	—	—	—	—	—

鱼虾蟹贝类 Fish, shellfish and mollusc

(以每100g可食部计)

食物编码 Food code	食物名称 Food name	烟酸 Niacin mg	维生素C Vitamin C mg	维生素E (Vitamin E)				钙 Ca mg	磷 P mg	钾 K mg	钠 Na mg	镁 Mg mg	铁 Fe mg	锌 Zn mg	硒 Se μg	铜 Cu mg	锰 Mn mg	备注 Remark
				Total mg	α-E mg	(β+γ)-E mg	δ-E mg											
121419	沙丁鱼 [油浸]	6.90	Tr	—	—	—	—	500	520	410	450.0	46	2.3	2.20	49.00	0.11	0.19	
121420	午餐鱼 (香辣味)	4.78	Tr	17.35	4.06	10.57	2.72	725	801	576	1321.2	63	1.6	2.03	38.10	0.13	0.24	福建
121421	鳕鱼 (烤)	2.30	Tr	—	—	—	—	11	190	350	340.0	26	0.1	0.50	34.00	0.02	0.01	
121422	鳕鱼 (炸)	1.20	Tr	—	—	—	—	43	190	230	480.0	19	0.4	0.40	17.00	0.08	0.12	

虾

食物编码 Food code	食物名称 Food name	烟酸 Niacin mg	维生素C Vitamin C mg	维生素E (Vitamin E)				钙 Ca mg	磷 P mg	钾 K mg	钠 Na mg	镁 Mg mg	铁 Fe mg	锌 Zn mg	硒 Se μg	铜 Cu mg	锰 Mn mg	备注 Remark
				Total mg	α-E mg	(β+γ)-E mg	δ-E mg											
122101	白米虾 [水虾米]	—	Tr	3.34	0.01	0.12	3.21	403	267	255	90.7	26	2.1	2.03	—	0.99	0.25	合肥
122102	斑节对虾 [草虾]	2.40	Tr	1.64	1.64	Tr	Tr	59	275	363	168.8	63	2.0	1.78	28.39	1.48	0.22	福建
122103	长毛对虾 [大虾、白䗍虾]	3.10	Tr	3.52	3.52	Tr	Tr	36	241	386	208.8	47	2.9	1.55	9.11	0.62	0.12	福建
122104	蜊蛄 [剌蛄、大头虾]	3.00	Tr	—	—	—	—	—	283	181	86.8	21	14.5	0.56	—	0.91	—	武汉
122105	东方对虾 [中国对虾]	0.90	Tr	3.92	3.92	Tr	Tr	35	253	217	133.6	37	1.0	1.14	19.10	0.50	0.08	福建
122106	对虾	1.70	Tr	0.62	0.50	0.09	0.03	62	228	215	165.2	43	1.5	2.38	33.72	0.34	0.12	
122107	海虾	1.90	Tr	2.79	0.33	2.38	0.08	146	196	228	302.2	46	3.0	1.44	56.41	0.44	0.11	
122108	河虾	Tr	Tr	5.33	0.06	0.43	4.84	325	186	329	133.8	60	4.0	2.24	29.65	0.64	0.27	
122109	基围虾	2.90	Tr	1.69	1.40	0.29	Tr	83	139	250	172.0	45	2.0	1.18	39.70	0.50	0.05	广东
122110	江虾 [沼虾]	2.20	Tr	11.30	10.68	0.62	Tr	78	293	683	—	131	8.8	2.71	17.70	3.46	1.21	哈尔滨
122111	龙虾	4.30	Tr	3.58	3.55	0.03	Tr	21	221	257	190.0	22	1.3	2.79	39.36	0.54	Tr	北京
122112	明虾	4.00	Tr	1.55	0.50	0.93	0.12	75	189	238	119.0	31	0.6	3.59	25.48	0.09	0.02	山东
122113	塘水虾 [草虾]	—	Tr	4.82	Tr	0.03	4.79	403	233	250	109.0	26	3.4	2.54	—	2.04	0.21	合肥
122114	虾虎	0.90	Tr	3.18	3.18	Tr	Tr	22	206	132	136.6	32	1.7	3.31	46.55	2.99	0.11	青岛
122116	鳌虾	2.70	Tr	4.31	4.12	0.14	0.05	85	228	550	225.2	2	6.4	1.45	7.90	1.07	3.25	上海
122117	北极虾	—	Tr	0.84	0.84	Tr	Tr	12	—	244	566.7	—	1.4	1.28	—	—	—	天津
122118	九节虾 (鲜)	—	Tr	—	—	—	—	—	249	396	243.5	47	2.7	1.54	1.18	—	0.01	福建
122119	口虾蛄 [皮皮虾]	—	Tr	2.16	2.16	Tr	Tr	6	245	246	556.1	28	2.5	2.40	Tr	—	1.20	浙江

鱼虾蟹贝类 Fish, shellfish and mollusc

(以每 100g 可食部计)

食物编码 Food code	食物名称 Food name	食部 Edible %	水分 Water g	能量 Energy kcal	能量 Energy kJ	蛋白质 Protein g	脂肪 Fat g	碳水化合物 CHO g	不溶性膳食纤维 Dietary fiber g	胆固醇 Cholesterol mg	灰分 Ash g	总维生素A Vitamin A μgRAE	胡萝卜素 Carotene μg	视黄醇 Retinol μg	硫胺素 Thiamin mg	核黄素 Riboflavin mg
122120	罗氏沼虾	40	78.0	91	380	20.6	0.8	Tr	0.0	174	1.2	—	—	—	—	—
122121	南美白对虾	56	78.2	83	351	19.4	0.2	0.8	0.0	175	1.4	—	—	—	—	—
122122	青虾	57	73.8	100	423	23.8	0.4	0.2	0.0	140	1.8	—	—	—	—	—
122123	琼海虾	100	84.3	56	234	8.9	1.8	0.9	0.0	406	4.1	—	—	—	—	—
122201	虾米[海米、虾仁]	100	37.4	198	839	43.7	2.6	0.0	0.0	525	17.0	21	—	21	0.01	0.12
122202	虾脑酱	100	58.4	100	418	15.2	4.3	0.0	0.0	249	22.1	Tr	—	Tr	—	0.29
122203	虾酱	100	72.3	112	465	10.8	7.6	0.0	0.0	—	14.3	65	—	65	0.05	0.14
122204	虾仁(红)	100	87.8	48	203	10.4	0.7	0.0	0.0	—	1.1	Tr	—	Tr	0.01	0.02
122205	虾皮	100	42.4	153	646	30.7	2.2	2.5	0.0	428	22.2	19	—	19	0.02	0.14
122206	虾仁	100	48.7	199	847	20.8	0.6	27.7	0.0	195	2.2	—	—	—	—	—
122301	虾仁肉丸	100	70.0	152	636	4.6	7.4	16.7	0.0	17	1.3	4	—	4	0.08	0.04

蟹

食物编码 Food code	食物名称 Food name	食部 Edible %	水分 Water g	能量 Energy kcal	能量 Energy kJ	蛋白质 Protein g	脂肪 Fat g	碳水化合物 CHO g	不溶性膳食纤维 Dietary fiber g	胆固醇 Cholesterol mg	灰分 Ash g	总维生素A Vitamin A μgRAE	胡萝卜素 Carotene μg	视黄醇 Retinol μg	硫胺素 Thiamin mg	核黄素 Riboflavin mg
123001	海蟹	55	77.1	95	400	13.8	2.3	4.7	0.0	125	2.1	30	—	30	0.01	0.10
123002	河蟹	42	75.8	103	433	17.5	2.6	2.3	0.0	267	1.8	389	—	389	0.06	0.28
123003	锯缘青蟹[青蟹]	43	79.8	80	336	14.6	1.6	1.7	0.0	119	2.3	202	2400	2	0.02	0.39
123004	梭子蟹	49	77.5	95	400	15.9	3.1	0.9	0.0	142	2.6	121	—	121	0.03	0.30
123005	蟹肉	100	84.4	62	260	11.6	1.2	1.1	0.0	65	1.7	—	—	—	0.03	0.09
123006	海蟹(小)	42	79.2	81	343	14.2	1.1	3.6	0.0	40	1.9	Tr	—	Tr	0.03	0.10
123007	锯缘青蟹(公、鲜)	42	71.8	126	529	16.7	5.2	3.1	0.0	104	3.2	—	—	—	—	—
123008	锯缘青蟹(母、鲜)	44	69.0	155	648	17.3	7.5	4.5	0.0	124	1.7	—	—	—	—	—
123009	大闸蟹(母)	36	69.3	156	652	21.0	7.7	0.6	0.0	62	1.4	—	—	—	—	—
123010	海蟹(公)	25	77.0	85	359	18.0	0.3	2.5	0.0	90	2.2	—	—	—	—	—
123011	海蟹(母)	27	81.9	64	272	14.2	0.3	1.2	0.0	9	2.5	—	—	—	—	—

鱼虾蟹贝类 Fish, shellfish and mollusc

(以每100g 可食部计)

食物编码 Food code	食物名称 Food name	烟酸 Niacin mg	维生素C Vitamin C mg	维生素E (Vitamin E) Total mg	α-E mg	(β+γ)-E mg	δ-E mg	钙 Ca mg	磷 P mg	钾 K mg	钠 Na mg	镁 Mg mg	铁 Fe mg	锌 Zn mg	硒 Se μg	铜 Cu mg	锰 Mn mg	备注 Remark
122120	罗氏沼虾	—	Tr	3.17	2.91	0.34	Tr	5	232	318	122.3	22	1.0	1.09	Tr	—	0.44	上海
122121	南美白对虾	—	Tr	16.87	9.40	7.47	Tr	7	306	309	70.5	1	0.2	0.64	0.25	—	Tr	江苏
122122	青虾	—	Tr	1.06	1.06	Tr	Tr	28	312	260	277.1	55	0.4	0.91	0.02	—	0.62	
122123	琼海虾	—	Tr	—	—	—	—	—	311	224	107.7	15	0.4	2.22	0.19	—	4.14	四川
122201	虾米 [海米、虾仁]	5.00	Tr	1.46	1.46	Tr	Tr	555	666	550	4891.9	236	11.0	3.82	75.40	2.33	0.77	青岛
122202	虾脑酱	3.80	Tr	1.78	1.52	0.26	Tr	667	146	111	1790.0	53	8.7	3.65	21.45	1.60	0.87	
122203	虾酱	0.76	Tr	3.96	1.22	1.80	0.94	308	177	196	4584.6	25	11.6	1.52	31.94	0.35	0.57	山东
122204	虾仁 (红)	Tr	Tr	0.70	0.70	Tr	Tr	23	157	98	272.5	9	0.6	0.62	10.86	0.07	0.05	浙江
122205	虾皮	3.10	Tr	0.92	0.42	0.50	Tr	991	582	617	5057.7	265	6.7	1.93	74.43	1.08	0.82	
122206	虾仁	—	Tr	—	—	—	—	81	—	301	272.6	—	0.4	1.28	—	—	—	天津
122301	虾仁肉丸	2.40	Tr	—	—	—	—	7	31	58	429.0	10	0.7	0.50	—	—	—	台北

蟹

食物编码 Food code	食物名称 Food name	烟酸 Niacin mg	维生素C Vitamin C mg	Total mg	α-E mg	(β+γ)-E mg	δ-E mg	钙 Ca mg	磷 P mg	钾 K mg	钠 Na mg	镁 Mg mg	铁 Fe mg	锌 Zn mg	硒 Se μg	铜 Cu mg	锰 Mn mg	备注 Remark
123001	海蟹	2.50	Tr	2.99	0.96	2.03	Tr	208	142	232	260.0	47	1.6	3.32	82.65	1.67	0.18	
123002	河蟹	1.70	Tr	6.09	5.79	0.30	Tr	126	182	181	193.5	23	2.9	3.68	56.72	2.97	0.42	福建
123003	锯缘青蟹 [青蟹]	2.30	Tr	2.79	2.79	Tr	Tr	228	262	206	192.9	42	0.9	4.34	75.90	2.84	0.17	
123004	梭子蟹	1.90	Tr	4.56	4.56	Tr	Tr	280	152	208	481.4	65	2.5	5.50	90.96	1.25	0.26	
123005	蟹肉	4.30	Tr	2.91	2.91	Tr	Tr	231	159	214	270.0	41	1.8	2.15	33.30	1.33	0.31	广东
123006	海蟹 (小)	1.46	Tr	0.58	0.58	Tr	Tr	—	293	370	321.5	238	1.1	3.15	25.60	0.40	0.69	浙江
123007	锯缘青蟹 (公, 鲜)	—	Tr	3.62	3.43	0.11	0.07	179	360	156	240.4	63	11.3	4.67	Tr	—	0.73	福建
123008	锯缘青蟹 (母, 鲜)	—	Tr	3.47	0.10	0.11	0.10	199	290	138	191.8	46	19.9	9.77	1.46	—	0.05	福建
123009	大闸蟹 (母)	—	Tr	6.05	3.49	2.39	0.17	15	231	224	187.8	4	3.2	3.43	0.12	—	2.07	江苏
123010	海蟹 (公)	—	Tr	23.34	19.88	3.46	Tr	42	290	309	366.7	52	0.6	3.06	0.66	—	0.02	江苏
123011	海蟹 (母)	—	Tr	2.20	2.20	Tr	Tr	107	161	241	324.1	46	0.3	1.93	0.68	—	Tr	江苏

Fish, shellfish and mollusc

鱼虾蟹贝类

Fish, shellfish and mollusc

(以每 100g 可食部计)

食物编码 Food code	食物名称 Food name	食部 Edible %	水分 Water g	能量 Energy kcal	能量 Energy kJ	蛋白质 Protein g	脂肪 Fat g	碳水化合物 CHO g	不溶性膳食纤维 Dietary fiber g	胆固醇 Cholesterol mg	灰分 Ash g	总维生素A Vitamin A μgRAE	胡萝卜素 Carotene μg	视黄醇 Retinol μg	硫胺素 Thiamin mg	核黄素 Riboflavin mg
123301	蟹足棒	100	67.4	123	524	9.0	0.6	20.5	0.0	17	2.6	5	—	5	Tr	0.04
123302	蟹膏 [大闸蟹,蒸]	100	68.8	167	699	15.4	9.8	4.4	0.0	86	1.6	—	—	—	—	—
123303	蟹肉 [大闸蟹,公,蒸]	100	71.0	128	537	24.2	3.4	Tr	0.0	89	1.9	—	—	—	—	—
123304	蟹黄 [大闸蟹,蒸]	100	56.3	255	1065	24.0	17.2	1.2	0.0	252	1.3	—	—	—	—	—
123305	蟹肉 [大闸蟹,母,蒸]	100	70.5	131	552	22.4	4.2	0.9	0.0	86	2.0	—	—	—	—	—
123306	梭子蟹 (公,蒸)	28	80.0	79	330	19.0	0.2	Tr	0.0	80	2.0	—	—	—	—	—
123307	梭子蟹 (母,蒸)	21	79.4	101	424	24.1	0.4	Tr	0.0	110	2.1	—	—	—	—	—

贝

食物编码 Food code	食物名称 Food name	食部 Edible %	水分 Water g	能量 Energy kcal	能量 Energy kJ	蛋白质 Protein g	脂肪 Fat g	碳水化合物 CHO g	不溶性膳食纤维 Dietary fiber g	胆固醇 Cholesterol mg	灰分 Ash g	总维生素A Vitamin A μgRAE	胡萝卜素 Carotene μg	视黄醇 Retinol μg	硫胺素 Thiamin mg	核黄素 Riboflavin mg
124101	鲍鱼 [杂色鲍]	65	77.5	84	356	12.6	0.8	6.6	0.0	242	2.5	24	—	24	0.01	0.16
124102	鲍鱼 (干)	100	18.3	322	1360	54.1	5.6	13.7	0.0	—	8.3	28	—	28	0.02	0.13
124103	蛏子	57	88.4	40	171	7.3	0.3	2.1	0.0	131	1.9	59	—	59	0.02	0.12
124104	蛏干 [蛏子缢、蛏青子]	100	12.2	340	1438	46.5	4.9	27.4	0.0	469	9.0	20	—	20	0.07	0.31
124105	赤贝	34	84.9	61	259	13.9	0.6	0.0	0.0	144	1.5	Tr	—	Tr	—	0.10
124106	河蚌	43	85.3	54	227	10.9	0.8	0.7	0.0	103	2.3	243	—	243	0.01	0.18
124107	河蚬 [蚬子]	35	88.5	47	200	7.0	1.4	1.7	0.0	257	1.4	37	—	37	0.08	0.13
124108	牡蛎 [海蛎子]	100	82.0	73	307	5.3	2.1	8.2	0.0	100	2.4	27	—	27	0.01	0.13
124109	生蚝	100	87.1	57	241	10.9	1.5	0.0	0.0	94	0.5	—	—	Tr	0.04	0.13
124110	泥蚶 [血蚶、珠蚶]	30	81.8	71	302	10.0	0.8	6.0	0.0	124	1.4	6	—	6	0.01	0.07
124111	扇贝 (鲜)	35	84.2	60	255	11.1	0.6	2.6	0.0	140	1.5	Tr	—	Tr	Tr	0.10
124112	扇贝 (干) [干贝]	100	27.4	264	1121	55.6	2.4	5.1	0.0	348	9.5	11	—	11	Tr	0.21
124113	鲜贝	100	80.3	77	328	15.7	0.5	2.5	0.0	116	1.0	Tr	—	Tr	Tr	0.21
124114	银蚶 [蚶子]	27	82.7	71	298	12.2	1.4	2.3	0.0	89	1.4	—	—	—	Tr	0.06
124115	贻贝 (鲜) [淡菜、壳菜]	49	79.9	80	337	11.4	1.7	4.7	0.0	123	2.3	73	—	73	0.12	0.22

鱼虾蟹贝类 Fish, shellfish and mollusc

(以每100g 可食部计)

食物编码 Food code	食物名称 Food name	烟酸 Niacin mg	维生素 C Vitamin C mg	维生素 E (Vitamin E)				钙 Ca mg	磷 P mg	钾 K mg	钠 Na mg	镁 Mg mg	铁 Fe mg	锌 Zn mg	硒 Se μg	铜 Cu mg	锰 Mn mg	备注 Remark
				Total mg	α-E mg	(β+γ)-E mg	δ-E mg											
123301	蟹足棒	Tr	Tr	0.63	0.24	0.39	Tr	144	117	164	1242.0	10	0.6	0.72	7.56	0.08	0.27	浙江
123302	蟹膏（大闸蟹，蒸）	—	Tr	7.24	5.60	1.64	Tr	13	224	181	386.3	26	37.3	2.62	1.00	—	3.04	上海
123303	蟹肉（大闸蟹，公，蒸）	—	Tr	6.90	6.14	0.76	Tr	28	225	312	—	36	30.2	5.31	Tr	—	0.70	上海
123304	蟹黄（大闸蟹，蒸）	—	Tr	23.12	19.78	3.34	Tr	5	463	128	224.3	40	26.6	3.79	Tr	—	1.00	上海
123305	蟹肉（大闸蟹，母，蒸）	—	Tr	3.12	2.40	0.72	Tr	74	238	285	238.6	46	33.4	4.95	Tr	—	0.98	上海
123306	梭子蟹（公，蒸）	—	Tr	2.23	2.23	Tr	Tr	24	287	234	281.4	42	0.5	2.79	Tr	—	0.64	浙江
123307	梭子蟹（母，蒸）	—	Tr	3.43	3.43	Tr	Tr	16	206	234	394.4	30	0.6	2.86	Tr	—	0.60	浙江

贝

食物编码 Food code	食物名称 Food name	烟酸 Niacin mg	维生素 C Vitamin C mg	Total mg	α-E mg	(β+γ)-E mg	δ-E mg	Ca mg	P mg	K mg	Na mg	Mg mg	Fe mg	Zn mg	Se μg	Cu mg	Mn mg	备注 Remark
124101	鲍鱼 [杂色鲍]	0.20	Tr	2.20	0.44	0.61	1.15	266	77	136	2011.7	59	22.6	1.75	21.38	0.72	0.40	山东
124102	鲍鱼（干）	7.20	Tr	0.85	0.85	Tr	Tr	143	251	366	2316.2	352	6.8	1.68	66.60	0.45	0.32	北京
124103	蛏子	1.20	Tr	0.59	0.59	Tr	Tr	134	114	140	175.9	35	33.6	2.01	55.14	0.38	1.93	福建
124104	蛏干 [蛏子缢、蛏青子]	5.10	Tr	0.41	0.41	Tr	Tr	107	791	586	1175.0	303	88.8	13.63	121.20	2.05	7.80	山东
124105	赤贝	0.20	Tr	13.22	4.21	9.01	Tr	35	118	153	266.1	45	4.8	11.58	59.97	0.40	0.60	山东
124106	河蚌	0.70	Tr	1.36	1.36	Tr	Tr	248	305	17	17.4	16	26.6	6.23	20.24	0.11	59.61	
124107	河蚬 [蚬子]	1.40	Tr	0.38	0.38	Tr	Tr	39	127	25	18.4	10	11.4	1.82	29.79	0.47	0.18	福州
124108	牡蛎 [海蛎子]	1.40	Tr	0.81	0.81	Tr	Tr	131	115	200	462.1	65	7.1	9.39	86.64	8.13	0.85	
124109	生蚝	1.50	Tr	0.13	0.13	Tr	Tr	35	100	375	270.0	10	5.0	71.20	41.40	11.50	0.30	广东
124110	泥蚶 [血蚶、珠蚶]	1.10	Tr	13.23	—	—	—	59	103	207	354.9	84	11.4	11.59	41.42	0.11	1.25	福建
124111	扇贝（鲜）	0.20	Tr	11.85	3.79	8.06	Tr	142	132	122	339.0	39	7.2	11.69	20.22	0.48	0.70	山东
124112	扇贝（干）[干贝]	2.50	Tr	1.53	1.53	Tr	Tr	77	504	969	306.4	106	5.6	5.05	76.35	0.10	0.43	
124113	鲜贝	2.50	Tr	1.46	1.46	Tr	Tr	28	166	226	120.0	31	0.7	2.08	57.35	Tr	0.33	
124114	银蚶 [蚶子]	0.90	Tr	0.55	0.55	Tr	Tr	49	111	76	280.1	59	7.3	1.64	86.30	0.13	0.71	浙江
124115	贻贝（鲜）[淡菜、壳菜]	1.80	Tr	14.02	9.67	4.35	Tr	63	197	157	451.4	56	6.7	2.47	57.77	0.13	0.41	

鱼虾蟹贝类 Fish, shellfish and mollusc

(以每100g可食部计)

食物编码 Food code	食物名称 Food name	食部 Edible %	水分 Water g	能量 Energy kcal	能量 Energy kJ	蛋白质 Protein g	脂肪 Fat g	碳水化合物 CHO g	不溶性膳食纤维 Dietary fiber g	胆固醇 Cholesterol mg	灰分 Ash g	总维生素A Vitamin A µgRAE	胡萝卜素 Carotene µg	视黄醇 Retinol µg	硫胺素 Thiamin mg	核黄素 Riboflavin mg
124116	贻贝（干）[淡菜，壳菜]	100	15.6	355	1498	47.8	9.3	20.1	0.0	493	7.2	36	—	36	0.04	0.32
124117	海蚌[西施舌]	47	87.7	42	176	9.5	0.3	0.2	0.0	101	2.3	10	—	10	0.00	0.03
124118	鲍鱼（皱纹鲍）	40	79.9	75	319	13.7	0.1	4.8	—	—	1.5	—	—	—	0.06	0.01
124201x	蛤蜊（代表值）	39	84.1	62	260	10.1	1.1	2.8	0.0	156	1.9	21	—	21	0.01	0.13
124202	蛤蜊（花蛤蜊）	46	87.2	45	191	7.7	0.6	2.2	0.0	63	2.3	23	—	23	Tr	0.13
124203	蛤蜊（毛蛤蜊）	25	75.6	97	413	15.0	1.0	7.1	0.0	113	1.3	—	—	—	0.01	0.14
124204	蛤蜊（秋蛤蜊）	26	76.4	89	376	15.6	0.7	5.0	0.0	180	2.3	Tr	—	Tr	0.03	0.20
124205	蛤蜊（沙蛤蜊）	50	86.6	56	235	8.9	1.9	0.8	0.0	74	1.8	—	—	Tr	0.01	0.01
124206	蛤蜊（杂色蛤蜊）	40	87.7	53	221	7.5	2.2	0.7	0.0	106	1.9	—	—	Tr	0.01	0.21
124301x	螺（代表值）	41	73.6	100	424	15.7	1.2	6.6	0.0	—	2.9	26	—	26	0.03	0.40
124302	红螺	55	68.7	119	506	20.2	0.9	7.6	0.0	177	2.6	50	—	50	Tr	0.46
124303	黄螺[东风螺]	43	70.7	106	450	19.8	1.0	4.5	0.0	167	4.0	2	—	2	0.06	1.02
124304	螺蛳	37	83.3	59	252	7.5	0.6	6.0	0.0	86	2.6	Tr	—	Tr	Tr	0.28
124305	石螺	27	75.2	90	383	12.8	0.7	8.2	0.0	198	3.1	Tr	—	Tr	0.02	0.20
124306	田螺	26	82.0	60	256	11.0	0.2	3.6	0.0	154	3.2	Tr	—	Tr	0.02	0.19
124307	香海螺	59	61.6	163	687	22.7	3.5	10.1	0.0	195	2.1	—	—	Tr	—	0.24
124308	海蚌（鲜）	65	85.5	51	218	6.9	0.2	5.5	0.0	9	1.9	—	—	—	—	—
124309	海蚌（漳港海蚌，鲜）	50	83.0	64	269	9.4	0.7	4.9	0.0	14	2.0	—	—	—	—	—
124310	蛏子（焯）	52	82.2	67	282	13.5	0.9	1.1	0.0	44	2.3	—	—	—	—	—
124311	缢蛏（鲜）	55	82.6	73	308	8.6	1.8	5.6	0.0	20	1.4	—	—	—	—	—
124312	牛角江珧蛤（鲜）[长带子]	59	83.9	49	207	7.1	0.5	4.0	0.0	5	4.5	—	—	—	—	—
124313	文蛤（鲜）	31	84.7	56	237	9.2	0.7	3.2	0.0	18	2.2	—	—	—	—	—
124314	血蚶（鲜）	31	86.0	51	214	8.2	0.5	3.3	0.0	29	2.0	—	—	—	—	—

鱼虾蟹贝类 Fish, shellfish and mollusc

(以每100g可食部计)

食物编码 Food code	食物名称 Food name	烟酸 Niacin mg	维生素C Vitamin C mg	维生素E (Vitamin E) Total mg	α-E mg	(β+γ)-E mg	δ-E mg	钙 Ca mg	磷 P mg	钾 K mg	钠 Na mg	镁 Mg mg	铁 Fe mg	锌 Zn mg	硒 Se μg	铜 Cu mg	锰 Mn mg	备注 Remark
124116	贻贝（干）[淡菜，壳菜]	4.30	Tr	7.35	4.67	2.49	0.19	157	454	264	779.0	169	12.5	6.71	120.47	0.73	1.27	
124117	海蚌 [西施舌]	Tr	Tr	1.51	1.51	Tr	Tr	63	100	159	793.0	46	3.0	2.34	46.24	0.13	0.10	福建
124118	鲍鱼（皱纹鲍）	—	Tr	—	—	—	—	4	130	207	310.9	46	2.7	0.78	—	0.81	0.03	
124201x	蛤蜊（代表值）	1.50	Tr	2.41	1.79	0.48	0.14	133	128	140	425.7	78	10.9	2.38	54.31	0.11	0.44	
124202	蛤蜊（花蛤蜊）	1.90	Tr	0.51	0.51	Tr	Tr	59	126	235	309.0	82	6.1	1.19	77.10	0.20	0.39	福建
124203	蛤蜊（毛蛤蜊）	1.40	Tr	3.54	3.31	0.09	0.14	137	116	164	363.0	87	15.3	2.29	68.30	0.09	0.53	青岛
124204	蛤蜊（秋蛤蜊）	1.80	Tr	17.90	—	—	—	177	166	123	492.3	108	22.0	2.69	87.10	0.16	1.03	青岛
124205	蛤蜊（沙蛤蜊）	1.70	Tr	2.26	2.00	0.26	Tr	111	97	109	577.7	66	6.5	1.64	28.10	0.03	0.14	山东
124206	蛤蜊（杂色蛤蜊）	1.50	Tr	3.86	2.72	1.14	Tr	177	161	97	494.6	59	12.7	5.13	40.60	0.11	0.41	山东
124301x	螺（代表值）	1.80	Tr	7.58	3.70	3.16	0.72	722	118	167	153.3	143	7.0	4.60	37.94	1.05	0.72	
124302	红螺	0.20	Tr	20.70	14.23	5.41	1.06	539	152	179	219.6	191	5.3	3.34	74.78	0.05	0.34	山东
124303	黄螺 [东风螺]	2.10	Tr	0.33	0.33	Tr	Tr	55	140	297	129.4	32	3.3	2.21	27.52	1.05	0.42	福州
124304	螺蛳	2.00	Tr	0.43	0.43	Tr	Tr	156	98	75	252.6	178	1.4	10.27	16.95	1.52	1.05	济南
124305	石螺	0.70	Tr	1.57	—	—	—	2458	118	21	13.0	147	9.0	6.17	12.46	2.14	0.42	广东
124306	田螺	2.20	Tr	0.75	0.62	0.13	Tr	1030	93	98	26.0	77	19.7	2.71	16.73	0.80	1.26	上海
124307	香海螺	3.30	Tr	7.17	2.87	3.93	0.37	91	109	333	278.9	231	3.2	2.89	79.20	0.72	0.84	青岛
124308	海蚌（鲜）	—	Tr	2.59	1.77	0.71	0.12	86	70	448	810.9	3	18.9	9.30	0.11	—	0.15	福建
124309	海蚌（漳港海蚌，鲜）	—	Tr	2.76	2.26	0.50	Tr	62	94	491	650.7	29	7.0	17.41	1.30	—	0.13	福建
124310	蛏子（烤）	—	Tr	0.45	0.45	Tr	Tr	36	265	195	148.4	30	42.2	2.07	1.40	—	Tr	浙江
124311	缢蛏（鲜）	—	Tr	3.54	0.03	0.41	0.10	64	174	124	133.4	26	21.0	0.72	0.03	—	0.01	福建
124312	牛角江珧蛤（鲜）[长带子]	—	Tr	4.21	2.47	1.23	0.51	43	86	454	606.1	29	3.2	114.11	0.11	—	0.19	福建
124313	文蛤（鲜）	—	Tr	5.04	2.90	1.99	0.16	30	90	115	456.0	63	17.7	2.32	2.49	—	0.14	福建
124314	血蚶（鲜）	—	Tr	3.89	3.07	0.62	0.21	234	78	108	236.3	40	27.3	1.08	1.56	—	0.13	福建

鱼虾蟹贝类 Fish, shellfish and mollusc

(以每100g 可食部计)

食物编码 Food code	食物名称 Food name	食部 Edible %	水分 Water g	能量 Energy kcal	能量 Energy kJ	蛋白质 Protein g	脂肪 Fat g	碳水化合物 CHO g	不溶性膳食纤维 Dietary fiber g	胆固醇 Cholesterol mg	灰分 Ash g	总维生素A Vitamin A μgRAE	胡萝卜素 Carotene μg	视黄醇 Retinol μg	硫胺素 Thiamin mg	核黄素 Riboflavin mg
124315	六角螺（鲜）	7	67.4	118	500	23.5	0.5	4.8	0.0	113	3.8	Tr	—	Tr	0.01	0.10
124316	海螺肉（干）	100	18.9	295	1254	65.7	0.5	7.0	0.0	191	7.9	Tr	—	Tr	0.02	0.09
124601	文蛤丸	100	56.6	211	884	16.2	9.2	15.8	0.0	65	2.3	2	—	—	0.01	0.05

其他

食物编码 Food code	食物名称 Food name	食部 Edible %	水分 Water g	能量 Energy kcal	能量 Energy kJ	蛋白质 Protein g	脂肪 Fat g	碳水化合物 CHO g	不溶性膳食纤维 Dietary fiber g	胆固醇 Cholesterol mg	灰分 Ash g	总维生素A Vitamin A μgRAE	胡萝卜素 Carotene μg	视黄醇 Retinol μg	硫胺素 Thiamin mg	核黄素 Riboflavin mg
129001	海参	100	77.1	78	330	16.5	0.2	2.5	0.0	51	3.7	Tr	—	Tr	0.03	0.04
129002	海参（干）	93	18.9	262	1108	50.2	4.8	4.5	0.0	62	21.6	39	—	39	0.04	0.13
129003	海参（水浸）	100	93.5	25	106	6.0	0.1	0.0	0.0	50	0.5	11	—	11	Tr	0.03
129004	海蜇皮	100	76.5	33	139	3.7	0.3	3.8	0.0	8	15.7	—	—	—	0.03	0.05
129005	海蜇头	100	69.0	74	314	6.0	0.3	11.8	0.0	10	12.9	14	—	14	0.07	0.04
129006	墨鱼（鲜，曼氏无针乌贼）	69	79.2	83	350	15.2	0.9	3.4	0.0	226	1.3	Tr	—	Tr	0.02	0.04
129007	墨鱼（干，曼氏无针乌贼）	82	24.8	287	1216	65.3	1.9	2.1	0.0	316	5.9	Tr	—	Tr	0.02	0.05
129008	鱿鱼（鲜，中国枪乌贼）[枪乌贼]	97	80.4	84	355	17.4	1.6	0.0	0.0	268	1.1	35	—	35	0.02	0.06
129009	鱿鱼（干，中国枪乌贼）	98	21.8	313	1323	60.0	4.6	7.8	0.0	871	5.8	—	—	—	0.02	0.13
129010	鱿鱼（水浸）	98	81.4	75	319	17.0	0.8	0.0	0.0	—	0.8	16	—	16	Tr	0.03
129011	乌鱼蛋	73	85.3	66	280	14.1	1.1	0.0	0.0	243	0.9	Tr	—	Tr	0.01	0.04
129012	章鱼（章鱼肉）[八爪鱼]	100	86.4	52	219	10.6	0.4	1.4	0.0	114	1.2	7	—	7	0.07	0.13
129013	章鱼 [八爪鱼]	78	65.4	135	574	18.9	0.4	14.0	0.0	—	1.3	Tr	—	Tr	0.04	0.06
129014	甲鱼蛋	100	75.2	128	534	12.5	7.3	3.0	0.0	—	2.0	73	—	73	1.05	1.58
129015	乌龟（龟板）	28	38.6	466	1927	9.9	44.4	6.8	0.0	225	0.3	—	—	—	—	—
129016	乌龟（肉）	100	63.2	250	1034	14.5	21.1	0.4	0.0	69	0.8	16	—	16	Tr	—
129017	金鲨鱼翅（干）	100	12.0	350	1487	84.1	0.5	2.3	0.0	—	1.1	Tr	—	Tr	0.01	0.02
129018	鱼翅（干）	100	25.3	362	1538	88.4	0.9	0.0	—	—	1.9	Tr	—	Tr	Tr	0.01

鱼虾蟹贝类 Fish, shellfish and mollusc

(以每100g可食部计)

食物编码 Food code	食物名称 Food name	烟酸 Niacin mg	维生素C Vitamin C mg	维生素E (Vitamin E) Total mg	α-E mg	(β+γ)-E mg	δ-E mg	钙 Ca mg	磷 P mg	钾 K mg	钠 Na mg	镁 Mg mg	铁 Fe mg	锌 Zn mg	硒 Se μg	铜 Cu mg	锰 Mn mg	备注 Remark
124315	六角螺（鲜）	2.14	Tr	0.39	0.32	0.04	0.03	554	160	372	447.0	51	3.5	1.96	57.00	0.77	0.84	三沙
124316	海螺肉（干）	6.75	Tr	0.94	0.73	0.05	0.16	276	368	829	1320.0	783	4.5	3.20	42.00	0.96	0.82	三沙
124601	文蛤丸	3.79	Tr	—	—	—	—	21	165	226	565.0	23	8.4	1.00	—	—	—	台北

其他

食物编码 Food code	食物名称 Food name	烟酸 Niacin mg	维生素C Vitamin C mg	维生素E (Vitamin E) Total mg	α-E mg	(β+γ)-E mg	δ-E mg	钙 Ca mg	磷 P mg	钾 K mg	钠 Na mg	镁 Mg mg	铁 Fe mg	锌 Zn mg	硒 Se μg	铜 Cu mg	锰 Mn mg	备注 Remark
129001	海参	0.10	Tr	3.14	2.37	0.77	Tr	285	28	43	502.9	149	13.2	0.63	63.93	0.05	0.76	山东
129002	海参（干）	1.30	Tr	—	—	—	—	—	94	356	4968.0	1047	9.0	2.24	150.00	0.27	0.43	
129003	海参（水浸）	0.30	Tr	—	—	—	—	240	10	41	80.9	31	0.6	0.27	5.79	Tr	0.04	
129004	海蜇皮	0.20	Tr	2.13	0.25	1.81	0.07	150	30	160	325.0	124	4.8	0.55	15.54	0.12	0.44	
129005	海蜇头	0.30	Tr	2.82	2.17	0.65	Tr	120	22	331	467.7	114	5.1	0.42	16.60	0.21	1.76	
129006	墨鱼（鲜，曼氏无针乌贼）	1.80	Tr	1.49	1.49	Tr	Tr	15	165	400	165.5	39	1.0	1.34	37.52	0.69	0.10	
129007	墨鱼（干，曼氏无针乌贼）	3.60	Tr	6.73	6.73	Tr	Tr	82	413	1261	1744.0	359	23.9	10.02	104.40	4.20	0.20	福建
129008	鱿鱼（鲜，中国枪乌贼）[枪乌贼]	1.60	Tr	1.68	1.68	Tr	Tr	44	19	290	110.0	42	0.9	2.38	38.18	0.45	0.08	
129009	鱿鱼（干，中国枪乌贼）	4.90	Tr	9.72	9.72	Tr	Tr	87	392	1131	965.3	192	4.1	11.24	156.12	1.07	0.18	
129010	鱿鱼（水浸）	—	Tr	0.94	0.94	Tr	Tr	43	60	16	134.7	61	0.5	1.36	13.65	0.20	0.06	
129011	乌鱼蛋	2.00	Tr	10.54	9.04	1.27	0.23	11	99	201	126.8	21	0.3	1.27	37.97	0.22	0.04	山东
129012	章鱼（章鱼肉）[八爪鱼]	1.40	Tr	0.16	0.16	Tr	Tr	22	106	157	288.1	42	1.4	5.18	41.86	9.00	0.40	福建
129013	章鱼[八爪鱼]	5.40	Tr	1.34	1.34	Tr	Tr	21	63	447	65.4	50	0.6	0.68	27.30	0.24	—	青岛
129014	甲鱼蛋	0.03	Tr	3.60	—	—	—	103	268	156	103.9	11	1.3	0.97	35.23	0.05	0.02	北京
129015	乌龟（龟板）	—	Tr	1.16	1.15	Tr	0.01	10	80	26	70.9	8	1.4	0.89	0.03	—	0.24	
129016	乌龟（肉）	—	Tr	1.07	1.06	Tr	0.01	8	152	114	87.0	16	1.6	1.94	0.03	—	0.37	
129017	金鲨鱼翅（干）	Tr	Tr	Tr	Tr	Tr	Tr	252	115	226	79.6	17	5.1	2.25	72.46	0.04	0.09	广东
129018	鱼翅（干）	—	Tr	—	—	—	—	557	199	134	533.0	75	8.7	1.89	—	0.13	0.38	

鱼虾蟹贝类

Fish, shellfish and mollusc

(以每100g可食部计)

食物编码 Food code	食物名称 Food name	食部 Edible %	水分 Water g	能量 Energy kcal	能量 Energy kJ	蛋白质 Protein g	脂肪 Fat g	碳水化合物 CHO g	不溶性膳食纤维 Dietary fiber g	胆固醇 Cholesterol mg	灰分 Ash g	维生素A Vitamin A μgRAE	胡萝卜素 Carotene μg	视黄醇 Retinol μg	硫胺素 Thiamin mg	核黄素 Riboflavin mg
129019	蛏参(鲜)	53	91.7	21	91	4.1	0.0	1.2	—	—	3.0	—	—	—	0.02	0.00
129020	海参(干)	100	10.7	302	1283	64.0	0.9	9.5	—	—	14.9	—	—	—	0.10	0.27
129021	梅花参(泡发)	100	80.9	73	309	11.7	0.9	4.5	0.0	2.25	2.0	1	—	1	0.01	0.04
129022	墨鱼(干)	85	17.2	313	1329	71.6	1.1	4.2	0.0	661	5.9	4	—	4	0.01	0.07
129301	墨鱼圈	100	84.8	72	302	13.0	2.2	0.0	0.0	157	0.9	8	—	8	0.05	0.05
129302	墨鱼丸	100	71.0	128	538	13.4	4.7	8.0	4.0	32	2.9	4	—	4	0.01	0.03

鱼虾蟹贝类 Fish, shellfish and mollusc

(以每100g可食部计)

食物编码 Food code	食物名称 Food name	烟酸 Niacin mg	维生素C Vitamin C mg	维生素E (Vitamin E) Total mg	α-E mg	(β+γ)-E mg	δ-E mg	钙 Ca mg	磷 P mg	钾 K mg	钠 Na mg	镁 Mg mg	铁 Fe mg	锌 Zn mg	硒 Se μg	铜 Cu mg	锰 Mn mg	备注 Remark
129019	棘参（鲜）	—	—	—	—	—	—	146	31	75	895.5	131	2.0	0.25	—	0.02	0.16	
129020	海参（干）	—	—	—	—	—	—	1483	240	257	3643.0	785	37.6	2.90	—	0.10	0.58	
129021	梅花参（泡发）	Tr	—	0.36	0.20	0.10	0.06	396	22	4	217.0	140	2.8	0.66	106.00	0.05	0.17	三沙
129022	墨鱼（干）	6.97	—	1.66	1.41	0.03	0.22	39	966	2020	841.0	235	2.5	6.37	112.00	0.50	0.07	三沙
129301	墨鱼圈	—	—	1.27	0.86	0.41	Tr	9	163	159	93.7	20	0.6	2.56	24.30	0.54	0.04	浙江
129302	墨鱼丸	0.86	—	0.50	0.50	Tr	Tr	24	120	275	825.2	6	0.9	0.98	13.39	0.14	0.09	

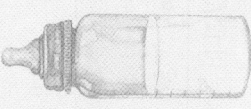

Notes

婴幼儿食品

Infant Foods

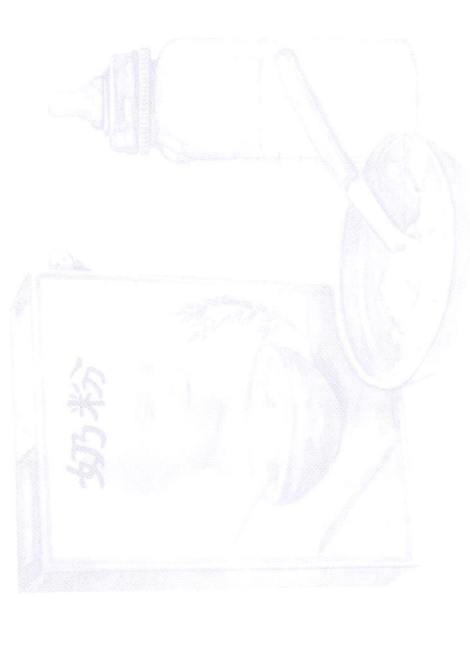

婴幼儿食品

参照国家发布的5个标准《食品安全国家标准 婴儿配方食品（GB10765-2010）》、《食品安全国家标准 较大婴儿和幼儿配方食品（GB10767-2010）》、《食品安全国家标准 特殊医学用途婴儿配方食品通则（GB25596-2010）》、《食品安全国家标准 婴幼儿谷类辅助食品（GB10769-2010）》、《食品安全国家标准 婴幼儿罐装辅助食品（GB10770-2010）》，将婴幼儿食品分为以下五个亚类。

1. 婴儿配方食品

1.1 乳基婴儿配方食品：指以乳类及乳蛋白制品为主要原料，加入适量的维生素、矿物质和/或其他成分，仅用物理方法生产加工制成的液态或粉状产品。适于正常婴儿食用，其能量和营养成分能够满足0~6月龄婴儿的正常营养需要。

1.2 豆基婴儿配方食品：指以大豆及大豆蛋白制品为主要原料，加入适量的维生素、矿物质和/或其他成分，仅用物理方法生产加工制成的液态或粉状产品。适于正常婴儿食用，其能量和营养成分能够满足0~6月龄婴儿的正常营养需要。

2. 较大婴儿和幼儿配方食品 以乳类及乳蛋白制品和/或大豆及大豆蛋白制品为主要原料，加入适量的维生素、矿物质和/或其他辅料，仅用物理方法生产加工制成的液态或粉状产品，适用于较大婴儿和幼儿食用，其营养成分能满足正常较大婴儿和幼儿的部分营养需要。

3. 特殊医学用途婴儿配方食品 指针对患有特殊紊乱、疾病或医疗状况等特殊医学状况婴儿的营养需求而设计制成的粉状或液态配方食品。在医生或临床营养师的指导下，单独食用或与其他食物配合食用时，其能量和营养成分能够满足0~6月龄特殊医学状况婴儿的生长发育需求。

4. 婴幼儿谷类辅助食品 以一种或多种谷物（如：小麦、大米、大麦、燕麦、黑麦、玉米等）为主要原料，且谷物干物质组成的25%以上，添加适量的营养强化剂和（或）其他辅料，经加工制成的适于6月龄以上婴幼儿食用的辅助食品。

5. 婴幼儿罐装辅助食品 食品原料经处理、灌装、密封、杀菌或无菌灌装后达到商业无菌，可在常温下保存的适于6月龄以上婴幼儿食用的食品。

注：本表数据样品来源于2013年前后。

婴幼儿食品 Infant foods

(以每100g可食部计)

婴儿配方食品（乳基）

食物编码 Food code	食物名称 Food name	食部 Edible %	水分 Water g	能量 Energy kcal	能量 Energy kJ	蛋白质 Protein g	脂肪 Fat g	碳水化合物 CHO g	膳食纤维 Dietary fiber g	胆固醇 Cholesterol mg	灰分 Ash g	视黄醇当量 Vitamin A μgRAE	胡萝卜素 Carotene μg	硫胺素 Thiamin mg	核黄素 Riboflavin mg	烟酸 Niacin mg	维生素C Vitamin C mg	维生素D Vitamin D μg	维生素E α-TE mg
131117	婴儿配方奶粉（爱+新生儿配方奶粉1阶段）	100	—	517	2163	12.0	27.0	56.9	0.9	—	—	450	—	0.50	0.80	3.00	70.0	7.0	6.70
131118	婴儿配方奶粉（爱+婴儿配方奶粉2阶段）	100	—	515	2154	12.5	27.0	55.9	0.9	—	—	450	—	0.50	0.80	3.00	70.0	7.0	6.70
131119	婴儿配方奶粉（贝因美初生婴儿配方奶粉）	100	—	514	2151	12.3	26.8	56.2	0.6	—	—	468	—	0.49	0.64	3.92	70.0	6.9	4.00
131120	婴儿配方奶粉（超级飞帆婴儿配方奶粉Ⅳ）	100	—	519	2171	12.0	27.1	57.6	1.7	—	—	571	—	0.65	0.80	5.26	71.0	8.0	10.00
131121	婴儿配方奶粉（多美滋多乐加婴儿配方奶粉1阶段）	100	—	503	2106	11.1	25.8	57.4	1.5	—	—	435	—	0.43	0.90	3.50	86.0	6.8	8.00
131122	婴儿配方奶粉（多美滋优阶段呵护婴儿配方奶粉）	100	—	484	2026	10.4	26.0	52.2	—	—	—	466	170	0.43	0.76	3.80	68.0	7.0	8.70
131123	婴儿配方奶粉（飞帆婴儿配方奶粉Ⅱ）	100	—	518	2168	12.0	27.0	57.6	1.7	—	—	541	—	0.60	0.80	5.20	71.0	7.5	10.00
131124	婴儿配方奶粉（合生元超级呵护婴儿配方奶粉1阶段）	100	—	503	2106	11.8	25.0	58.7	2.0	—	—	498	—	0.50	0.50	3.00	65.8	9.4	5.32
131125	婴儿配方奶粉（亨氏超金康加婴儿高端配方奶粉1段）	100	—	501	2098	11.0	26.0	57.3	3.0	—	—	480	—	0.45	1.20	4.80	75.0	8.3	7.50
131126	婴儿配方奶粉（惠氏金装爱儿乐婴儿配方奶粉）	100	—	534	2232	11.0	29.0	58.4	2.4	—	—	571	120	0.80	0.88	4.00	72.0	9.6	5.90
131127	婴儿配方奶粉（美素佳儿GOLD金装婴儿配方奶粉）	100	—	510	2134	10.6	27.0	57.1	1.9	—	—	514	310	0.45	0.70	3.60	70.0	9.3	6.70
131128	婴儿配方奶粉（美赞臣安婴儿婴儿配方奶粉）	100	—	514	2152	10.5	26.0	61.0	3.0	—	—	440	—	0.35	0.80	3.80	100.0	7.3	5.40
131129	婴儿配方奶粉（明治珍爱婴儿配方奶粉）	100	2.8	513	2148	12.2	25.9	58.8	2.0	—	—	384	70	0.40	0.60	3.00	70.0	6.5	6.20

婴幼儿食品 Infant foods

(以每100g 可食部计)

食物编码 Food code	食物名称 Food name	维生素K Vitamin K μg	维生素B_6 Vitamin B_6 mg	维生素B_{12} Vitamin B_{12} μg	叶酸 Folic acid μg	生物素 Biotin μg	泛酸 Pantothenic acid mg	胆碱 Choline mg	钙 Ca mg	磷 P mg	钾 K mg	钠 Na mg	镁 Mg mg	铁 Fe mg	锌 Zn mg	硒 Se μg	铜 Cu mg	锰 Mn mg	碘 I μg	备注 Remark
	婴儿配方食品（乳基）																			
131117	婴儿配方奶粉（爱+新生儿配方奶粉1阶段）	40.0	0.30	1.50	80.0	12.0	2.80	80.0	300	200	500	136.0	30	4.0	4.00	13.20	0.24	0.04	70.0	杭州
131118	婴儿配方奶粉（爱+婴儿配方奶粉2阶段）	40.0	0.30	1.50	80.0	12.0	2.80	80.0	320	210	500	136.0	30	4.0	4.00	13.20	0.24	0.04	70.0	杭州
131119	婴儿配方奶粉（贝因美初生婴儿配方奶粉）	52.0	0.29	1.00	70.0	12.2	3.20	80.0	389	240	455	136.0	30	4.2	4.00	15.00	0.24	0.04	72.0	杭州
131120	婴儿配方奶粉（超级飞帆婴儿配方IV）	55.0	0.52	1.50	72.0	15.0	3.00	80.0	380	240	512	135.0	30	5.0	4.00	15.00	0.40	0.04	72.0	齐齐哈尔
131121	婴儿配方奶粉（多美滋多乐加婴儿配方奶粉1阶段）	34.0	0.33	1.90	77.0	13.0	2.60	100.0	370	190	540	140.0	40	5.5	3.70	14.00	0.37	0.06	90.0	上海
131122	婴儿配方奶粉（多美滋优阶段呵护婴儿配方奶粉）	40.0	0.35	2.30	84.0	17.0	2.60	115.0	380	230	510	150.0	42	5.2	3.70	16.00	0.35	0.06	84.0	上海
131123	婴儿配方奶粉（飞帆婴儿配方奶粉II）	50.0	0.48	1.50	72.0	14.0	3.00	80.0	380	240	512	135.0	30	5.0	4.40	15.00	0.40	0.04	72.0	齐齐哈尔
131124	婴儿配方奶粉（合生元超级阿护婴儿配方奶粉1阶段）	26.3	0.40	0.80	65.7	10.4	2.53	80.0	349	199	368	132.0	32	5.1	5.34	12.62	0.22	0.03	65.8	法国
131125	婴儿配方奶粉（亨氏超金康儿高婴儿配方奶粉1段）	40.0	0.39	1.50	100.0	18.0	2.55	80.0	405	250	500	125.0	45	6.0	4.00	13.00	0.40	0.05	70.0	英国
131126	婴儿配方奶粉（惠氏金装爱儿乐婴儿配方奶粉）	54.0	0.44	1.40	86.0	16.0	2.80	80.0	438	248	520	128.0	36	6.4	4.80	11.00	0.27	0.04	80.0	新加坡
131127	婴儿配方奶粉（美素佳儿GOLD金装婴儿配方粉）	39.0	0.39	1.20	100.0	11.0	2.50	155.0	385	230	500	155.0	46	6.0	4.60	19.00	0.39	0.13	77.0	荷兰
131128	婴儿配方奶粉（美赞巨安婴儿婴儿配方奶粉）	35.0	0.27	1.75	85.0	14.0	2.60	—	380	230	550	125.0	35	6.3	4.00	12.50	0.33	0.09	—	广州
131129	婴儿配方奶粉（明治珍爱婴儿婴儿配方奶粉）	25.0	0.30	2.00	100.0	12.0	4.30	60.0	380	210	490	140.0	40	6.0	3.00	25.50	0.32	0.05	101.5	澳大利亚

婴幼儿食品 Infant foods

(以每100g可食部计)

食物编码 Food code	食物名称 Food name	食部 Edible %	水分 Water g	能量 Energy kcal	能量 Energy kJ	蛋白质 Protein g	脂肪 Fat g	碳水化合物 CHO g	总膳食纤维 Dietary fiber g	胆固醇 Cholesterol mg	灰分 Ash g	总维生素A Vitamin A μgRAE	胡萝卜素 Carotene μg	硫胺素 Thiamin mg	核黄素 Riboflavin mg	烟酸 Niacin mg	维生素C Vitamin C mg	维生素D Vitamin D μg	维生素E α-TE mg
131130	婴儿配方奶粉（能慧金装婴儿配方奶粉）	100	—	508	2126	11.5	27.3	55.1	1.9	—	—	510	—	0.79	0.90	4.15	62.5	8.4	9.11
131131	婴儿配方奶粉（雀巢力多精婴儿配方奶粉1）	100	—	502	2103	10.3	25.5	58.9	1.8	—	—	510	—	0.38	0.90	4.00	80.0	7.0	4.00
131132	婴儿配方奶粉（雀巢能恩全进口奶源婴儿配方奶粉1）	100	—	515	2153	9.9	27.2	57.6	—	—	—	396	—	0.38	0.70	3.50	70.0	7.0	6.00
131133	婴儿配方奶粉（三元爱力优婴儿配方奶粉）	100	—	520	2177	12.5	27.8	55.5	0.9	—	—	566	—	0.65	0.88	4.40	65.0	8.7	7.20
131134	婴儿配方奶粉（三元爱欣宝金装婴儿配方奶粉）	100	—	517	2163	12.5	27.3	56.1	1.6	—	—	562	—	0.65	0.84	4.30	69.0	8.7	6.50
131135	婴儿配方奶粉（三元爱欣宝婴儿配方奶粉）	100	—	517	2164	12.8	27.2	56.1	1.6	—	—	560	—	0.65	0.84	4.20	69.0	8.6	6.50
131136	婴儿配方奶粉（三元金装爱力优婴儿配方奶粉）	100	—	515	2156	12.5	27.5	55.0	1.0	—	—	600	—	0.65	1.45	3.90	60.0	8.0	10.00
131137	婴儿配方奶粉（圣元优博爱系列1婴儿配方奶粉）	100	—	511	2136	11.6	27.0	55.3	0.0	—	—	435	31	0.60	1.15	4.00	55.0	8.0	6.90
131138	婴儿配方奶粉（圣元优聪金装婴儿配方奶粉）	100	—	493	2064	11.8	25.0	55.2	—	—	—	427	31	0.60	1.15	4.00	65.0	8.0	6.80
131139	婴儿配方奶粉（特选初生婴儿配方奶粉1阶段）	100	—	514	2151	12.3	26.8	56.2	0.6	—	—	468	—	0.49	0.64	3.92	70.0	6.9	4.00
131140	婴儿配方奶粉（完达山1段配方奶粉婴儿配方奶粉1阶段）	100	—	509	2130	12.5	26.0	56.5	0.5	—	—	606	—	0.92	1.47	4.60	207.8	9.0	15.00
131141	婴儿配方奶粉（完达山金装元乳婴儿配方奶粉）	100	—	509	2131	12.5	26.0	56.5	0.5	—	—	500	—	0.39	1.42	3.70	66.5	7.7	5.60
131142	婴儿配方奶粉（完达山育儿慧金装婴儿配方奶粉1阶段）	100	—	508	2126	12.4	25.8	56.8	0.5	—	—	470	—	0.39	1.42	3.50	66.4	7.5	5.40
131143	婴儿配方奶粉（完达山元乳婴儿配方奶粉1阶段）	100	—	509	2130	12.5	26.0	56.5	0.5	—	—	500	—	0.39	1.40	3.70	66.5	7.7	5.60
131144	婴儿配方奶粉（雅培金装喜康宝婴儿配方奶粉）	100	—	503	2106	10.6	26.0	58.2	3.0	—	—	469	51	0.48	1.26	3.60	75.0	6.9	9.50

婴幼儿食品 Infant foods

(以每100g可食部计)

食物编码 Food code	食物名称 Food name	维生素K Vitamin K μg	维生素B₆ Vitamin B₆ mg	维生素B₁₂ Vitamin B₁₂ μg	叶酸 Folic acid μg	生物素 Biotin μg	泛酸 Pantothenic acid mg	胆碱 Choline mg	钙 Ca mg	磷 P mg	钾 K mg	钠 Na mg	镁 Mg mg	铁 Fe mg	锌 Zn mg	硒 Se μg	铜 Cu mg	锰 Mn mg	碘 I μg	备注 Remark
131130	婴儿配方奶粉（能慧金装婴儿配方奶粉）	59.8	0.42	1.95	90.1	15.6	3.10	85.0	419	278	606	202.0	40	5.5	4.50	16.50	0.34	0.09	175.4	广东
131131	婴儿配方奶粉（雀巢能多精婴儿配方奶粉1）	34.0	0.30	1.00	70.0	13.0	2.50	49.0	382	212	512	181.0	32	5.0	3.20	12.00	0.23	0.03	80.0	黑龙江
131132	婴儿配方奶粉（雀巢能恩全进口奶源婴儿配方奶粉1）	34.0	0.28	0.90	70.0	11.4	2.60	53.0	384	213	531	191.0	48	5.6	3.30	13.10	0.29	0.04	58.0	黑龙江
131133	婴儿配方奶粉（三元爱力优婴儿配方奶粉）	56.0	0.46	2.20	67.0	16.0	3.80	95.0	392	285	460	120.0	41	4.9	4.30	—	—	0.05	—	
131134	婴儿配方奶粉（三元爱欣宝金装婴儿配方奶粉）	52.0	0.42	2.00	65.0	15.0	3.60	87.0	390	286	463	134.9	35	5.1	4.20	—	0.36	0.04	68.0	
131135	婴儿配方奶粉（三元爱欣宝婴儿配方奶粉）	52.0	0.40	2.00	65.0	15.0	3.51	80.0	380	275	469	135.0	35	5.0	4.00	14.00	0.35	0.04	66.0	
131136	婴儿配方奶粉（三元金装婴儿配方奶粉）	27.0	0.60	3.10	66.0	17.0	3.40	80.0	430	300	450	150.0	32	5.2	4.00	11.00	0.34	0.05	—	
131137	婴儿配方奶粉（圣元优博爱系列1婴儿配方奶粉）	60.0	0.26	1.80	82.6	15.5	2.98	109.0	400	240	426	116.0	31	5.0	4.30	15.00	0.40	0.09	69.8	青岛
131138	婴儿配方奶粉（圣元优聪金装婴儿配方奶粉）	60.0	0.26	1.80	80.0	15.5	2.80	90.0	400	260	450	120.0	30	4.8	4.40	15.00	0.40	0.09	70.0	青岛
131139	婴儿配方奶粉（特选初生婴儿配方奶粉1阶段）	52.0	0.29	1.00	70.0	12.2	3.20	80.0	389	240	455	136.0	30	4.2	4.00	15.00	0.24	0.04	72.0	杭州
131140	婴儿配方奶粉（完达山1段配方奶粉婴儿配方奶粉）	80.0	0.57	4.10	154.1	29.8	6.10	100.0	500	319	606	202.0	51	4.9	5.10	25.00	0.40	0.27	176.0	哈尔滨
131141	婴儿配方奶粉（完达山金装元乳婴儿配方奶粉）	79.8	0.40	4.10	154.1	29.8	2.66	100.0	332	207	450	132.0	33	3.3	3.30	26.60	0.33	0.22	175.6	哈尔滨
131142	婴儿配方奶粉（完达山青儿慧金装婴儿配方奶粉1阶段）	79.6	0.33	4.09	154.0	29.8	2.66	90.0	332	230	398	132.0	32	2.8	3.30	25.25	0.32	0.27	175.0	哈尔滨
131143	婴儿配方奶粉（完达山元乳婴金装婴儿配方奶粉1阶段）	80.0	0.35	4.10	154.0	30.0	2.66	100.0	332	207	450	132.0	33	3.3	3.30	25.00	0.33	0.22	176.0	哈尔滨
131144	婴儿配方奶粉（雅培金装喜康宝婴儿配方奶粉）	52.0	0.40	1.80	75.0	22.0	2.31	78.0	410	230	596	138.0	34	6.0	3.70	13.80	0.39	0.06	68.8	新加坡

婴幼儿食品 Infant foods

(以每100g可食部计)

食物编码 Food code	食物名称 Food name	食部 Edible %	水分 Water g	能量 Energy kcal	能量 Energy kJ	蛋白质 Protein g	脂肪 Fat g	碳水化合物 CHO g	总膳食纤维 Dietary fiber g	胆固醇 Cholesterol mg	灰分 Ash g	总维生素A Vitamin A μgRAE	胡萝卜素 Carotene μg	硫胺素 Thiamin mg	核黄素 Riboflavin mg	烟酸 Niacin mg	维生素C Vitamin C mg	维生素D Vitamin D μg	维生素E α-TE mg
131145	婴儿配方奶粉（雅士利α-金装婴儿配方奶粉）	100	—	508	2125	11.8	27.1	55.2	2.0	—	—	520	—	0.78	0.90	4.21	61.5	8.5	9.15
131146	婴儿配方奶粉（伊利金领冠装婴儿配方奶粉）	100	3.0	507	2122	11.1	27.5	54.3	0.8	—	3.0	556	—	0.55	0.60	4.00	56.0	8.5	7.00
131147	婴儿配方奶粉（伊利金装婴儿配方奶粉）	100	3.0	517	2163	10.9	27.0	60.5	5.8	—	3.0	552	—	0.55	0.65	4.00	55.0	8.5	6.00
131148	婴儿配方奶粉（伊利婴儿配方奶粉）	100	3.0	509	2131	11.0	27.0	56.0	0.8	—	3.0	450	—	0.50	0.65	4.00	56.0	8.6	6.30
131149	婴儿配方羊奶粉（美可高特小婴儿配方羊奶粉）	100	—	507	2121	13.6	25.5	55.9	0.5	—	—	511	—	0.49	0.81	3.30	66.1	8.6	6.50
	婴儿配方食品（豆基）																		
131901	婴儿配方豆奶粉（三元爱力优豆基婴儿配方奶粉）	100	—	520	2177	13.3	27.6	54.7	—	—	—	390	—	0.62	0.90	4.20	70.0	7.9	9.50
	较大婴儿和幼儿配方食品																		
	较大婴儿和幼儿配方食品（较大婴儿）																		
132101	较大婴儿配方奶粉（超级飞帆较大婴儿配方奶粉Ⅳ）	100	—	482	2021	15.2	21.5	57.6	1.4	—	—	631	—	0.65	0.80	5.00	66.0	8.0	4.50
132102	较大婴儿配方奶粉（多美滋多领加较大婴儿配方奶粉2阶段）	100	—	477	2001	16.0	21.3	56.1	1.5	—	—	511	—	0.38	0.92	3.60	80.0	8.0	8.00
132103	较大婴儿配方奶粉（多美滋优阶贝护延续较大婴儿配方奶粉）	100	—	455	1907	15.2	20.4	52.6	—	—	—	526	—	0.41	0.94	3.80	68.0	8.0	8.00
132104	较大婴儿配方奶粉（飞帆较大婴儿配方奶粉Ⅱ）	100	—	482	2021	15.0	21.5	57.8	1.4	—	—	631	—	0.60	0.76	4.50	66.0	8.0	4.50
132105	较大婴儿配方奶粉（合生元超级阿护较大婴儿配方奶粉2阶段）	100	—	483	2023	15.0	22.5	56.5	3.0	—	—	465	—	0.28	0.28	2.79	46.5	6.3	3.84

婴幼儿食品 Infant foods

(以每100g 可食部计)

食物编码 Food code	食物名称 Food name	维生素K Vitamin K μg	维生素B₆ Vitamin B₆ mg	维生素B₁₂ Vitamin B₁₂ μg	叶酸 Folic acid μg	生物素 Biotin μg	泛酸 Pantothenic acid mg	胆碱 Choline mg	钙 Ca mg	磷 P mg	钾 K mg	钠 Na mg	镁 Mg mg	铁 Fe mg	锌 Zn mg	硒 Se μg	铜 Cu mg	锰 Mn mg	碘 I μg	备注 Remark
131145	婴儿配方奶粉（维士利α-金装婴儿配方奶粉）	59.7	0.41	1.93	92.2	15.5	3.15	100.0	422	280	556		42	5.5	4.63	16.72	0.35	0.10	175.3	潮州
131146	婴儿配方奶粉（伊利金领冠婴儿配方奶粉）	70.0	0.42	1.50	65.0	16.0	2.85	85.0	365	238	374	130.0	30	4.8	3.77	14.50	0.35	0.03	58.3	呼和浩特
131147	婴儿配方奶粉（伊利金装婴儿配方奶粉）	70.0	0.38	1.50	60.0	10.0	2.62	90.0	374	249	380	130.0	40	4.7	3.70	14.50	0.35	0.03	61.2	大庆
131148	婴儿配方奶粉（伊利婴儿配方奶粉）	45.0	0.35	1.50	54.1	13.8	2.80	78.0	362	245	380	130.0	30	4.7	3.75	14.30	0.33	0.03	65.0	呼和浩特
131149	婴儿配方羊奶粉（美可高特小婴配方羊奶粉）	36.2	0.40	4.10	70.0	17.0	2.79	81.0	426	298	405	145.0	36	6.2	3.80	12.50	0.32	0.03	75.0	天津
	婴儿配方食品（豆基）																			
131901	婴儿配方豆粉（三元爱力优豆基婴儿配方奶粉）	50.0	0.35	1.60	67.0	16.8	2.60	60.0	540	300	380	140.0	45	6.3	5.30	13.00	0.47	0.35	71.0	
	较大婴儿和幼儿配方食品（较大婴儿）																			
132101	较大婴儿配方奶粉（超级飞帆较大婴儿配方奶粉Ⅳ）	36.0	0.56	1.20	57.0	16.0	3.23	80.0	510	330	560	180.0	41	8.0	4.50	—	0.40	—	40.0	齐齐哈尔
132102	较大婴儿配方奶粉（多美滋多领加较大婴儿配方2阶段）	42.0	0.34	2.00	95.0	11.0	2.50	110.0	590	380	710	170.0	55	6.4	4.00	14.00	0.35	0.05	80.0	上海
132103	较大婴儿配方奶粉（多美滋优阶贝护延续较大婴儿配方奶粉）	41.0	0.33	2.00	100.0	13.0	2.50	120.0	576	356	670	185.0	53	6.5	4.20	14.00	0.32	0.05	85.0	上海
132104	较大婴儿配方奶粉（飞帆较大婴儿配方奶粉Ⅱ）	36.0	0.50	1.20	50.0	16.0	3.20	80.0	490	326	530	174.0	37	8.0	4.50	—	0.40	—	40.0	齐齐哈尔
132105	较大婴儿配方奶粉（合生元超级呵护较大婴儿配方奶粉2阶段）	26.3	0.28	1.01	26.0	10.1	1.78	42.5	425	223	465	405.0	36	6.3	2.63	12.10	0.18	0.01	36.4	法国

婴幼儿食品 Infant foods

(以每100g可食部计)

食物编码 Food code	食物名称 Food name	食部 Edible %	水分 Water g	能量 Energy kcal	能量 Energy kJ	蛋白质 Protein g	脂肪 Fat g	碳水化合物 CHO g	膳食纤维 Dietary fiber g	胆固醇 Cholesterol mg	灰分 Ash g	总维生素A Vitamin A μgRAE	胡萝卜素 Carotene μg	硫胺素 Thiamin mg	核黄素 Riboflavin mg	烟酸 Niacin mg	维生素C Vitamin C mg	维生素D Vitamin D μg	维生素E α-TE mg
132106	较大婴儿配方奶粉（宁氏超金智儿高较大婴儿配方奶粉2段）	100	—	477	1999	15.5	21.0	57.8	2.8	—	—	450	—	0.58	1.45	4.80	75.0	7.8	6.00
132107	较大婴儿配方奶粉（惠氏金装健儿乐较大婴儿和幼儿配方奶粉）	100	—	482	2023	15.0	22.0	57.2	2.2	—	—	512	108	0.37	1.01	2.88	65.0	8.1	5.00
132108	较大婴儿配方奶粉（美素佳儿GOLD金装较大婴儿配方奶粉）	100	—	478	2007	14.7	21.0	59.0	2.7	—	—	454	250	0.47	0.73	3.00	88.0	8.6	5.80
132109	较大婴儿配方奶粉（美赞臣安婴宝较大婴儿配方奶粉）	100	—	473	1985	15.2	18.9	61.8	2.8	—	—	410	—	0.35	0.92	3.20	92.0	6.4	5.30
132110	较大婴儿配方奶粉（明治珍爱宝较大婴儿和幼儿配方奶粉）	100	2.5	468	1965	14.5	18.0	62.9	2.0	—	—	500	—	0.70	0.80	8.60	60.0	7.0	5.50
132111	较大婴儿配方奶粉（能慧金装较大婴儿配方奶粉）	100	—	475	1993	17.1	21.5	54.3	1.9	—	—	545	—	0.63	1.08	3.61	65.1	7.8	9.78
132112	较大婴儿配方奶粉（欧世蒙牛金装佳智较大婴儿配方奶粉2段）	100	5.0	474	1987	15.2	22.9	51.8	—	—	—	700	—	0.30	0.30	2.50	40.0	9.0	3.50
132113	较大婴儿配方奶粉（完达山2段配方奶粉较大婴儿配方奶粉）	100	—	485	2033	16.0	22.5	55.1	0.9	—	—	719	—	0.23	0.68	2.34	36.5	10.0	4.50
132114	较大婴儿配方奶粉（完达山金装元乳较大婴儿配方奶粉）	100	—	489	2050	15.8	22.5	56.3	1.0	—	—	570	—	0.46	0.70	3.55	60.0	8.8	6.80
132115	较大婴儿配方奶粉（完达山育儿慧金装较大婴儿配方奶粉2段）	100	—	485	2033	15.9	22.5	55.2	0.9	—	—	489	—	0.44	0.70	3.45	60.0	7.5	5.60
132116	较大婴儿配方奶粉（完达山元乳较大婴儿配方奶粉2阶段）	100	—	489	2049	15.8	22.5	56.2	0.9	—	—	570	—	0.46	0.70	3.55	45.8	8.8	5.70

婴幼儿食品 Infant foods

食物编码 Food code	食物名称 Food name	维生素 K Vitamin K μg	维生素 B₆ Vitamin B₆ mg	维生素 B₁₂ Vitamin B₁₂ μg	叶酸 Folic acid μg	生物素 Biotin μg	泛酸 Pantothenic acid mg	胆碱 Choline mg	钙 Ca mg	磷 P mg	钾 K mg	钠 Na mg	镁 Mg mg	铁 Fe mg	锌 Zn mg	硒 Se μg	铜 Cu mg	锰 Mn mg	碘 I μg	备注 Remark
132106	较大婴儿配方奶粉（宁氏超金智儿高较大婴儿配方奶粉2段）	35.0	0.40	1.50	60.0	18.0	3.00	90.0	540	340	700	135.0	45	8.0	4.40	13.00	0.29	0.05	70.0	英国
132107	较大婴儿配方奶粉（惠氏金装健儿乐较大婴儿和幼儿配方奶粉）	40.0	0.29	1.30	58.0	9.4	2.52	144.0	647	396	647	180.0	61	8.6	4.30	19.00	0.21	0.25	50.0	苏州
132108	较大婴儿配方奶粉（美素佳儿GOLD金装较大婴儿配方奶粉）	35.0	0.55	1.50	160.0	15.0	2.50	125.0	480	355	635	185.0	55	7.3	3.80	20.00	0.40	0.24	67.0	荷兰
132109	较大婴儿配方奶粉（美赞臣安婴宝较大婴儿配方奶粉）	32.0	0.32	2.30	74.0	13.8	3.00	110.0	520	320	780	210.0	46	6.4	3.70	11.50	0.28	0.08	74.0	广州
132110	较大婴儿配方奶粉（喝治珍爱宝较大婴儿和幼儿配方奶粉）	32.0	0.70	1.20	130.0	12.0	4.40	50.0	700	390	790	220.0	50	8.5	4.00	12.00	0.44	0.04	70.0	澳大利亚
132111	较大婴儿配方奶粉（陪慧金装较大婴儿配方奶粉）	41.0	0.47	2.10	66.0	25.0	3.25	105.0	595	398	868	398.0	45	7.0	4.40	12.10	0.31	0.06	27.9	潮州
132112	较大婴儿配方奶粉（欧世蒙牛金装佳智较大婴儿配方奶粉2阶段）	30.0	0.25	1.00	25.0	10.0	2.00	140.0	570	285	700	250.0	30	7.5	4.00	22.50	0.40	—	30.0	呼和浩特
132113	较大婴儿配方奶粉（完达山2段配方奶粉较大婴儿配方奶粉）	20.3	0.23	0.81	20.3	8.2	1.49	100.0	362	177	865	—	28	7.6	4.00	24.11	0.42	0.21	28.4	哈尔滨
132114	较大婴儿配方奶粉（完达山金装元乳较大婴儿配方奶粉）	20.4	0.42	0.82	20.4	8.2	2.05	100.0	480	350	700	152.0	29	7.2	4.00	25.75	0.36	0.21	28.6	哈尔滨
132115	较大婴儿配方奶粉（完达山育儿惠金装较大婴儿配方奶粉2阶段）	20.3	0.34	0.81	20.3	8.2	2.00	90.0	510	383	808	191.0	28	6.6	3.80	67.75	0.34	0.21	28.4	哈尔滨
132116	较大婴儿配方奶粉（完达山元乳较大婴儿配方奶粉2阶段）	20.4	0.35	0.82	20.4	8.2	2.05	100.0	480	350	700	152.0	29	7.2	4.00	24.30	0.36	0.21	28.6	哈尔滨

（以每100g可食部计）

婴幼儿食品 Infant foods

(以每 100g 可食部计)

食物编码 Food code	食物名称 Food name	食部 Edible %	水分 Water g	能量 Energy kcal	能量 Energy kJ	蛋白质 Protein g	脂肪 Fat g	碳水化合物 CHO g	膳食纤维 Dietary fiber g	胆固醇 Cholesterol mg	灰分 Ash g	维生素 A Vitamin A μgRAE	胡萝卜素 Carotene μg	硫胺素 Thiamin mg	核黄素 Riboflavin mg	烟酸 Niacin mg	维生素 C Vitamin C mg	维生素 D Vitamin D μg	维生素 E α-TE mg
132117	较大婴儿配方奶粉（雅士利α-金装较大婴儿配方奶粉）	100	—	475	1990	17.5	21.3	54.2	2.0	—	—	540	—	0.64	1.10	3.62	65.1	7.8	9.92
132118	较大婴儿配方羊奶粉（美可高特大婴配方羊奶粉）	100	—	494	2070	20.9	25.1	46.6	0.7	—	—	539	—	0.54	0.69	3.51	79.4	8.8	6.90
较大婴儿和幼儿配方食品（较大婴儿和幼儿）																			
132401	较大婴儿和幼儿配方奶粉（爱+婴幼儿配方奶粉 3 阶段）	100	—	483	2024	15.8	21.5	56.9	0.9	—	—	480	—	0.50	0.80	2.80	58.0	7.0	5.40
132402	较大婴儿和幼儿配方羊奶粉（爱+幼儿配方奶粉 4 阶段）	100	—	481	2017	16.5	21.0	56.9	0.9	—	—	480	—	0.50	0.80	2.80	56.0	7.0	5.40
132403	较大婴儿和幼儿配方奶粉（贝因美较大婴儿配方奶粉）	100	—	488	2048	15.8	22.5	56.0	0.6	—	—	630	—	0.56	0.75	4.08	52.0	6.9	4.70
132404	较大婴儿和幼儿配方奶粉（超级能恩较大婴幼儿配方奶粉 2 段）	100	—	494	2071	14.8	22.7	57.6	—	—	—	509	—	0.47	1.10	3.90	80.0	6.8	8.00
132405	较大婴儿和幼儿配方奶粉（雀巢力多精较大幼儿配方奶粉 2）	100	—	470	1975	14.8	19.8	59.1	1.7	—	—	548	—	0.48	0.60	3.60	80.0	5.6	3.70
132406	较大婴儿和幼儿配方奶粉（雀巢能恩全进口奶源较大婴儿及幼儿配方奶粉 2）	100	—	478	2007	15.0	20.2	59.1	—	—	—	480	—	0.48	0.80	3.60	80.0	5.5	6.50
132407	较大婴儿和幼儿配方奶粉（三元爱力优较大婴儿及幼儿配方奶粉）	100	—	462	1938	16.6	19.6	55.2	0.9	—	—	615	—	0.62	0.98	4.30	59.0	9.1	6.80
132408	较大婴儿和幼儿配方奶粉（三元爱欣宝金装较大婴儿及幼儿配方奶粉）	100	—	462	1939	16.5	19.7	55.6	1.8	—	—	610	—	0.61	0.89	4.12	53.0	8.6	6.40
132409	较大婴儿和幼儿配方奶粉（三元金装爱力优较大婴儿及幼儿配方奶粉）	100	—	465	1950	16.4	20.0	55.2	0.9	—	—	560	—	0.47	1.30	3.00	54.0	8.8	9.50

婴幼儿食品 Infant foods

(以每100g可食部计)

食物编码 Food code	食物名称 Food name	维生素K Vitamin K μg	维生素B$_6$ Vitamin B$_6$ mg	维生素B$_{12}$ Vitamin B$_{12}$ μg	叶酸 Folic acid μg	生物素 Biotin μg	泛酸 Pantothenic acid mg	胆碱 Choline mg	钙 Ca mg	磷 P mg	钾 K mg	钠 Na mg	镁 Mg mg	铁 Fe mg	锌 Zn mg	硒 Se μg	铜 Cu mg	锰 Mn mg	碘 I μg	备注 Remark
132117	较大婴儿配方奶粉（雅士利α-金装较大婴儿配方奶粉）	42.0	0.47	2.11	66.0	28.6	3.25	105.0	600	398	866	—	45	7.1	4.50	12.10	0.32	0.06	27.9	潮州
132118	较大婴儿配方羊奶粉（美可高特大婴配方羊奶粉）	31.3	0.50	2.10	79.0	27.2	3.01	81.0	606	401	815	251.0	46	6.8	4.17	13.00	0.21	0.04	77.0	天津
	较大婴儿和幼儿配方食品（较大婴儿和幼儿）																			
132401	较大婴儿和幼儿配方奶粉（爱+婴幼儿配方奶粉3阶段）	38.0	0.40	1.50	100.0	20.0	2.60	80.0	500	350	550	280.0	40	6.4	3.00	13.00	0.24	—	50.0	杭州
132402	较大婴儿和幼儿配方奶粉（爱+幼儿配方奶粉4阶段）	38.0	0.50	1.50	100.0	20.0	2.60	80.0	560	405	600	300.0	42	6.4	3.00	13.00	0.24	—	50.0	杭州
132403	较大婴儿和幼儿配方奶粉（贝因美较大婴儿配方奶粉）	27.0	0.38	1.50	36.0	12.0	2.15	—	500	357	630	—	40	7.0	4.00	—	0.24	0.04	45.0	杭州
132404	较大婴儿和幼儿配方奶粉（超级能恩较大婴儿及幼儿配方奶粉2段）	34.0	0.41	1.04	93.0	12.0	3.10	—	570	370	628	235.0	58	7.6	4.60	16.00	0.37	0.07	71.0	上海
132405	较大婴儿和幼儿配方奶粉（雀巢力多精较大幼儿配方奶粉2）	26.0	0.42	1.00	80.0	12.6	2.60	—	624	390	732	220.0	49	6.5	3.80	11.90	0.32	—	70.0	黑龙江
132406	较大婴儿和幼儿配方奶粉（雀巢能恩全进口奶源较大婴儿及幼儿配方奶粉2）	26.0	0.42	1.10	80.0	17.5	2.80	48.5	560	350	635	215.0	40	6.3	4.50	13.00	0.32	0.02	60.0	黑龙江
132407	较大婴儿和幼儿配方奶粉（三元爱力优较大婴儿皮幼儿配方奶粉）	52.0	0.29	2.20	65.0	17.0	3.50	96.0	55	390	562	340.0	51	6.8	4.10	—	0.36	0.04	65.0	
132408	较大婴儿和幼儿配方奶粉（三元爱欣宝金装较大婴儿及幼儿配方奶粉）	46.0	0.41	1.80	56.0	16.0	3.26	92.0	560	385	570	350.0	46	7.5	3.96	—	0.32	0.04	64.0	
132409	较大婴儿和幼儿配方奶粉（三元金装爱力优较大婴儿及幼儿配方奶粉）	30.0	0.80	3.00	65.0	28.0	3.60	50.0	560	370	709	334.0	40	6.5	3.20	—	0.32	0.04	—	

婴幼儿食品 Infant foods

(以每100g可食部计)

食物编码 Food code	食物名称 Food name	食部 Edible %	水分 Water g	能量 Energy kcal	能量 Energy kJ	蛋白质 Protein g	脂肪 Fat g	碳水化合物 CHO g	膳食纤维 Dietary fiber g	胆固醇 Cholesterol mg	灰分 Ash g	维生素A Vitamin A μgRAE	胡萝卜素 Carotene μg	硫胺素 Thiamin mg	核黄素 Riboflavin mg	烟酸 Niacin mg	维生素C Vitamin C mg	维生素D Vitamin D μg	维生素E α-TE mg
132410	较大婴儿和幼儿配方奶粉（圣元优博爱系列2较大婴儿和幼儿配方奶粉）	100	—	481	2015	15.0	21.8	56.1	0.0	—	—	379	27	0.60	1.20	4.00	48.0	8.0	6.00
132411	较大婴儿和幼儿配方奶粉（圣元优聪金装较大婴儿和幼儿配方奶粉）	100	—	482	2020	15.5	21.5	56.5	—	—	—	404	27	0.60	1.20	4.00	70.0	7.8	6.00
132412	较大婴儿和幼儿配方奶粉（特选宝宝成长配方奶粉2阶段）	100	—	488	2048	15.8	22.5	56.0	0.6	—	—	630	—	0.56	0.75	4.08	52.0	6.9	4.70
132413	较大婴儿和幼儿配方奶粉（雅塔金装喜康宝较大婴幼儿配方奶粉）	100	—	487	2041	17.0	23.8	52.6	2.6	—	—	513	88	0.62	1.20	3.40	72.0	7.7	8.70
132414	较大婴儿和幼儿配方奶粉（雅塔亲护金装较大婴儿和幼儿配方奶粉2阶段）	100	—	493	2065	15.5	23.8	54.7	1.1	—	—	515	55	0.66	0.66	8.42	71.7	7.6	10.60
132415	较大婴儿和幼儿配方奶粉（伊利较大婴幼儿配方奶粉）	100	3.5	463	1944	16.4	19.0	57.1	0.9	—	4.0	571	—	0.55	0.80	4.00	42.0	8.0	7.00
132416	较大婴儿和幼儿配方奶粉（伊利金领冠较大婴儿及幼儿配方奶粉）	100	2.8	470	1973	17.0	20.5	54.9	0.9	—	4.0	595	—	0.70	0.96	4.10	50.0	8.9	7.00
132417	较大婴儿和幼儿配方奶粉（伊利金装较大婴幼儿配方奶粉）	100	2.8	467	1959	16.2	20.0	56.0	0.9	—	4.0	593	—	0.70	0.95	4.00	48.0	8.6	6.00
较大婴儿和幼儿配方食品（幼儿）																			
132701	幼儿配方奶粉（贝因美幼儿成长配方奶粉）	100	—	484	2030	16.5	21.6	56.2	0.6	—	—	655	—	0.50	0.75	4.00	55.0	7.0	4.50
132702	幼儿配方奶粉（超级飞帆幼儿配方奶粉IV）	100	—	467	1961	18.3	19.0	56.4	1.4	—	—	673	—	0.59	0.80	5.10	60.0	8.0	5.00
132703	幼儿配方奶粉（超级能恩幼儿配方奶粉3段）	100	—	494	2071	14.8	22.7	57.6	—	—	—	509	—	0.47	1.10	3.90	80.0	6.8	8.00

婴幼儿食品 Infant foods

(以每100g可食部计)

食物编码 Food code	食物名称 Food name	维生素K Vitamin K μg	维生素B_6 Vitamin B_6 mg	维生素B_{12} Vitamin B_{12} μg	叶酸 Folic acid μg	生物素 Biotin μg	泛酸 Pantothenic acid mg	胆碱 Choline mg	钙 Ca mg	磷 P mg	钾 K mg	钠 Na mg	镁 Mg mg	铁 Fe mg	锌 Zn mg	硒 Se μg	铜 Cu mg	锰 Mn mg	碘 I μg	备注 Remark
132410	较大婴儿和幼儿配方奶粉（圣元优博爱系列2段大婴儿和幼儿配方奶粉）	60.0	0.27	1.80	72.0	13.5	2.60	95.0	548	350	372	101.0	48	7.0	3.80	13.50	0.35	0.07	60.8	青岛
132411	较大婴儿和幼儿配方奶粉（圣元优聪金装较大婴儿和幼儿配方奶粉）	60.0	0.27	1.80	72.0	13.5	2.60	100.0	600	350	400	120.0	48	7.0	4.00	13.50	0.35	0.07	60.0	青岛
132412	较大婴儿和幼儿配方奶粉（特选宝宝成长配方奶粉2阶段）	27.0	0.38	1.50	36.0	12.0	2.15	—	500	357	630	—	40	7.0	4.00	—	0.24	0.04	45.0	宜昌
132413	较大婴儿和幼儿配方奶粉（雅培金装喜康宝较大婴幼儿配方奶粉）	48.0	0.45	2.49	85.0	26.0	3.10	96.0	756	436	700	239.0	45	7.0	4.50	11.80	0.37	0.06	50.0	新西兰
132414	较大婴儿和幼儿配方奶粉（雅培亲护金装较大婴儿和幼儿配方奶粉2阶段）	48.0	0.89	2.89	105.0	19.7	2.63	86.2	697	414	724	184.0	55	7.8	3.68	15.80	0.43	0.20	135.5	西班牙
132415	较大婴儿和幼儿配方奶粉（伊利较大婴幼儿配方奶粉）	36.0	0.38	1.20	55.0	17.0	2.80	—	592	425	500	150.0	30	6.5	3.60	—	0.28	—	55.0	天津
132416	较大婴儿和幼儿配方奶粉（伊利金领冠较大婴儿配方奶粉）	60.0	0.40	1.00	65.0	15.0	3.15	90.0	598	400	500	140.0	30	6.7	3.80	—	0.28	—	63.3	天津
132417	较大婴儿和幼儿配方奶粉（伊利金装较大婴幼儿配方奶粉）	60.0	0.40	1.00	50.0	15.0	2.80	85.0	560	370	450	150.0	30	6.5	3.00	—	0.30	—	53.0	武汉
	较大婴儿和幼儿配方食品（幼儿）																			
132701	幼儿配方奶粉（贝因美幼儿成长配方奶粉）	29.0	0.40	1.50	36.0	11.0	2.00	—	560	400	630	350.0	40	6.8	4.10	—	0.24	0.04	45.0	杭州
132702	幼儿配方奶粉（超级飞帆幼儿配方奶粉Ⅳ）	40.0	0.53	1.20	57.0	18.0	3.26	80.0	545	420	570	190.0	40	7.0	4.50	—	0.40	—	40.0	齐齐哈尔
132703	幼儿配方奶粉（超级能恩幼儿配方奶粉3段）	34.0	0.41	1.04	93.0	12.0	3.10	—	570	370	628	235.0	58	7.4	4.60	16.00	0.37	0.07	71.0	上海

婴幼儿食品 Infant foods

(以每100g可食部计)

食物编码 Food code	食物名称 Food name	食部 Edible %	水分 Water g	能量 Energy		蛋白质 Protein g	脂肪 Fat g	碳水化合物 CHO g	总膳食纤维 Dietary fiber g	胆固醇 Cholesterol mg	灰分 Ash g	总维生素A Vitamin A μgRAE	胡萝卜素 Carotene μg	硫胺素 Thiamin mg	核黄素 Riboflavin mg	烟酸 Niacin mg	维生素C Vitamin C mg	维生素D Vitamin D μg	维生素E α-TE mg
				kcal	kJ														
132704	幼儿配方奶粉（多美滋多学1加幼儿配方奶粉3阶段）	100	—	450	1893	16.0	16.0	61.1	1.2	—	—	435	—	0.37	0.66	3.67	30.0	6.2	3.88
132705	幼儿配方奶粉（多美滋优阶幼儿配方奶粉）	100	—	438	1843	16.0	16.0	57.6	—	—	—	435	—	0.37	0.66	3.67	68.0	6.2	3.88
132706	幼儿配方奶粉（多美滋幼衡多营养幼儿配方奶粉）	100	—	449	1889	16.0	16.0	60.9	1.2	—	—	435	—	0.37	0.66	3.67	65.0	6.2	3.88
132707	幼儿配方奶粉（飞帆幼儿配方奶粉Ⅱ）	100	—	467	1961	18.0	19.0	56.7	1.4	—	—	661	—	0.60	0.80	4.80	60.0	8.0	4.50
132708	幼儿配方奶粉（合生元超级呵护幼儿配方奶粉3阶段）	100	—	464	1949	15.0	19.0	59.8	3.0	—	—	448	—	0.27	0.27	2.69	44.8	6.0	3.70
132709	幼儿配方奶粉（亨氏超金学儿高幼儿配方奶粉3段）	100	—	476	1996	16.5	21.0	56.4	2.4	—	—	450	—	0.50	1.20	5.60	75.0	7.5	6.00
132710	幼儿配方奶粉（惠氏金装膳儿加幼儿全营养配方奶粉）	100	—	455	1913	16.0	16.0	62.4	1.4	—	—	444	68	0.59	0.59	2.50	68.0	8.6	5.00
132711	幼儿配方奶粉（惠氏金装幼儿乐幼儿配方奶粉）	100	—	443	1864	15.0	16.0	60.7	1.7	—	—	546	85	0.35	0.57	2.84	68.0	8.9	3.40
132712	幼儿配方奶粉（美素佳儿GOLD金装幼儿配方奶粉）	100	—	449	1888	17.1	16.2	59.9	2.4	—	—	350	300	0.51	0.66	2.40	105.0	7.5	6.00
132713	幼儿配方奶粉（美赞臣安儿宝幼儿配方奶粉）	100	—	451	1894	17.5	16.5	58.0	—	—	—	440	—	0.48	1.27	6.00	53.0	6.8	4.20
132714	幼儿配方奶粉（能慧金装幼儿配方奶粉）	100	—	476	1995	18.0	21.5	53.5	1.9	—	—	500	—	0.39	1.08	3.48	65.3	8.0	6.30
132715	幼儿配方奶粉（欧世蒙牛金装佳智幼儿配方奶粉3阶段）	100	5.0	466	1954	16.2	21.3	52.5	—	—	—	680	—	0.30	0.30	2.50	40.0	9.5	3.00
132716	幼儿配方奶粉（雀巢能力多精幼儿配方奶粉3）	100	—	353	1474	14.8	19.8	29.7	1.7	—	—	548	—	0.48	0.60	3.60	80.0	5.6	3.70
132717	幼儿配方奶粉（雀巢能恩全进口奶源幼儿配方奶粉3）	100	—	478	2007	15.0	20.2	59.1	—	—	—	480	—	0.48	0.80	3.60	80.0	5.5	6.50
132718	幼儿配方奶粉（三元爱力优幼儿配方奶粉）	100	—	465	1950	18.6	19.5	54.1	0.9	—	—	562	—	0.61	1.01	4.51	57.0	8.7	5.80

婴幼儿食品 Infant foods

(以每 100g 可食部计)

食物编码 Food code	食物名称 Food name	维生素 K Vitamin K μg	维生素 B₆ Vitamin B₆ mg	维生素 B₁₂ Vitamin B₁₂ μg	叶酸 Folic acid μg	生物素 Biotin μg	泛酸 Pantothenic acid mg	胆碱 Choline mg	钙 Ca mg	磷 P mg	钾 K mg	钠 Na mg	镁 Mg mg	铁 Fe mg	锌 Zn mg	硒 Se μg	铜 Cu mg	锰 Mn mg	碘 I μg	备注 Remark
132704	幼儿配方奶粉（多美滋多学1加多幼儿配方奶粉3阶段）	29.0	0.35	1.36	95.0	12.2	2.18	70.0	612	374	612	170.0	48	6.3	2.99	13.50	0.34	—	60.0	上海
132705	幼儿配方奶粉（多美滋优阶幼幼儿配方奶粉）	29.0	0.35	1.36	95.0	12.2	2.18	124.0	612	374	612	170.0	48	7.0	2.99	13.50	0.34	—	53.0	上海
132706	幼儿配方奶粉（多美滋金装多营养幼儿奶粉）	29.0	0.35	1.36	95.0	12.2	2.18	70.0	612	374	612	170.0	48	6.3	2.99	13.50	0.34	—	60.0	上海
132707	幼儿配方奶粉（飞帆幼儿配方奶粉 II）	40.0	0.52	1.20	50.0	18.0	3.20	80.0	540	400	540	210.0	40	7.0	4.50	—	0.40	0.02	40.0	齐齐哈尔
132708	幼儿配方奶粉（合生元超级呵护幼儿配方奶粉3阶段）	25.3	0.27	0.97	25.0	9.7	1.72	40.9	409	214	448	390.0	35	6.0	2.53	—	0.17	0.01	35.1	法国
132709	幼儿配方奶粉（亨氏超金学儿高幼儿配方奶粉3段）	35.0	0.55	1.60	60.0	21.0	3.50	100.0	660	420	850	140.0	45	8.0	5.00	13.00	0.29	0.05	80.0	英国
132710	幼儿配方奶粉（惠氏金装膳L加动幼儿全营养配方奶）	33.0	0.45	0.90	143.0	8.8	2.25	135.0	563	383	856	212.0	50	8.6	4.05	11.00	0.47	0.37	42.0	新加坡
132711	幼儿配方奶粉（惠氏金装幼儿乐幼儿配方奶粉）	41.0	0.28	1.20	57.0	9.1	2.29	114.0	568	347	852	241.0	45	8.0	4.00	11.00	0.26	0.23	85.0	苏州
132712	幼儿配方奶粉（美素佳儿GOLD金装幼儿配方奶粉）	25.0	0.61	1.50	150.0	11.0	2.00	100.0	560	450	760	200.0	50	7.1	3.80	13.00	0.19	0.22	115.0	荷兰
132713	幼儿配方奶粉（美赞臣安儿宝幼儿配方奶粉）	26.0	0.48	1.80	80.0	11.0	2.50	100.0	650	450	900	220.0	63	6.8	5.00	13.00	0.20	0.04	34.0	广州
132714	幼儿配方奶粉（能恩金装幼儿配方奶粉）	41.0	0.38	2.11	63.0	10.1	3.11	105.0	620	412	864	—	43	7.2	4.30	12.11	0.28	0.06	27.8	潮州
132715	幼儿配方奶粉（欧世蒙牛金装佳智幼儿配方奶粉3段）	20.0	0.25	1.00	20.0	10.0	2.00	140.0	500	300	850	245.0	30	7.4	4.15	22.50	0.40	—	50.0	呼和浩特
132716	幼儿配方奶粉（雀巢儿多精幼儿配方奶粉3）	26.0	0.42	1.00	80.0	12.6	2.60	—	670	447	835	240.0	55	6.5	4.10	11.90	0.32	—	70.0	黑龙江
132717	幼儿配方奶粉（雀巢雀恩全进口奶源幼儿配方奶粉3）	26.0	0.42	1.10	80.0	17.5	2.80	48.5	690	420	864	208.0	46	6.2	4.80	13.00	0.30	—	60.0	黑龙江
132718	幼儿配方奶粉（三元爱力优幼儿配方奶粉）	46.0	0.48	2.10	76.0	18.0	3.39	97.0	652	496	760	340.0	54	7.1	4.20	—	0.35	0.04	64.0	黑龙江

婴幼儿食品 Infant foods

(以每100g可食部计)

食物编码 Food code	食物名称 Food name	食部 Edible %	水分 Water g	能量 Energy kcal	能量 Energy kJ	蛋白质 Protein g	脂肪 Fat g	碳水化合物 CHO g	膳食纤维 Dietary fiber g	胆固醇 Cholesterol mg	灰分 Ash g	总维生素A Vitamin A μgRAE	胡萝卜素 Carotene μg	硫胺素 Thiamin mg	核黄素 Riboflavin mg	烟酸 Niacin mg	维生素C Vitamin C mg	维生素D Vitamin D μg	维生素E α-TE mg
132719	幼儿配方奶粉（三元爱欣宝金装幼儿配方奶粉）	100	—	465	1953	18.5	19.5	54.8	1.7	—	—	548	—	0.61	0.97	4.12	53.0	7.3	5.20
132720	幼儿配方奶粉（三元爱欣宝幼儿配方奶粉）	100	—	464	1947	18.1	19.5	54.9	1.8	—	—	542	—	0.61	0.96	4.11	52.0	7.2	5.20
132721	幼儿配方奶粉（三元金装爱力优幼儿配方奶粉）	100	—	458	1924	18.2	19.0	54.1	0.9	—	—	580	—	0.46	1.60	3.10	53.0	8.3	10.00
132722	幼儿配方奶粉（圣元优博爱系列3幼儿配方奶粉）	100	—	460	1931	16.8	18.0	57.6	0.0	—	—	378	27	0.60	1.20	4.00	48.0	8.0	6.00
132723	幼儿配方奶粉（圣元优聪金装幼儿配方奶粉）	100	—	467	1960	16.8	18.5	58.2	—	—	—	403	27	0.60	1.20	4.00	70.0	7.8	6.00
132724	幼儿配方奶粉（特选健儿成长配方奶粉3阶段）	100	—	484	2030	16.5	21.6	56.2	0.6	—	—	655	—	0.50	0.75	4.00	55.0	7.0	4.50
132725	幼儿配方奶粉（完达山3段配方奶粉幼儿配方奶粉）	100	—	483	2023	16.2	22.0	55.4	0.9	—	—	722	—	0.25	0.70	2.40	36.3	10.1	4.60
132726	幼儿配方奶粉（完达山金装乳元幼儿配方奶粉）	100	4.0	487	2040	16.0	22.0	56.7	1.1	—	4.5	565	—	0.46	0.70	3.52	59.0	8.7	6.70
132727	幼儿配方奶粉（完达山育儿慧金装幼儿配方奶粉3阶段）	100	—	483	2023	16.0	22.0	55.6	0.9	—	—	480	—	0.35	0.70	2.76	36.3	7.3	5.60
132728	幼儿配方奶粉（完达山元乳幼儿配方奶粉3阶段）	100	—	486	2039	16.0	22.0	56.5	0.9	—	—	565	—	0.46	0.70	3.52	45.6	8.7	5.60
132729	幼儿配方奶粉（雅培金装喜康宝幼儿营养配方奶粉）	100	—	487	2041	17.0	23.8	52.6	2.6	—	—	383	88	0.62	1.20	3.40	72.0	5.9	7.40
132730	幼儿配方奶粉（雅培金装小安素全营养幼儿配方奶粉）	100	—	457	1919	15.0	17.1	62.3	3.0	—	—	420	—	1.00	1.00	3.20	56.3	6.8	8.10
132731	幼儿配方奶粉（雅士利α-金装幼儿配方奶粉）	100	—	473	1984	18.3	21.0	53.7	2.0	—	—	500	—	0.40	1.10	3.51	67.0	8.0	6.10
132732	幼儿配方奶粉（伊利金领冠幼儿配方奶粉）	100	3.0	470	1970	17.5	20.5	54.3	1.0	—	4.0	556	—	0.50	1.04	4.50	52.0	7.1	4.00
132733	幼儿配方奶粉（伊利金装幼儿配方奶粉）	100	3.0	457	1918	17.0	17.8	57.6	1.0	—	4.0	541	—	0.50	0.95	4.00	50.0	5.6	4.00

婴幼儿食品 Infant foods

(以每100g 可食部计)

食物编码 Food code	食物名称 Food name	维生素K Vitamin K μg	维生素B$_6$ Vitamin B$_6$ mg	维生素B$_{12}$ Vitamin B$_{12}$ μg	叶酸 Folic acid μg	生物素 Biotin μg	泛酸 Pantothenic acid mg	胆碱 Choline mg	钙 Ca mg	磷 P mg	钾 K mg	钠 Na mg	镁 Mg mg	铁 Fe mg	锌 Zn mg	硒 Se μg	铜 Cu mg	锰 Mn mg	碘 I μg	备注 Remark
132719	幼儿配方奶粉（三元爱欣宝金装幼儿配方奶粉）	45.0	0.41	1.90	54.0	17.0	3.36	97.0	618	461	719	350.0	51	7.4	3.82	—	0.31	0.03	57.0	
132720	幼儿配方奶粉（三元爱欣宝金装幼儿配方奶粉）	45.0	0.41	1.80	54.0	17.0	3.36	96.0	617	455	718	350.0	51	7.3	3.76	—	0.31	0.03	57.0	
132721	幼儿配方奶粉（三元金装爱力优幼儿配方奶粉）	23.0	0.55	3.10	70.0	28.0	4.00	80.0	590	400	770	388.0	48	6.9	3.10	—	0.36	0.04	—	
132722	幼儿配方奶粉（圣元无博爱系列3幼儿配方奶粉）	60.0	0.27	1.80	72.0	13.5	2.60	95.0	564	350	372	101.0	48	7.0	3.80	13.50	0.35	0.07	60.8	青岛
132723	幼儿配方奶粉（圣元无聪金装幼儿配方奶粉）	60.0	0.27	1.80	72.0	13.5	2.60	100.0	600	350	400	120.0	48	7.0	4.00	13.50	0.35	0.07	60.0	青岛
132724	幼儿配方奶粉（特选建儿成长配方奶粉3阶段）	29.0	0.40	1.50	36.0	11.0	2.00	—	560	400	630	—	40	6.8	4.10	—	0.24	0.04	45.0	杭州
132725	幼儿配方奶粉（完达山3段配方奶粉幼儿配方奶粉）	20.2	0.25	0.81	20.2	8.1	1.50	100.0	405	255	916	390.0	28	7.5	4.00	23.99	0.44	0.21	28.2	哈尔滨
132726	幼儿配方奶粉（完达山金装元乳幼儿配方奶粉）	20.3	0.41	0.81	20.3	8.1	2.03	99.0	485	355	715	160.0	28	7.3	4.00	25.65	0.35	0.24	28.6	哈尔滨
132727	幼儿配方奶粉（完达山青儿慧金装幼儿配方奶粉）	20.2	0.27	0.81	20.2	8.1	1.60	90.0	408	306	997	271.0	28	7.6	4.50	23.99	0.49	0.22	28.2	哈尔滨
132728	幼儿配方奶粉（完达山元乳配方奶粉3阶段）	20.3	0.35	0.81	20.3	8.1	2.03	99.0	485	355	715	160.0	28	7.3	4.00	24.20	0.35	0.24	28.6	哈尔滨
132729	幼儿配方奶粉（雅培金装喜康宝幼儿配方奶粉）	34.0	0.45	2.49	85.0	26.0	3.10	96.0	756	436	783	239.0	51	7.0	4.50	11.80	0.37	0.05	50.0	丹麦
132730	幼儿配方奶粉（雅培金装小安素全营养幼儿配方）	52.5	0.30	1.88	150.0	—	3.50	110.0	600	390	635	176.0	72	7.6	5.00	12.30	0.20	0.19	57.5	新西兰
132731	幼儿配方奶粉（雅士司利α-金装幼儿奶粉）	41.0	0.38	2.10	64.0	10.0	3.10	105.0	620	412	863	397.0	45	7.3	4.40	12.00	0.29	0.06	27.8	广州
132732	幼儿配方奶粉（伊利金领冠幼儿配方奶粉）	45.0	0.40	1.50	78.0	15.0	3.25	95.0	620	410	500	140.0	30	7.0	3.90	—	0.30	—	62.0	天津
132733	幼儿配方奶粉（伊利金装幼儿配方奶粉）	45.0	0.40	1.50	50.0	15.0	2.80	82.0	600	450	500	165.0	30	7.0	3.10	—	0.30	—	55.0	天津

婴幼儿食品 Infant foods

(以每100g可食部计)

食物编码 Food code	食物名称 Food name	食部 Edible %	水分 Water g	能量 Energy kcal	能量 Energy kJ	蛋白质 Protein g	脂肪 Fat g	碳水化合物 CHO g	膳食纤维 Dietary fiber g	胆固醇 Cholesterol mg	灰分 Ash g	总维生素A Vitamin A μgRAE	胡萝卜素 Carotene μg	硫胺素 Thiamin mg	核黄素 Riboflavin mg	烟酸 Niacin mg	维生素C Vitamin C mg	维生素D Vitamin D μg	维生素E α-TE mg
132734	幼儿配方奶粉（伊利幼儿配方奶粉）	100	3.5	459	1927	17.6	19.0	54.9	1.0	—	4.0	541	—	0.55	0.75	3.50	45.0	8.5	5.20
132735	幼儿配方羊奶粉（美可高特幼儿配方羊奶粉）	100	—	493	2063	20.8	25.0	46.5	0.7	—	—	534	—	0.60	0.77	4.00	79.1	8.9	6.80

特殊医学用途婴儿配方食品

无乳糖配方或低乳糖配方

乳蛋白部分水解配方

| 133201 | 婴儿配方奶粉（超级能恩乳蛋白部分水解婴幼儿配方奶粉1段） | 100 | — | 513 | 2146 | 9.8 | 26.0 | 59.9 | — | — | — | 510 | — | 0.50 | 1.25 | 5.40 | 69.0 | 6.8 | 10.00 |
| 133202 | 婴儿配方奶粉（雅培金装亲护乳蛋白部分水解婴儿配方奶粉1阶段） | 100 | — | 512 | 2142 | 11.8 | 27.5 | 54.9 | 1.1 | — | — | 391 | 51 | 0.44 | 0.75 | 4.89 | 102.0 | 6.7 | 12.90 |

乳蛋白深度水解配方或氨基酸配方

早产/低出生体重婴儿配方

| 133401 | 婴儿配方奶粉（惠氏S-26金装爱婴儿加早产儿出院后配方奶粉） | 100 | — | 524 | 2192 | 14.0 | 28.0 | 54.0 | — | — | — | 707 | 114 | 0.78 | 1.17 | 7.14 | 78.0 | 11.0 | 11.00 |

母乳营养补充剂

氨基酸代谢障碍配方

婴幼儿谷类辅助食品

| 134001 | 米粉（贝因美果蔬宝多维营养米粉） | 100 | — | 418 | 1630 | 8.0 | 6.0 | 83.3 | 0.8 | — | — | 400 | — | 0.50 | 0.50 | 3.00 | 60.0 | 8.0 | 5.00 |
| 134002 | 米粉（贝因美乳清蛋白营养米粉） | 100 | — | 418 | 1630 | 6.0 | 6.0 | 85.3 | 0.8 | — | — | 400 | — | 0.50 | 0.50 | 3.00 | 40.0 | 8.0 | 5.00 |

婴幼儿食品 Infant foods

(以每 100g 可食部计)

食物编码 Food code	食物名称 Food name	维生素 K Vitamin K μg	维生素 B$_6$ Vitamin B$_6$ mg	维生素 B$_{12}$ Vitamin B$_{12}$ μg	叶酸 Folic acid μg	生物素 Biotin μg	泛酸 Pantothenic acid mg	胆碱 Choline mg	钙 Ca mg	磷 P mg	钾 K mg	钠 Na mg	镁 Mg mg	铁 Fe mg	锌 Zn mg	硒 Se μg	铜 Cu mg	锰 Mn mg	碘 I μg	备注 Remark
132734	幼儿配方奶粉（伊利幼儿配方奶粉）	33.0	0.40	1.20	55.0	19.0	2.80	—	600	420	500	150.0	30	6.1	3.50	—	—	0.33	62.0	天津
132735	幼儿配方羊奶粉（美可高特幼儿配方羊奶粉）	33.3	0.52	2.10	79.0	27.1	3.00	—	604	400	812	250.0	46	6.8	4.16	13.00	0.23	0.04	79.0	天津

特殊医学用途婴儿配方食品

无乳糖配方或低乳糖配方

乳蛋白部分水解配方

| 133201 | 婴儿配方奶粉（超级能恩乳蛋白部分水解婴幼儿配方奶粉 1 段） | 44.0 | 0.36 | 1.10 | 81.0 | 11.0 | 4.80 | 51.0 | 375 | 208 | 583 | 206.0 | 52 | 5.3 | 5.00 | 16.00 | 0.44 | 0.10 | 70.0 | 上海 |
| 133202 | 婴儿配方奶粉（雅培金装亲护乳蛋白部分水解婴儿配方奶粉 1 阶段） | 49.3 | 0.34 | 2.24 | 75.0 | 22.6 | 3.76 | 61.0 | 414 | 331 | 677 | 199.0 | 38 | 6.3 | 4.12 | 17.80 | 0.38 | 0.10 | 99.3 | 西班牙 |

乳蛋白深度水解配方或氨基酸配方

早产/低出生体重婴儿配方

| 133401 | 婴儿配方奶粉（惠氏 S-26 金装爱儿加早产儿出院后配方奶粉） | 45.00 | 0.57 | 1.60 | 104.0 | 15.0 | 2.86 | 94.0 | 521 | 300 | 504 | 193.0 | 47 | 8.9 | 5.2 | 11.00 | 0.44 | 0.04 | 71.0 | 爱尔兰 |

母乳营养补充剂

氨基酸代谢障碍配方

婴幼儿辅助食品

婴幼儿谷类辅助食品

| 134001 | 米粉（贝因美果蔬宝多维营养米粉） | — | 0.20 | 0.80 | 30.0 | 20.0 | 1.50 | — | 450 | 330 | — | 300.0 | — | 5.0 | 4.00 | — | — | — | — | 杭州 |
| 134002 | 米粉（贝因美乳清蛋白营养米粉） | — | 0.20 | 0.80 | 30.0 | 20.0 | 3.00 | — | 420 | 300 | — | 300.0 | — | 5.0 | 4.00 | — | — | — | — | 杭州 |

婴幼儿食品 Infant foods

(以每100g可食部计)

食物编码 Food code	食物名称 Food name	食部 Edible %	水分 Water g	能量 Energy kcal	能量 Energy kJ	蛋白质 Protein g	脂肪 Fat g	碳水化合物 CHO g	膳食纤维 Dietary fiber g	胆固醇 Cholesterol mg	灰分 Ash g	维生素A Vitamin A μgRAE	胡萝卜素 Carotene μg	硫胺素 Thiamin mg	核黄素 Riboflavin mg	烟酸 Niacin mg	维生素C Vitamin C mg	维生素D Vitamin D μg	维生素E α-TE mg
134003	米粉（多口味装）（亨氏多口味装婴儿营养米粉）	100	—	407	1630	5.4	5.0	85.4	0.4	—	—	465	—	0.50	0.50	4.00	—	8.2	3.00
134004	米粉（亨氏黑米红枣营养米粉五谷系列米粉6至36个月适用）	100	—	414	1630	12.0	5.0	80.4	0.4	—	—	465	—	0.50	0.50	4.00	—	8.2	3.00
134005	米粉（亨氏胡萝卜营养米粉1段）	100	—	407	1630	5.4	5.0	85.4	0.4	—	—	465	—	0.50	0.50	4.00	—	8.2	4.00
134006	米粉（亨氏淮山薏米营养米粉清润系列1段）	100	—	407	1630	5.4	5.0	85.4	0.4	—	—	465	—	0.50	0.50	4.00	—	8.2	4.00
134007	米粉（亨氏混合蔬菜营养米粉辅食添加初期至36个月适用）	100	—	407	1630	5.4	5.0	85.4	0.4	—	—	465	—	0.50	0.50	4.00	—	8.2	3.00
134008	米粉（亨氏鸡肉蔬菜营养米粉肉鱼系列米粉6至36个月适用）	100	—	414	1630	12.0	5.0	80.4	0.4	—	—	465	—	0.50	0.50	4.50	—	8.2	3.00
134009	米粉（亨氏南瓜营养米粉1段）	100	—	407	1630	5.4	5.0	85.4	0.4	—	—	465	—	0.50	0.50	4.50	—	8.2	4.00
134010	米粉（亨氏五谷杂粮营养米粉五谷系列米粉8至36个月适用）	100	—	415	1630	13.0	5.0	79.8	0.8	—	—	465	—	0.50	0.50	4.50	—	8.2	3.00
134011	米粉（亨氏鳕鱼苹果营养米粉6至36个月适用）	100	—	414	1630	12.0	5.0	80.4	0.4	—	—	465	—	0.50	0.50	5.00	—	8.2	3.00
134012	米粉（亨氏婴儿营养米粉辅食添加初期至36个月适用）	100	—	407	1630	5.4	5.0	85.4	0.4	—	—	465	—	0.50	0.50	4.00	—	8.2	3.00
134013	米粉（亨氏鱼肉蔬菜营养米粉6至36个月适用）	100	—	414	1630	12.0	5.0	80.4	0.4	—	—	465	—	0.50	0.50	4.50	—	8.2	3.00
134014	米粉（亨氏猪肝蔬菜营养米粉6至36个月适用）	100	—	414	1630	12.0	5.0	80.4	0.4	—	—	465	—	0.50	0.50	4.00	—	8.2	3.00
134015	米粉（嘉宝缤纷水果营养米粉2阶段）	100	—	385	1612	6.2	1.9	87.2	2.6	—	—	300	—	0.56	0.40	4.80	38.0	6.3	3.33
134016	米粉（嘉宝菠菜营养米粉2阶段）	100	—	385	1636	6.4	1.9	87.0	2.6	—	—	300	—	0.56	0.40	4.80	38.0	6.3	3.33

婴幼儿食品 Infant foods

(以每 100g 可食部计)

食物编码 Food code	食物名称 Food name	维生素 K Vitamin K μg	维生素 B_6 Vitamin B_6 mg	维生素 B_{12} Vitamin B_{12} μg	叶酸 Folic acid μg	生物素 Biotin μg	泛酸 Pantothenic acid mg	胆碱 Choline mg	钙 Ca mg	磷 P mg	钾 K mg	钠 Na mg	镁 Mg mg	铁 Fe mg	锌 Zn mg	硒 Se μg	铜 Cu mg	锰 Mn mg	碘 I μg	备注 Remark
134003	米粉（多口味装）（亨氏多口味装婴儿营养米粉）	—	0.30	1.00	—	—	—	—	400	250	—	—	—	5.0	4.00	—	—	—	—	广州
134004	米粉（亨氏黑米红枣营养米粉五合系列米粉6至36个月适用）	—	0.40	1.00	—	—	—	—	500	300	—	—	—	5.0	4.00	—	—	—	—	广州
134005	米粉（亨氏胡萝卜营养米粉1段）	—	0.30	1.00	—	—	—	—	400	250	—	—	—	5.0	4.00	—	—	—	—	广州
134006	米粉（亨氏淮山薏米营养米粉清润系列1段）	—	0.30	1.00	—	—	—	—	400	250	—	—	—	5.0	4.00	—	—	—	—	广州
134007	米粉（亨氏混合蔬菜营养米粉辅食添加初期至36个月适用）	—	0.40	1.00	—	—	—	—	400	250	—	—	—	5.0	4.00	—	—	—	—	广州
134008	米粉（亨氏鸡肉蔬菜营养米粉肉鱼系列米粉6至36个月适用）	—	0.50	1.00	—	—	—	—	500	300	—	—	—	5.0	4.00	—	—	—	—	广州
134009	米粉（亨氏南瓜营养米粉1段）	—	0.50	1.20	—	—	—	—	400	250	—	—	—	5.0	4.00	—	—	—	—	广州
134010	米粉（亨氏五合杂粮营养米粉五合系列米粉8至36个月适用）	—	0.50	1.20	—	—	—	—	600	350	—	—	—	5.0	4.00	—	—	—	—	广州
134011	米粉（亨氏鳕鱼苹果营养米粉6至36个月适用）	—	0.50	1.00	—	—	—	—	500	300	—	—	—	5.0	4.00	—	—	—	—	广州
134012	米粉（亨氏婴儿营养米粉辅食添加初期至36个月适用）	—	0.30	1.00	—	—	—	—	400	250	—	—	—	5.0	4.00	—	—	—	—	广州
134013	米粉（亨氏鱼肉蔬菜营养米粉6至36个月适用）	—	0.50	1.20	—	—	—	—	500	300	—	—	—	5.0	4.00	—	—	—	—	广州
134014	米粉（亨氏猪肝蔬菜营养米粉6至36个月适用）	—	0.40	1.00	—	—	—	—	500	300	—	—	—	5.0	4.00	—	—	—	—	广州
134015	米粉（嘉宝缤纷水果营养米粉2阶段）	—	0.30	1.30	48.0	25.0	1.50	—	570	290	590	8.0	—	5.8	5.00	—	—	—	—	黑龙江
134016	米粉（嘉宝菠菜营养米粉2阶段）	—	0.30	1.30	48.0	25.0	1.50	—	600	300	570	10.0	—	5.5	5.00	—	—	—	—	黑龙江

婴幼儿食品 Infant foods

(以每100g可食部计)

食物编码 Food code	食物名称 Food name	食部 Edible Water %	水分 Water g	能量 Energy kcal	能量 Energy kJ	蛋白质 Protein g	脂肪 Fat g	碳水化合物 CHO g	总膳食纤维 Dietary fiber g	胆固醇 Cholesterol mg	灰分 Ash g	维生素A Vitamin A μgRAE	胡萝卜素 Carotene μg	硫胺素 Thiamin mg	核黄素 Riboflavin mg	烟酸 Niacin mg	维生素C Vitamin C mg	维生素D Vitamin D μg	维生素E α-TE mg
134017	米粉（嘉宝番茄牛肉营养米粉3阶段）	100	—	386	1636	7.2	1.9	86.2	2.6	—	—	300	—	0.56	0.40	4.80	38.0	6.3	3.33
134018	米粉（嘉宝胡萝卜营养米粉1阶段）	100	—	385	1636	6.4	1.9	87.0	2.6	—	—	300	—	0.56	0.40	4.80	38.0	6.3	3.33
134019	米粉（嘉宝燕麦营养米粉3阶段）	100	—	382	1619	9.5	1.5	84.5	3.9	—	—	300	—	0.56	0.40	4.80	38.0	6.3	3.33
134020	米粉（嘉宝营养米粉1阶段）	100	—	386	1636	6.4	1.9	87.0	2.6	—	—	300	—	0.56	0.40	4.80	38.0	6.3	3.33
134021	米粉（金装宝贝营养菠菜营养米粉）	100	—	385	1636	6.4	1.9	87.0	2.6	—	—	300	—	0.56	0.40	4.80	38.0	6.3	3.33
134022	米粉（金装宝贝营养铁锌钙营养米粉）	100	—	386	1636	6.4	1.9	87.0	2.6	—	—	300	—	0.56	0.40	4.80	38.0	6.3	3.33
134023	米粉（金装宝贝营养什锦水果营养米粉）	100	—	385	1612	6.2	1.9	87.2	2.6	—	—	300	—	0.56	0.40	4.80	38.0	6.3	3.33
134024	米粉（金装宝贝营养西红柿牛肉营养米粉）	100	—	386	1636	7.2	1.9	86.2	2.6	—	—	300	—	0.56	0.40	4.80	38.0	6.3	3.33
134025	米粉（金装宝贝营养燕麦营养米粉）	100	—	382	1619	9.5	1.5	84.5	3.9	—	—	300	—	0.56	0.40	4.80	38.0	6.3	3.33
134026	米粉（金装核桃营养米粉）	100	—	384	1630	7.5	1.5	85.0	—	—	—	245	—	0.33	0.33	2.12	—	4.9	—
134027	米粉（金装胡萝卜营养米粉）	100	—	384	1630	6.5	1.5	86.0	—	—	—	245	—	0.33	0.33	2.12	—	4.9	—
134028	米粉（金装牛肉菠菜营养米粉）	100	—	384	1630	7.5	1.5	85.0	—	—	—	245	—	0.49	0.49	2.28	24.5	4.9	3.59
134029	米粉（金装三文鱼胡萝卜营养米粉）	100	—	384	1630	7.5	1.5	85.0	—	—	—	245	—	0.49	0.49	2.28	24.5	4.9	3.59
134030	米粉（金装什果餐营养米粉）	100	—	384	1630	6.5	1.5	86.0	—	—	—	245	—	0.33	0.33	2.12	—	4.9	—
134031	米粉（金装锌铁钙营养米粉）	100	—	384	1630	7.5	1.5	85.0	—	—	—	245	—	0.49	0.49	2.28	24.5	4.9	3.59
134032	米粉（金装猪肝蔬菜营养米粉）	100	—	384	1630	7.5	1.5	85.0	—	—	—	261	—	0.49	0.49	2.28	24.5	4.9	3.59
134033	米粉（圣元DHA&胡萝卜营养米粉1段）	100	—	431	1626	7.0	5.0	92.0	5.0	—	—	300	—	0.30	0.30	3.00	30.0	6.3	3.00

婴幼儿食品 Infant foods

(以每 100g 可食部计)

食物编码 Food code	食物名称 Food name	维生素 K Vitamin K μg	维生素 B₆ Vitamin B₆ mg	维生素 B₁₂ Vitamin B₁₂ μg	叶酸 Folic acid μg	生物素 Biotin μg	泛酸 Pantothenic acid mg	胆碱 Choline mg	钙 Ca mg	磷 P mg	钾 K mg	钠 Na mg	镁 Mg mg	铁 Fe mg	锌 Zn mg	硒 Se μg	铜 Cu mg	锰 Mn mg	碘 I μg	备注 Remark
134017	米粉（嘉宝番茄牛肉营养米粉 3 阶段）	—	0.30	1.30	48.0	25.0	1.50	—	590	300	610	5.0	—	5.5	5.00	—	—	—	—	黑龙江
134018	米粉（嘉宝胡萝卜营养米粉 1 阶段）	—	0.30	1.30	48.0	25.0	1.50	—	590	300	600	10.0	—	5.5	5.00	—	—	—	—	黑龙江
134019	米粉（嘉宝燕麦营养米粉 3 阶段）	—	0.30	1.30	48.0	25.0	1.50	—	400	300	600	2.0	—	5.5	5.00	—	—	—	—	黑龙江
134020	米粉（嘉宝营养米粉 1 阶段）	—	0.30	1.30	48.0	25.0	1.50	—	600	300	575	10.0	—	5.5	5.00	—	—	—	—	黑龙江
134021	米粉（金装宝贝营养菠菜营养米粉）	—	0.30	1.30	48.0	25.0	1.50	—	600	300	570	10.0	—	5.5	5.00	—	—	—	—	黑龙江
134022	米粉（金装宝贝营养钙铁锌营养米粉）	—	0.30	1.30	48.0	25.0	1.50	—	600	300	575	10.0	—	5.5	5.00	—	—	—	—	黑龙江
134023	米粉（金装宝贝营养什锦水果营养米粉）	—	0.30	1.30	48.0	25.0	1.50	—	570	290	590	8.0	—	5.8	5.00	—	—	—	—	黑龙江
134024	米粉（金装宝贝营养西红柿牛肉营养米粉）	—	0.30	1.30	48.0	25.0	1.50	—	590	300	610	5.0	—	5.5	5.00	—	—	—	—	黑龙江
134025	米粉（金装宝贝营养燕麦营养米粉）	—	0.30	1.30	48.0	25.0	1.50	—	400	300	600	2.0	—	5.5	5.00	—	—	—	—	黑龙江
134026	米粉（金装核桃营养米粉）	—	—	—	—	—	—	—	365	245	—	16.3	—	5.1	4.08	—	—	—	—	齐齐哈尔
134027	米粉（金装胡萝卜营养米粉）	—	—	—	—	—	—	—	365	245	—	16.3	—	5.1	4.08	—	—	—	—	齐齐哈尔
134028	米粉（金装牛肉菠菜营养米粉）	—	0.21	0.82	—	—	—	—	365	245	—	16.3	—	5.2	4.08	—	—	—	—	齐齐哈尔
134029	米粉（金装三文鱼胡萝卜营养米粉）	—	0.21	—	—	—	—	—	365	245	—	16.3	—	5.1	4.08	—	—	—	—	齐齐哈尔
134030	米粉（金装什果餐营养米粉）	—	—	—	—	—	—	—	365	245	—	16.3	—	5.1	4.08	—	—	—	—	齐齐哈尔
134031	米粉（金装锌钙果营养米粉）	—	0.21	—	—	—	—	—	391	248	—	16.3	—	5.2	4.56	—	—	—	—	齐齐哈尔
134032	米粉（金装猪肝蔬菜营养米粉）	—	0.21	—	—	—	—	—	365	245	—	16.3	—	5.1	4.08	—	—	—	—	齐齐哈尔
134033	米粉（圣元 DHA & 胡萝卜营养米粉 1 段）	—	0.32	0.33	19.5	2.8	1.00	—	500	280	—	6.0	—	5.8	5.00	—	—	—	28.0	青岛

婴幼儿食品 Infant foods

(以每100g可食部计)

食物编码 Food code	食物名称 Food name	食部 Edible %	水分 Water g	能量 Energy kcal	能量 Energy kJ	蛋白质 Protein g	脂肪 Fat g	碳水化合物 CHO g	膳食纤维 Dietary fiber g	胆固醇 Cholesterol mg	灰分 Ash g	维生素A Vitamin A μgRAE	胡萝卜素 Carotene μg	硫胺素 Thiamin mg	核黄素 Riboflavin mg	烟酸 Niacin mg	维生素C Vitamin C mg	维生素D Vitamin D μg	维生素E α-TE mg
134034	米粉（圣元多维蔬菜营养米粉2段）	100	—	431	1626	7.0	5.0	92.0	5.0	—	—	300	—	0.30	0.30	3.00	30.0	6.3	3.00
134035	米粉（圣元钙铁锌营养米粉1段）	100	—	431	1626	7.0	5.0	92.0	5.0	—	—	300	—	0.30	0.30	3.00	30.0	6.3	3.00
134036	米粉（圣元淮山薏米营养米粉2段）	100	—	431	1626	7.0	5.0	92.0	5.0	—	—	300	—	0.30	0.30	3.00	30.0	6.3	3.00
134037	米粉（圣元鸡肉香菇营养米粉3段）	100	—	433	1626	7.5	5.0	92.0	5.0	—	—	300	—	0.30	0.30	3.00	30.0	6.3	3.00
134038	米粉（圣元乳清蛋白营养米粉2段）	100	—	408	1698	13.0	2.0	87.0	5.0	—	—	300	—	0.30	0.35	3.00	30.0	6.3	3.00
134039	米粉（圣元什锦水果营养米粉2段）	100	—	431	1626	7.0	5.0	92.0	5.0	—	—	300	—	0.30	0.30	3.00	30.0	6.3	3.00
134040	米粉（圣元营养米粉1段）	100	—	431	1626	7.0	5.0	92.0	5.0	—	—	300	—	0.30	0.30	3.00	30.0	6.3	3.00
134041	米粉（圣元鱼肉菠菜营养米粉2段）	100	—	433	1626	7.5	5.0	92.0	5.0	—	—	300	—	0.30	0.30	3.00	30.0	6.3	—
134042	米粥（干）（方广鳕鱼胡萝卜营养雪花粥）	100	—	310	1490	5.5	2.0	70.0	5.0	—	—	425	—	0.21	0.22	1.50	—	7.5	—
134043	奶米粉（亨氏强化铁锌钙营养奶米粉辅食添加初期至36个月适用）	100	—	407	1630	5.4	5.0	85.4	0.4	—	—	465	—	0.50	0.50	4.50	30.0	8.2	3.00
134044	奶米粉（亨氏乳清蛋白营养奶米粉）	100	—	407	1630	5.4	5.0	85.4	0.4	—	—	465	—	0.50	0.50	4.00	—	8.2	3.00

婴幼儿高蛋白谷物辅助食品

食物编码 Food code	食物名称 Food name	食部 Edible %	水分 Water g	能量 Energy kcal	能量 Energy kJ	蛋白质 Protein g	脂肪 Fat g	碳水化合物 CHO g	膳食纤维 Dietary fiber g	胆固醇 Cholesterol mg	灰分 Ash g	维生素A Vitamin A μgRAE	胡萝卜素 Carotene μg	硫胺素 Thiamin mg	核黄素 Riboflavin mg	烟酸 Niacin mg	维生素C Vitamin C mg	维生素D Vitamin D μg	维生素E α-TE mg
134601	米粉（亨氏AD钙高蛋白营养米粉加奶补钙系列米粉6至36个月适用）	100	—	418	1630	14.0	5.0	79.4	0.4	—	—	465	—	0.50	0.50	4.50	—	8.2	3.00
134602	米粉（圣元高蛋白营养米粉3段）	100	—	408	1698	13.0	2.0	87.0	5.0	—	—	300	—	0.30	0.35	3.00	30.0	6.3	3.00

婴幼儿食品 Infant foods

(以每100g可食部计)

食物编码 Food code	食物名称 Food name	维生素K Vitamin K μg	维生素B$_6$ Vitamin B$_6$ mg	维生素B$_{12}$ Vitamin B$_{12}$ μg	叶酸 Folic acid	生物素 Biotin μg	泛酸 Pantothenic acid mg	胆碱 Choline mg	钙 Ca mg	磷 P mg	钾 K mg	钠 Na mg	镁 Mg mg	铁 Fe mg	锌 Zn mg	硒 Se μg	铜 Cu mg	锰 Mn mg	碘 I μg	备注 Remark
134034	米粉（圣元多维蔬菜营养米粉2段）	—	0.32	0.33	19.5	2.8	1.00	—	500	280	—	6.0	—	5.8	5.00	—	—	—	28.0	青岛
134035	米粉（圣元钙铁锌营养米粉1段）	—	0.32	0.33	19.5	2.8	1.00	—	600	280	—	6.0	—	7.0	6.00	—	—	—	28.0	青岛
134036	米粉（圣元淮山薏米营养米粉2段）	—	0.32	0.33	19.5	2.8	1.00	—	500	280	—	6.0	—	5.8	5.00	—	—	—	28.0	青岛
134037	米粉（圣元鸡肉香菇营养米粉3段）	—	0.32	0.33	19.5	2.8	1.00	—	500	280	—	6.0	—	5.8	5.00	—	—	—	28.0	青岛
134038	米粉（圣元乳清蛋白营养米粉2段）	—	0.32	0.34	20.4	2.9	1.00	—	550	300	—	8.0	—	5.8	5.00	—	—	—	28.0	青岛
134039	米粉（圣元什锦水果营养米粉2段）	—	0.32	0.33	19.5	2.8	1.00	—	500	280	—	6.0	—	5.8	5.00	—	—	—	28.0	青岛
134040	米粉（圣元营养米粉1段）	—	0.32	0.33	19.5	2.8	1.00	—	500	280	—	6.0	—	5.8	5.00	—	—	—	28.0	青岛
134041	米粉（圣元鱼肉菠菜营养米粉2段）	—	0.32	0.33	19.5	2.8	1.00	—	500	280	—	6.0	—	5.8	5.00	—	—	—	28.0	青岛
134042	米粥（干）(方广鳕鱼胡萝卜营养雪花粥)	—	—	—	—	—	—	—	200	287	—	300.0	—	5.6	4.70	—	—	—	—	上海
134043	奶米粉（亨氏强化铁锌营养奶米粉辅食添加初期至36个月适用）	—	0.50	1.20	—	—	—	—	500	300	—	—	—	5.0	5.00	—	—	—	—	广州
134044	奶米粉（亨氏乳清蛋白营养奶米粉）	—	0.40	1.00	—	—	—	—	400	250	—	—	—	5.0	4.00	—	—	—	—	广州
	婴幼儿高蛋白含合物辅助食品																			
134601	米粉（亨氏AD钙高蛋白营养米粉加奶补钙系列米粉6至36个月适用）	—	0.50	1.20	—	—	—	—	500	300	—	—	—	5.0	4.00	—	—	—	—	广州
134602	米粉（圣元高蛋白营养米粉3段）	—	0.32	0.34	20.4	2.9	1.00	—	550	300	—	8.0	—	5.8	5.00	—	—	—	28.0	青岛

婴幼儿食品 Infant foods

(以每100g可食部计)

食物编码 Food code	食物名称 Food name	食部 Edible %	水分 Water g	能量 Energy kcal	能量 Energy kJ	蛋白质 Protein g	脂肪 Fat g	碳水化合物 CHO g	总膳食纤维 Dietary fiber g	胆固醇 Cholesterol mg	灰分 Ash g	总维生素A Vitamin A μgRAE	胡萝卜素 Carotene μg	硫胺素 Thiamin mg	核黄素 Riboflavin mg	烟酸 Niacin mg	维生素C Vitamin C mg	维生素D Vitamin D μg	维生素E α-TE mg
	婴幼儿生制类谷物辅助食品																		
134701	面条（贝因美蛋黄营养面条）	100	—	99	1550	11.0	5.0	—	5.0	—	—	300	—	0.60	0.60	4.00	—	5.5	—
134702	面条（贝因美果蔬营养面条）	100	—	99	1550	11.0	5.0	—	5.0	—	—	300	—	0.60	0.60	4.00	—	5.5	—
134703	面条（贝因美黑芝麻营养面条）	100	—	99	1550	11.0	5.0	—	5.0	—	—	300	—	0.60	0.60	4.00	—	5.5	—
134704	面条（方广金装彩面核桃黑芝麻蔬菜营养面）	100	—	308	1430	6.0	1.5	70.0	5.0	—	—	427	—	0.20	0.21	1.50	—	7.5	9.60
134705	面条（亨氏金装粒粒面黑米紫薯面）	100	—	373	1500	11.2	4.5	72.0	0.0	—	—	290	—	0.23	0.25	1.88	28.0	5.3	1.50
134706	面条（伊威猪肝疏菜营养面）	100	—	275	1250	6.0	3.0	56.0	—	—	—	425	—	0.26	0.26	2.40	—	7.7	9.65
	婴幼儿饼干或其他婴幼儿谷物辅助食品																		
134801	饼干（贝因美磨牙辅饼干）	100	—	377	1835	8.0	5.0	75.0	—	—	—	—	—	0.40	0.40	2.00	—	7.0	—
134802	饼干（方广科学配方宝宝能饼干）	100	—	448	1880	7.0	20.0	60.0	—	—	—	—	—	0.30	0.33	—	—	—	—
134803	饼干（格兰小二七种蔬菜饼干）	100	—	415	1250	11.5	16.8	57.0	5.0	—	—	—	—	0.35	—	—	—	—	—
134804	饼干（嘉宝草莓苹果味星星泡芙饼干）	100	—	24	105	0.0	0.0	6.0	—	—	—	—	—	0.05	0.06	0.80	—	—	1.00
134805	饼干（嘉宝香草圈饼干）	100	—	17	84	0.0	0.5	3.0	—	—	—	—	—	0.01	0.02	0.21	—	—	—
134806	饼干（伊威全机能字母宝宝营养饼干）	100	—	507	1800	8.5	23.5	65.5	0.5	—	—	—	—	—	—	—	—	—	1.10
	婴幼儿罐装辅助食品																		
	泥（糊）状罐装食品																		
135001	骨髓蔬菜泥（亨氏骨髓蔬菜泥3阶段）	100	—	88	371	3.3	4.6	8.4	—	—	—	21	—	—	—	—	—	—	—
135002	胡萝卜鱼肉泥（亨氏胡萝卜鱼肉泥2阶段）	100	—	54	237	4.4	1.4	6.0	—	—	—	—	295	—	—	—	—	—	—

婴幼儿食品 Infant foods

(以每 100g 可食部计)

食物编码 Food code	食物名称 Food name	维生素K Vitamin K μg	维生素B₆ Vitamin B₆ mg	维生素B₁₂ Vitamin B₁₂ μg	叶酸 Folic acid μg	生物素 Biotin μg	泛酸 Pantothenic acid mg	胆碱 Choline mg	钙 Ca mg	磷 P mg	钾 K mg	钠 Na mg	镁 Mg mg	铁 Fe mg	锌 Zn mg	硒 Se μg	铜 Cu mg	锰 Mn mg	碘 I μg	备注 Remark
	婴幼儿生制类谷物辅助食品																			
134701	面条（贝因美蛋黄营养面条）	—	0.40	—	—	—	1.50	—	320	210	—	150.0	—	5.0	3.60	—	—	—	—	上海松江
134702	面条（贝因美果蔬营养面条）	—	0.40	—	—	—	1.50	—	320	210	—	150.0	—	5.0	3.60	—	—	—	—	上海松江
134703	面条（贝因美黑芝麻营养面条）	—	0.40	—	—	—	1.50	—	320	210	—	150.0	—	5.0	3.60	—	—	—	—	上海松江
134704	面条（方广金装彩面核桃黑芝麻蔬菜营养面）	—	—	—	—	—	0.85	—	200	290	—	100.0	—	5.6	4.70	—	—	—	—	上海
134705	面条（亨氏金装粒粒面黑米紫薯面）	—	0.18	0.38	40.0	—	—	47.5	200	—	—	80.0	—	5.0	5.00	—	—	—	—	深圳
134706	面条（伊威猪肝蔬菜营养面）	—	0.13	0.32	20.0	—	—	—	200	—	—	200.0	—	5.5	4.90	—	—	—	—	上海
	婴幼儿饼干或其他婴幼儿谷物辅助食品																			
134801	饼干（贝因美营养磨牙棒饼干）	—	—	—	—	—	—	—	400	—	—	300.0	—	6.0	—	—	—	—	—	宜昌
134802	饼干（方广科学配方宝宝机能饼干）	—	—	—	—	—	—	—	280	—	—	300.0	—	4.0	4.50	—	—	—	—	上海
134803	饼干（格兰宝宝小二七种蔬菜饼干）	—	—	—	—	—	—	—	408	—	—	310.0	—	5.3	4.40	—	—	—	—	东莞
134804	饼干（嘉宝草莓苹果味星星泡芙饼干）	—	—	0.20	—	—	—	—	25	—	10	0.0	—	1.5	0.75	—	—	—	—	美国
134805	饼干（嘉宝香草圈圈饼干）	—	—	—	2.0	—	—	—	96	—	5	15.0	—	1.2	0.88	—	—	—	—	美国
134806	饼干（伊威全机能字母宝宝营养饼干）	—	—	—	—	—	—	—	410	—	—	300.0	—	—	—	—	—	—	—	上海
	婴幼儿罐装辅助食品																			
	泥（糊）状罐装食品																			
135001	骨髓蔬菜泥（亨氏骨髓蔬菜泥3阶段）	—	—	—	—	—	—	—	—	—	—	70.0	—	—	—	—	—	—	—	青岛
135002	胡萝卜鱼肉泥（亨氏胡萝卜鱼肉泥2阶段）	—	—	—	—	—	—	—	—	—	—	70.0	—	—	—	—	—	—	—	青岛

婴幼儿食品　Infant foods

(以每100g可食部计)

食物编码 Food code	食物名称 Food name	食部 Edible %	水分 Water g	能量 Energy kcal	能量 Energy kJ	蛋白质 Protein g	脂肪 Fat g	碳水化合物 CHO g	膳食纤维 Dietary fiber g	胆固醇 Cholesterol mg	灰分 Ash g	总维生素A Vitamin A μgRAE	胡萝卜素 Carotene μg	硫胺素 Thiamin mg	核黄素 Riboflavin mg	烟酸 Niacin mg	维生素C Vitamin C mg	维生素D Vitamin D μg	维生素E α-TE mg
135003	混合蔬菜泥（亨氏混合蔬菜泥1阶段）	100	—	37	123	1.3	1.0	6.6	1.8	—	—	—	1568	—	—	—	—	—	—
135004	混合水果泥（亨氏混合水果泥1阶段）	100	—	66	269	1.0	1.0	13.2	—	—	—	—	—	—	—	—	—	—	—
135005	苹果胡萝卜泥（亨氏苹果胡萝卜泥1阶段）	100	—	46	168	1.0	1.0	8.2	—	—	—	—	—	—	—	—	—	—	—
135006	苹果南瓜红枣泥（亨氏苹果南瓜红枣泥2阶段）	100	—	52	193	1.0	1.0	9.7	—	—	—	—	610	—	—	—	—	—	—
135007	苹果泥（亨氏金香苹果泥1阶段）	100	—	52	191	1.0	1.0	9.8	—	—	—	—	—	—	—	—	—	—	—
135008	苹果香蕉泥（亨氏苹果香蕉泥1阶段）	100	—	70	277	1.0	1.0	14.2	—	—	—	—	—	—	—	—	—	—	—
135009	三文鱼番茄泥（亨氏三文鱼番茄泥2阶段）	100	—	64	273	3.6	1.7	8.6	—	—	—	—	—	—	—	—	—	—	—
135010	蔬菜骨泥（亨氏蔬菜骨泥2阶段）	100	—	42	189	3.2	1.5	4.0	1.5	—	—	—	—	—	—	—	—	—	—
135011	甜嫩豌豆泥（亨氏甜嫩豌豆泥1阶段）	100	—	54	200	2.8	1.0	9.3	—	—	—	—	—	—	—	—	—	—	—
135012	甜嫩玉米泥（亨氏甜嫩玉米泥1阶段）	100	—	50	220	1.9	1.0	8.4	—	—	—	—	—	—	—	—	—	—	—
135013	香甜胡萝卜泥（亨氏香甜胡萝卜泥1阶段）	100	—	35	118	1.0	1.0	5.5	—	—	—	—	2583	—	—	—	—	—	—
135014	香甜南瓜泥（亨氏香甜南瓜泥1阶段）	100	—	33	123	1.0	1.0	6.9	1.6	—	—	—	610	—	—	—	—	—	—
颗粒状罐装食品																			
135601	冻干草莓脆果（果仙多维V草莓苹脆果（冻干））	100	—	352	1471	4.2	0.0	83.7	—	—	—	—	—	—	—	—	573.0	—	—
135602	肝粉（伊威全机能肝粉）	100	—	427	1500	30.0	25.2	20.0	—	—	—	5000	—	—	—	—	—	—	—
135603	肝酥（方广"宝宝营养猪肝酥"）	100	—	420	1780	25.0	20.0	35.0	—	—	—	—	—	—	—	—	—	—	—

婴幼儿食品 Infant foods

(以每100g可食部计)

食物编码 Food code	食物名称 Food name	维生素 K Vitamin K μg	维生素 B₆ Vitamin B₆ mg	维生素 B₁₂ Vitamin B₁₂ μg	叶酸 Folic acid μg	生物素 Biotin μg	泛酸 Pantothenic acid mg	胆碱 Choline mg	钙 Ca mg	磷 P mg	钾 K mg	钠 Na mg	镁 Mg mg	铁 Fe mg	锌 Zn mg	硒 Se μg	铜 Cu mg	锰 Mn mg	碘 I μg	备注 Remark
135003	混合蔬菜泥（亨氏混合蔬菜泥1阶段）	—	—	—	—	—	—	—	—	—	—	30.0	—	—	—	—	—	—	—	青岛
135004	混合水果泥（亨氏混合水果泥1阶段）	—	—	—	—	—	—	—	—	—	—	30.0	—	—	—	—	—	—	—	青岛
135005	苹果胡萝卜泥（亨氏苹果胡萝卜泥1阶段）	—	—	—	—	—	—	—	—	—	—	60.0	—	—	—	—	—	—	—	青岛
135006	苹果南瓜红枣泥（亨氏苹果南瓜红枣泥2阶段）	—	—	—	—	—	—	—	—	—	—	30.0	—	—	—	—	—	—	—	青岛
135007	苹果泥（亨氏金香苹果泥1阶段）	—	—	—	—	—	—	—	—	—	—	30.0	—	—	—	—	—	—	—	青岛
135008	苹果香蕉泥（亨氏苹果香蕉泥1阶段）	—	—	—	—	—	—	—	—	—	—	30.0	—	—	—	—	—	—	—	青岛
135009	三文鱼番茄泥（亨氏三文鱼番茄泥2阶段）	—	—	—	—	—	—	—	—	—	—	70.0	—	—	—	—	—	—	—	青岛
135010	蔬菜骨泥（亨氏蔬菜骨泥2阶段）	—	—	—	—	—	—	—	—	—	—	110.0	—	—	—	—	—	—	—	青岛
135011	甜嫩豌豆泥（亨氏甜嫩豌豆泥1阶段）	—	—	—	—	—	—	—	—	—	—	30.0	—	—	—	—	—	—	—	青岛
135012	甜嫩玉米泥（亨氏甜嫩玉米泥1阶段）	—	—	—	—	—	—	—	—	—	—	60.0	—	—	—	—	—	—	—	青岛
135013	香甜胡萝卜泥（亨氏香甜胡萝卜泥1阶段）	—	—	—	—	—	—	—	—	—	—	90.0	—	—	—	—	—	—	—	青岛
135014	香甜南瓜泥（亨氏香甜南瓜泥1阶段）	—	—	—	—	—	—	—	—	—	—	30.0	—	—	—	—	—	—	—	青岛
	颗粒状罐装食品																			
135601	冻干草莓脆果（果仙多维V草莓脆果（冻干））	—	—	—	—	—	—	—	—	—	—	11.0	—	—	—	—	—	—	—	徐州
135602	肝粉（伊威全机能肝粉）	—	—	—	—	—	—	—	—	—	—	395.0	—	18.0	—	—	—	—	—	上海
135603	肝酥（方广"宝宝"营养猪肝酥）	—	—	—	—	—	—	—	260	—	—	680.0	—	2.5	1.50	—	—	—	—	上海

婴幼儿食品 Infant foods

(以每100g可食部计)

食物编码 Food code	食物名称 Food name	食部 Edible %	水分 Water g	能量 Energy kcal	能量 Energy kJ	蛋白质 Protein g	脂肪 Fat g	碳水化合物 CHO g	总膳食纤维 Dietary fiber g	胆固醇 Cholesterol mg	灰分 Ash g	总维生素A Vitamin A μgRAE	胡萝卜素 Carotene μg	硫胺素 Thiamin mg	核黄素 Riboflavin mg	烟酸 Niacin mg	维生素C Vitamin C mg	维生素D Vitamin D μg	维生素E α-TE mg
135604	肉松（伊威婴幼儿纯肉松）	100	—	430	1820	22.0	22.0	36.0	—	—	—	—	—	—	—	—	—	—	—
135605	肉酥（贝因美宝宝菠菜营养肉酥）	100	—	476	1998	32.0	20.0	42.0	—	—	—	—	—	—	—	—	—	—	—
135606	肉酥（贝因美宝宝胡萝卜营养肉酥）	100	—	476	1998	32.0	20.0	42.0	—	—	—	—	—	—	—	—	—	—	—
135607	肉酥（原味）（贝因美宝宝原味营养肉酥）	100	—	476	1998	32.0	20.0	42.0	—	—	—	—	—	—	—	—	—	—	—
135608	鳕鱼酥（方广宝野生鳕鱼酥）	100	—	420	1580	25.0	20.0	35.0	—	—	—	—	—	—	—	—	—	—	—
汁类罐装食品																			
135801	苹果胡萝卜汁（亨氏苹果胡萝卜汁1阶段）	100	—	45	150	1.0	1.0	8.0	—	—	—	—	—	—	—	—	—	—	—
135802	苹果汁（亨氏苹果汁1阶段）	100	—	46	150	1.0	1.0	8.2	—	—	—	—	—	—	—	—	—	—	—
135803	葡萄汁（亨氏葡萄汁1阶段）	100	—	54	180	1.0	1.0	10.2	—	—	—	—	—	—	—	—	—	—	—
135804	香橙汁（亨氏香橙汁1阶段）	100	—	43	135	1.0	1.0	7.5	—	—	—	—	—	—	—	—	—	—	—
135805	香梨汁（亨氏香梨汁1阶段）	100	—	46	149	1.0	1.0	8.3	—	—	—	—	—	—	—	—	—	—	—

婴幼儿食品 Infant foods

(以每100g可食部计)

食物编码 Food code	食物名称 Food name	维生素K Vitamin K μg	维生素B$_6$ Vitamin B$_6$ mg	维生素B$_{12}$ Vitamin B$_{12}$ μg	叶酸 Folic acid μg	生物素 Biotin μg	泛酸 Pantothenic acid mg	胆碱 Choline mg	钙 Ca mg	磷 P mg	钾 K mg	钠 Na mg	镁 Mg mg	铁 Fe mg	锌 Zn mg	硒 Se μg	铜 Cu mg	锰 Mn mg	碘 I μg	备注 Remark
135604	肉松(伊威婴幼儿纯肉松)	—	—	—	—	—	—	—	260	—	—	1000.0	—	1.2	1.20	—	—	—	—	福州
135605	肉酥(贝因美宝宝菠菜营养肉酥)	—	—	—	—	—	—	—	—	—	—	950.0	—	2.0	2.00	—	—	—	—	湖州
135606	肉酥(贝因美宝宝胡萝卜营养肉酥)	—	—	—	—	—	—	—	—	—	—	950.0	—	2.0	2.00	—	—	—	—	湖州
135607	肉酥(原味)(贝因美宝宝原味营养肉酥)	—	—	—	—	—	—	—	—	—	—	950.0	—	2.0	2.00	—	—	—	—	湖州
135608	鳕鱼酥(方"宝"宝野生鳕鱼酥)	—	—	—	—	—	—	—	58	—	—	780.0	—	1.5	1.00	—	—	—	—	上海
	汁类罐装食品																			
135801	苹果胡萝卜汁(亨氏苹果胡萝卜汁1阶段)	—	—	—	—	—	—	—	—	—	—	30.0	—	—	—	—	—	—	—	青岛
135802	苹果汁(亨氏苹果汁1阶段)	—	—	—	—	—	—	—	—	—	—	30.0	—	—	—	—	—	—	—	青岛
135803	葡萄汁(亨氏葡萄汁1阶段)	—	—	—	—	—	—	—	—	—	—	30.0	—	—	—	—	—	—	—	青岛
135804	香橙汁(亨氏香橙汁1阶段)	—	—	—	—	—	—	—	—	—	—	30.0	—	—	—	—	—	—	—	青岛
135805	香梨汁(亨氏香梨汁1阶段)	—	—	—	—	—	—	—	—	—	—	30.0	—	—	—	—	—	—	—	青岛

Notes

油脂类（动物）
Fats and Oils (Animals)

木语油（oil）和脂（fat）分别指室温下的状态是液态还是固态。根据来源不同，本节将油脂类食物分为动物油脂和植物油脂两类。

动物油脂：动物脂肪包括猪脂和牛、羊等动物体脂，乳脂，以及海洋鱼类的脂肪。乳脂，又称奶油，一般指牛乳脂，因与乳类有密切的联系，在食物分类上，归入到"乳类及制品"中。动物脂肪由于脂肪酸饱和度较高，在常温下一般呈固态或半固态。

居民消费的油脂类食物一般有：

（1）以植物原料提取的食用油脂：可分为二级油、一级油、高级烹调油和色拉油；

（2）经过深加工制得的专用油脂：如氢化油、起酥油、人造奶油、煎炸油、焙烤专用油、可可脂及其代用品等；

（3）富含功能性成分的油脂和特种油：如小麦胚芽油、沙棘油、米糠油、鱼油等；

（4）突出调味功能的芝麻香油和蛋黄酱等。

油脂类（动物） Fats and oils (animals)

（以每100g可食部计）

食物编码 Food code	食物名称 Food name	食部 Edible %	水分 Water g	能量 Energy		蛋白质 Protein g	脂肪 Fat g	碳水化合物 CHO g	不溶性膳食纤维 Dietary fiber g	胆固醇 Cholesterol mg	灰分 Ash g	总维生素A Vitamin A μgRAE	胡萝卜素 Carotene μg	视黄醇 Retinol μg	硫胺素 Thiamin mg	核黄素 Riboflavin mg
				kcal	kJ											
动物油脂																
191001	牛油（板油）	100	6.2	835	3435	Tr	92.0	1.8	0.0	153	—	54	—	54	—	—
191002	牛油（炼）	100	0.2	898	3691	Tr	99.7	0.1	0.0	135	Tr	89	—	89	Tr	0.03
191003	鸭油（炼）	100	0.3	897	3689	Tr	99.7	0.0	0.0	83	—	71	—	71	—	—
191004	羊油（板油）	100	4.0	824	3392	Tr	88.0	8.0	0.0	110	—	33	—	33	—	—
191005	羊油（炼）	100	0.1	895	3678	Tr	99.0	0.9	0.0	107	—	89	—	89	—	—
191006	猪油（板油）	100	4.0	827	3404	Tr	88.7	7.2	0.0	110	0.1	—	—	—	—	—
191007	猪油（炼）	100	0.2	897	3689	Tr	99.6	0.2	0.0	93	Tr	27	—	27	0.02	0.03

油脂类（动物） Fats and oils (animals)

（以每100g可食部计）

食物编码 Food code	食物名称 Food name	烟酸 Niacin mg	维生素C Vitamin C mg	维生素E (Vitamin E)				钙 Ca mg	磷 P mg	钾 K mg	钠 Na mg	镁 Mg mg	铁 Fe mg	锌 Zn mg	硒 Se μg	铜 Cu mg	锰 Mn mg	备注 Remark
				Total mg	α-E mg	(β+γ)-E mg	δ-E mg											
动物油脂																		
191001	牛油（板油）	—	—	—	—	—	—	9	9	3	9.4	1	3.0	0.79	—	0.01	Tr	北京
191002	牛油（炼）	0.20	—	4.60	—	—	—	—	—	—	—	—	—	—	—	—	—	北京
191003	鸭油（炼）	—	—	—	—	—	—	—	—	—	—	—	—	—	—	—	—	北京
191004	羊油（板油）	—	—	1.08	1.08	Tr	Tr	Tr	18	12	13.2	1	1.0	Tr	—	0.06	Tr	北京
191005	羊油（炼）	—	—	—	0.63	15.00	6.20	Tr	10	14	138.5	1	2.1	0.80	—	0.05	—	甘肃
191006	猪油（板油）	—	—	21.83	5.21	Tr	Tr	—	—	—	—	—	—	—	—	—	0.63	
191007	猪油（炼）	Tr	—	5.21				—	—	—	—	—	—	—	—	—	—	

Notes

其他

Others

将难以归入到前面任何一个类别中的食物列入本节中。这里可能包括了在某地有食用习惯或有特殊利用价值的食物。

其他 Others

(以每100g可食部计)

食物编码 Food code	食物名称 Food name	食部 Edible %	水分 Water g	能量 Energy kcal	能量 Energy kJ	蛋白质 Protein g	脂肪 Fat g	碳水化合物 CHO g	不溶性膳食纤维 Dietary fiber g	胆固醇 Cholesterol mg	灰分 Ash g	维生素A Vitamin A µgRAE	胡萝卜素 Carotene µg	视黄醇 Retinol µg	硫胺素 Thiamin mg	核黄素 Riboflavin mg
	其他															
219014	蜂蛹 [蜂胚, 蜂仔]	100	80.8	100	419	10.6	5.4	2.3	0.0	19	0.9	—	—	—	0.28	0.24
219015	蜂蛹 (油蜂, 干)	100	7.7	669	2765	20.0	61.4	9.0	0.0	236	1.9	—	—	—	0.07	0.31
219016	蜂蛹 (大黄蜂)	100	76.7	109	459	12.1	3.8	6.6	0.0	—	0.8	—	—	—	0.11	0.37
219022	牛蛙	30	79.4	81	343	15.7	0.5	3.4	—	19	1.0	—	—	—	0.13	0.01
219028	鸡肉金	100	8.7	359	1525	83.1	1.3	3.8	—	—	3.1	—	—	—	0.03	0.14
219029	乌梢蛇	100	15.1	219	928	49.4	2.0	0.9	—	—	32.6	—	—	—	0.02	1.35
219030	团鱼蛸	100	5.9	365	1544	70.2	6.6	6.2	—	—	11.1	—	—	—	0.10	2.22
219031	阿胶	100	11.0	383	1619	73.0	5.8	9.5	—	—	0.7	—	—	—	0.00	0.09
219032	珍珠	100	0.5	18	78	2.0	0.1	2.4	—	—	95.0	—	—	—	—	0.01
219033	牛黄	100	4.5	353	1501	48.0	0.9	38.4	—	—	8.2	—	—	—	Tr	0.67
219034	马鹿胎 (粉)	100	6.8	342	1440	36.8	10.8	24.4	—	—	21.2	—	—	—	Tr	0.25
219035	蛤蚧	65	7.5	382	1611	70.8	11.0	0.0	—	—	14.6	—	—	—	0.03	4.04
219036	燕窝	100	15.2	320	1360	57.9	0.2	21.7	—	—	5.0	—	—	—	Tr	Tr
219037	蜂胶液	100	1.6	—	—	0.2	—	—	—	—	0.2	—	—	—	Tr	0.03
219038	蛤蟆油	100	39.0	241	1022	31.4	1.9	24.6	—	—	3.1	—	—	—	0.09	0.65
219039	龟甲	100	5.9	134	567	26.4	2.0	2.6	—	—	63.1	—	—	—	0.07	0.08
219040	刺猬皮	100	5.8	357	1508	69.2	8.6	0.8	—	—	15.6	—	—	—	Tr	0.12
219041	蜂王浆	100	67.3	—	—	14.6	—	—	—	—	1.1	—	—	—	0.08	0.27
219042	裙边 (干)	100	14.8	337	1433	81.6	1.2	0.0	—	—	2.9	—	—	—	Tr	0.08
219043	鱼肚 (干)	100	31.6	312	1324	75.6	1.0	0.0	—	—	0.4	—	—	—	Tr	0.00
219044	鱼唇 (干)	100	15.0	347	1451	83.1	1.6	0.0	—	—	2.9	—	—	—	Tr	0.00

其他 Others

(以每100g 可食部计)

食物编码 Foodcode	食物名称 Foodname	烟酸 Niacin mg	维生素C VitaminC mg	维生素E (VitaminE)				钙 Ca mg	磷 P mg	钾 K mg	钠 Na mg	镁 Mg mg	铁 Fe mg	锌 Zn mg	硒 Se μg	铜 Cu mg	锰 Mn mg	备注 Remark
				Total mg	α-E mg	(β+γ)-E mg	δ-E mg											
219014	蜂蛹[蜂胚、蜂仔]	2.60	—	—	—	—	—	1	165	249	12.0	20	2.0	2.36	4.00	0.39	0.12	
219015	蜂蛹（油蜂，干）	4.80	Tr	2.37	—	—	—	38	281	331	299.3	35	9.3	5.09	17.65	1.89	5.08	
219016	蜂蛹（大黄蜂）	2.80	20.0	—	—	—	—	27	157	256	15.8	22	3.8	2.21	6.10	0.08	3.61	
219022	牛蛙	5.40	Tr	—	—	—	—	15	162	329	34.5	22	0.6	0.98	Tr	0.02	Tr	
219028	鸡内金	0.73	—	—	—	—	—	141	250	51	112.9	18	64.3	1.90	19.30	3.65	0.74	
219029	乌梢蛇	6.60	—	—	—	—	—	7345	3864	494	385.0	2637	15.2	11.50	—	0.29	1.36	
219030	团鱼蛸	—	—	—	—	—	—	617	380	594	143.3	135	272.0	6.94	—	3.55	8.57	
219031	阿胶	—	—	—	—	—	—	59	33	5	222.5	13	4.7	1.58	—	0.94	0.26	
219032	珍珠	—	—	—	—	—	—	39	Tr	1	285.9	3	33.4	1.20	—	0.42	94.38	
219033	牛黄	—	—	—	—	—	—	2406	64	75	869.0	20	8.0	120.00	—	13.90	111.16	
219034	马鹿胎（粉）	—	—	—	—	—	—	8787	3800	373	542.7	195	27.7	7.50	—	0.23	0.55	
219035	蛤蚧	—	—	—	—	—	—	4497	2290	855	369.8	134	12.9	7.90	—	0.25	0.29	
219036	燕窝	—	—	—	—	—	—	681	5	16	1041.1	123	1.3	0.54	—	0.52	0.06	
219037	蜂胶液	—	—	—	—	—	—	49	26	40	6.9	5	5.5	0.61	—	—	—	
219038	蛤蟆油	—	—	—	—	—	—	86	300	717	251.6	135	3.7	1.50	—	0.68	2.20	
219039	龟甲	—	—	—	—	—	—	2778	10000	19	457.5	311	20.1	10.00	—	0.40	1.80	
219040	刺猬皮	—	—	—	—	—	—	967	240	404	285.9	1680	92.9	8.30	—	1.25	2.56	
219041	蜂王浆	—	—	—	—	—	—	9	230	282	15.6	35	1.3	2.40	—	0.49	0.07	
219042	裙边（干）	—	—	—	—	—	—	154	178	84	317.5	42	33.6	1.78	—	0.09	0.77	
219043	鱼肚（干）	—	—	—	—	—	—	34	25	1	11.7	3	7.0	1.22	—	0.26	0.19	
219044	鱼唇（干）	—	—	—	—	—	—	282	280	60	177.9	43	10.3	4.53	—	0.10	0.30	

Notes

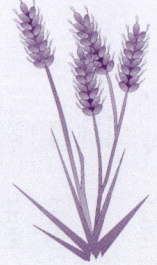

表二 食物氨基酸含量
Table 2 Amino Acid Content of Foods

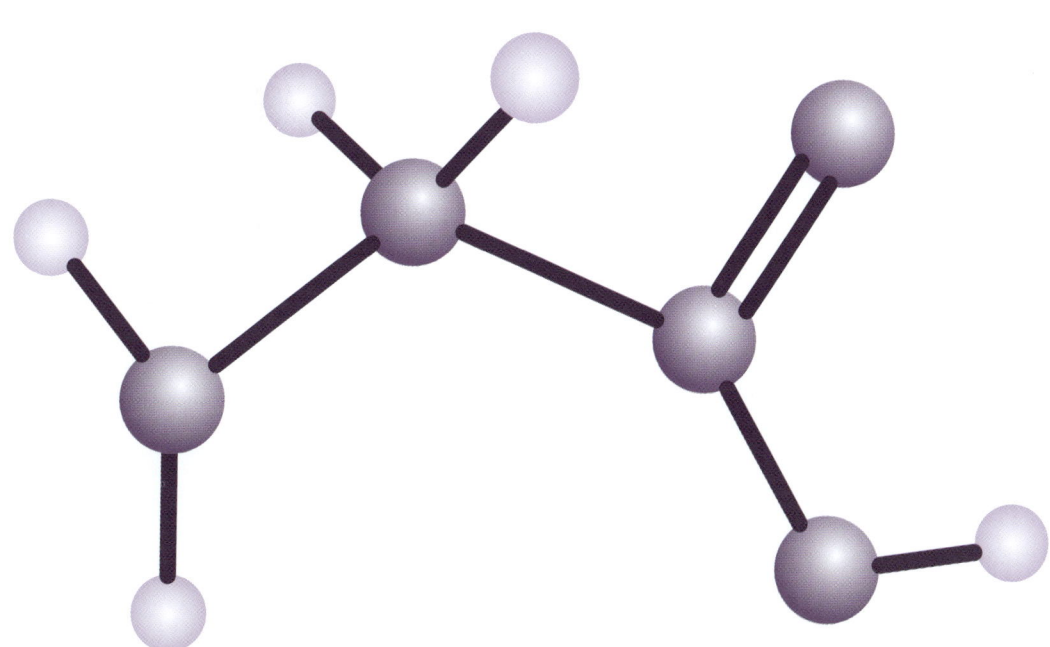

Notes

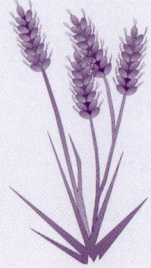

氨 基 酸

氨基酸是组成一切蛋白质的基本的单位,目前已知道的有 20 多种,一般具有相同的基础结构。

$$R-CH-COOH$$
$$|$$
$$NH_2$$

一、氨基酸的命名

氨基酸可看作是羧酸烃基上的氢原子被氨基取代而形成的取代酸,称为氨基某酸。氨基的位置常采用希腊字母 α、β、γ 等标示在氨基酸名称前面。另外,氨基酸的俗名还是比较常用的。俗名一般多按其来源或某些性质来命名。例如氨基乙酸,因其具有甜味,故命名为甘氨酸。

20 种氨基酸的名称、常见缩写形式及 R 部分结构见下表。另外,脯氨酸、羟脯氨酸和牛磺酸为全结构(见下表)。

二、氨基酸的分类

氨基酸存在两种异构体:L 型和 D 型。人体蛋白质中的氨基酸均为 L 型,只有微生物体内才有 D 型存在。氨基酸的分类和命名有多种方法,常见的有以下两种。

1. 根据氨基酸与羧酸的关系分类

(1) 脂肪族氨基酸:按分子中的氨基或羧基数目分类,如一氨基一羧基酸、二氨基一羧基酸等。
(2) 芳香族氨基酸:如苯丙氨酸、酪氨酸等。
(3) 含硫氨基酸:蛋氨酸、胱氨酸。
(4) 碱性氨基酸:具有两个碱基,如组氨酸、赖氨酸、精氨酸。
(5) 酸性氨基酸:具有两个羧基,如天冬氨酸和谷氨酸。
(6) 支链氨基酸:包括亮氨酸、异亮氨酸、缬氨酸。
(7) 杂环类氨基酸:如脯氨酸、组氨酸、色氨酸。

2. 根据其营养/生理作用分类

(1) 必需氨基酸(essential amino acid,EAA):即不能在体内合成或合成的速度远不能适应机体需要的氨基酸。一般来说,人体必需的氨基酸有赖氨酸、亮氨酸、异亮氨酸、蛋氨酸、苯丙氨酸、苏氨酸、色氨酸、缬氨酸及组氨酸(婴幼儿必需)和精氨酸(半必需)。
(2) 非必需氨基酸:除上述 9 种必需氨基酸之外,其他均为非必需氨基酸,如甘氨酸、丙氨酸、丝氨酸、半胱氨酸、酪氨酸、天冬酰胺、谷氨酰胺、天冬氨酸和谷氨酸等。
(3) 条件必需氨基酸:如酪氨酸、半胱氨酸。

常见氨基酸表达形式和 R 结构

	名 称	英文名称	常见缩写形式	R 部分结构
1	甘氨酸	Glycine	Gly	H—
2	丙氨酸	Alanine	Ala	CH_3—
3	缬氨酸	Valine	Val	$(CH_3)_2CH-$

续表

	名 称	英文名称	常见缩写形式	R 部分结构
4	亮氨酸	Leucine	Leu	$\mathrm{(CH_3)_2CH-CH_2-}$
5	异亮氨酸	Isoleucine	Ile	$\mathrm{CH_3-CH_2-CH(CH_3)-}$
6	丝氨酸	Serine	Ser	$\mathrm{HO-CH_2-}$
7	苏氨酸	Threonine	Thr	$\mathrm{HO-CH(CH_3)-}$
8	半胱氨酸	Cysteine	Cys	$\mathrm{HS-CH_2-}$
9	胱氨酸	Cystine	Cys-Cys	$\mathrm{-S-CH_2-}$ $\mathrm{\ \ \ \ |}$ $\mathrm{-S-CH_2-}$
10	蛋氨酸	Methionine	Met	$\mathrm{CH_3-S-CH_2-CH_2-}$
11	苯丙氨酸	Phenylalanine	Phe	$\mathrm{C_6H_5-CH_2-}$
12	酪氨酸	Tyrosine	Tyr	$\mathrm{HO-C_6H_4-CH_2-}$
13	色氨酸	Tryptophane	Trp	(indole)-$\mathrm{CH_2-}$
14	组氨酸	Histidine	His	(imidazole)-$\mathrm{CH_2-}$
15	赖氨酸	Lysine	Lys	$\mathrm{NH_2-CH_2-CH_2-CH_2-CH_2-}$
16	精氨酸	Arginine	Arg	$\mathrm{NH_2-C(=NH)-NH-CH_2-CH_2-CH_2-}$
17	天冬氨酸	Aspartic acid	Asp	$\mathrm{HOOC-CH_2-}$
18	天冬酰胺	Asparagine	Asn	$\mathrm{H_2N-CO-CH_2-}$
19	谷氨酸	Glutamic acid	Glu	$\mathrm{HOOC-CH_2-CH_2-}$

续表

	名　称	英文名称	常见缩写形式	R部分结构
20	谷氨酰胺	Glutamine	Gln	$\underset{NH_2}{\overset{O}{\|}}C-CH_2-CH_2-$
21	脯氨酸	Proline	Pro	(全结构,含吡咯环-COOH)
22	羟脯氨酸	Hydroxproline	Hyp	(全结构,含羟基吡咯环-COOH)
23	牛磺酸	Taurine	—	$H_2N-CH_2-CH_2-SO_3H$

注：脯氨酸、羟脯氨酸、牛磺酸为全结构

三、数据描述

氨基酸数据来源为本实验室长期积累的工作数据。本表仅收录了动物性食物共六类535条，数据包括20种氨基酸、蛋白质及水分。下图为常见食物（包括植物性食物和动物性食物）氨基酸含量图。

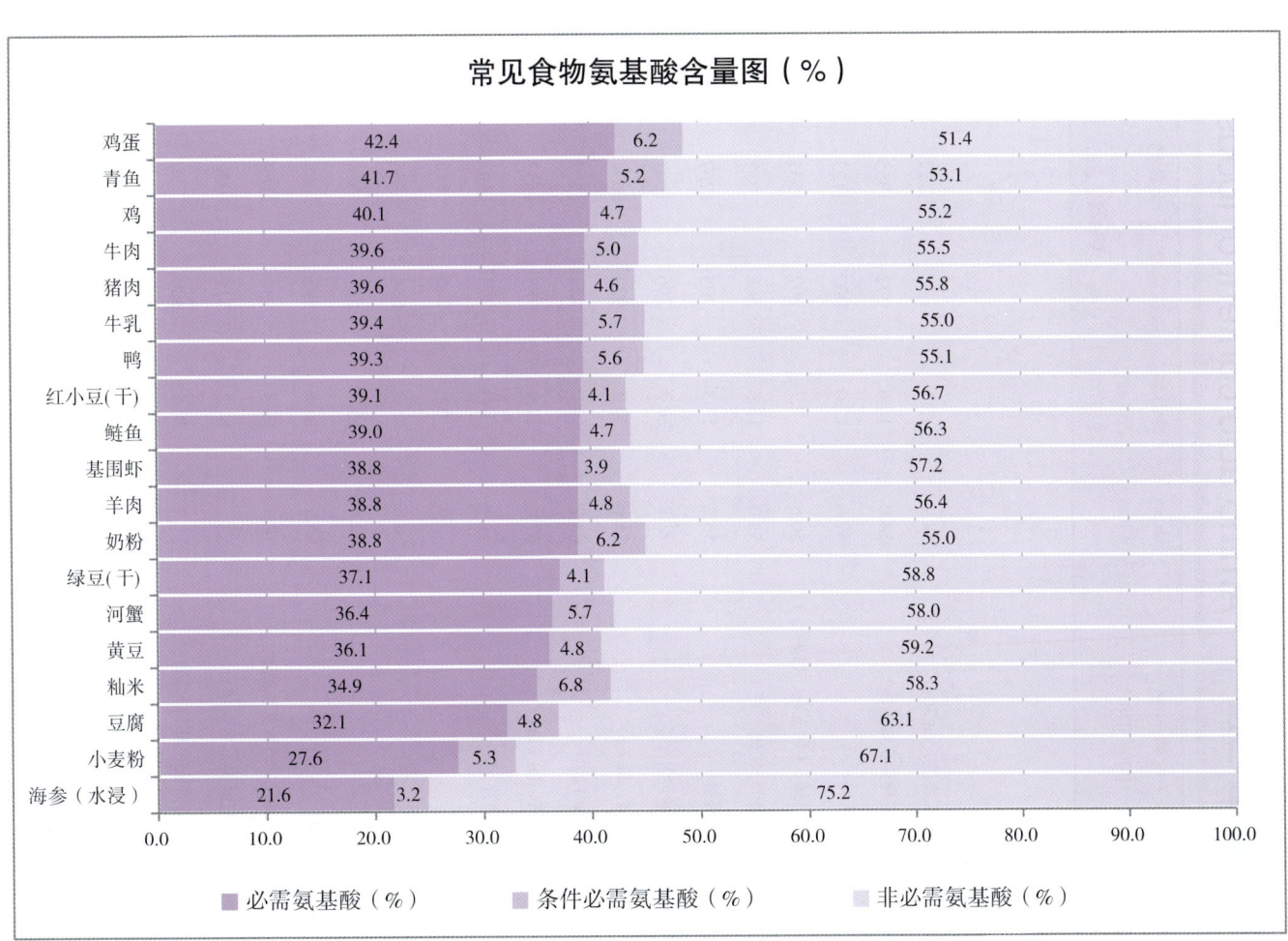

常见食物氨基酸含量图（%）

食物	必需氨基酸（%）	条件必需氨基酸（%）	非必需氨基酸（%）
鸡蛋	42.4	6.2	51.4
青鱼	41.7	5.2	53.1
鸡	40.1	4.7	55.2
牛肉	39.6	5.0	55.5
猪肉	39.6	4.6	55.8
牛乳	39.4	5.7	55.0
鸭	39.3	5.6	55.1
红小豆(干)	39.1	4.1	56.7
鲢鱼	39.0	4.7	56.3
基围虾	38.8	3.9	57.2
羊肉	38.8	4.8	56.4
奶粉	38.8	6.2	55.0
绿豆(干)	37.1	4.1	58.8
河蟹	36.4	5.7	58.0
黄豆	36.1	4.8	59.2
籼米	34.9	6.8	58.3
豆腐	32.1	4.8	63.1
小麦粉	27.6	5.3	67.1
海参（水浸）	21.6	3.2	75.2

食物氨基酸含量
Amino acid content of foods

(mg/100g 可食部)

食物编码 Food code	食物名称 Food name	水分 Water g	蛋白质 Protein g	异亮氨酸 Ile	亮氨酸 Leu	赖氨酸 Lys	含硫氨基酸 (SAA) Total	蛋氨酸 Met	胱氨酸 Cys	芳香族氨基酸 (AAA) Total	苯丙氨酸 Phe	酪氨酸 Tyr	苏氨酸 Thr
畜肉类及制品													
猪													
081101x	猪肉（代表值，fat 30g）	54.9	15.1	632	1221	1322	553	347	207	1207	611	595	704
081103	猪肉（后臀尖，fat 31g）	54.0	14.6	772	1355	1496	538	286	252	1160	582	578	763
081104	猪肉（后肘）	57.6	17.0	907	1123	1862	598	172	426	1349	659	690	987
081107	猪肉（奶脯）[牧五花，猪夹心]	56.8	7.7	292	531	621	147	39	108	419	193	226	341
081108	猪肉（奶面）[硬五花]	53.0	13.6	508	917	1032	519	310	209	822	426	396	608
081109	猪肉（前肘）	56.2	17.3	705	1267	1459	503	169	334	1112	541	571	765
081110x	猪肉（fat 8g）	72.2	20.7	796	1663	1710	717	496	221	1682	852	830	947
081110	猪肉（瘦，fat 6g）	71.0	20.3	922	1694	1521	674	420	254	1600	889	711	926
081111x	猪肉（fat 12g）	68.2	19.0	744	1502	1525	672	466	206	1474	757	717	802
081111	猪肉（腿，fat 13g）	67.6	17.9	787	1533	1489	673	452	221	1437	764	673	794
081112	猪肉（猪脖）	31.1	8.0	264	462	470	—	—	—	422	231	191	243
081113	猪大肠	73.6	6.9	245	514	457	120	—	120	449	251	198	274
081114	猪大排	58.8	18.3	684	1234	1388	698	417	281	1106	574	532	818
081117	猪蹄筋	62.4	35.3	527	1506	1392	489	282	207	1365	1054	311	770
081120	猪肘棒	55.5	16.5	595	1009	1087	629	352	277	856	448	408	627
081121	猪肉（前臀尖，杜长大猪）	58.6	15.3	530	1160	1210	520	360	160	1150	580	570	600
081122	猪肉（前臀尖，良杂猪）	53.7	14.2	510	1030	1080	470	350	120	1090	550	540	560
081123	猪肉（后臀尖，杜长大猪）	71.2	20.8	820	1750	1840	910	680	230	1780	880	900	1020
081124	猪肉（后臀尖，良杂猪）	68.8	20.0	700	1470	1560	670	480	190	1510	750	760	810
081125	猪肉（硬肋，杜长大猪）	36.5	10.8	400	800	830	360	240	120	830	430	400	390
081126	猪肉（硬肋，良杂猪）	38.4	11.6	480	950	1000	320	210	110	960	500	460	500

食物氨基酸含量 Amino acid content of foods

(mg/100g 可食部)

食物编码 Food code	食物名称 Food name	色氨酸 Trp	缬氨酸 Val	精氨酸 Arg	组氨酸 His	丙氨酸 Ala	天冬氨酸 Asp	谷氨酸 Glu	甘氨酸 Gly	脯氨酸 Pro	丝氨酸 Ser	备注 Remark
	畜肉类及制品											
	猪											
081101x	猪肉（代表值,fat 30g）	125	727	1012	563	914	1380	2280	776	653	639	
081103	猪肉（后臀尖）fat 31g	163	828	985	726	916	1331	2027	711	623	626	
081104	猪肉（后肘）	138	980	1328	744	1179	1153	2157	1020	874	819	
081107	猪肉（奶脯）[软五花,猪夹心]	119	747	448	265	420	619	880	517	356	278	北京
081108	猪肉（奶面）[硬五花]	260	594	793	454	693	1120	1939	640	462	477	
081109	猪肉（前肘）	133	787	1004	538	886	1434	2397	753	657	620	
081110x	猪肉（fat 8g）	101	902	1325	767	1201	1932	3195	917	831	838	
081110	猪肉（瘦,fat 6g）	267	1050	1255	735	1153	1850	3126	864	905	778	
081111x	猪肉（fat 12g）	163	798	1143	673	1048	1671	2759	848	687	718	
081111	猪肉（腿,fat 13g）	265	806	1066	695	1045	1661	2818	875	663	716	
081112	猪肉（猪脖）	94	287	337	219	321	513	825	264	231	—	北京
081113	猪大肠	—	332	457	143	408	550	972	550	373	301	
081114	猪大排	349	799	1067	610	933	1508	2609	861	621	642	
081117	猪蹄筋	47	1452	3204	363	3786	2417	4394	—	5262	1375	
081120	猪肘棒	236	683	1076	489	897	1306	2034	934	492	567	北京
081121	猪肉（前臀尖,杜长大猪）	70	620	970	460	880	1240	1970	770	630	540	河北
081122	猪肉（前臀尖,良杂猪）	70	550	910	390	790	1160	1960	710	630	520	河北
081123	猪肉（后臀尖,杜长大猪）	60	940	1430	800	1290	2050	3380	950	850	920	河北
081124	猪肉（后臀尖,良杂猪）	60	790	1220	650	1050	1680	2700	820	710	720	河北
081125	猪肉（硬肋,杜长大猪）	70	430	650	350	580	820	1200	500	450	350	河北
081126	猪肉（硬肋,良杂猪）	70	500	820	390	740	1060	1790	730	590	460	河北

食物氨基酸含量

Amino acid content of foods

(mg/100g 可食部)

食物编码 Food code	食物名称 Food name	水分 Water g	蛋白质 Protein g	异亮氨酸 Ile	亮氨酸 Leu	赖氨酸 Lys	含硫氨基酸 (SAA) Total	蛋氨酸 Met	胱氨酸 Cys	芳香族氨基酸 (AAA) Total	苯丙氨酸 Phe	酪氨酸 Tyr	苏氨酸 Thr
081127	猪肉（通脊，杜长大猪）	70.7	22.3	840	1810	1920	880	660	220	1830	890	940	1030
081128	猪肉（通脊，良杂猪）	73.2	20.7	700	1470	1580	620	430	190	1540	770	770	840
081129	猪肉（里脊）	74.7	19.6	700	1590	1690	500	290	210	1660	830	830	920
081131	猪小排（杜长大猪）	60.0	16.8	600	1250	1310	490	330	160	1300	660	640	710
081132	猪小排（良杂猪）	55.4	14.1	510	1030	1090	420	290	130	1060	530	530	460
081133	猪腿肉（藏香猪）	56.1	16.1	636	1341	1352	544	412	133	1065	585	480	696
081162	猪肉（肋排，爱森牌）	68.5	—	856	1520	1680	868	192	676	1403	741	662	838
081163	猪肉（后臀尖）	76.5	—	996	1860	2050	962	474	488	1686	886	800	1040
081164	猪肉（里脊）	75.7	—	950	1790	1940	875	451	424	1622	848	774	1000
081165	猪肉（肋排）	62.0	—	846	1610	178	955	420	535	1462	760	702	906
081166	猪蹄筋	69.6	—	902	1620	1780	1163	173	990	1502	794	708	889
081167	猪蹄	69.5	—	380	862	940	386	107	279	811	542	269	500
081202	猪肚	78.2	15.2	508	1002	865	412	229	183	917	519	398	572
081203	猪肺	83.1	12.2	404	992	726	399	187	212	832	503	329	420
081205	猪脑	78.0	10.8	328	768	621	186	—	186	771	512	259	403
081211	猪心	76.0	16.6	702	1359	1221	629	387	242	1216	673	543	686
081213	猪肚	79.3	14.1	550	1090	920	490	320	170	1070	530	540	650
081214	猪肝	72.6	19.2	640	1560	1290	680	390	290	1540	840	700	800
081215	猪舌 [口条]	70.2	18.1	640	1340	1340	400	210	190	1340	700	640	750
081216	猪肾（fat 2g）[猪腰子]	80.6	15.8	560	1270	1020	340	200	140	1280	680	600	660
081227	猪肝	70.6	—	880	1880	1660	920	196	724	1762	1020	742	913
081228	猪肾	79.4	—	570	1280	1020	623	295	328	1284	704	580	668
081303	酱汁肉	24.0	15.5	451	903	867	800	500	300	1341	704	637	451

食物氨基酸含量
Amino acid content of foods
(mg/100g 可食部)

食物编码 Food code	食物名称 Food name	色氨酸 Trp	缬氨酸 Val	精氨酸 Arg	组氨酸 His	丙氨酸 Ala	天冬氨酸 Asp	谷氨酸 Glu	甘氨酸 Gly	脯氨酸 Pro	丝氨酸 Ser	备注 Remark
081127	猪肉（通脊，杜长大猪）	60	970	1440	890	1280	2120	3440	950	830	920	河北
081128	猪肉（通脊，良杂猪）	60	800	1220	760	1130	1750	2910	980	790	750	河北
081129	猪肉（里脊）	60	750	1280	650	1150	1890	3120	840	780	820	河北
081131	猪小排（杜长大猪）	70	740	1120	540	1060	1450	2380	1090	820	660	河北
081132	猪小排（良杂猪）	60	570	900	400	780	1190	1980	680	580	520	河北
081133	猪腿肉（藏香猪）	120	766	1163	501	1063	1502	2354	1438	990	653	西藏
081162	猪肉（肋排，爱株牌）	—	1110	1200	776	954	1740	2830	946	810	731	上海
081163	猪肉（后臀尖）	267	1080	1430	670	1290	2140	354	1050	822	884	上海
081164	猪肉（里脊）	274	1020	1360	554	1240	2020	3360	966	786	843	上海
081165	猪肉（肋排）	206	913	1230	490	1120	1840	3080	836	722	768	上海
081166	猪蹄膀	—	1120	1240	740	976	1820	3040	848	794	766	上海
081167	猪蹄	46	625	1820	450	2020	1500	2520	4930	2660	838	上海
081202	猪肚	94	655	948	280	866	1163	2023	1332	909	584	
081203	猪肺	97	703	705	270	899	958	1449	1236	844	509	
081205	猪脑	85	620	436	234	596	797	1227	493	320	513	
081211	猪心	231	810	1020	391	985	1398	2383	797	726	649	
081213	猪肚	90	660	1070	280	1050	1320	2100	1550	1000	730	河北
081214	猪肝	80	910	1060	460	1160	1640	2330	1150	880	870	河北
081215	猪舌［口条］	80	750	1120	420	1070	1520	2540	1150	840	740	河北
081216	猪肾（fat 2g）［猪腰子］	80	740	950	370	930	1350	1830	940	720	720	河北
081227	猪肝	—	1250	1230	592	1190	1860	2630	1200	1050	922	上海
081228	猪肾	190	755	964	436	907	1350	1860	898	700	681	上海
081303	酱汁肉	202	695	750	412	745	996	1532	865	417	401	上海

食物氨基酸含量

Amino acid content of foods

(mg/100g 可食部)

食物编码 Food code	食物名称 Food name	水分 Water g	蛋白质 Protein g	异亮氨酸 Ile	亮氨酸 Leu	赖氨酸 Lys	含硫氨基酸 (SAA) Total	蛋氨酸 Met	胱氨酸 Cys	芳香族氨基酸 (AAA) Total	苯丙氨酸 Phe	酪氨酸 Tyr	苏氨酸 Thr
081304	腊肉 (培根)	63.1	22.3	1027	1745	1753	743	446	297	1803	937	866	957
081308	咸肉	40.4	16.5	738	1302	1425	549	278	271	1347	704	643	688
081310	猪肝 (卤煮)	56.4	26.4	1074	2000	2083	400	200	200	2319	1417	902	1401
081312	猪蹄 (熟)	55.8	23.6	336	1171	939	209	—	209	1083	647	436	688
081315	福建式肉松	3.6	25.1	1052	1970	1952	806	423	383	2938	1821	1117	1055
081316	老年保健肉松	5.1	35.8	1793	2931	2720	508	—	508	2676	1334	1342	1641
081317	太仓肉松	24.4	38.6	1640	2723	2754	428	—	428	3934	2377	1557	1575
081318	火腿心全精肉 (雪舫蒋牌)	35.2	37.0	1290	2820	2900	790	520	270	2780	1410	1370	1540
081319	火腿心肉 (生, 金云牌)	25.6	22.2	860	1560	1700	460	390	70	1570	840	730	980
081321	叉烧肉	60.4	20.9	890	1680	1770	730	540	190	1580	800	780	1010
081322	酱排骨	39.0	21.7	800	1630	1610	600	400	200	1570	860	710	940
081324	猪里脊 (熏烤小里脊)	63.2	17.7	710	1530	1570	480	280	200	1390	730	660	860
081325	猪肉脯	11.2	28.0	990	1910	1930	860	720	140	1960	1110	850	1030
081326	肉酥	2.4	30.7	1410	2510	2380	1090	880	210	2740	1610	1130	1420
081329	酱肘子	58.9	29.6	1358	2511	2678	1153	818	335	2483	1358	1125	1395
081330	火腿肉 (藏香猪)	17.8	39.8	1046	2146	2159	784	641	142	1798	980	818	1117
081331	风干肉 (藏香猪)	11.1	55.0	822	1128	1793	624	521	103	1469	811	657	929
081401	茶肠	52.4	9.0	426	806	726	201	201	—	658	400	258	339
081402	大腊肠	54.9	12.9	568	1012	1121	—	—	—	1028	564	464	590
081403	大肉肠	57.0	12.0	570	993	1069	—	—	—	1012	540	472	574
081405	儿童肠	49.8	13.1	520	1055	1001	289	289	—	922	538	384	392
081406	风干肠	55.8	12.4	581	952	1009	—	—	—	886	492	394	560
081407	广东香肠	33.5	18.0	900	1535	1770	—	—	—	1487	877	610	913

食物氨基酸含量
Amino acid content of foods

(mg/100g 可食部)

食物编码 Food code	食物名称 Food name	色氨酸 Trp	缬氨酸 Val	精氨酸 Arg	组氨酸 His	丙氨酸 Ala	天冬氨酸 Asp	谷氨酸 Glu	甘氨酸 Gly	脯氨酸 Pro	丝氨酸 Ser	备注 Remark
081304	腊肉（培根）	337	1096	1418	892	1234	2009	3290	1060	635	818	上海
081308	咸肉	247	800	1013	558	856	1511	2502	616	505	538	杭州
081310	猪肝（卤煮）	538	1742	1832	719	1996	2725	4102	1667	1249	1440	北京
081312	猪蹄（熟）	56	639	1859	328	2157	1732	2330	4227	2461	914	
081315	福建式肉松	363	1295	1431	812	1289	2157	4202	1039	679	899	上海
081316	老年保健肉松	484	2025	2382	1152	2302	3763	6371	1882	1218	1397	上海
081317	太仓肉松	400	1846	2101	1096	1966	3186	4000	1458	1013	1307	上海
081318	火腿心全精肉（雪舫蒋牌）	330	1570	2030	1120	1930	3080	4990	1430	1330	1250	浙江
081319	火腿心肉（生，金云牌）	150	960	1240	640	1130	1950	3170	1030	800	820	浙江
081321	叉烧肉	190	1010	1240	560	1180	1990	3230	930	780	860	江苏
081322	酱排骨	200	1020	1390	480	1480	1980	3130	1830	1370	840	江苏
081324	猪里脊（熏烤小里脊）	220	880	1170	590	1150	1710	2820	960	800	740	河南
081325	猪肉脯	100	1070	1420	730	1310	2180	4330	980	1010	860	江苏
081326	肉酥	270	1540	1920	930	1690	2990	6550	1340	1240	1300	天津
081329	酱肘子	316	1414	2223	781	1795	2799	4799	1395	1256	1228	北京
081330	火腿肉（藏香猪）	183	1226	1688	751	1539	2302	3763	1800	1301	1004	西藏
081331	风干肉（藏香猪）	136	996	1392	667	1293	972	3227	1439	1067	850	西藏
081401	茶肠	137	373	530	258	566	706	1246	366	—	401	哈尔滨
081402	大腊肠	148	628	885	519	810	1204	2234	910	528	528	北京
081403	大肉肠	166	632	812	486	786	1168	2144	819	449	507	北京
081405	儿童肠	147	452	764	410	740	888	1375	604	400	488	哈尔滨
081406	风干肠	166	618	726	416	781	1145	2073	630	408	494	北京
081407	广东香肠	188	990	1305	813	1201	1879	3525	1182	778	760	广东

食物氨基酸含量

Amino acid content of foods

(mg/100g 可食部)

食物编码 Food code	食物名称 Food name	水分 Water g	蛋白质 Protein g	异亮氨酸 Ile	亮氨酸 Leu	赖氨酸 Lys	含硫氨基酸（SAA）			芳香族氨基酸（AAA）			苏氨酸 Thr
							Total	蛋氨酸 Met	胱氨酸 Cys	Total	苯丙氨酸 Phe	酪氨酸 Tyr	
081408	红果肠	51.4	10.2	460	788	837	—	—	—	720	421	299	469
081409	火腿肠	57.4	14.0	644	1096	1101	467	280	187	1132	588	544	601
081411	松江肠	30.4	12.3	540	1030	950	236	236	—	916	517	399	507
081412	蒜肠	52.5	7.5	273	613	530	122	122	419	419	228	191	274
081413	香肠	19.2	24.1	1106	1901	2015	849	408	441	1978	1090	888	1098
081414	香肠（罐头）	60.7	7.9	282	505	533	161	161	—	251	251	—	278
081416	火腿肠（小泥肠）	56.4	11.3	544	906	952	—	—	—	846	476	370	534
081419	方腿	73.9	16.2	746	1268	1274	540	324	216	1310	681	629	695
081421	金华火腿	48.7	16.4	755	1283	1289	547	328	219	1326	689	637	704
081422	火腿肠（圆腿）	70.9	18.4	847	1440	1447	613	368	245	1488	773	715	790
081424	热狗肠	51.3	13.2	390	860	860	310	190	120	890	500	390	470
081425	火腿肠（双汇牌）	61.5	12.1	530	910	850	300	200	100	1150	640	510	570
081426	火腿（fat 3g）	76.6	15.5	620	1210	1190	550	430	120	1260	660	600	670
081427	火腿（宣威牌）	22.1	11.4	481	898	931	289	289	—	857	487	370	510
081429	午餐肉（上海梅林牌）	55.2	9.0	410	700	670	320	240	80	810	460	350	390
牛													
082101x	牛肉（代表值，fat 9g）	69.8	20.0	850	1563	1722	514	248	265	1460	789	671	893
082102	牛肉（肋条）	75.1	18.6	925	1283	1861	496	40	456	1217	526	691	983
082103	牛肉（后腿）	74.9	20.9	941	1770	1928	641	247	394	1706	971	735	995
082105	牛肉（里脊肉）[牛柳]	73.2	22.2	1078	1951	2106	492	42	450	2006	1216	790	1115
082106	牛肉（前腱）	74.9	19.2	840	1538	1622	547	204	343	1551	938	613	844
082107	牛肉（前腱）	72.2	20.3	976	1700	1800	380	49	331	1342	664	678	925
082108x	牛肉（代表值，瘦，fat 3g）	73.1	22.6	879	1700	1849	563	351	212	1563	832	731	977

Amino acid content of foods

(mg/100g 可食部)

食物编码 Food code	食物名称 Food name	色氨酸 Trp	缬氨酸 Val	精氨酸 Arg	组氨酸 His	丙氨酸 Ala	天冬氨酸 Asp	谷氨酸 Glu	甘氨酸 Gly	脯氨酸 Pro	丝氨酸 Ser	备注 Remark
081408	红果肠	182	507	607	340	678	949	1752	520	355	422	北京
081409	火腿肠	212	688	890	560	775	1261	2065	665	399	513	哈尔滨
081411	松江肠	106	527	692	342	651	972	1620	520	2984	510	北京
081412	蒜肠	74	387	457	203	573	542	1522	—	388	245	北京
081413	香肠	342	1228	1563	890	1522	2295	4132	1407	884	987	北京
081414	香肠（罐头）	120	313	433	185	357	601	866	332	267	243	北京
081416	火腿肠（小泥肠）	176	584	724	380	792	1101	2028	672	486	484	北京
081419	方腿	245	796	1030	648	897	1460	2390	770	461	594	上海
081421	金华火腿	248	806	1043	656	908	1478	2419	779	467	601	浙江
081422	火腿肠（圆腿）	278	904	1170	736	1018	1658	2714	874	524	675	上海
081424	热狗肠	130	500	790	320	740	1060	1890	1020	770	500	河南
081425	火腿肠（双汇牌）	60	550	920	360	690	1150	1920	710	610	570	河南
081426	火腿（fat 3g）	120	700	970	510	1020	1420	2240	1050	920	640	上海
081427	火腿（宣威牌）	—	503	685	426	595	1006	2158	543	138	449	云南
081429	午餐肉（上海梅林牌）	70	420	540	300	510	850	1380	500	520	380	上海
	牛											
082101x	牛肉（代表值，fat 9g）	125	936	1262	692	1152	1725	2832	988	754	790	
082102	牛肉（肋条）	63	1030	1442	709	1396	1536	2498	1509	706	937	
082103	牛肉（后腿）	178	1008	1365	774	1263	1798	2511	1016	923	897	
082105	牛肉（里脊肉）[牛柳]	59	1238	1629	949	1477	1269	2893	1664	1240	1027	
082106	牛肉（前腿）	162	925	1187	680	1101	1718	2483	938	783	752	
082107	牛肉（前腱）	155	1022	1396	684	1282	1871	3317	1190	905	835	青海
082108x	牛肉（代表值，瘦，fat 3g）	172	984	1313	760	1193	2026	3272	901	716	839	

食物氨基酸含量

Amino acid content of foods

(mg/100g 可食部)

食物编码 Food code	食物名称 Food name	水分 Water g	蛋白质 Protein g	异亮氨酸 Ile	亮氨酸 Leu	赖氨酸 Lys	含硫氨基酸 (SAA) Total	Met	Cys	芳香族氨基酸 (AAA) Total	Phe	Tyr	苏氨酸 Thr
082109	牛蹄筋（生）	62.0	34.1	563	1098	957	143	50	93	1004	704	300	618
082110	牛蹄筋（泡发）	93.6	6.0	110	241	207	50	12	38	219	157	62	137
082111	牛肉（背部肉）[上脑]	66.4	17.4	690	1330	1430	490	280	210	1330	700	630	670
082112	牛肉（里脊肉）[牛柳]	72.0	22.3	970	1900	2070	490	270	220	1760	950	810	1110
082113	牛肉（臀部肉）[紫盖、白板]	72.8	22.6	885	1730	1875	725	515	210	1595	860	735	985
082114	牛肉（肩部肉）[肩肉]	53.3	14.1	610	1090	1170	480	320	160	1000	540	460	590
082115	牛肉（胸部肉）[牛胸]	58.8	16.6	670	1310	1420	550	380	170	1190	640	550	700
082116	牛肉（腹部肉）[牛腩]	57.6	17.1	770	1410	1520	300	160	140	1280	690	590	800
082117	牛肉（膝圆肉）[和尚头]	74.6	22.4	850	1630	1790	340	140	200	1460	770	690	950
082118	牛肉(股肉肉)[针扒、米龙、黄瓜条]	72.5	22.8	890	1710	1860	640	430	210	1530	810	720	1000
082119	牛肉（小腿肉）[牛展、牛腱子]	73.4	23.0	800	1530	1650	620	400	220	1470	770	700	840
082120	牦牛肉	70.9	42.3	979	2077	2153	818	637	182	1823	1048	775	1078
082121	牦牛牛腱肉（冻，鲜）	74.9	50.1	815	1782	1819	691	531	160	1553	886	667	925
082122	牦牛牛霖肉（冻，鲜）	72.6	23.1	866	1803	1870	739	553	186	1639	964	674	926
082130	牛肉（牛里脊）	74.3	—	1000	1880	2080	1006	460	546	1714	898	816	1060
082131	牛肉（牛腱）	74.3	—	950	1870	2000	940	390	550	1691	899	792	1020
082132	牛肉（牛腩）	73.8	—	881	1730	1850	801	373	428	1560	830	730	951
082133	牛蹄筋	72.1	—	544	1260	1080	408	224	184	1122	800	322	719
082202	牛大肠	85.9	11.0	368	716	574	574	277	297	700	425	275	296
082203	牛肚	83.4	14.5	533	990	878	270	—	270	997	561	436	512
082204	牛肺	78.6	16.5	559	1492	1184	713	320	393	1311	848	463	674
082205	牛肝	68.7	19.8	879	1816	1469	896	535	361	1827	1083	744	845
082206	牛脑	75.1	12.5	360	855	662	236	—	236	902	579	323	458

食物氨基酸含量
Amino acid content of foods

(mg/100g 可食部)

食物编码 Food code	食物名称 Food name	色氨酸 Trp	缬氨酸 Val	精氨酸 Arg	组氨酸 His	丙氨酸 Ala	天冬氨酸 Asp	谷氨酸 Glu	甘氨酸 Gly	脯氨酸 Pro	丝氨酸 Ser	备注 Remark
082109	牛蹄筋（生）	45	889	2495	263	2809	1812	3391	2000	3791	943	北京
082110	牛蹄筋（泡发）	163	189	530	59	601	401	707	1209	872	220	青海
082111	牛肉（脊部肉）[上脑]	60	740	1040	500	920	1440	2450	730	630	600	河北
082112	牛肉（里脊肉）[牛柳]	130	1080	1430	880	1300	2310	3650	920	780	950	河北
082113	牛肉（臀部肉）[紫盖、白板]	200	1020	1315	810	1185	2010	3260	865	690	835	河北
082114	牛肉（肩部肉）[肩肉]	40	630	850	450	750	1220	1990	600	480	500	河北
082115	牛肉（胸部肉）[牛胸]	50	760	1050	550	950	1460	2460	810	630	620	河北
082116	牛肉（腹部肉）[牛腩]	120	830	1140	590	1020	1710	2690	870	680	700	河北
082117	牛肉（膝圆肉）[和尚头]	220	930	1260	710	1130	2000	3190	830	670	810	河北
082118	牛肉（股内肉）[针扒、米龙、黄瓜条]	140	1000	1330	810	1230	2060	3300	950	720	860	河北
082119	牛肉（小腿肉）[牛展、牛腱子]	170	890	1230	590	1120	1750	2960	940	720	740	河北
082120	牦牛肉	213	1103	1493	876	1281	2260	3676	955	841	906	西藏
082121	牦牛牛腱肉（冻，鲜）	163	941	1343	657	1153	1955	3190	1050	862	810	西藏
082122	牦牛牛霖肉（冻，鲜）	138	975	1293	742	1152	1943	3212	900	764	782	西藏
082130	牛肉（牛里脊）	270	1060	1430	597	1340	2130	3640	939	828	891	上海
082131	牛肉（牛腱）	216	1000	1400	636	1330	2100	3560	966	843	884	上海
082132	牛肉（牛腩）	142	996	1350	560	1330	1940	3310	1140	920	836	上海
082133	牛蹄筋	27	871	2990	853	998	2180	380	2020	3580	1220	上海
082202	牛大肠	—	491	497	139	719	730	1418	1186	836	338	郑州
082203	牛肚	85	695	922	258	835	1130	2042	1189	821	556	
082204	牛肺	124	1121	1060	468	1471	1451	2182	1717	1054	759	
082205	牛肝	229	1197	1211	524	1188	1748	2450	1271	965	854	
082206	牛脑	115	566	567	285	586	873	1378	498	440	618	甘肃

食物氨基酸含量

Amino acid content of foods

(mg/100g 可食部)

食物编码 Food code	食物名称 Food name	水分 Water g	蛋白质 Protein g	异亮氨酸 Ile	亮氨酸 Leu	赖氨酸 Lys	含硫氨基酸（SAA） Total	Met	胱氨酸 Cys	芳香族氨基酸（AAA） Total	苯丙氨酸 Phe	酪氨酸 Tyr	苏氨酸 Thr
082207	牛舌	66.7	17.0	696	1355	1333	740	492	248	1255	768	487	683
082208	牛肾	78.3	15.6	718	1370	1066	706	384	322	1375	804	571	703
082209	牛心	77.2	15.4	682	1414	1301	621	375	246	1273	761	512	701
082210	牛百叶（黑）	85.6	13.2	360	700	580	280	170	110	660	340	320	390
082211	牛舌	81.5	—	531	1070	1120	548	227	321	943	507	436	588
082301	酱牛肉	50.7	31.4	1424	2489	2592	793	462	331	2325	1306	1019	1340
082302	煨牛肉（罐头）	70.1	16.7	639	1015	1076	500	300	200	1114	514	600	800
082304	咖喱牛肉干	13.3	45.9	2244	4215	4281	1843	971	872	3937	2312	1625	2323
082305	牛肉松	2.7	8.2	267	556	333	318	138	180	613	336	277	217
082307	牛肉（酱，五香）	55.5	33.2	1410	2757	2876	1237	937	300	2493	1274	1219	1620
082308	牛肉（清香）	63.6	25.8	1058	2116	2226	911	653	258	1941	984	957	1242
082309	牛腱子（香叶）	53.9	35.6	1230	2460	2550	1080	710	370	2240	1230	1010	1370
082310	牛肉干（长富牌）	14.6	41.8	1463	2627	2627	1344	896	448	2597	1582	1015	1463
羊													
083101x	羊肉（代表值, fat 7g）	72.5	18.5	835	1541	1713	611	389	257	1380	755	693	932
083103	羊肉（后腿，带骨）	75.8	19.5	828	1313	1751	571	263	308	1484	823	661	909
083104	羊肉（颈）	71.0	21.3	834	1493	1639	519	215	304	1492	859	633	994
083105	羊肉（里脊）	75.4	20.5	843	1589	1832	529	211	318	1107	429	678	1055
083106	羊肉（前腿, fat 3g）	75.7	18.6	606	1215	1578	617	431	186	647	—	647	822
083107	羊肉（青羊）	75.3	21.3	1057	2010	2050	349	—	349	1596	840	756	1095
083108	羊肉（fat 4g）	74.2	20.5	858	1612	1731	683	435	248	1485	797	688	930
083109	羊肉（胸脯）	73.6	19.4	828	1464	1606	348	30	318	1184	589	595	854
083112	羊蹄筋（泡发）	89.5	8.4	148	333	384	131	62	69	347	184	163	284

食物氨基酸含量
Amino acid content of foods

(mg/100g 可食部)

食物编码 Food code	食物名称 Food name	色氨酸 Trp	缬氨酸 Val	精氨酸 Arg	组氨酸 His	丙氨酸 Ala	天冬氨酸 Asp	谷氨酸 Glu	甘氨酸 Gly	脯氨酸 Pro	丝氨酸 Ser	备注 Remark
082207	牛舌	—	827	1082	397	1007	1445	2709	1066	738	676	
082208	牛肾	185	902	958	421	951	1361	2062	967	703	705	
082209	牛心	145	844	990	402	988	1433	2631	772	669	647	
082210	牛百叶（黑）	40	420	630	170	570	870	1240	820	500	440	河北
082211	牛舌	198	590	861	337	798	1200	2060	746	594	532	上海
082301	酱牛肉	508	1610	2177	937	2044	2912	5204	2438	1952	1229	
082302	煨牛肉（罐头）	151	655	1072	288	786	1127	2217	1200	1094	892	北京
082304	咖喱牛肉干	336	1671	3016	1574	3110	4730	8005	1946	675	1993	青海
082305	牛肉松	98	324	295	195	349	491	1921	376	814	338	北京
082307	牛肉（酱，五香）	300	1638	2266	937	2038	3194	5214	1747	1356	1392	北京
082308	牛肉（清香）	230	1214	1656	773	1647	2512	4076	1509	1104	1021	北京
082309	牛腱子（香叶）	260	1500	2390	840	2380	2940	4860	3150	2040	1350	北京
082310	牛肉干（长富牌）	597	1463	1970	776	1910	2896	5194	1463	1253	1254	重庆
羊												
083101x	羊肉（代表值，fat 7g）	143	992	1225	556	1248	1832	2974	1026	852	768	
083103	羊肉（后腿，带骨）	197	923	1219	526	1046	1695	1745	942	813	711	
083104	羊肉（颈）	236	927	1229	497	1166	1940	3279	948	1087	789	
083105	羊肉（里脊）	224	957	1236	605	1033	1739	2668	971	919	729	
083106	羊肉（前腿，fat 3g）	224	833	721	481	2066	1830	2927	1618	930	761	
083107	羊肉（青羊）	172	1220	1459	710	1412	2167	3827	1122	944	848	甘肃
083108	羊肉（fat 4g）	223	989	1295	539	1178	1869	3210	1130	1022	763	
083109	羊肉（胸脯）	136	888	1136	555	1039	1702	2894	790	692	726	
083112	羊蹄筋（泡发）	21	287	624	87	682	570	784	2060	1273	280	青海

食物氨基酸含量 Amino acid content of foods

(mg/100g 可食部)

食物编码 Food code	食物名称 Food name	水分 Water g	蛋白质 Protein g	异亮氨酸 Ile	亮氨酸 Leu	赖氨酸 Lys	含硫氨基酸 (SAA)			芳香族氨基酸 (AAA)			苏氨酸 Thr
							Total	蛋氨酸 Met	胱氨酸 Cys	Total	苯丙氨酸 Phe	酪氨酸 Tyr	
083113	羊肉（上脑）	78.0	19.0	820	1530	1630	730	530	200	1550	790	760	880
083114	羊肉（腰窝）	73.5	18.9	810	1510	1610	710	520	190	1490	790	700	870
083115	羊肉（前腿, fat 2g）	77.1	19.8	880	1660	1760	870	650	220	1610	840	770	950
083116	羊肉（后腿）	75.1	20.6	820	1560	1660	790	600	190	1530	790	740	890
083121	羊肉	66.4	—	945	1740	1920	879	384	495	1634	880	754	940
083122	羊肉（羊腿肉）	70.5	—	198	2400	1720	549	108	441	1761	1250	511	666
083202	羊肚	81.7	12.2	306	703	643	318	160	158	637	381	256	365
083203	羊肺	77.7	16.2	449	1243	1107	268	—	268	1104	733	371	620
083204	羊肝	69.7	17.9	761	1586	1231	—	—	—	1522	940	582	772
083206	羊舌	60.9	19.4	660	1516	1292	358	—	358	1323	782	541	739
083207	羊肾	78.2	16.6	575	1312	1055	536	98	438	1230	702	528	705
083208	羊心	77.7	13.8	610	1238	1220	246	—	246	1082	698	384	657
083210	羊肝	70.1	—	892	1850	1580	1129	475	654	1828	1060	768	871
083301	腊羊肉	47.8	26.1	1252	2223	2620	—	—	—	1706	856	850	1399
083302	羊肉（熟）	61.7	23.2	984	1709	1762	809	456	353	1746	898	848	1019
083303	羊肉串（电烤）	52.8	26.4	1224	2114	2068	876	544	332	1311	500	811	1081
083304	羊肉串（烤）	58.7	26.0	1198	1944	2214	886	502	384	1372	634	738	1189
083305	羊肉串（炸）	57.4	18.3	770	1331	1285	599	389	210	1424	806	618	661
083307	羊肉（羊肉手抓）	62.9	27.3	1097	2123	2275	865	456	409	1756	917	839	1271
083308	山羊肉（酱）	45.7	25.4	1003	1752	1809	846	477	369	1699	929	770	1021
083309	烧羊肉（五香）	59.4	33.6	1370	2700	2820	910	590	320	2530	1370	1160	1510
083310	羊肉串（生）	74.5	13.0	530	1000	130	470	320	150	980	520	460	580

食物氨基酸含量 Amino acid content of foods

(mg/100g 可食部)

食物编码 Food code	食物名称 Food name	色氨酸 Trp	缬氨酸 Val	精氨酸 Arg	组氨酸 His	丙氨酸 Ala	天冬氨酸 Asp	谷氨酸 Glu	甘氨酸 Gly	脯氨酸 Pro	丝氨酸 Ser	备注 Remark
083113	羊肉（上脑）	90	940	1230	540	1070	1750	3000	810	660	760	
083114	羊肉（腰窝）	90	1030	1350	540	1350	1780	3020	1250	890	790	
083115	羊肉（前腿, fat 2g）	154	1140	1350	570	1210	1880	3190	850	720	800	
083116	羊肉（后腿）	140	1070	1250	550	1160	1800	2950	850	690	770	
083121	羊肉	217	1020	1420	684	1300	1980	3340	1140	974	817	上海
083122	羊肉（羊腿肉）	138	1520	850	1300	1480	2160	1800	846	798	858	上海
083202	羊肚	67	526	741	180	689	841	1525	1188	769	431	
083203	羊肺	102	948	997	412	1022	1356	1918	1410	897	662	
083204	羊肝	225	1024	874	468	965	1595	2319	977	797	767	
083206	羊舌	123	921	1292	350	1174	1589	2839	1730	1018	920	
083207	羊肾	180	808	822	418	899	1403	1917	915	1473	742	
083208	羊心	130	825	977	381	895	1362	2315	748	574	563	
083210	羊肝	252	1160	1220	594	1160	180	2580	1080	964	879	上海
083301	腊羊肉	—	1436	1754	827	1464	2249	3141	1467	1312	905	甘肃
083302	羊肉（熟）	260	1173	1586	688	1630	2161	3495	—	1091	906	上海
083303	羊肉串（电烤）	327	1261	1796	678	1454	2689	4305	1359	988	935	北京
083304	羊肉串（烤）	340	1160	1502	755	1272	2934	3843	1206	1089	807	青海
083305	羊肉串（炸）	220	863	1230	576	1029	1516	2598	1020	797	582	北京
083307	羊肉（羊肉手抓）	193	1251	1657	727	1456	2208	3483	1523	1241	953	青海
083308	山羊肉（酱）	272	1138	1499	633	1448	2124	3599	1550	1157	881	北京
083309	烧羊肉（五香）	350	1640	2540	800	2410	3160	5070	2950	1930	1320	北京
083310	羊肉串（生）	110	610	800	350	700	1220	2290	540	470	550	青海

食物氨基酸含量

Amino acid content of foods

(mg/100g 可食部)

食物编码 Food code	食物名称 Food name	水分 Water g	蛋白质 Protein g	异亮氨酸 Ile	亮氨酸 Leu	赖氨酸 Lys	含硫氨基酸 (SAA)			芳香族氨基酸 (AAA)			苏氨酸 Thr
							Total	蛋氨酸 Met	胱氨酸 Cys	Total	苯丙氨酸 Phe	酪氨酸 Tyr	
驴													
084101	驴肉(瘦)	73.8	21.5	913	1590	1783	667	300	367	1575	977	598	892
084301	驴肉(酱)	61.4	33.7	1382	2412	2455	625	325	300	2216	1205	1011	1226
084302	驴肉(卤)	63.1	27.2	1085	2025	2167	525	45	480	1867	1068	799	1165
084303	驴肉(煮)	57.7	27.0	1170	2040	2123	237	45	192	1881	1053	828	1154
084304	驴肉(五香)	64.9	28.2	1170	2320	2250	730	660	70	2280	1240	1040	1340
马													
085101	马肉	74.1	20.1	940	1703	1916	302	—	302	1511	807	704	1061
085201	马心	76.3	18.9	761	1565	1452	276	—	276	1307	730	577	830
085301	马肉(卤)	61.9	30.5	1489	2717	2936	712	194	518	2531	1460	1071	1573
其他													
089001	狗肉	76.0	16.8	668	1157	1124	—	—	—	1157	645	512	668
089002	骆驼蹄	72.2	25.6	449	1100	1464	231	—	231	966	690	276	558
089003	骆驼掌	21.9	72.8	3282	8352	4649	2486	1365	1121	6632	3311	3321	3800
089004	兔肉	76.2	19.7	889	1571	1603	847	526	321	1681	885	796	835
禽肉类及制品													
鸡													
091101x	鸡(代表值)	70.5	20.3	866	1620	1760	458	428	291	1354	706	648	882
091102	鸡(土鸡, 家养)	73.5	20.8	767	1516	1627	—	—	—	1180	626	554	791
091105	华青鸡	70.7	19.6	866	1499	1650	390	48	342	1307	679	628	882
091106	沙鸡	70.5	20.0	1138	2188	2105	330	330	—	1957	1171	786	1107
091107	鸡(乌骨鸡)	73.9	22.3	798	1643	1794	525	525	—	1354	706	648	716
091111	鸡爪	56.4	23.9	—	1226	1194	381	193	188	926	573	353	668

食物氨基酸含量 Amino acid content of foods

(mg/100g 可食部)

食物编码 Food code	食物名称 Food name	色氨酸 Trp	缬氨酸 Val	精氨酸 Arg	组氨酸 His	丙氨酸 Ala	天冬氨酸 Asp	谷氨酸 Glu	甘氨酸 Gly	脯氨酸 Pro	丝氨酸 Ser	备注 Remark
	驴											
084101	驴肉（瘦）	314	1031	1400	775	1107	1633	2496	1098	878	622	北京
084301	驴肉（酱）	300	1469	2156	876	1836	2524	4545	1523	1031	1036	青海
084302	驴肉（卤）	202	1180	1748	725	1678	2331	4090	1946	1474	1074	河北
084303	驴肉（煮）	—	1212	1521	777	1588	2190	3912	1103	694	986	陕西
084304	驴肉（五香）	210	1330	1840	850	1780	2620	4430	1860	1460	1250	
	马											
085101	马肉	232	1049	1203	687	1061	1598	2038	952	980	679	甘肃
085201	马心	175	879	1009	504	977	1500	2321	781	767	695	甘肃
085301	马肉（卤）	281	1575	2120	1076	2049	3083	3225	1975	1577	1355	青海
	其他											
089001	狗肉	300	679	1090	—	912	1313	2314	957	734	590	
089002	骆驼蹄	39	1314	246	246	2485	1324	2310	4858	2681	768	甘肃
089003	骆驼掌	357	3985	7653	1237	4217	7794	1411	6777	1668	7124	甘肃
089004	兔肉	286	1008	1351	632	1135	1708	2913	909	752	733	
	禽肉类及制品											
	鸡											
091101x	鸡（代表值）	206	912	1350	583	1197	1845	3080	926	944	868	
091102	鸡（土鸡，家养）	206	706	1161	540	956	1587	2141	692	1125	750	青海
091105	华青鸡	27	912	1286	527	1197	1801	3099	1312	933	868	青海
091106	沙鸡	219	1313	1513	633	1519	2264	3838	1126	944	963	甘肃
091107	鸡（乌骨鸡）	280	724	1516	583	1795	1845	3061	926	1543	1064	江西
091111	鸡爪	129	751	2072	310	2531	1715	2923	564	2795	782	上海

食物氨基酸含量
Amino acid content of foods

(mg/100g 可食部)

Food code 食物编码	Food name 食物名称	Water 水分 g	Protein 蛋白质 g	Ile 异亮氨酸	Leu 亮氨酸	Lys 赖氨酸	含硫氨基酸 (SAA) Total	Met 蛋氨酸	Cys 胱氨酸	芳香族氨基酸 (AAA) Total	Phe 苯丙氨酸	Tyr 酪氨酸	Thr 苏氨酸
091112	鸡胸脯肉	71.7	24.6	930	1900	2020	980	730	250	1620	870	750	1080
091113	鸡腿	71.7	20.2	610	1320	1430	670	490	180	1120	580	540	740
091114	鸡翅	63.3	19.0	710	1340	1400	690	510	180	1280	690	590	740
091115	鸡块（带浆粉）	58.2	12.2	420	800	750	420	250	170	750	430	320	420
091116	野山鸡	70.3	20.4	890	1620	1760	840	600	240	1590	800	790	960
091123	鸡胸脯肉	73.0	—	1160	2010	2190	1116	606	510	1832	988	844	1080
091124	鸡翅	68.9	—	850	1500	1630	740	438	302	1396	764	632	814
091204	鸡血	87.0	7.8	274	678	567	—	—	—	855	584	271	337
091205	鸡肝 [鸡胗]	73.1	19.2	865	1452	1351	212	—	212	1288	724	564	818
091209	鸡血	83.5	—	407	1200	958	531	99	432	1060	692	368	562
091301	扒鸡	56.0	29.6	1037	1742	2289	310	310	—	1753	1205	548	995
091303	炸鸡块 [肯德基]	49.4	20.3	912	1536	1535	—	—	—	1635	922	713	854
091307	鸡肉松	4.9	7.2	285	584	279	409	169	240	578	334	244	254
091308	扒鸡（五香脱骨）	59.7	23.4	820	1710	1760	570	350	220	1620	800	820	970
091309	烤鸡	55.4	28.1	1044	1794	1893	728	417	311	1719	909	810	941
091310	童子鸡（熟）	66.8	15.8	690	1240	1330	650	460	190	1270	640	630	700
鸭													
092101x	鸭（代表值）	63.9	15.5	673	1242	1289	529	319	210	1236	623	613	687
092104	鸭胸脯肉	78.6	15.0	651	1202	1247	512	309	203	1196	603	593	665
092105	鸭皮	28.1	6.5	215	473	464	287	120	167	467	267	200	256
092106	鸭翅	70.6	16.5	517	864	870	471	316	155	1033	473	560	490
092107	鸭掌	64.7	26.9	1308	2416	2716	152	—	152	2378	1236	1142	1872
092112	鸭胸脯肉	61.8	—	886	1590	1720	780	344	436	1457	794	663	840

食物氨基酸含量
Amino acid content of foods

(mg/100g 可食部)

食物编码 Food code	食物名称 Food name	色氨酸 Trp	缬氨酸 Val	精氨酸 Arg	组氨酸 His	丙氨酸 Ala	天冬氨酸 Asp	谷氨酸 Glu	甘氨酸 Gly	脯氨酸 Pro	丝氨酸 Ser	备注 Remark
091112	鸡胸脯肉	300	1120	1560	870	1360	2260	3570	990	780	960	
091113	鸡腿	140	710	1150	420	1020	1580	2780	900	670	710	
091114	鸡翅	130	760	1190	460	1100	1580	2640	1090	760	680	
091115	鸡块（带浆粉）	90	490	620	330	560	900	1680	460	490	430	河北
091116	野山鸡	160	1030	1350	650	1180	1940	3080	800	670	850	河北
091123	鸡胸脯肉	314	1230	1540	958	1490	2300	3660	1140	918	930	上海
091124	鸡翅	140	919	1340	611	1280	1800	2870	1450	1010	754	上海
091204	鸡血	259	482	361	388	513	618	702	283	218	280	
091205	鸡肫[鸡胗]	—	869	1344	421	1036	1698	3021	1214	813	730	上海
091209	鸡血	318	716	538	640	842	1020	1180	406	438	468	上海
091301	扒鸡	322	1209	1855	654	1333	2377	3938	1501	982	789	北京
091303	炸鸡块[肯德基]	—	907	1170	537	1064	1719	3593	968	646	774	北京
091307	鸡肉松	96	411	277	157	344	493	1986	357	569	317	北京
091308	扒鸡（五香脱骨）	230	1000	1670	650	1480	2070	3100	1830	1230	830	山东
091309	烤鸡	353	1128	1543	660	1364	2116	3450	1625	1084	837	北京
091310	童子鸡（熟）	110	770	990	440	880	1460	2380	640	590	630	河北
鸭												
092101x	鸭（代表值）	213	766	932	432	905	1372	2395	795	732	575	
092104	鸭胸脯肉	206	741	902	418	876	1328	2317	769	708	556	山东
092105	鸭皮	47	269	541	190	599	659	973	1080	592	303	北京
092106	鸭翅	280	619	976	258	1132	1083	1826	1812	1008	492	北京
092107	鸭掌	112	1442	1844	1084	1512	3072	4766	1318	1390	1196	北京
092112	鸭胸脯肉	206	948	1200	518	1200	1770	2870	922	764	728	上海

食物氨基酸含量
Amino acid content of foods

(mg/100g 可食部)

食物编码 Food code	食物名称 Food name	水分 Water g	蛋白质 Protein g	异亮氨酸 Ile	亮氨酸 Leu	赖氨酸 Lys	含硫氨基酸 (SAA)			芳香族氨基酸 (AAA)			苏氨酸 Thr
							Total	蛋氨酸 Met	胱氨酸 Cys	Total	苯丙氨酸 Phe	酪氨酸 Tyr	
092113	鸭腿	54.4	—	887	1580	1740	825	345	480	1460	782	678	848
092201	鸭肠	77.0	14.2	532	1074	987	544	371	173	1079	569	510	811
092202	鸭肝	76.3	14.5	609	1208	981	497	315	182	1115	640	475	562
092205	鸭舌 [鸭条]	62.6	16.6	681	1295	1380	579	313	266	1247	664	583	951
092206	鸭心	74.5	12.8	582	1036	984	445	274	171	940	544	396	553
092210	鸭胰	72.6	21.7	869	1721	1491	676	363	313	1949	915	1034	1310
092211	鸭肫	77.8	17.9	726	1216	1138	702	509	193	1060	607	453	698
092217	鸭胗	79.0	—	668	2080	1760	985	286	699	1960	1300	660	874
092301	北京烤鸭	38.2	16.6	734	1265	1226	500	339	161	1229	658	571	686
092302	北京填鸭	45.0	9.3	404	745	773	318	192	126	742	374	368	412
092304	酱鸭	53.6	18.9	700	1000	1600	500	200	300	850	300	550	605
092306	盐水鸭 (熟)	51.7	16.6	669	1243	1591	366	266	100	1143	300	843	611
092307	烤鸭 (老唐牌)	57.0	20.3	830	1720	1750	530	300	230	1650	830	820	1020
鹅													
093102	鹅胸脯肉	50.5	—	764	1390	1420	863	379	484	1315	711	604	742
093302	腊鹅	15.8	24.6	880	1680	1710	890	640	250	1500	810	690	970
火鸡													
094301	火鸡腿 (熟)	72.5	16.7	760	1430	1410	690	500	190	1440	770	670	800
其他													
099001	鸽	66.6	16.5	848	1508	1513	388	388	—	1397	714	683	807
099002	鹌鹑	75.1	20.2	783	1378	1192	623	392	231	1479	743	736	785
099003	乳鸽	57.5	11.3	510	990	1020	440	330	110	1010	530	480	550
099004	乳鸽 (红烧)	59.0	16.9	631	1287	1230	451	385	66	1279	672	607	722

食物氨基酸含量
Amino acid content of foods
(mg/100g 可食部)

食物编码 Food code	食物名称 Food name	色氨酸 Trp	缬氨酸 Val	精氨酸 Arg	组氨酸 His	丙氨酸 Ala	天冬氨酸 Asp	谷氨酸 Glu	甘氨酸 Gly	脯氨酸 Pro	丝氨酸 Ser	备注 Remark
092113	鸭腿	186	910	1220	513	1140	1750	3020	843	760	730	上海
092201	鸭肠	164	676	867	290	737	1472	2137	864	766	588	北京
092202	鸭肝	238	798	908	375	852	1114	1743	651	620	590	北京
092205	鸭舌[鸭条]	122	746	1039	538	894	1465	2687	1106	909	726	北京
092206	鸭心	180	634	703	327	738	1106	1800	562	445	477	北京
092210	鸭胰	402	1301	1393	511	1076	2287	2925	1122	1206	1089	北京
092211	鸭肫	165	744	995	352	1133	1385	2695	1314	774	644	上海
092217	鸭胗	176	1280	1030	1130	1680	1800	2070	747	716	737	上海
092301	北京烤鸭	177	566	1028	431	941	1442	2329	912	681	573	北京
092302	北京填鸭	128	459	559	259	543	823	1437	477	439	345	北京
092304	酱鸭	230	716	—	369	800	1462	2339	1000	600	644	上海
092306	盐水鸭(熟)	200	702	704	320	805	1260	1901	984	592	561	上海
092307	烤鸭(老唐牌)	180	1040	1590	550	1420	2080	3250	1580	1130	920	北京
	鹅											
093102	鹅胸脯肉	222	864	1140	523	1120	1520	2500	1140	848	718	上海
093302	腊鹅	360	1100	1560	530	1760	2000	3340	2220	1410	910	江西
	火鸡											
094301	火鸡腿(熟)	180	740	1200	420	1000	1750	3020	850	810	820	
	其他											
099001	鸽	152	814	1371	415	1082	1494	—	796	987	711	
099002	鹌鹑	311	910	949	380	914	1484	2373	517	649	750	
099003	乳鸽	60	600	810	280	740	1100	1970	610	480	490	河北
099004	乳鸽(红烧)	148	935	1197	377	1279	1448	2337	1550	1050	681	河南

食物氨基酸含量
Amino acid content of foods

(mg/100g 可食部)

食物编码 Food code	食物名称 Food name	水分 Water g	蛋白质 Protein g	异亮氨酸 Ile	亮氨酸 Leu	赖氨酸 Lys	含硫氨基酸（SAA）			芳香族氨基酸（AAA）			苏氨酸 Thr
							Total	蛋氨酸 Met	胱氨酸 Cys	Total	苯丙氨酸 Phe	酪氨酸 Tyr	

乳类及制品
液态乳

101101x	纯牛奶（代表值，全脂）	87.6	3.3	146	291	230	92	70	22	254	140	114	132
101102	纯牛奶（全脂，美国牛）	88.6	2.9	115	245	207	93	65	28	231	113	118	101
101104	纯牛奶（全脂，德国牛）	88.1	3.1	123	262	221	99	69	30	247	121	126	108
101105	纯牛奶（全脂，光明牌）	88.0	3.1	133	271	217	106	83	23	280	151	129	110
101106	纯牛奶（全脂，乐百氏牌）	87.4	3.3	140	287	230	109	76	33	284	148	136	119
101107	纯牛奶（全脂，帕玛拉特牌）	87.9	3.0	124	241	195	101	75	26	245	135	110	95
101108	纯牛奶（全脂，三元牌）	86.9	3.4	133	275	225	116	86	30	274	146	128	121
101110	纯牛奶（全脂，龙丹牌）	87.5	2.9	128	262	209	106	80	26	257	137	120	104
101111	纯牛奶（全脂，蒙牛牌）	87.2	3.1	143	288	241	123	88	35	290	152	138	117
101112	纯牛奶（全脂，新南洋牌）	87.4	3.1	142	267	223	117	79	38	274	146	128	110
101122	纯牛奶（全脂，爱尔兰金凯利全脂牛奶）	88.5	3.2	146	285	220	87	66	21	247	133	114	136
101123	纯牛奶（全脂，澳大利亚澳田纯牛奶）	88.4	3.6	165	320	247	98	74	24	279	150	129	154
101124	纯牛奶（全脂，比利时纯牧牛奶）	88.4	3.5	155	307	236	95	73	22	264	143	121	144
101125	纯牛奶（全脂，波兰美波全脂纯牛奶）	84.9	3.2	151	279	225	78	53	25	309	183	126	141
101126	纯牛奶（全脂，丹麦爱氏晨曦有机全脂牛奶）	87.0	3.5	166	342	257	87	76	11	265	157	108	144
101127	纯牛奶（全脂，德国爱氏晨曦纯牛奶）	86.8	3.4	169	350	264	86	74	12	274	161	113	145
101128	纯牛奶（全脂，德国甘蒂牧场纯牛奶）	87.7	3.3	164	313	247	97	71	26	272	146	126	152

食物氨基酸含量
Amino acid content of foods

(mg/100g 可食部)

食物编码 Food code	食物名称 Food name	色氨酸 Trp	缬氨酸 Val	精氨酸 Arg	组氨酸 His	丙氨酸 Ala	天冬氨酸 Asp	谷氨酸 Glu	甘氨酸 Gly	脯氨酸 Pro	丝氨酸 Ser	备注 Remark
乳类及制品												
	液态乳											
101101x	纯牛奶（代表值，全脂）	54	178	94	78	94	229	639	54	289	166	
101102	纯牛奶（全脂，美国牛）	38	134	84	62	83	179	528	45	295	143	南昌
101104	纯牛奶（全脂，德国牛）	41	143	90	66	89	191	564	48	315	153	南昌
101105	纯牛奶（全脂，光明牌）	53	171	96	75	89	196	566	51	266	144	上海
101106	纯牛奶（全脂，乐百氏牌）	65	191	102	78	102	211	622	57	284	160	广东
101107	纯牛奶（全脂，帕玛拉特牌）	49	145	85	60	84	173	486	48	227	127	天津
101108	纯牛奶（全脂，三元牌）	64	167	96	72	92	216	621	53	271	165	北京
101110	纯牛奶（全脂，龙丹牌）	53	160	92	68	88	183	527	51	246	137	黑龙江
101111	纯牛奶（全脂，蒙牛牌）	64	187	104	77	98	209	588	57	276	153	内蒙古
101112	纯牛奶（全脂，新南洋牌）	60	168	96	73	94	196	559	63	264	146	北京
101122	纯牛奶（全脂，爱尔兰金凯利全脂牛奶）	—	177	90	79	90	232	645	53	275	167	
101123	纯牛奶（全脂，澳大利亚澳田纯牛奶）	—	200	103	89	102	260	736	61	314	191	
101124	纯牛奶(全脂，比利时纯牧牛奶)	—	188	97	83	97	244	686	56	296	175	
101125	纯牛奶（全脂，波兰美波全脂纯牛奶）	—	182	93	82	90	238	657	55	280	172	
101126	纯牛奶（全脂，丹麦爱氏晨曦有机全脂牛奶）	—	199	102	85	108	250	689	60	285	175	
101127	纯牛奶（全脂，德国爱氏晨曦纯牛奶）	—	203	106	87	110	251	688	62	282	175	
101128	纯牛奶（全脂，德国甘蒂牧场纯牛奶）	—	198	100	86	99	257	715	59	312	183	

食物氨基酸含量

Amino acid content of foods

(mg/100g 可食部)

食物编码 Food code	食物名称 Food name	水分 Water g	蛋白质 Protein g	异亮氨酸 Ile	亮氨酸 Leu	赖氨酸 Lys	含硫氨基酸 (SAA)			芳香族氨基酸 (AAA)			苏氨酸 Thr
							Total	蛋氨酸 Met	胱氨酸 Cys	Total	苯丙氨酸 Phe	酪氨酸 Tyr	
101129	纯牛奶(全脂,法国得乐思全脂牛奶)	87.7	3.7	150	277	217	89	64	25	256	132	124	141
101130	纯牛奶(全脂,光明纯牛奶)	88.5	3.4	148	305	237	92	68	24	246	142	104	138
101131	纯牛奶(全脂,光明优+高品质纯牛奶)	87.4	3.6	168	342	256	92	76	16	261	153	108	149
101132	纯牛奶(全脂,广泽澳醇纯牛奶)	88.2	3.5	114	217	187	77	56	21	188	96	92	120
101134	纯牛奶(全脂,辉山纯牛奶)	87.4	3.5	119	229	196	76	57	21	202	100	91	123
101135	纯牛奶(全脂,龙丹松花江牧场纯牛奶)	87.2	3.6	110	208	174	70	53	17	188	97	91	112
101137	纯牛奶(全脂,蒙牛纯牛奶)	87.3	3.4	165	336	256	92	75	17	264	152	112	146
101138	纯牛奶(全脂,蒙牛特仑苏有机纯牛奶)	86.8	3.4	170	346	260	91	72	19	263	156	107	151
101139	纯牛奶(全脂,明治醇壹高温杀菌乳)	87.2	3.6	159	322	254	89	69	20	260	149	111	144
101140	纯牛奶(全脂,瑞上艾美全脂牛奶)	86.1	3.2	165	339	260	82	72	10	263	155	108	137
101141	纯牛奶(全脂,圣牧有机纯牛奶)	86.0	3.5	177	368	283	90	81	9	276	166	110	147
101143	纯牛奶(全脂,完达山纯牛奶)	88.1	3.5	111	215	185	73	54	19	185	95	87	117
101145	纯牛奶(全脂,夏进纯牛奶)	87.9	3.5	112	209	173	70	53	17	195	101	94	114
101146	纯牛奶(全脂,现代牧业纯牛奶)	87.3	3.3	170	320	255	102	75	27	289	152	137	159
101147	纯牛奶(全脂,新希望复原乳)	88.2	3.0	142	289	217	78	62	16	230	134	96	130
101148	纯牛奶(全脂,新希望千岛湖牧场纯牛奶)	88.4	3.2	152	312	235	84	68	16	248	143	105	140
101149	纯牛奶(全脂,伊利纯牛奶)	87.8	3.4	162	323	247	91	70	21	255	147	108	145
101150	纯牛奶(全脂,伊利金典有机纯牛奶)	86.3	3.5	169	345	262	95	74	21	271	158	113	155
101151	纯牛奶(全脂,意大利塔兰全脂纯牛奶)	88.1	3.5	162	304	242	95	70	25	271	144	127	151

食物氨基酸含量
Amino acid content of foods

(mg/100g 可食部)

食物编码 Food code	食物名称 Food name	色氨酸 Trp	缬氨酸 Val	精氨酸 Arg	组氨酸 His	丙氨酸 Ala	天冬氨酸 Asp	谷氨酸 Glu	甘氨酸 Gly	脯氨酸 Pro	丝氨酸 Ser	备注 Remark
101129	纯牛奶（全脂，法国得乐思全脂牛奶）	—	182	89	79	90	238	667	54	285	171	
101130	纯牛奶（全脂，光明纯牛奶）	—	179	95	87	91	235	655	55	280	168	黑龙江
101131	纯牛奶（全脂，光明优+高品质纯牛奶）	—	201	104	88	104	258	710	62	305	183	浙江
101132	纯牛奶（全脂，广泽澳醇纯牛奶）	—	143	71	57	71	211	581	41	300	156	吉林
101134	纯牛奶（全脂，辉山纯牛奶）	—	148	75	60	76	217	595	42	305	163	辽宁
101135	纯牛奶（全脂，龙丹松花江牧场纯牛奶）	—	139	68	55	70	200	550	40	290	147	黑龙江
101137	纯牛奶（全脂，蒙牛纯牛奶）	—	195	103	87	104	254	688	60	300	177	安徽
101138	纯牛奶（全脂，蒙牛特仑苏有机纯牛奶）	—	201	103	89	105	259	718	61	318	184	内蒙古
101139	纯牛奶（全脂，明治醇享高温杀菌乳）	—	191	101	87	98	249	684	56	302	174	江苏
101140	纯牛奶（全脂，瑞士艾美全脂牛奶）	—	196	104	89	107	239	663	61	277	168	内蒙古
101141	纯牛奶（全脂，圣牧有机纯牛奶）	—	210	111	99	115	260	712	66	294	178	内蒙古
101143	纯牛奶（全脂，完达山纯牛奶）	—	139	71	56	71	198	535	40	290	156	黑龙江
101145	纯牛奶（全脂，夏进纯牛奶）	—	139	69	54	71	203	551	40	282	146	宁夏
101146	纯牛奶（全脂，现代牧业纯牛奶）	—	209	104	91	102	270	753	60	320	196	安徽
101147	纯牛奶（全脂，新希望复原乳）	—	171	89	75	90	218	617	52	272	159	浙江
101148	纯牛奶（全脂，新希望千岛湖牧场纯牛奶）	—	183	97	82	97	236	668	55	289	171	浙江
101149	纯牛奶（全脂，伊利纯牛奶）	—	196	99	88	99	248	693	59	304	176	辽宁
101150	纯牛奶（全脂，伊利金典有机纯牛奶）	—	200	106	91	106	263	738	61	318	192	内蒙古
101151	纯牛奶（全脂，意大利塔兰全脂纯牛奶）	—	195	98	87	96	256	709	58	304	183	

食物氨基酸含量 Amino acid content of foods

(mg/100g 可食部)

食物编码 Food code	食物名称 Food name	水分 Water g	蛋白质 Protein g	异亮氨酸 Ile	亮氨酸 Leu	赖氨酸 Lys	含硫氨基酸 (SAA)			芳香族氨基酸 (AAA)			苏氨酸 Thr
							Total	蛋氨酸 Met	胱氨酸 Cys	Total	苯丙氨酸 Phe	酪氨酸 Tyr	
101152x	纯牛奶（代表值，低脂）	89.4	3.5	172	342	267	99	77	22	287	159	128	157
101153	纯牛奶（低脂，澳大利亚德运部分脱脂纯牛奶）	89.0	3.3	157	325	246	88	73	15	261	151	110	142
101154	纯牛奶（低脂，德国艾德牧畔部分脱脂纯牛奶）	90.3	3.5	158	290	243	98	71	27	277	138	139	150
101155	纯牛奶（低脂，蒙牛特仑苏低脂牛奶）	88.9	3.8	162	332	252	85	66	19	252	150	102	148
101156	纯牛奶（低脂，明治醇享低脂肪高温杀菌乳）	89.2	3.6	179	362	286	101	78	23	299	168	131	165
101157	纯牛奶（低脂，新西兰安佳低脂牛奶）	88.5	3.8	191	397	296	103	88	15	323	185	138	167
101158	纯牛奶（低脂，新西兰恒天然田园低脂牛奶）	90.1	3.7	191	389	292	110	86	24	321	181	140	169
101159	纯牛奶（低脂，伊利金典低脂奶）	88.8	3.7	181	359	274	106	81	25	288	164	124	164
101160	纯牛奶（低脂，意大利皮尔蒙特低脂牛奶）	89.9	3.4	156	284	243	100	71	29	273	133	140	154
101161x	纯牛奶（代表值，脱脂）	91.0	3.5	157	301	251	96	73	23	283	144	139	151
101162	纯牛奶（脱脂，澳大利亚澳田脱脂牛奶）	91.0	3.7	136	254	224	88	66	22	259	127	132	139
101163	纯牛奶（脱脂，丹麦爱氏晨曦脱脂纯牛奶）	90.0	3.5	176	364	275	88	76	12	289	167	122	152
101164	纯牛奶（脱脂，德国甘蒂牧场脱脂牛奶）	91.5	3.3	125	233	205	79	61	18	233	115	118	128
101165	纯牛奶（脱脂，新西兰安佳轻欣脱脂牛奶）	91.2	3.9	192	352	298	127	89	38	350	167	183	184
101171	调制乳(全脂,龙丹益醇核桃牛奶)	87.6	2.5	81	154	130	50	36	14	133	72	61	86
101172	调制乳(全脂,蒙牛特仑苏醇纤牛奶)	86.3	3.4	177	359	273	96	77	19	275	163	112	159

食物氨基酸含量 Amino acid content of foods

(mg/100g 可食部)

食物编码 Food code	食物名称 Food name	色氨酸 Trp	缬氨酸 Val	精氨酸 Arg	组氨酸 His	丙氨酸 Ala	天冬氨酸 Asp	谷氨酸 Glu	甘氨酸 Gly	脯氨酸 Pro	丝氨酸 Ser	备注 Remark
101152x	纯牛奶 (代表值, 低脂)	—	207	107	93	108	268	751	62	320	191	
101153	纯牛奶 (低脂, 澳大利亚德运部分脱脂纯牛奶)	—	190	101	83	102	242	681	58	293	173	
101154	纯牛奶 (低脂, 德国艾德牧啤部分脱脂纯牛奶)	—	193	97	89	95	256	717	57	299	184	
101155	纯牛奶 (低脂, 蒙牛特仑苏低脂牛奶)	—	192	98	86	102	252	696	58	303	176	宁夏
101156	纯牛奶 (低脂, 明治醇壹低脂肪高温杀菌乳)	—	212	114	97	111	283	783	63	333	199	江苏
101157	纯牛奶 (低脂, 新西兰安佳低脂牛奶)	—	230	122	101	126	285	804	71	336	206	
101158	纯牛奶 (低脂, 新西兰恒天然田园低脂牛奶)	—	229	121	101	118	285	813	69	359	205	
101159	纯牛奶 (低脂, 伊利金典低脂奶)	—	216	109	96	111	278	785	64	337	198	山东
101160	纯牛奶 (低脂, 意大利皮尔蒙特低脂牛奶)	—	196	97	90	95	260	730	57	302	187	
101161x	纯牛奶 (代表值, 脱脂)	—	193	100	83	101	263	733	57	331	188	
101162	纯牛奶 (脱脂, 澳大利亚澳田脱脂纯牛奶)	—	169	88	69	89	247	683	49	341	177	
101163	纯牛奶 (脱脂, 丹麦爱氏晨曦脱脂纯牛奶)	—	210	111	92	114	265	733	64	300	184	
101164	纯牛奶 (脱脂, 德国甘蒂牧场脱脂纯牛奶)	—	155	79	63	80	229	636	44	316	166	
101165	纯牛奶 (脱脂, 新西兰安佳轻欣脱脂牛奶)	—	238	123	108	119	312	879	70	368	224	
101171	调制乳 (全脂, 龙丹益醇核桃牛奶)	—	101	58	41	55	158	422	33	216	115	黑龙江
101172	调制乳 (全脂, 蒙牛特仑苏醇纤牛奶)	—	210	104	93	110	272	744	64	326	193	河北

食物氨基酸含量 / Amino acid content of foods

(mg/100g 可食部)

食物编码 Food code	食物名称 Food name	水分 Water g	蛋白质 Protein g	异亮氨酸 Ile	亮氨酸 Leu	赖氨酸 Lys	含硫氨基酸 (SAA) Total	Met	Cys	芳香族氨基酸 (AAA) Total	Phe	Tyr	苏氨酸 Thr
101173	调制乳（全脂，蒙牛珍稀型零乳糖牛奶）	88.8	3.0	153	279	220	94	67	27	260	133	127	146
101174	调制乳（全脂，完达山臻醇牛奶）	86.8	3.4	104	207	175	72	52	21	178	100	81	113
101175	调制乳（全脂，旺仔复原乳牛奶）	84.3	2.5	119	227	177	56	42	14	167	106	61	111
101176	调制乳（全脂，夏进炼乳牛奶）	85.7	2.5	89	168	138	48	36	12	130	79	51	92
101177	调制乳（全脂，新西兰安佳原味进口儿童牛奶）	86.3	3.6	178	365	275	98	82	16	295	169	126	160
101178	调制乳（全脂，新希望特浓牛奶）	87.1	3.3	156	315	239	83	65	18	241	145	96	142
101179	调制乳（全脂，伊利舒化奶）	87.0	3.5	166	336	253	92	72	20	267	154	113	153
101180	调制乳(全脂,伊利早餐奶麦香味)	85.7	2.9	120	221	186	70	49	21	185	102	83	113
101182	调制乳（低脂，澳大利亚德运高钙低脂奶）	87.5	3.5	180	375	284	99	82	17	294	174	120	165
101183	调制乳（低脂，伊利低脂舒化奶）	89.8	3.4	164	327	245	94	74	20	263	148	115	149
101184	调制乳（低脂，伊利高钙低脂奶）	89.2	3.2	161	322	246	95	75	20	258	148	110	148
101185	调制乳（脱脂，部分复原乳，澳大利亚德运高钙脱脂奶）	89.1	3.6	181	393	287	103	83	20	295	177	118	168
101186	调制乳（脱脂，伊利脱脂奶）	91.2	3.3	161	326	247	92	74	18	267	147	120	150
101187x	鲜牛奶（代表值，全脂）	87.1	3.4	130	247	214	80	63	17	230	118	105	127
101187	鲜牛奶（全脂，光明鲜牛奶）	87.9	3.4	113	204	184	63	50	13	200	102	98	110
101188	鲜牛奶(全脂,辉山鲜博士鲜牛奶)	87.3	3.6	120	232	202	79	59	20	195	102	93	126
101189	鲜牛奶（全脂，完达山鲜牛乳）	87.4	3.6	129	246	214	83	63	20	223	115	108	133
101191	鲜牛奶（全脂，现代牧场鲜牛奶）	87.8	3.4	130	238	214	94	76	15	276	120	111	125
101192	鲜牛奶（全脂，新希望千岛湖牧场鲜牛奶）	85.0	3.6	125	229	207	71	54	17	219	114	105	122
101193	鲜牛奶（全脂，一鸣鲜牛奶）	87.2	3.5	162	333	261	89	73	18	269	152	113	147

食物氨基酸含量 Amino acid content of foods

(mg/100g 可食部)

食物编码 Food code	食物名称 Food name	色氨酸 Trp	缬氨酸 Val	精氨酸 Arg	组氨酸 His	丙氨酸 Ala	天冬氨酸 Asp	谷氨酸 Glu	甘氨酸 Gly	脯氨酸 Pro	丝氨酸 Ser	备注 Remark
101173	调制乳（全脂，蒙牛珍养型零乳糖牛奶）	—	189	94	84	97	252	688	66	293	178	内蒙古
101174	调制乳（全脂，完达山臻醇牛奶）	—	133	67	54	71	205	563	39	283	151	黑龙江
101175	调制乳（全脂，旺仔复原乳牛奶）	—	142	69	62	75	188	534	44	224	136	浙江
101176	调制乳（全脂，夏进炼乳牛奶）	—	111	54	44	57	164	458	32	229	119	宁夏
101177	调制乳（全脂，新西兰安佳原味进口儿童牛奶）	—	213	115	92	117	271	750	65	324	195	
101178	调制乳（全脂，新希望特浓牛奶）	—	185	96	83	97	240	680	56	292	174	浙江
101179	调制乳（全脂，伊利舒化奶）	—	197	103	89	104	260	732	60	300	189	河北
101180	调制乳（全脂，伊利早餐奶麦香味）	—	148	73	72	74	194	535	44	226	137	内蒙古
101182	调制乳（低脂，澳大利亚德运高钙低脂奶）	—	217	115	97	117	280	788	66	338	200	
101183	调制乳（低脂，伊利低脂型舒化奶）	—	196	100	88	101	253	713	58	308	181	河北
101184	调制乳（低脂，伊利高钙低脂奶）	—	192	98	86	99	251	708	58	304	181	河北
101185	调制乳（脱脂，部分复原乳，澳大利亚德运高钙脱脂奶）	—	219	117	98	118	288	805	67	338	202	
101186	调制乳（脱脂，伊利脱脂奶）	—	192	100	88	103	258	729	58	298	185	河北
101187x	鲜牛奶（代表值，全脂）	—	158	82	70	86	231	632	46	301	163	
101187	鲜牛奶（全脂，光明鲜牛奶）	—	136	70	56	71	198	534	40	267	140	浙江
101188	鲜牛奶（全脂，辉山鲜博士鲜牛奶）	—	150	76	60	77	222	613	43	313	168	辽宁
101189	鲜牛奶（全脂，完达山鲜牛乳）	—	159	81	65	83	238	654	46	326	177	黑龙江
101191	鲜牛奶（全脂，现代牧场鲜牛奶）	—	155	81	91	105	265	726	45	312	158	安徽
101192	鲜牛奶（全脂，新希望千岛湖牧场鲜牛奶）	—	154	78	63	78	220	593	44	299	157	浙江
101193	鲜牛奶（全脂，一鸣鲜牛奶）	—	195	105	83	100	245	669	58	291	177	浙江

食物氨基酸含量 / Amino acid content of foods

(mg/100g 可食部)

食物编码 Food code	食物名称 Food name	水分 Water g	蛋白质 Protein g	异亮氨酸 Ile	亮氨酸 Leu	赖氨酸 Lys	含硫氨基酸 (SAA)			芳香族氨基酸 (AAA)			苏氨酸 Thr
							Total	蛋氨酸 Met	胱氨酸 Cys	Total	苯丙氨酸 Phe	酪氨酸 Tyr	
101194	鲜牛奶 (全脂, 牧民家)	—	—	173	327	277	132	92	40	299	160	139	128
101211	山羊奶 (鲜, 牧民家)	—	—	207	437	349	154	104	50	358	204	154	195
101301	人乳	87.6	1.3	52	112	70	38	17	21	75	36	39	45
101302	人乳 (初乳, 1~7天)	87.5	2.2	75	195	130	82	28	53	153	81	72	100
101303	人乳 (过渡乳, 7~14天)	86.5	2.0	71	167	114	64	21	42	127	64	63	78
101304	人乳 (成熟乳)	88.5	1.1	48	106	68	41	18	24	77	39	38	47
101601	马奶 (鲜, 牧民家)	—	—	73	144	127	99	47	52	152	77	75	68
奶粉													
102101x	全脂奶粉 (代表值)	2.6	19.9	1046	1543	1523	495	189	306	1933	987	946	1161
102103	全脂奶粉	2.3	20.1	1046	1543	1523	495	189	306	1933	987	946	1161
102130x	全脂甜奶粉 (代表值)	2.2	20.2	1077	2248	1878	647	287	360	1823	781	1042	1126
102131	全脂甜奶粉	1.2	22.5	1077	2248	1878	647	287	360	1823	781	1042	1126
102201	全脂奶粉 (全脂羊乳粉)	1.4	18.8	869	1677	1160	231	—	231	1545	910	635	863
酸奶													
103001x	酸奶 (代表值, 全脂)	81.0	2.8	122	225	185	39	11	36	229	111	118	106
103001	酸奶	85.5	3.2	142	259	208	26	—	26	257	123	134	121
103002	酸奶 (高蛋白)	86.6	3.2	142	259	208	26	—	26	257	123	134	121
103003	酸奶 (脱脂)	85.5	3.3	146	267	215	26	—	26	266	127	139	124
103004	酸奶 (低脂)	85.8	2.7	120	219	176	22	—	22	217	104	113	102
103005	酸奶 (果料)	84.4	3.1	137	251	202	25	—	25	249	119	130	117
103006	酸奶 (橘味, 脱脂)	87.6	3.2	142	259	208	26	—	26	257	123	134	121
103009	酸奶 (全脂, 多美鲜全脂果粒, 草莓果粒/覆盆子果粒, 桃果粒/西番莲汁/菠萝果粒)	75.2	1.6	66	132	120	78	11	67	151	77	74	63

食物氨基酸含量
Amino acid content of foods

(mg/100g 可食部)

食物编码 Food code	食物名称 Food name	色氨酸 Trp	缬氨酸 Val	精氨酸 Arg	组氨酸 His	丙氨酸 Ala	天冬氨酸 Asp	谷氨酸 Glu	甘氨酸 Gly	脯氨酸 Pro	丝氨酸 Ser	备注 Remark
101194	鲜牛奶（全脂，牧民家）	25	226	111	92	109	236	671	62	313	142	内蒙古
101211	山羊奶（鲜，牧民家）	35	298	128	112	151	295	816	75	444	191	
101301	人乳	17	57	38	29	39	89	189	23	97	46	北京
101302	人乳（初乳，1~7天）	37	109	96	46	84	191	298	56	152	101	齐齐哈尔,北京,深圳
101303	人乳（过渡乳，7~14天）	29	88	69	42	64	154	263	42	138	83	齐齐哈尔,北京,深圳
101304	人乳（成熟乳）	18	56	37	28	38	92	177	24	94	48	齐齐哈尔,北京,深圳
101601	马奶（鲜，牧民家）	14	117	93	43	58	145	344	27	127	90	
	奶粉											
102101x	全脂奶粉（代表值）	191	1189	715	553	690	1632	3665	424	2063	1374	
102103	全脂奶粉	191	1189	715	553	690	1632	3665	424	2063	1374	
102130x	全脂甜奶粉（代表值）	83	1405	694	646	736	1529	3695	463	2391	1059	
102131	全脂甜奶粉	83	1405	694	646	736	1529	3695	463	2391	1059	
102201	全脂奶粉（全脂羊乳粉）	333	1342	—	442	517	1303	3712	292	1968	857	
	酸奶											
103001x	酸奶（代表值，全脂）	57	136	84	65	82	188	509	46	211	130	
103001	酸奶	48	155	95	74	94	217	590	53	238	150	北京
103002	酸奶（高蛋白）	48	155	95	74	94	217	590	53	238	150	
103003	酸奶（脱脂）	50	160	98	76	97	223	608	55	245	155	上海
103004	酸奶（低脂）	41	131	80	62	79	183	498	45	201	127	
103005	酸奶（果料）	47	150	92	71	91	210	571	52	230	146	
103006	酸奶（橘味，脱脂）	48	155	95	74	94	217	590	53	238	150	上海
103009	酸奶（全脂粒，多美鲜全脂果粒，草莓果粒/覆盆子果粒，桃果粒/西番莲汁/菠萝果粒）	85	85	53	41	49	108	286	27	136	74	德国

食物氨基酸含量

Amino acid content of foods

(mg/100g 可食部)

食物编码 Food code	食物名称 Food name	水分 Water g	蛋白质 Protein g	异亮氨酸 Ile	亮氨酸 Leu	赖氨酸 Lys	含硫氨基酸 (SAA)			芳香族氨基酸 (AAA)			苏氨酸 Thr
							Total	蛋氨酸 Met	胱氨酸 Cys	Total	苯丙氨酸 Phe	酪氨酸 Tyr	
103015	酸奶（低脂，艾美牌，草莓、芒果、蓝莓、覆盆子、菠萝味低脂风味发酵乳）	78.5	1.6	64	124	107	91	37	54	137	70	67	54
奶酪													
104004	奶疙瘩[奶酪干、干酸奶]	8.9	55.1	2742	5766	4135	2362	1362	1000	5525	2823	2702	2597
104007	曲拉	8.2	39.1	2180	3341	3320	1146	604	542	4830	1932	2898	1977
104016	奶酪（爱氏晨曦牌，儿童奶酪条）	49.0	23.9	1050	2110	1780	1422	640	782	2550	1220	1330	872
104017	奶酪（百嘉儿童干酪条）	51.9	25.0	1090	2170	1850	1451	711	740	2850	1370	1480	922
104018	奶酪（多美鲜牌 欧洲奶油奶酪）	36.4	13.1	581	1160	972	745	298	447	1326	650	676	498
奶油													
105009	酥油	14.0	0.8	165	278	222	61	52	9	343	214	129	144
105010	酥油茶（原味）	3.7	3.0	184	369	227	72	72	—	350	203	147	168
其他													
109001	炼乳（甜，罐头）	26.2	8.0	380	717	522	261	183	78	698	349	349	296
109004	全脂甜炼乳（雀巢）	15.9	7.5	310	680	520	220	150	70	470	330	140	280
109009	奶渣	5.5	44.4	2328	5114	3801	1319	1319	—	4793	2381	2412	2157
蛋类及制品													
鸡蛋													
111101x	鸡蛋（代表值）	75.2	13.1	649	1047	846	826	327	499	1146	652	495	588
111102	鸡蛋（白皮）	75.8	12.7	619	1030	837	598	357	241	1096	612	484	568
111104	鸡蛋（土鸡）	72.6	14.4	608	1031	860	1390	183	1207	1153	663	490	596
111105	鸡蛋白	84.4	11.6	543	919	708	636	414	222	1041	640	401	438
111107	鸡蛋黄	51.5	15.2	835	1132	963	616	324	292	1114	588	526	661
111108	鸡蛋黄（乌骨鸡）	57.8	15.2	800	1078	907	584	301	283	1231	615	616	402

食物氨基酸含量
Amino acid content of foods

(mg/100g 可食部)

食物编码 Food code	食物名称 Food name	色氨酸 Trp	缬氨酸 Val	精氨酸 Arg	组氨酸 His	丙氨酸 Ala	天冬氨酸 Asp	谷氨酸 Glu	甘氨酸 Gly	脯氨酸 Pro	丝氨酸 Ser	备注 Remark
103015	酸奶（低脂，艾美牌，草莓、芒果、蓝莓、覆盆子、波萝味低脂风味发酵乳）	57	75	49	38	43	94	262	25	130	68	瑞士
	奶酪											
104004	奶疙瘩[奶酪干、干酸奶]	618	3768	1726	1453	1949	4184	6000	1095	6058	3052	
104007	曲拉	155	2503	1418	1067	1626	3373	5487	859	2466	2349	青海
104016	奶酪（爱氏晨曦牌，儿童奶酪条）	290	1340	832	704	684	1560	4630	430	2280	1270	丹麦
104017	奶酪（百嘉儿童干酪条）	302	1380	962	786	722	1590	4430	468	2580	1310	澳大利亚
104018	奶酪（多美鲜牌，欧洲奶油奶酪）	164	729	443	365	650	872	2560	248	443	696	德国
	奶油											
105009	酥油	9	175	94	77	89	176	437	67	244	180	西藏
105010	酥油茶（原味）	57	215	87	103	124	279	724	72	105	188	西藏
	其他											
109001	炼乳（甜，罐头）	85	470	223	192	233	553	1681	143	834	365	
109004	全脂甜炼乳（雀巢）	60	390	200	170	220	510	1520	130	640	380	山东
109009	奶渣	590	3011	1249	1922	1656	3602	10503	995	1716	2717	西藏
	蛋类及制品											
	鸡蛋											
111101x	鸡蛋（代表值）	187	636	743	266	658	1212	1593	394	343	905	
111102	鸡蛋（白皮）	219	688	725	266	639	1133	1541	384	429	854	
111104	鸡蛋（土鸡）	143	521	763	282	666	1212	1598	398	150	910	青海
111105	鸡蛋白	165	654	628	217	600	1056	1492	339	407	695	
111107	鸡蛋黄	239	805	959	309	686	1470	1597	397	597	975	
111108	鸡蛋黄（乌骨鸡）	182	800	836	294	744	1030	1435	323	712	1043	江西

食物氨基酸含量 | Amino acid content of foods

(mg/100g 可食部)

食物编码 Food code	食物名称 Food name	水分 Water g	蛋白质 Protein g	异亮氨酸 Ile	亮氨酸 Leu	赖氨酸 Lys	含硫氨基酸（SAA） Total	蛋氨酸 Met	胱氨酸 Cys	芳香族氨基酸（AAA） Total	苯丙氨酸 Phe	酪氨酸 Tyr	苏氨酸 Thr
111109	鸡蛋（红皮）	77.1	12.2	720	1080	840	490	440	50	1190	680	510	600
111110	鸡蛋（藏鸡蛋）	72.7	12.6	570	1030	780	720	400	320	1090	600	490	590
111111	鸡蛋（乌鸡蛋，绿皮）	69.7	12.6	640	1200	910	500	290	210	1210	670	540	640
111201	鸡蛋粉[全蛋粉]	2.5	43.4	1850	2881	2624	2200	1000	1200	3036	2030	1006	1707
111202	鸡蛋黄粉	4.6	31.6	1300	2131	2066	1300	700	600	2185	1333	852	1314
111203	松花蛋（鸡蛋）	66.4	14.8	669	1067	644	753	500	253	1428	822	606	548
	鸭蛋												
112101	鸭蛋	70.3	12.6	583	1062	864	761	500	261	1281	711	570	694
112106	鸭蛋白	70.8	—	614	1120	985	1586	556	1030	1378	780	598	715
112201	松花蛋（鸭蛋）[皮蛋]	68.4	14.2	618	1109	815	720	487	233	1405	792	613	728
112202	鸭蛋（咸鸭蛋，生）	61.3	12.7	662	1107	914	837	543	294	1245	725	520	711
112203	鸭蛋（咸鸭蛋，煮）	70.0	13.8	700	1050	830	710	530	180	1340	760	580	710
	鹅蛋												
113101	鹅蛋	69.3	11.1	636	994	976	313	313	—	1074	671	403	555
113102	鹅蛋白	87.2	8.9	520	840	800	210	—	210	1160	750	410	590
113103	鹅蛋黄	50.1	15.5	840	1340	1260	350	350	—	1160	730	430	660
113105	鹅蛋	74.1	—	541	940	833	1388	442	946	1198	684	514	669
	鹌鹑蛋												
114101	鹌鹑蛋	73.0	12.8	566	1003	816	612	361	251	1062	583	479	606
114201	鹌鹑蛋（五香罐头）	74.4	11.6	549	913	741	—	—	—	460	460	—	482

鱼虾蟹贝类

鱼

| 121101 | 白条鱼（䱗鱼） | 76.8 | 16.6 | 780 | 1470 | 1671 | 667 | 285 | 382 | 1370 | 758 | 612 | 829 |

食物氨基酸含量
Amino acid content of foods

(mg/100g 可食部)

食物编码 Food code	食物名称 Food name	色氨酸 Trp	缬氨酸 Val	精氨酸 Arg	组氨酸 His	丙氨酸 Ala	天冬氨酸 Asp	谷氨酸 Glu	甘氨酸 Gly	脯氨酸 Pro	丝氨酸 Ser	备注 Remark
111109	鸡蛋（红皮）	200	700	740	250	670	1290	1640	400	450	950	
111110	鸡蛋（藏鸡蛋）	180	570	740	260	630	1220	1480	400	440	930	西藏
111111	鸡蛋（乌鸡蛋，绿皮）	240	740	810	280	690	1290	1570	420	490	960	黑龙江
111201	鸡蛋粉[全蛋粉]	612	2140	2416	874	1725	3714	4674	1071	1105	2588	北京
111202	鸡蛋黄粉	352	1449	1942	664	1208	2641	3332	740	872	2126	北京
111203	松花蛋（鸡蛋）	200	847	619	257	660	1226	1682	407	400	782	
鸭蛋												
112101	鸭蛋	210	722	693	256	583	1093	1621	408	397	980	河北
112106	鸭蛋	178	778	758	328	654	1160	1730	423	506	998	上海
112201	松花蛋（鸭蛋）[皮蛋]	224	811	754	346	669	1178	1822	470	492	1017	
112202	鸭蛋（咸鸭蛋，生）	223	728	649	288	601	1210	1653	412	383	1015	江苏
112203	鸭蛋（咸鸭蛋，煮）	200	730	680	270	590	1150	1600	390	460	970	
鹅蛋												
113101	鹅蛋	—	815	797	242	528	1182	1602	403	564	—	河北
113102	鹅蛋白	—	770	480	210	480	1010	1520	370	370	500	
113103	鹅蛋黄	—	960	1110	370	700	1460	1960	480	760	—	
113105	鹅蛋	162	704	599	286	542	1040	1540	380	455	853	上海
鹌鹑蛋												
114101	鹌鹑蛋	198	724	714	279	601	1104	1529	393	453	852	
114201	鹌鹑蛋（五香罐头）	—	662	802	273	542	935	1218	330	347	693	
鱼虾蟹贝类												
鱼												
121101	白条鱼（裸鱼）	110	601	1057	409	1048	1809	2825	946	202	764	青海

食物氨基酸含量

Amino acid content of foods

(mg/100g 可食部)

食物编码 Food code	食物名称 Food name	水分 Water g	蛋白质 Protein g	异亮氨酸 Ile	亮氨酸 Leu	赖氨酸 Lys	含硫氨基酸 (SAA)			芳香族氨基酸 (AAA)			苏氨酸 Thr
							Total	蛋氨酸 Met	胱氨酸 Cys	Total	苯丙氨酸 Phe	酪氨酸 Tyr	
121102	草鱼	77.3	16.6	751	1310	1474	621	413	208	1185	667	518	687
121103	赤眼鳟 [金目鱼]	76.5	18.1	706	1055	1181	579	370	209	975	483	492	707
121104	鳡鱼 [猴鱼]	76.0	17.5	714	1318	1569	443	443	—	1167	664	503	734
121105	胡子鲇 [塘虱 (鱼)]	72.6	15.4	698	1274	1532	430	430	—	1102	631	471	772
121107	黄鳝 [鳝鱼]	78.0	18.0	769	1322	1471	733	476	257	1407	803	604	771
121108	黄鳝丝	83.2	15.4	655	1079	1369	710	383	327	1558	930	628	—
121111	鲤鱼 [鲤拐子]	76.7	17.6	745	1270	1432	681	473	208	1177	651	526	693
121113	罗非鱼 (莫桑比克) [非洲黑鲫鱼]	80.9	16.0	721	1248	1383	709	483	226	1174	659	515	692
121114	泥鳅	76.6	17.9	711	1244	1433	370	370	—	1156	613	543	765
121115	青鱼 [青皮鱼、青鳞鱼、青混]	73.9	20.1	904	1535	1822	850	546	304	1453	806	647	828
121116	乌鳢 [黑鱼、乌鱼、生鱼]	78.7	18.5	894	1451	1670	742	556	186	1264	718	546	804
121118	湟鱼 [裸鲤鱼]	71.3	17.1	741	1377	1577	555	217	338	1263	710	553	792
121120	鲇鱼 [胡子鲇、鲢胡、旺虾]	78.0	17.3	754	1348	1574	849	593	256	1269	742	527	779
121122	鲢鱼 [白鲢、胖子、连子鱼]	77.4	17.8	731	1243	1523	722	493	229	1241	696	545	736
121123	鲷鱼 [喜头鱼、海附鱼]	75.4	17.1	771	1334	1478	758	516	242	1255	704	551	739
121124	鲛鱼 [雪鲛]	77.7	18.4	914	1558	1562	569	569	—	1571	777	794	734
121126	鲂鱼 [鲂白、武昌鱼]	73.1	18.3	847	1626	1855	627	442	185	1446	802	644	919
121128	鳙鱼 [胖头鱼、摆佳鱼、花鲢]	76.5	15.3	672	1108	1351	400	400	—	1058	586	472	636
121129	鳜鱼 [桂鱼、花鲫鱼]	74.5	19.9	861	1579	1845	612	612	—	1690	897	793	955
121130	鳟鱼 [红鳟鱼]	77.0	18.6	890	1695	1870	322	—	322	1560	957	603	968
121131	草鱼 [白鲩、草包鱼]	78.2	17.7	600	1190	1350	610	460	150	1140	640	500	660
121132	鲢鱼 [白鲢、胖子、连子鱼]	82.8	16.3	620	1310	1460	680	530	150	1260	670	590	730
121133	鲫鱼 [喜头鱼、海附鱼]	78.6	18.0	660	1450	1670	740	570	170	1380	760	620	830

食物氨基酸含量 Amino acid content of foods

(mg/100g 可食部)

食物编码 Food code	食物名称 Food name	色氨酸 Trp	缬氨酸 Val	精氨酸 Arg	组氨酸 His	丙氨酸 Ala	天冬氨酸 Asp	谷氨酸 Glu	甘氨酸 Gly	脯氨酸 Pro	丝氨酸 Ser	备注 Remark
121102	草鱼	170	899	966	445	1006	1537	2436	939	677	639	
121103	赤眼鳟 [金目鱼]	246	845	953	430	1006	1567	2314	641	600	580	上海
121104	鳀鱼 [猴鱼]	—	805	1096	312	1207	1619	1891	1267	784	684	青岛
121105	胡子鲇 [塘虱 (鱼)]	—	737	1306	584	920	1496	1755	1039	641	641	广东
121107	黄鳝 [鳝鱼]	250	844	1300	409	1128	1638	2676	1231	785	696	
121108	黄鳝丝	196	825	1707	420	895	1498	2171	791	468	612	上海
121111	鲤鱼 [鲤拐子]	222	863	1041	420	1055	1668	2444	964	731	649	
121113	罗非鱼 (莫桑比克) 非洲黑鲫鱼	166	806	965	391	910	1648	2376	916	589	599	福州
121114	泥鳅	172	812	871	356	963	1528	2508	879	754	661	
121115	青鱼 [青皮鱼、青鳞鱼、青混]	244	964	1077	603	1175	1784	2789	919	670	711	
121116	乌鳢 [黑鱼、乌鱼、生鱼]	174	945	1168	410	1120	1822	2880	1073	758	686	
121118	湟鱼 [裸鲤鱼]	92	585	964	486	1053	1695	2610	839	193	714	青海
121120	鲇鱼 [胡子鲇、鲢胡、旺虾]	156	821	1088	372	969	1483	2523	977	698	655	
121122	鲢鱼 [白鲢、胖子、连子鱼]	189	878	1060	465	984	1750	2816	897	740	656	
121123	鲫鱼 [喜头鱼、海附鱼]	178	862	1031	418	973	1761	2539	979	630	641	
121124	鲛鲅 [雪鲅]	208	873	984	453	974	1702	2717	765	—	657	
121126	鳊鱼 [鲂子鲅、武昌鱼]	170	935	1261	513	1246	2117	3336	1213	741	812	
121128	鳙鱼 [胖头鱼、摆佳鱼、花鲢鱼]	150	758	972	329	944	1301	2016	944	636	708	
121129	鳜鱼 [桂鱼、花鲫鱼]	190	953	1248	437	1265	2023	3397	1115	606	868	
121130	鳟鱼 [红鳞鱼]	168	1276	1099	583	1247	1964	2852	1002	724	765	
121131	草鱼 [白鲩、草包鱼]	150	710	900	550	900	1550	2180	720	540	620	天津
121132	鲢鱼 [白鲢、胖子、连子鱼]	110	760	1020	440	960	1680	2530	750	490	740	天津
121133	鲫鱼 [喜头鱼、海附鱼]	190	810	1060	520	1060	1880	2840	780	540	770	天津

食物氨基酸含量 / Amino acid content of foods

(mg/100g 可食部)

食物编码 Food code	食物名称 Food name	水分 Water g	蛋白质 Protein g	异亮氨酸 Ile	亮氨酸 Leu	赖氨酸 Lys	含硫氨基酸 (SAA) Total	蛋氨酸 Met	胱氨酸 Cys	芳香族氨基酸 (AAA) Total	苯丙氨酸 Phe	酪氨酸 Tyr	苏氨酸 Thr
121134	丁桂鱼	64.8	29.7	1559	1897	2046	—	1169	—	1947	1062	885	1043
121135	乌鳢（野生）[黑鱼，乌鱼，生鱼]	75.5	19.9	930	1780	2080	—	820	—	1800	960	840	1060
121136	花骨鱼	66.8	25.8	1236	1478	1658	—	927	—	1830	998	832	813
121137	黄颡鱼[戈牙鱼，黄鲭鱼]	75.2	17.3	664	1210	1462	970	392	578	1138	630	508	671
121139	鲷鱼	68.9	14.8	720	1370	1560	—	590	—	1330	710	620	850
121140	斑鳠[剑骨鱼]	75.8	16.8	660	1100	1300	470	420	50	1110	630	480	640
121141	抗浪鱼	67.6	16.6	640	1180	1440	—	340	—	930	470	460	560
121142	蓝鳃太阳鱼	78.4	17.8	824	1469	1734	941	358	583	1354	746	608	813
121143	鲆鱼	58.3	29.2	1469	1985	1735	—	1102	—	2196	1198	998	1092
121144	翘嘴红鲌（鲜）	75.1	18.1	510	1080	1290	420	380	40	1030	580	450	620
121145	鲥鱼	65.6	20.8	862	1572	1684	1073	369	704	1533	864	669	920
121146	鳊鱼[鲂鱼，武昌鱼]	67.6	27.0	1442	1961	2116	—	845	—	1932	1054	878	1079
121147	鲔鱼	75.0	23.4	842	1457	1247	—	632	—	1703	929	774	801
121148	雅鱼	69.6	26.5	1012	1532	1545	—	904	—	2176	1187	989	1028
121149	胭脂鱼（养殖）	58.3	38.8	2013	2856	2169	—	1263	—	2273	1240	1033	1028
121150	棒棒鱼（雅江冷水鱼）	77.9	23.2	693	1437	1588	648	526	122	1274	726	547	735
121151	尖嘴鱼（雅江冷水鱼）	75.1	34.2	717	1495	1647	676	542	134	1379	815	564	769
121152	胡子鱼（雅江冷水鱼）	75.9	25.0	694	1460	1611	670	539	131	1424	869	555	754
121203	带鱼[白带鱼，刀鱼]	73.3	17.7	746	1313	1417	588	391	197	1262	685	577	719
121204	堤鱼	66.9	17.6	705	1193	1574	309	309	—	1053	561	492	780
121205	丁香鱼（干）	36.3	37.5	1635	3066	2981	903	903	—	2938	1529	1409	1628
121206	狗母鱼[大头狗母鱼]	76.5	16.7	638	1135	1259	342	342	—	1040	568	472	711
121208	海鳗[鲫勾]	74.6	18.8	887	1616	1653	781	524	257	1427	776	651	935

食物氨基酸含量
Amino acid content of foods

(mg/100g 可食部)

食物编码 Food code	食物名称 Food name	色氨酸 Trp	缬氨酸 Val	精氨酸 Arg	组氨酸 His	丙氨酸 Ala	天冬氨酸 Asp	谷氨酸 Glu	甘氨酸 Gly	脯氨酸 Pro	丝氨酸 Ser	备注 Remark
121134	丁桂鱼	—	921	1789	637	1803	4363	4563	1221	970	1687	四川
121135	乌鳢（野生）[黑鱼，乌鱼，生鱼]	—	990	1380	590	1340	2370	3230	1170	730	900	湖北
121136	花骨鱼	—	638	1503	612	1654	3399	3961	1058	769	1038	四川
121137	黄颡鱼[戈牙鱼，黄鲭鱼]	—	716	966	334	840	1546	2260	652	464	600	上海
121139	鲷鱼	—	700	1110	400	1080	1810	2550	1060	770	730	湖北
121140	斑鳠[剑骨鱼]	—	690	1000	310	1000	1410	2180	1250	750	590	广西
121141	抗浪鱼	—	650	960	460	610	1290	1990	880	150	680	上海
121142	蓝鳃太阳鱼	—	891	1185	436	1076	1866	2744	818	616	694	上海
121143	钳鱼	—	668	1896	569	1962	4566	5320	1054	914	1658	四川
121144	翘嘴红鲌（鲜）	—	580	810	480	850	1440	1930	800	560	580	福建
121145	鲴鱼	—	1004	1288	672	1451	1845	2798	1259	1004	804	四川
121146	鳊鱼[鲂鱼，武昌鱼]	—	952	2036	866	1546	3510	4511	1212	614	1254	四川
121147	鲟鱼	—	655	1501	567	1598	3854	3905	789	524	756	四川
121148	雅鱼	—	695	1987	887	1689	3876	4321	1365	863	1365	四川
121149	脂胎鱼（养殖）	—	1132	1786	1014	2145	4886	5536	1314	1048	1987	四川
121150	棒棒鱼（雅江冷水鱼）	157	816	1102	328	972	1772	2675	972	639	741	西藏
121151	尖嘴鱼（雅江冷水鱼）	144	848	1147	344	1024	1845	2777	1027	674	778	西藏
121152	胡子鱼（雅江冷水鱼）	173	820	1110	319	1009	1829	2732	981	647	765	西藏
121203	带鱼[白带鱼，刀鱼]	207	810	1042	363	1042	1616	2669	1111	617	629	厦门
121204	堤鱼	205	929	1140	857	960	1317	2236	867	780	623	厦门
121205	丁香鱼（干）	459	2132	2300	803	2063	3146	5410	1805	1717	1447	福州
121206	狗母鱼[大头狗母鱼]	189	833	1051	416	823	1312	2367	747	692	577	厦门
121208	海鳗[鲗勾]	205	971	1169	442	1115	2134	2504	1109	755	778	厦门

食物氨基酸含量
Amino acid content of foods

(mg/100g 可食部)

食物编码 Food code	食物名称 Food name	水分 Water g	蛋白质 Protein g	异亮氨酸 Ile	亮氨酸 Leu	赖氨酸 Lys	含硫氨基酸 (SAA)			芳香族氨基酸 (AAA)			苏氨酸 Thr
							Total	蛋氨酸 Met	胱氨酸 Cys	Total	苯丙氨酸 Phe	酪氨酸 Tyr	
121209	红娘鱼 [翼红娘鱼]	76.1	18.0	792	1385	1506	429	429	—	1267	705	562	818
121211	黄鱼 (大黄花鱼)	77.7	17.7	741	1362	1507	606	402	204	1244	671	573	762
121213	黄鲴 [赤鲴、老板鱼]	77.8	18.5	624	1024	1086	325	325	—	1003	540	463	614
121215	绿鳍马面鲀 [面包鱼、橡皮鱼]	78.9	18.1	867	1566	1058	696	465	231	1519	834	685	848
121216	梅童鱼 [大头仔鱼、丁珠鱼]	74.8	18.9	796	1395	1510	688	480	208	1169	608	561	746
121219	蛇鲻 [沙梭鱼]	73.5	20.8	896	1534	1861	608	608	—	1445	785	660	921
121220	舌鲷 [花纹舌头、舌头鱼]	79.8	17.7	735	1286	1484	349	349	—	1129	628	501	703
121221	油扦 [香梭鱼]	74.2	15.9	692	1208	1425	317	317	—	1110	561	549	690
121222	鄂针鱼 [针量鱼]	66.5	20.2	460	1380	1700	480	480	—	1260	710	550	770
121223	鲅鱼 [马鲛鱼、燕鲅鱼、巴鱼]	72.5	21.2	931	1594	1734	676	412	264	1452	776	676	901
121224	鳐鱼 (咸) [咸马胶]	52.8	23.3	989	1930	1707	353	353	—	1867	1020	847	1108
121225	鲆 [片口鱼、比目鱼]	75.9	20.8	1021	1499	1855	820	586	234	1476	801	675	881
121226	鲈鱼 [鲈花]	76.5	18.6	901	1577	1512	—	—	—	1413	767	646	915
121227	鲐鱼 [青鲐鱼、鲐巴鱼、青砖鱼]	69.1	19.9	1019	1665	1789	575	575	—	1505	808	697	914
121231	鲚鱼 (小) [小凤尾鱼]	72.7	15.5	530	1007	1244	402	402	—	1125	587	538	645
121232	鲨鱼 (真鲨、白斑角鲨)	73.3	22.2	970	1566	1609	848	585	263	1516	872	644	916
121233	鲷鱼 (银鲷鱼) [平鱼]	72.8	18.5	833	1364	1507	714	504	210	1212	644	568	739
121234	鲷 [黑鲷、铜盆鱼、大目鱼]	75.2	17.9	766	1353	1146	556	556	—	1337	658	679	943
121236	鲽 [比目鱼、凸眼鱼]	74.6	21.1	970	1715	1941	553	553	—	1523	812	711	869
121238	鳊鱼 [狭鱼、力鱼]	71.9	20.7	985	1673	1844	755	514	241	1404	805	599	900
121239	鳕鱼 [鳕狭、明太鱼]	77.4	20.4	862	1437	1523	808	608	200	1327	741	586	814
121240	鲩鱼 [鳘鱼]	77.6	20.2	976	1655	1854	819	577	242	1555	838	717	943
121241	带鱼 (切段)	78.8	17.6	660	1220	1380	710	530	180	1140	580	560	730

食物氨基酸含量
Amino acid content of foods
(mg/100g 可食部)

食物编码 Food code	食物名称 Food name	色氨酸 Trp	缬氨酸 Val	精氨酸 Arg	组氨酸 His	丙氨酸 Ala	天冬氨酸 Asp	谷氨酸 Glu	甘氨酸 Gly	脯氨酸 Pro	丝氨酸 Ser	备注 Remark
121209	红娘鱼 [翼红娘鱼]	256	978	1253	410	1090	1521	2709	787	767	693	
121211	黄鱼（大黄花鱼）	200	857	1118	393	1090	1685	2742	996	567	672	
121213	黄鲂 [赤虹，老板鱼]	150	853	1364	408	942	1556	2055	1426	1070	618	
121215	绿鳍马面鲀 [面包鱼，橡皮鱼]	248	990	888	779	1120	1807	2905	951	614	738	
121216	梅童鱼 [大头仔鱼，丁珠鱼]	192	865	1059	343	1000	1681	2825	823	564	651	
121219	蛇鲻 [沙梭鱼]	207	1087	1351	462	1298	1781	2898	1173	893	775	青岛
121220	舌鳎 [花纹舌头，舌头鱼]	191	845	1102	360	1041	1550	2473	1066	754	687	
121221	油扦 [香梭鱼]	184	815	1067	364	963	1475	2570	824	716	625	福建
121222	颚针鱼 [针量鱼]	240	960	1260	890	1280	1650	2610	1470	1000	680	青岛
121223	鲅鱼 [马鲛鱼，燕鲅鱼，巴鱼]	261	1041	1308	591	1219	1957	3111	1041	784	732	
121224	鲅鱼（咸）[咸马胶]	—	1111	1021	1530	1529	2125	2483	1368	984	1027	
121225	鲆 [片口鱼，比目鱼]	197	1063	1345	454	1237	2024	3200	1082	782	675	青岛
121226	鲈鱼 [鲈花]	181	1004	1435	403	—	1215	2558	1344	1024	811	
121227	鲐鱼 [青鲐鱼，鲐巴鱼，青砖鱼]	228	1192	1192	662	1191	1912	3090	1007	641	754	广东
121231	鲦鱼（小）[小凤尾鱼]	282	672	986	298	934	1434	2232	938	—	606	
121232	鲨鱼（真鲨，白斑角鲨）	259	1054	1305	533	1180	1879	2846	1140	766	789	
121233	鲷鱼（银鲷鱼）[平鱼]	224	894	1111	347	1089	1676	2638	1086	670	637	
121234	鲷 [黑鲷，铜盆鱼，大目鱼]	—	962	1015	336	1030	1508	2403	984	951	737	福建
121236	鲽 [比目鱼，凸眼鱼]	293	1061	1140	417	1219	1918	2843	1038	654	745	
121238	鲫鱼 [喜头鱼，刀鱼]	240	1113	1348	424	1271	2087	3374	1124	701	727	
121239	鳕鱼 [鳕族，明太鱼]	200	913	1109	336	1031	1253	2765	1125	538	770	北京
121240	鳐鱼 [鳌鱼]	232	1023	1222	429	1360	2102	3271	1152	794	818	
121241	带鱼（切段）	100	760	920	300	1020	1580	2360	800	570	650	浙江

食物氨基酸含量

Amino acid content of foods

(mg/100g 可食部)

食物编码 Food code	食物名称 Food name	水分 Water g	蛋白质 Protein g	异亮氨酸 Ile	亮氨酸 Leu	赖氨酸 Lys	含硫氨基酸 (SAA)			芳香族氨基酸 (AAA)			苏氨酸 Thr
							Total	蛋氨酸 Met	胱氨酸 Cys	Total	苯丙氨酸 Phe	酪氨酸 Tyr	
121242	黄鱼 (小黄花鱼)	79.4	17.0	700	1320	1500	730	540	190	1320	680	640	790
121244	鲭鱼	45.2	14.4	627	1096	1237	711	418	293	1068	557	511	619
121245	双髻鲨	73.6	27.4	1071	1666	1795	923	446	477	1589	864	725	911
121246	紫菁低纹鲔 (冰鲜)	68.9	20.5	867	1373	1473	—	571	—	1381	752	629	741
121248	鲳鱼 (鲜,刺鲳)	69.6	16.8	740	1340	1550	600	520	80	1230	650	580	760
121249	大菱鲆鱼 (鲜)[多宝鱼]	80.1	17.0	740	1450	1650	650	560	90	1320	680	640	840
121250	海鲈鱼 (鲜)	73.2	19.5	700	1310	1500	580	500	80	1250	680	570	760
121251	红鳍笛鲷 [红鱼]	71.2	20.1	850	1460	1730	640	520	120	1400	790	610	790
121252	黄鲇鱼 (鲜)	78.1	14.7	670	1200	1390	550	460	90	1180	610	570	670
121254	石斑鱼 (老虎斑)	71.4	20.2	836	1533	1625	768	612	156	1494	802	692	885
121255	石斑鱼 (红石斑鱼)	76.6	19.9	735	1627	1803	704	549	155	1516	885	631	855
121256	石斑鱼 (黑石斑鱼)	76.4	21.4	723	1580	1817	762	597	165	1455	866	589	834
121257	石斑鱼 (花石斑鱼)	76.1	23.2	766	1594	1726	724	573	151	1366	742	624	861
121258	苏眉鱼	86.7	34.5	606	1185	1208	538	424	114	1103	616	487	677
121259	菁衣 (红色)	77.9	31.6	772	1675	1852	625	466	159	1576	916	660	862
121260	菁衣 (孔雀绿色)	78.5	25.4	720	1565	1717	706	557	149	1402	793	609	802
121261	笠鱼	75.0	32.5	899	1783	1144	818	660	158	1522	790	733	956
121262	金枪鱼肉	73.3	37.4	942	1812	1994	865	659	206	1576	851	726	989
121263	鲛鱼肉 [马鲛鱼肉]	73.4	56.3	894	1860	2051	822	651	171	1603	839	764	1042
121264	刺泡鱼 [刺鲍鱼]	77.0	24.6	588	1264	1417	422	304	118	1175	671	503	847
121301	鱼片干	20.2	46.1	1761	3872	3684	1518	1087	431	3335	1885	1450	2026
121304	鱼排	61.2	10.1	390	730	700	410	300	110	810	450	360	390
121305	鱼丸	72.5	11.1	440	830	930	460	350	110	810	460	350	510

食物氨基酸含量
Amino acid content of foods

(mg/100g 可食部)

食物编码 Food code	食物名称 Food name	色氨酸 Trp	缬氨酸 Val	精氨酸 Arg	组氨酸 His	丙氨酸 Ala	天冬氨酸 Asp	谷氨酸 Glu	甘氨酸 Gly	脯氨酸 Pro	丝氨酸 Ser	备注 Remark
121242	黄鱼（小黄花鱼）	110	830	1020	300	1000	1730	2670	750	540	740	浙江
121244	鲭鱼	206	735	886	734	801	1334	1898	645	466	534	台北
121245	双髻鲨	263	1026	1282	529	1147	1975	2926	873	655	706	台北
121246	紫青低纹鲔（冰鲜）	—	748	1193	522	1150	2212	2745	912	365	827	福建
121248	鲔鱼（鲜，刺鲔）	—	780	990	420	970	1640	2480	730	570	670	福建
121249	大菱鲆鱼（鲜）[多宝鱼]	—	790	1090	400	1040	1790	2740	830	580	760	福建
121250	海鲈鱼（鲜）	—	750	970	360	1000	1640	2400	820	590	670	福建
121251	红鳍笛鲷[红鱼]	—	970	1150	420	1160	1810	2720	1030	710	700	广西
121252	黄姑鱼（鲜）	—	740	920	330	900	1440	2210	690	600	670	福建
121254	石斑鱼（老虎斑）	—	912	1260	480	1244	1846	2822	1160	865	765	浙江
121255	石斑鱼（红石斑鱼）	191	874	1183	411	1098	2021	3010	883	621	772	三沙
121256	石斑鱼（黑石斑鱼）	158	861	1258	372	1236	2084	2979	1304	817	764	三沙
121257	石斑鱼（花石斑鱼）	196	898	1230	399	1124	1902	2924	1071	744	741	三沙
121258	苏眉鱼	149	703	998	281	968	1531	2401	968	631	618	三沙
121259	青衣（红色）	209	914	1190	430	1093	2063	2994	883	650	772	三沙
121260	青衣（孔雀绿色）	180	869	1168	366	1080	1944	2865	1001	687	725	三沙
121261	笠鱼	237	1079	1308	498	1211	2170	3152	983	711	822	三沙
121262	金枪鱼肉	253	1099	1265	375	1166	2124	3099	908	664	823	三沙
121263	鲛鱼肉[马鲛鱼肉]	294	1099	1338	431	1268	2253	3200	1024	730	887	三沙
121264	刺泡鱼[刺鲍鱼]	167	835	1537	352	1614	1786	2710	2803	1465	833	三沙
121301	鱼片干	654	2364	2786	884	2634	4633	10617	1874	1179	1756	
121304	鱼排	70	430	510	170	510	850	2390	400	450	410	
121305	鱼丸	80	500	700	200	650	1100	2290	590	410	480	

食物氨基酸含量

Amino acid content of foods

(mg/100g 可食部)

食物编码 Food code	食物名称 Food name	水分 Water g	蛋白质 Protein g	异亮氨酸 Ile	亮氨酸 Leu	赖氨酸 Lys	含硫氨基酸 (SAA) Total	蛋氨酸 Met	胱氨酸 Cys	芳香族氨基酸 (AAA) Total	苯丙氨酸 Phe	酪氨酸 Tyr	苏氨酸 Thr
121306	鱼子酱	55.9	9.6	490	840	520	320	240	80	650	330	320	460
121401	草鱼（熏）	45.6	24.0	880	1720	1780	800	660	140	1660	890	770	1050
121402	丁香鱼（香辣味）	30.3	19.0	800	1540	1300	700	540	160	1570	920	650	910
121403	凤尾鱼（熟）	19.5	23.5	920	1850	1930	870	710	160	1660	910	750	1090
121404	箭鱼（炸）	47.8	20.8	930	1780	1830	950	700	250	1560	870	690	930
121407	鲅鱼（豆豉，熟）	18.8	25.5	690	1240	1120	570	450	120	1360	760	600	680
121408	鳗鱼（红烧）	55.4	21.3	830	1550	1620	740	590	150	1560	880	680	870
121410	鲭鱼（烤，150℃，20分）	45.7	19.1	817	1416	1578	948	551	397	1378	729	649	800
121414	鲭鱼（炸）	28.3	17.2	884	1564	1768	942	579	363	1465	779	686	843
121415	鲭鱼（蒸）	47.0	14.6	720	1268	1410	719	397	322	1227	646	581	716
121416	鲭鱼（煮）	49.3	14.9	665	1171	1294	759	442	317	1141	598	543	658
121417	沙丁鱼（茄汁，熟）	70.4	13.8	610	1070	1100	550	440	110	1100	580	520	650
121420	午餐鱼（香辣味）	37.5	24.4	810	1730	1850	720	550	170	1690	890	800	990
虾													
122105	东方对虾[中国对虾]	78.0	18.3	745	1428	1433	697	508	189	1344	679	665	720
122106	对虾	76.5	18.6	757	1451	1457	708	516	192	1366	690	676	732
122107	海虾	79.3	16.8	735	1297	1365	197	—	197	1279	685	594	658
122108	河虾	78.1	16.4	—	1573	1406	492	492	—	1283	683	600	694
122109	基围虾	75.2	18.2	699	1250	1615	315	315	—	1364	764	600	611
122110	江虾[沼虾]	77.0	10.3	567	974	921	224	224	—	1093	626	467	376
122111	龙虾	77.6	18.9	860	1509	1745	812	569	243	1590	837	753	772
122116	鳌虾	80.1	14.8	602	1155	1159	563	410	153	1087	549	538	583
122118	九节虾（鲜）	76.0	21.4	830	1580	1660	820	600	220	1560	860	700	750

食物氨基酸含量
Amino acid content of foods

(mg/100g 可食部)

食物编码 Food code	食物名称 Food name	色氨酸 Trp	缬氨酸 Val	精氨酸 Arg	组氨酸 His	丙氨酸 Ala	天冬氨酸 Asp	谷氨酸 Glu	甘氨酸 Gly	脯氨酸 Pro	丝氨酸 Ser	备注 Remark
121306	鱼子酱	70	540	420	160	670	710	2430	280	450	400	山东
121401	草鱼（熏）	180	1090	1390	560	1540	2310	3460	1630	1150	960	江苏
121402	丁香鱼（香辣味）	150	1020	1220	410	1090	2060	3430	950	700	920	福建
121403	凤尾鱼（熟）	190	1140	1420	410	1570	2390	3790	1370	1040	1010	广东
121404	箭鱼（炸）	140	1090	1330	450	1390	2130	3690	1180	940	890	广东
121407	鲛鱼（豆豉，熟）	180	810	1170	380	1390	1780	2450	1940	1410	770	广东
121408	鳗鱼（红烧）	160	900	1220	430	1340	1940	4490	1360	980	820	广东
121410	鲭鱼（烤，150℃，20分）	237	956	1142	864	1091	1737	2490	963	669	707	台北
121414	鲭鱼（炸）	260	933	1260	454	1150	1930	2872	883	645	726	台北
121415	鲭鱼（蒸）	140	837	1017	761	945	1560	2211	833	587	630	台北
121416	鲭鱼（煮）	187	770	937	625	859	1429	2025	722	523	580	台北
121417	沙丁鱼（茄汁，熟）	120	710	750	510	830	1390	2130	710	580	580	辽宁
121420	午餐鱼（香辣味）	200	1020	1330	570	1420	2200	2740	1290	900	850	福建
虾												
122105	东方对虾[中国对虾]	216	828	1834	394	1271	1643	2966	1904	1267	703	福建
122106	对虾	220	841	1864	400	1292	1670	3015	1936	1288	715	
122107	海虾	171	739	1471	385	1000	1755	2729	1327	761	625	
122108	河虾	—	846	1155	390	1240	1891	3027	1064	721	728	
122109	基围虾	—	701	1392	—	918	1698	1914	1344	949	563	广东
122110	江虾[沼虾]	118	496	716	331	1183	912	1025	696	—	515	哈尔滨
122111	龙虾	258	931	2163	460	1029	1905	3200	796	660	744	北京
122116	鳌虾	175	669	1483	318	1028	1329	2399	1540	1025	569	上海
122118	九节虾（鲜）	—	860	1080	430	1210	1900	3150	1550	1160	720	福建

食物氨基酸含量 / Amino acid content of foods

(mg/100g 可食部)

食物编码 Food code	食物名称 Food name	水分 Water g	蛋白质 Protein g	异亮氨酸 Ile	亮氨酸 Leu	赖氨酸 Lys	含硫氨基酸 (SAA)			芳香族氨基酸 (AAA)			苏氨酸 Thr
							Total	蛋氨酸 Met	胱氨酸 Cys	Total	苯丙氨酸 Phe	酪氨酸 Tyr	
122119	口虾蛄 [皮皮虾]	79.7	14.8	594	1066	1304	594	170	424	1125	627	498	576
122120	罗氏沼虾	78.0	20.6	880	1512	1803	1068	507	561	1584	852	732	768
122122	青虾	73.8	23.8	1120	1950	2430	704	630	74	1780	930	850	100
122123	琼海虾	84.3	8.9	354	512	505	—	266	—	662	361	301	282
122201	虾米 [海米、虾仁]	37.4	43.7	2066	3306	3499	2102	1494	608	3551	2006	1545	1718
122203	虾酱	72.3	10.8	660	740	580	400	280	120	930	480	450	390
122204	虾仁（红）	87.8	10.4	340	670	750	410	290	120	680	360	320	360
122301	虾仁肉丸	70.0	4.6	167	302	314	137	85	52	299	167	132	168
蟹													
123001	海蟹	77.1	13.8	533	934	868	481	277	204	938	444	494	578
123002	河蟹	75.8	17.5	676	1184	1101	610	351	259	1189	563	626	733
123003	锯缘青蟹 [青蟹]	79.8	14.6	564	988	919	509	293	216	991	469	522	611
123004	梭子蟹	77.5	15.9	614	1076	1000	554	319	235	1080	511	569	666
123006	海蟹（小）	79.2	14.2	520	920	950	510	350	160	980	480	500	560
123007	锯缘青蟹（公，鲜）	71.8	16.7	620	1030	530	430	380	50	1140	640	500	560
123008	锯缘青蟹（母，鲜）	69.0	17.3	740	1260	760	560	480	80	1120	670	450	680
123301	蟹足棒	67.4	9.0	370	670	760	380	290	90	740	410	330	390
123302	蟹膏（大闸蟹，蒸）	68.8	15.4	632	1088	1010	794	296	498	1532	788	744	791
123303	蟹肉（大闸蟹，公，蒸）	71.0	24.2	970	1692	1802	1432	556	876	1957	1027	930	1034
123304	蟹黄（大闸蟹，蒸）	56.3	24.0	596	1760	1536	1568	598	970	2419	1252	1167	1188
123305	蟹肉（大闸蟹，母，蒸）	70.5	22.4	912	1620	1760	853	178	675	1878	978	900	978
123306	梭子蟹（公，蒸）	80.0	19.0	760	1366	1448	1171	360	811	1511	787	724	794
123307	梭子蟹（母，蒸）	79.4	24.1	1104	1881	1771	800	656	144	2186	1139	1047	1124

食物氨基酸含量
Amino acid content of foods

(mg/100g 可食部)

食物编码 Food code	食物名称 Food name	色氨酸 Trp	缬氨酸 Val	精氨酸 Arg	组氨酸 His	丙氨酸 Ala	天冬氨酸 Asp	谷氨酸 Glu	甘氨酸 Gly	脯氨酸 Pro	丝氨酸 Ser	备注 Remark
122119	口虾蛄 [皮皮虾]	—	658	984	419	880	1242	2063	890	654	534	浙江
122120	罗氏沼虾	—	948	1974	618	1229	2168	3114	1175	752	776	上海
122122	青虾	—	900	2210	570	1310	3380	3670	2540	640	1030	
122123	琼海虾	—	312	607	214	707	1178	1372	383	220	502	四川
122201	虾米 [海米, 虾仁]	497	2169	4513	754	2356	4411	7438	2654	2026	1495	
122203	虾酱	10	510	320	160	540	930	2100	620	490	390	山东
122204	虾仁（红）	10	370	820	160	530	960	1470	650	270	340	浙江
122301	虾仁肉丸	0	186	290	129	237	371	139	213	170	158	台北
蟹												
123001	海蟹	193	647	1126	356	727	1162	1885	739	625	511	
123002	河蟹	244	820	1428	451	922	1474	2390	938	792	648	
123003	锯缘青蟹 [青蟹]	204	684	1192	376	769	1230	1994	782	661	540	福建
123004	梭子蟹	222	745	1298	410	837	1339	2171	852	720	589	
123006	海蟹（小）	60	550	1210	240	740	1200	1930	640	460	500	浙江
123007	锯缘青蟹（公, 鲜）	—	810	270	440	810	1080	1870	930	650	340	福建
123008	锯缘青蟹（母, 鲜）	—	940	420	460	860	1140	2280	940	720	610	福建
123301	蟹足棒	60	420	510	150	530	860	1950	380	270	370	浙江
123302	蟹膏（大闸蟹, 蒸）	—	774	908	626	911	1064	1766	650	1158	567	上海
123303	蟹肉（大闸蟹, 公, 蒸）	—	1039	1976	593	1382	2134	3316	1216	1178	926	上海
123304	蟹黄（大闸蟹, 母, 蒸）	—	1254	1606	684	1171	2126	2814	966	1171	1198	上海
123305	蟹肉（大闸蟹, 母, 蒸）	—	1006	1926	572	1356	2070	3134	1145	1084	893	上海
123306	梭子蟹（公, 蒸）	—	804	1714	480	966	1648	2561	939	900	750	浙江
123307	梭子蟹（母, 蒸）	—	1108	1986	710	1301	2151	3159	1096	1092	1040	浙江

食物氨基酸含量
Amino acid content of foods

(mg/100g 可食部)

食物编码 Food code	食物名称 Food name	水分 Water g	蛋白质 Protein g	异亮氨酸 Ile	亮氨酸 Leu	赖氨酸 Lys	含硫氨基酸 (SAA) Total	蛋氨酸 Met	胱氨酸 Cys	芳香族氨基酸 (AAA) Total	苯丙氨酸 Phe	酪氨酸 Tyr	苏氨酸 Thr
	贝												
124103	蛏子	88.4	7.3	256	447	423	178	178	—	529	287	242	302
124104	蛏干[蛏子缢，蛏青子]	12.2	46.5	2216	3960	3470	1106	1106	—	3866	1911	1955	2403
124105	赤贝	84.9	13.9	557	1045	983	—	—	—	569	—	569	653
124106	河蚌	85.3	10.9	439	667	1042	313	231	82	708	352	356	510
124107	河蚬[蚬子]	88.5	7.0	282	428	669	201	148	53	454	226	228	328
124108	牡蛎[海蛎子]	82.0	5.3	222	357	366	204	148	56	410	203	207	225
124109	生蚝	87.1	10.9	398	720	657	215	215	—	704	369	335	415
124111	扇贝 (鲜)	84.2	11.1	401	857	851	486	347	139	806	454	352	432
124112	扇贝 (干) [干贝]	27.4	55.6	1327	4179	4502	1280	1280	—	3291	1788	1503	1963
124114	银蚶[蚶子]	82.7	12.2	441	845	741	343	200	143	767	200	567	458
124115	贻贝 (鲜) [淡菜, 壳菜]	79.9	11.4	435	674	857	552	252	300	793	384	409	498
124116	贻贝 (干) [淡菜, 壳菜]	15.6	47.8	2080	3488	4020	2358	1247	1111	4229	2071	2158	2550
124117	海蚌[西施舌]	87.7	9.5	349	631	691	302	302	—	649	266	383	308
124201x	蛤蜊 (代表值)	84.1	10.1	406	618	966	290	214	76	655	326	329	473
124202	蛤蜊 (花蛤蜊)	87.2	7.7	310	471	736	221	163	58	499	248	251	360
124303	黄螺[东风螺]	70.7	19.8	524	1107	921	447	347	100	1215	745	470	605
124304	螺蛳	83.3	7.5	277	486	378	252	120	132	537	297	240	305
124306	田螺	82.0	11.0	374	764	692	335	125	210	743	390	353	482
124307	香海螺	61.6	22.7	950	1780	1620	630	630	—	1660	840	820	1090
124308	海蚶 (鲜)	85.5	6.9	390	710	680	380	270	110	780	390	390	470
124309	海蚶 (漳港海蚶, 鲜)	83.0	9.4	862	1368	1469	621	567	54	1377	750	627	740
124310	蛏子 (焯)	82.2	13.5	530	950	1196	807	344	463	1026	530	496	630

食物氨基酸含量 Amino acid content of foods

(mg/100g 可食部)

食物编码 Food code	食物名称 Food name	色氨酸 Trp	缬氨酸 Val	精氨酸 Arg	组氨酸 His	丙氨酸 Ala	天冬氨酸 Asp	谷氨酸 Glu	甘氨酸 Gly	脯氨酸 Pro	丝氨酸 Ser	备注 Remark
	贝											
124103	蛏子	89	283	460	101	607	653	970	450	—	298	
124104	蛏干 [蛏子蜅、蛏青子]	442	2260	3574	839	3616	4723	7368	2779	2479	2212	福建
124105	赤贝	147	635	—	—	791	1137	1910	592	694	527	山东
124106	河蚌	130	506	810	280	561	880	1252	545	371	420	福州
124107	河蚬 [蚬子]	83	325	520	180	360	565	804	350	238	270	
124108	牡蛎 [海蛎子]	53	248	—	—	287	521	766	324	240	252	
124109	生蚝	—	416	650	568	478	1039	1438	619	339	402	广东
124111	蛤贝 (鲜)	101	395	716	187	628	1068	1749	931	—	462	山东
124112	蛤贝 (干) [干贝]	537	2218	5058	953	2105	5288	8710	6773	2331	2268	
124114	银蚶 [蚶子]	142	473	400	400	609	1213	1695	560	385	453	浙江
124115	贻贝 (鲜) [淡菜, 壳菜]	157	485	743	195	523	913	1260	636	—	460	
124116	贻贝 (干) [淡菜, 壳菜]	621	2325	2100	876	2601	5194	6992	2960	—	2309	
124117	海蚌 [西施舌]	125	501	918	163	632	793	1314	644	379	370	福建
124201x	蛤蜊 (代表值)	120	469	750	260	519	815	1160	505	344	390	
124202	蛤蜊 (花蛤蜊)	92	358	572	198	396	622	885	385	262	297	福建
124303	黄螺 [东风螺]	181	662	1805	204	910	1161	2165	1166	920	600	福州
124304	螺蛳	84	318	491	131	432	668	1020	466	214	281	济南
124306	田螺	131	473	782	185	626	970	1554	532	318	416	上海
124307	香海螺	300	1110	1820	450	1430	2180	3360	1330	1030	1030	青岛
124308	海蚌 (鲜)	—	410	860	220	670	1060	1510	910	440	490	福建
124309	海蚌 (漳港海蚌, 鲜)	—	748	1190	518	1145	2194	2742	914	437	825	福建
124310	蛏子 (焯)	—	600	1002	310	844	1207	1695	776	566	702	浙江

食物氨基酸含量

Amino acid content of foods

(mg/100g 可食部)

食物编码 Food code	食物名称 Food name	水分 Water g	蛋白质 Protein g	异亮氨酸 Ile	亮氨酸 Leu	赖氨酸 Lys	含硫氨基酸 (SAA)			芳香族氨基酸 (AAA)			苏氨酸 Thr
							Total	蛋氨酸 Met	胱氨酸 Cys	Total	苯丙氨酸 Phe	酪氨酸 Tyr	
124311	锰蛭（鲜）	82.6	8.6	260	460	590	220	180	40	500	260	240	320
124312	牛角江珧蛤（鲜）[长带子]	83.9	7.1	863	1369	1470	607	567	40	1378	750	628	740
124313	文蛤（鲜）	84.7	9.2	300	520	430	200	180	20	500	260	240	290
124314	血蚶（鲜）	86.0	8.2	200	380	400	190	140	50	400	200	200	240
124315	六角螺（鲜）	67.4	25.9	691	1936	1427	631	499	132	1466	737	729	954
124316	海螺肉（干）	18.9	68.5	1622	4680	3538	1430	1168	262	3744	1884	1860	2217
其他													
129003	海参（水浸）	93.5	6.0	183	271	157	109	63	46	327	162	165	323
129004	海蜇皮	76.5	3.7	105	164	175	112	61	51	116	69	47	138
129005	海蜇头	69.0	6.0	185	263	221	165	66	99	183	114	69	169
129006	墨鱼（鲜，曼氏无针乌贼）	79.2	15.2	645	1114	1084	564	332	232	1044	536	508	632
129007	墨鱼（干，曼氏无针乌贼）	24.8	65.3	2470	4221	4881	1507	1507	—	4111	1865	2246	2649
129010	鱿鱼（水浸）	81.4	17.0	709	1288	1213	151	—	151	1163	626	537	723
129014	甲鱼蛋	75.2	12.5	580	980	—	290	290	—	1030	510	520	590
129015	乌龟（龟板）	38.6	9.9	400	650	740	178	130	48	610	340	270	360
129016	乌龟（肉）	63.2	14.5	740	1200	1480	352	270	82	1060	590	470	680
129017	金鲨鱼翅（干）	12.0	84.1	2010	2550	2990	1930	1280	650	7010	1810	5200	2050
129018	鱼翅（干）	25.3	88.4	1591	2603	2799	1741	1077	664	4313	1452	2861	1682
129021	梅花参（泡发）	80.9	19.8	297	553	282	216	136	80	589	322	267	497
129022	墨鱼（干）	17.2	70.6	2123	4422	3887	1702	1443	258	3871	2241	1629	2264
129301	墨鱼圈	84.8	13.0	400	750	760	440	310	130	650	330	320	430
129302	墨鱼丸	71.0	13.4	500	930	1010	530	380	150	910	480	430	560

食物氨基酸含量
Amino acid content of foods

(mg/100g 可食部)

食物编码 Food code	食物名称 Food name	色氨酸 Trp	缬氨酸 Val	精氨酸 Arg	组氨酸 His	丙氨酸 Ala	天冬氨酸 Asp	谷氨酸 Glu	甘氨酸 Gly	脯氨酸 Pro	丝氨酸 Ser	备注 Remark
124311	缢蛏（鲜）	—	310	460	150	700	620	770	310	240	340	福建
124312	牛角江珧蛤（鲜）[长带子]	—	748	1190	519	1146	2196	2742	914	427	825	福建
124313	文蛤（鲜）	—	330	370	180	710	620	930	350	220	260	福建
124314	血蚶（鲜）	—	250	390	130	330	600	770	310	220	250	福建
124315	六角螺（鲜）	389	1006	2161	263	1464	2374	3783	1617	888	1032	三沙
124316	海螺肉（干）	367	2326	5525	583	3581	5858	9223	4928	1992	2445	三沙
	其他											
129003	海参（水浸）	31	245	617	114	480	692	963	1185	606	326	
129004	海蜇皮	14	129	292	19	221	349	527	662	237	152	
129005	海蜇头	20	225	419	28	319	460	698	993	326	185	
129006	墨鱼（鲜，曼氏无针乌贼）	156	657	1328	326	759	1408	2254	723	808	585	
129007	墨鱼（干，曼氏无针乌贼）	586	2592	8540	1369	3702	6105	9924	4345	3981	2584	福建
129010	鱿鱼（水浸）	182	715	1004	302	864	1669	2737	834	699	658	
129014	甲鱼蛋	—	550	870	340	710	1090	1480	370	640	1480	北京
129015	乌龟（龟板）	—	320	530	280	400	670	1110	690	120	380	
129016	乌龟（肉）	—	580	950	550	690	1230	2010	1120	—	690	
129017	金鲨鱼翅（干）	670	2720	7170	1200	8670	6060	8510	17190	9480	2960	广东
129018	鱼翅（干）	576	1671	4432	810	4817	4521	7030	9178	4762	1948	
129021	梅花参（泡发）	74	460	848	93	795	1093	1521	1815	916	453	三沙
129022	墨鱼（干）	470	2124	3781	971	3026	5282	8449	3347	4124	2160	三沙
129301	墨鱼圈	60	430	710	190	600	980	1440	550	480	420	浙江
129302	墨鱼丸	90	540	710	250	660	1210	2510	450	430	520	

食物氨基酸含量
Amino acid content of foods

(mg/100g 可食部)

食物编码 Food code	食物名称 Food name	水分 Water g	蛋白质 Protein g	异亮氨酸 Ile	亮氨酸 Leu	赖氨酸 Lys	含硫氨基酸 (SAA) Total	蛋氨酸 Met	胱氨酸 Cys	芳香族氨基酸 (AAA) Total	苯丙氨酸 Phe	酪氨酸 Tyr	苏氨酸 Thr
其他													
219028	鸡内金	8.7	83.1	4423	7097	2716	3020	1190	1830	10577	4792	5785	4505
219029	乌梢蛇	15.1	49.4	1585	3165	3157	1552	878	674	2898	1391	1507	1583
219030	团鱼蛸	5.9	70.2	2234	4540	3895	1141	789	352	6092	1676	4416	2187
219031	阿胶	11.0	73.0	1333	3149	2755	1107	930	177	2645	1824	821	1657
219033	牛黄	4.5	48.0	429	1209	766	571	290	281	1522	699	823	—
219035	蛤蚧	7.5	70.8	2081	4843	4940	2155	1412	743	4481	2191	2290	2409
219036	燕窝	15.2	57.9	1602	3778	2070	1960	418	1542	6453	3365	3088	3513
219038	蛤蟆油	39.0	31.4	1321	3129	1853	1217	374	843	1582	1215	367	5073
219039	龟甲	5.9	26.4	437	963	770	298	210	88	1054	701	353	403
219040	刺猬皮	5.8	69.2	1913	4707	2893	2886	1108	1778	5896	2611	3285	2566
219042	裙边（干）	14.8	81.6	1367	2825	2736	861	505	356	2452	1585	867	1818
219043	鱼肚（干）	31.6	75.6	555	2896	3305	786	279	507	2679	1899	780	2584
219044	鱼唇（干）	15.0	83.1	2332	4040	3366	877	379	498	3253	1971	1282	2598

食物氨基酸含量
Amino acid content of foods

(mg/100g 可食部)

食物编码 Food code	食物名称 Food name	色氨酸 Trp	缬氨酸 Val	精氨酸 Arg	组氨酸 His	丙氨酸 Ala	天冬氨酸 Asp	谷氨酸 Glu	甘氨酸 Gly	脯氨酸 Pro	丝氨酸 Ser	备注 Remark
	其他											
219028	鸡内金	1100	6342	8333	689	4334	10462	11521	4709	2429	3288	
219029	乌梢蛇	564	2487	3194	764	3174	3995	6294	5370	2745	2231	
219030	团鱼蛸	536	2754	3889	1943	4615	5603	9903	2629	1991	3167	
219031	阿胶	557	2194	5699	812	6359	4746	8580	18204	10046	2995	
219033	牛黄	110	666	917	107	711	—	—	1388	262	—	
219035	蛤蚧	671	2914	4475	1275	4314	6115	9781	6165	3753	2899	
219036	燕窝	928	3927	3547	2149	1412	4840	3956	2123	3576	3780	
219038	蛤蟆油	280	1370	1111	561	1024	2424	2787	1696	1680	1890	
219039	龟甲	219	599	1679	258	2051	1533	2690	5543	2826	723	
219040	刺猬皮	798	2910	4963	1137	3409	4993	9148	6905	3899	3239	
219042	裙边（干）	7889	1394	6004	498	5882	5016	8520	15368	8429	3892	
219043	鱼肚（干）	933	2118	6964	647	9021	7454	9772	19612	11045	2604	
219044	鱼唇（干）	593	2843	5720	982	6177	7809	9543	13601	6198	2694	

Notes

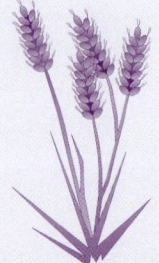

表三 食物脂肪酸含量
Table 3 Fatty Acid Content of Foods

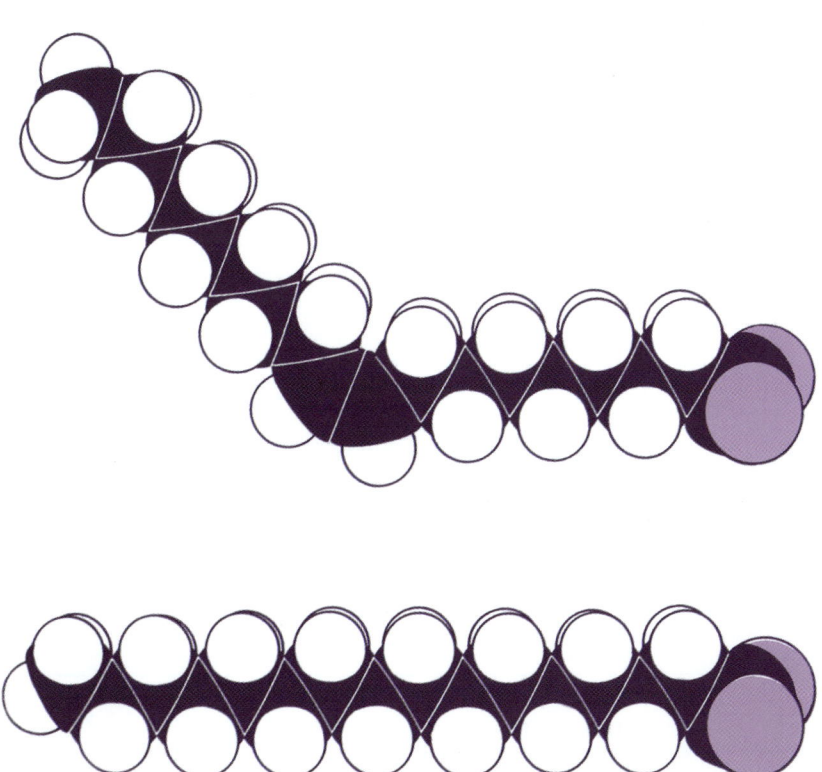

脂 肪 酸

脂肪酸（fatty acid，FA）的化学形式为 R—COOH，式中的 R 为由碳原子所组成的烷基链。自然界中的脂肪酸主要是含双数碳原子的脂肪酸。

一、脂肪酸的命名和表达

脂肪酸分子上的碳原子用阿拉伯数字编号定位，通常有两种顺序相反的系统："Δ 编号系统"，从羧基（—COOH）碳原子算起，而 "n 或 ω 编号系统"，从甲基（CH₃—）的碳原子算起。

如： $CH_3—CH_2—CH_2—CH_2—CH_2—COOH$

Δ 编号系统	6	5	4	3	2	1
n 或 ω 编号系统	1	2	3	4	5	6

与上述排序方式相对应，对脂肪酸的表达也存在两种形式。以棕榈油酸为例，如果以"Δ 编号系统"定位，则表示为 $\Delta^9 16:1$；如果以"n 或 ω 编号系统"定位，表示为 16:1，n-7。目前通常使用的是后一种表达方法。

脂肪酸的表达方式也常常简化为只包括碳原子与不饱和键的数目，如棕榈酸为 16 个碳的脂肪酸，其中没有不饱和键，故以 16:0 表示；而油酸含有 18 个碳和一个不饱和键（即一个烯），以 18:1 表示。在本书的食物脂肪酸含量表中即是采用这种方式。

常见脂肪酸的表达见下表。

常见脂肪酸的结构和表达形式

系统名（化学名称） (Systematic name)	通俗名 (Common name)	简写符号 (Shorthand nomenclature)	常用缩写形式
1. 饱和脂肪酸 （Saturated）			
短链的 **(Short-chain)**			
丁酸 (Butanoic)	酪酸 (Butyric)	4:0	
己酸 (Hexanoic)	羊油酸 (Caproic)	6:0	
中链的 **(Medium-chain)**			
辛酸 (Octanoic)	羊脂酸 (Caprylic)	8:0	
癸酸 (Decanoic)	羊蜡酸 (Capric)	10:0	
十一酸 (Henedecanoic)	(Undecylic)	11:0	
十二酸 (Dodecanoic)	月桂酸 (Lauric)	12:0	

系统名（化学名称） (Systematic name)	通俗名 (Common name)	简写符号 (Shorthand nomenclature)	常用缩写形式
十三酸 (Tridecanoic)	(Tridecylic)	13∶0	
长链的 **(Long-chain)**			
十四酸 (Tetradecanoic)	[肉]豆蔻酸 (Myristic)	14∶0	
十五酸 (Pentadecanoic)	(Pentadecylic)	15∶0	
十六酸 (Hexadecanoic)	棕榈酸（软脂酸） (Palmitic)	16∶0	PA
十七酸 (Heptadecanoic)	珠光脂酸或真珠酸 (Margaric)	17∶0	
十八酸 (Octadecanoic)	硬脂酸 (Stearic)	18∶0	SA
十九酸 (Nonadecanoic)	(Nondecylic)	19∶0	
二十酸 (Eicosanoic)	花生酸 (Arachidic)	20∶0	
二十二 (Docosanoic)	山嵛酸 (Behenic)	22∶0	
2．单不饱和脂肪酸 （Monounsaturated）			
十四碳-9-烯酸（顺） (cis-9-Tetradecenoic)	肉豆蔻油酸 (Myristoleic)	14∶1(n-5)	
十五碳-10-烯酸 (10-Pentadecenoic)		15∶1(n-5)	
十六碳-9-烯酸（顺） (cis-9-Hexadecenoic)	棕榈油酸 (Palmitoleic)	16∶1(n-7)	POA
十七碳-10-烯酸 (10-Heptadecenoic)		17∶1(n-7)	
十八碳-9-烯酸（顺） (cis-9-Octadecenoic)	油酸 (Oleic)	18∶1(n-9)	OA
十八碳-9-烯酸（反） (trans-9-Octadecenoic)	反油酸 (Elaidic)	18∶1(n-9) trans	
二十碳-9-烯酸（顺） (cis-9-Eicosenoic)	鳕油酸 (Gadoleic)	20∶1(n-11)	
二十二碳-13-烯酸（顺） (cis-13-Docosenoic)	芥子酸 (Erucic)	22∶1(n-9)	
二十二碳-13-烯酸（反） (trans-13-Docosenoic)	蔓菁酸 (Brassidic)	22∶1(n-9) trans	
3．多不饱和脂肪酸 （Polyunsaturated）			
十八碳-9,12-二烯酸（顺,顺） (cis, cis-9, 12-Octadecadienoic)	亚油酸 (Linoleic)	18∶2(n-6)	LA

续表

系统名（化学名称） (Systematic name)	通俗名 (Common name)	简写符号 (Shorthand nomenclature)	常用缩写形式
十八碳-9，12，15-三烯酸（全顺） (all cis-9, 12, 15- Octadecatrienoic)	α-亚麻酸 (α-Linolenic)	18∶3 (n-3)	ALA
十八碳-6，9，12-三烯酸（全顺） (all cis-6, 9, 12- Octadecatrienoic)	γ-亚麻酸 (γ-Linolenic)	18∶3 (n-6)	GLA
十八碳-6，9，9-三烯酸（顺，顺，反） (cis-6, cis-9, 13trans-Octadecatrienoic)	哥伦比酸 (Columbinic)	18∶3 (n-9)	
二十碳-11，14-二烯酸（全顺） (cis, cis-11, 14-Eicosadienoic)		20∶2 (n-6)	
二十碳-5，8，11-三烯酸（全顺） (all cis-5, 8, 11-Eicosatrienoic)	"蜜"酸 ("Mead")	20∶3 (n-9)	MA
二十碳-8，11，14-三烯酸（全顺） (all cis-8, 11, 14-Eicosatrienoic)	二高-γ-亚麻酸 (Dihomo-γ-Linolenic)	20∶3 (n-6)	DGLA
二十碳-5，8，11，14-四烯酸（全顺） (all cis-5, 8, 11, 14-Eicosatetraenoic)	花生四烯酸 (Arachidonic)	20∶4 (n-6)	AA
二十碳-5，8，11，14，17-五烯酸（全顺） (all cis-5, 8, 11, 14, 17-Eicosapentaenoic)		20∶5 (n-3)	EPA
二十二碳-13，16，19-三烯酸（全顺） (all cis-13, 16, 19-Docosatrienoic)		22∶3 (n-3)	
二十二碳-7，10，13，16-四烯酸（全顺） (all cis-7, 10, 13, 16-Docosatetraenoic)		22∶4 (n-6)	
二十二碳-7，10，13，16，19-五烯酸（全顺） (all cis-7, 10, 13, 16, 19-Docosapentaenoic)		22∶5 (n-3)	DPA
二十二碳-4，7，10，13，16，19-六烯酸（全顺） (all cis-4, 7, 10, 13, 16, 19-Docosahexaenoic)		22∶6 (n-3)	DHA
二十四碳-15-烯酸（顺） (cis-15-Tetracosenoic)	神经酸 (Nervonic) 或鲨油酸 (Selacholeic)	24∶1 (n-9)	

注：cis：顺式；trans：反式

二、脂肪酸的分类

常见分类方法有三种。

1. 按碳链的长短分类

（1）短链脂肪酸：碳原子数为 2～6 个。

（2）中链脂肪酸：碳原子数为 8～12 个。

（3）长链脂肪酸：碳原子数为 14～26 个。

2. 按脂肪酸的饱和程度分类

（1）饱和脂肪酸（saturated fatty acid，SFA）：碳原子链中不含有不饱和键。

（2）单不饱和脂肪酸（monounsaturated fatty acid，MUFA）：碳原子链中含有一个不饱和键。

（3）多不饱和脂肪酸（polyunsaturated fatty acid，PUFA）：碳原子链中含两个及两个以上不饱和键。在多不饱和脂肪酸中，有重要生物学意义的是 n-3 和 n-6 系列。

脂肪酸的不饱和键能与氢结合变成饱和键，随着饱和程度的增加，油脂可由液态变为固态，这一过程称为氢化。氢化可以使大部分不饱和脂肪酸变为饱和，并呈顺式与反式两类。

3. 根据其营养、生理作用分类

（1）必需脂肪酸（essential fatty acid, EFA）：包括亚油酸（18:2）和α-亚麻酸（18:3），它们在体内不能被合成。

（2）非必需脂肪酸：除上述两种必需脂肪酸以外，其他脂肪酸均属此类。

三、脂肪酸数据描述

一类食物中脂肪组成相近，如猪油在不同食品中可能含量不同，但其脂肪酸组成是一样的。

动物性脂肪如猪油、奶油、牛油等含饱和脂肪酸40%～60%。植物性油脂则含丰富的不饱和脂肪酸，饱和脂肪酸仅占10%～20%。动物中含脂肪酸比例常有较大差别，下图为常见动物类脂肪酸含量百分比图。

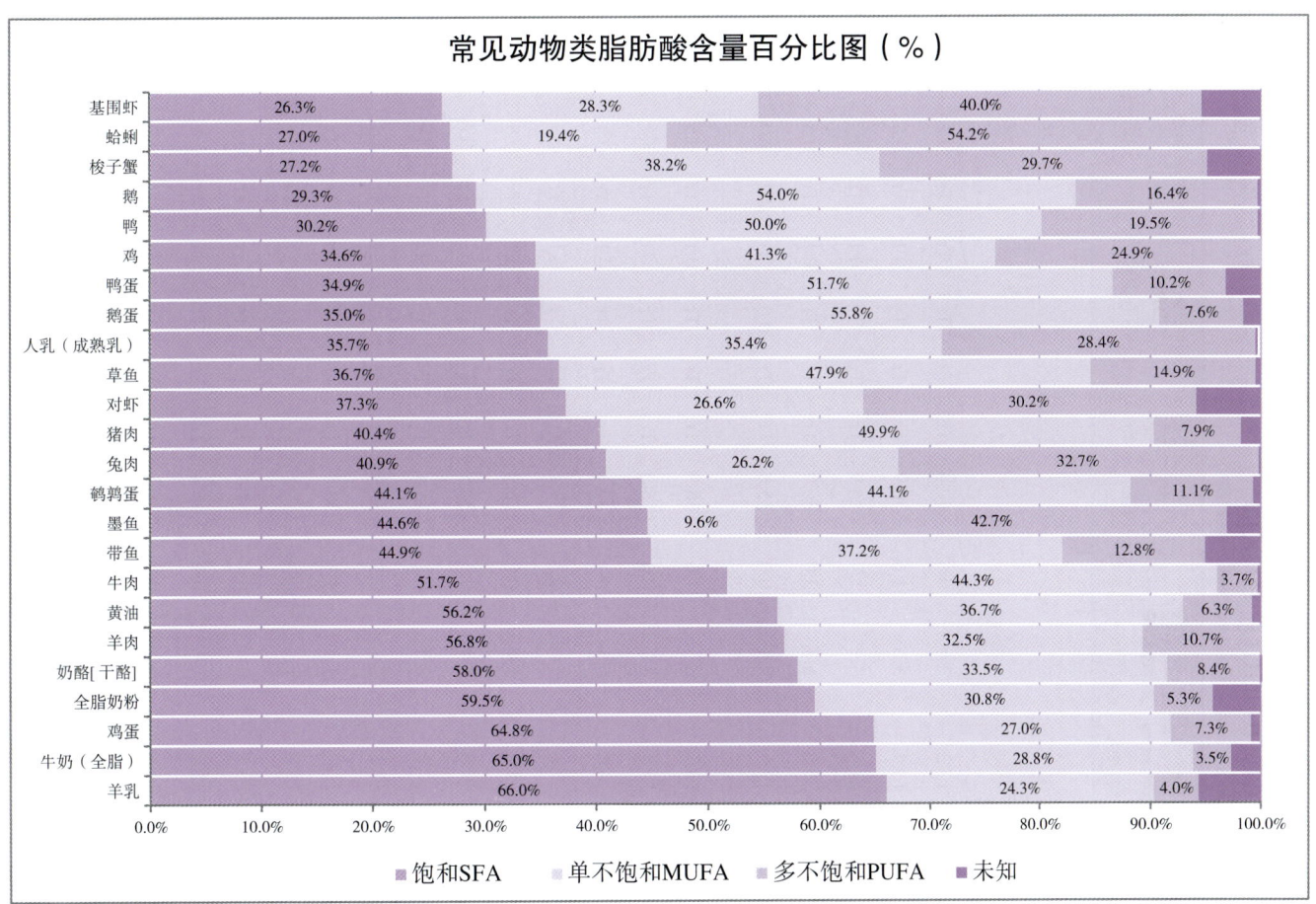

四、数据来源

本数据来源于2009版和2004版《中国食物成分表》动物食物部分的脂肪酸合并以及新增食物的脂肪酸数据，共计七类636条动物性食物的40余种脂肪酸含量。

食物脂肪酸含量 Fatty acid content of foods

食物编码 Food code	食物名称 Food name	脂肪 Fat g	脂肪酸 Fatty acid (g/100g 可食部) Total	SFA 饱和	MUFA 单不饱和	PUFA 多不饱和	Un_k 未知	饱和脂肪酸 SFA/总脂肪酸 Total (%) Total	4:0	6:0	8:0	10:0	11:0	12:0	13:0	14:0	15:0	16:0	17:0	18:0	19:0	20:0	22:0	24:0
	畜肉类及制品																							
	猪																							
081101x	猪肉（代表值，fat 30g）	30.1	26.7	10.8	13.3	2.1	0.5	40.4	Tr	Tr	Tr	Tr	Tr	0.6	Tr	1.5	Tr	24.9	0.5	12.6	0.0	0.3	Tr	Tr
081103	猪肉（后臀尖，fat 31g）	30.8	29.4	10.8	13.4	3.6	1.6	36.9	Tr	Tr	Tr	0.1	Tr	0.5	Tr	1.5	Tr	23.1	Tr	11.3	0.1	0.3	Tr	Tr
081104	猪肉（后肘）	28.0	25.5	9.4	11.6	3.1	1.4	36.9	Tr	Tr	Tr	0.1	Tr	0.5	Tr	1.5	Tr	23.1	Tr	11.3	0.1	0.3	Tr	Tr
081105	猪肉（肋条肉）	59.0	56.2	20.7	25.6	6.8	3.0	36.9	Tr	Tr	Tr	0.1	Tr	0.5	Tr	1.5	Tr	23.1	Tr	11.3	0.1	0.3	Tr	Tr
081107	猪肉（奶脯）[软五花、猪夹心]	35.3	33.6	12.0	19.5	2.0	0.0	35.8	Tr	Tr	0.6	Tr	0.4	2.0	Tr	1.5	0.2	23.9	3.4	3.9	1.4	Tr	Tr	Tr
081108	猪肉（奶面）[硬五花]	30.6	29.2	10.8	13.3	3.5	1.6	36.9	Tr	Tr	Tr	0.1	Tr	0.5	Tr	1.5	Tr	23.1	Tr	11.3	0.1	0.3	Tr	Tr
081109	猪肉（前肘）	22.9	21.8	3.3	15.3	3.2	0.0	15.0	Tr	Tr	Tr	Tr	Tr	5.7	Tr	1.6	Tr	1.1	5.2	Tr	0.1	1.3	Tr	Tr
081110x	猪肉（瘦，fat 8g）	7.5	7.1	3.0	3.6	0.5	0.1	42.1	Tr	Tr	Tr	0.1	Tr	0.2	Tr	1.5	Tr	26.7	Tr	13.5	0.0	0.1	Tr	Tr
081111x	猪肉（fat 12g）	11.7	10.6	4.1	5.2	1.0	0.3	39.1	Tr	Tr	Tr	Tr	Tr	0.3	Tr	1.5	Tr	24.8	Tr	12.1	0.1	0.2	Tr	Tr
081111	猪肉（腿，fat 13g）	12.8	11.6	4.3	5.3	1.4	0.6	36.9	Tr	Tr	Tr	0.1	Tr	0.5	Tr	1.5	Tr	23.1	Tr	11.3	0.1	0.3	Tr	Tr
081112	猪肉（猪脖）	60.5	57.7	19.9	30.6	7.0	0.2	34.5	Tr	Tr	Tr	Tr	Tr	Tr	Tr	1.2	Tr	21.4	Tr	11.6	Tr	0.3	Tr	Tr
081113	猪大肠	18.7	17.0	7.7	7.2	2.0	0.1	45.4	Tr	Tr	Tr	Tr	Tr	0.1	Tr	1.4	Tr	27.5	0.1	16.2	Tr	0.2	Tr	Tr
081116	猪蹄	18.8	17.1	6.3	7.8	2.1	0.9	36.9	Tr	Tr	Tr	0.1	Tr	0.5	Tr	1.5	Tr	23.1	Tr	11.3	0.1	0.3	Tr	Tr
081118	猪头皮	44.6	42.5	13.1	21.0	4.4	4.1	30.8	Tr	Tr	Tr	Tr	Tr	Tr	Tr	1.1	Tr	21.5	Tr	8.2	Tr	0.1	Tr	Tr
081120	猪肘棒	16.0	14.6	5.1	7.8	1.6	0.0	35.1	Tr	Tr	Tr	0.1	Tr	0.1	Tr	1.5	Tr	24.0	Tr	9.1	Tr	0.2	0.2	Tr
081121	猪肉（前臀尖，杜长大猪）	25.3	23.0	11.8	10.7	0.4	0.1	51.4	Tr	Tr	Tr	0.1	Tr	0.1	Tr	1.7	Tr	31.4	Tr	18.2	0.1	0.1	Tr	Tr
081122	猪肉（前臀尖，良杂猪）	30.4	27.7	12.9	13.8	1.0	0.1	46.4	Tr	Tr	Tr	0.1	Tr	0.1	Tr	1.7	Tr	28.6	Tr	16.0	Tr	0.3	Tr	Tr
081123	猪肉（后臀尖，杜长大猪）	9.1	8.3	3.4	4.5	0.3	0.0	41.3	Tr	Tr	Tr	Tr	Tr	0.2	Tr	1.4	Tr	26.5	Tr	13.2	Tr	0.3	Tr	Tr
081124	猪肉（后臀尖，良杂猪）	10.5	9.6	3.9	5.1	0.6	0.0	41.0	Tr	Tr	Tr	Tr	Tr	0.1	Tr	1.5	Tr	26.5	Tr	12.9	Tr	0.3	Tr	Tr
081125	猪肉（硕肋，杜长大猪）	57.1	52.0	23.2	26.1	2.5	0.2	44.7	Tr	Tr	Tr	Tr	Tr	0.1	Tr	1.7	Tr	27.2	Tr	15.7	Tr	0.3	Tr	Tr

食物脂肪酸含量 Fatty acid content of foods

食物编码	食物名称		单不饱和脂肪酸 MUFA/总脂肪酸 Total (%)							多不饱和脂肪酸 PUFA/总脂肪酸 Total (%)										未知	备注
Food code	Food name	Total	14:1	15:1	16:1	17:1	18:1	20:1	22:1	24:1	Total	16:2	18:2	18:3	18:4	20:2	20:3	20:4	20:5	22:3	22:4	22:5	22:6	(%)	Remark

畜肉类及制品

猪

081101x	猪肉（代表值, fat 30g）	49.9	Tr	Tr	4.0	Tr	45.8	0.1	Tr	Tr	7.9	0.2	5.7	1.7	Tr	0.2	Tr	0.1	Tr	Tr	Tr	Tr	Tr	1.8	
081103	猪肉（后臀尖, fat 31g）	45.6	Tr	Tr	2.5	Tr	42.9	0.2	Tr	Tr	12.1	0.5	10.3	0.9	Tr	0.2	Tr	0.2	Tr	Tr	Tr	Tr	Tr	5.4	
081104	猪肉（后肘）	45.6	Tr	Tr	2.5	Tr	42.9	0.2	Tr	Tr	12.1	0.5	10.3	0.9	Tr	0.2	Tr	0.2	Tr	Tr	Tr	Tr	Tr	5.4	
081105	猪肉（肋条肉）	45.6	Tr	Tr	2.5	Tr	42.9	0.2	Tr	Tr	12.1	0.5	10.3	0.9	Tr	0.2	Tr	0.2	Tr	Tr	Tr	Tr	Tr	5.4	
081107	猪肉（奶脯）[软五花, 猪夹心]	58.1	Tr	Tr	2.6	Tr	55.5	Tr	Tr	Tr	6.1	Tr	4.0	0.9	Tr	1.2	Tr	Tr	Tr	Tr	Tr	Tr	Tr	0.0	北京
081108	猪肉（奶面）[硬五花]	45.6	Tr	Tr	2.5	Tr	42.9	0.2	Tr	Tr	12.1	0.5	10.3	0.9	Tr	0.2	Tr	0.2	Tr	Tr	Tr	Tr	Tr	5.4	
081109	猪肉（前肘）	70.2	Tr	Tr	24.4	Tr	45.8	1.5	Tr	Tr	14.8	Tr	9.1	4.3	Tr	1.4	Tr	0.4	Tr	Tr	Tr	Tr	Tr	0.0	
081110x	猪肉（瘦, fat 8g）	50.0	Tr	Tr	3.4	Tr	46.5	0.1	Tr	Tr	6.5	0.1	4.3	1.9	Tr	0.1	Tr	0.1	Tr	Tr	Tr	Tr	Tr	1.4	
081111x	猪肉 (fat 12g)	49.2	Tr	Tr	3.0	Tr	46.1	0.1	Tr	Tr	9.2	0.3	7.6	1.1	Tr	0.1	Tr	0.1	Tr	Tr	Tr	Tr	Tr	2.5	
081111	猪肉（腿, fat 13g）	45.6	Tr	Tr	2.5	Tr	42.9	0.2	Tr	Tr	12.1	0.5	10.3	0.9	Tr	0.2	Tr	0.2	Tr	Tr	Tr	Tr	Tr	5.4	
081112	猪肉（猪脖）	53.0	Tr	Tr	2.6	0.3	48.6	1.5	Tr	Tr	12.2	0.3	9.7	1.4	Tr	0.4	Tr	0.4	Tr	Tr	Tr	Tr	Tr	0.3	北京
081113	猪大肠	42.2	Tr	Tr	1.3	0.1	40.6	0.2	Tr	Tr	11.8	Tr	10.4	1.1	Tr	0.2	Tr	0.1	Tr	Tr	Tr	Tr	Tr	0.6	
081116	猪蹄	45.6	Tr	Tr	2.5	Tr	42.9	0.2	Tr	Tr	12.1	0.5	10.3	0.9	Tr	0.2	Tr	0.2	Tr	Tr	Tr	Tr	Tr	5.4	
081118	猪头皮	49.3	Tr	Tr	0.8	Tr	48.5	Tr	Tr	Tr	10.3	Tr	10.3	Tr	Tr	Tr	Tr	Tr	Tr	Tr	Tr	Tr	Tr	9.6	合肥
081120	猪肘棒	53.7	Tr	Tr	5.0	Tr	48.7	Tr	Tr	Tr	11.2	Tr	6.9	4.3	Tr	Tr	Tr	Tr	Tr	Tr	Tr	Tr	Tr	0.0	北京
081121	猪肉（前臀尖, 杜长大猪）	46.6	Tr	Tr	2.5	Tr	44.1	Tr	Tr	Tr	1.6	Tr	0.5	1.1	Tr	Tr	Tr	Tr	Tr	Tr	Tr	Tr	Tr	0.4	河北
081122	猪肉（前臀尖, 良杂猪）	49.7	Tr	Tr	2.9	Tr	46.8	Tr	Tr	Tr	3.6	Tr	2.4	1.2	Tr	Tr	Tr	Tr	Tr	Tr	Tr	Tr	Tr	0.3	河北
081123	猪肉（后臀尖, 杜长大猪）	54.3	Tr	Tr	3.2	Tr	51.1	Tr	Tr	Tr	4.2	Tr	2.3	1.9	Tr	Tr	Tr	Tr	Tr	Tr	Tr	Tr	Tr	0.2	河北
081124	猪肉（后臀尖, 良杂猪）	52.7	Tr	Tr	3.4	Tr	49.3	Tr	Tr	Tr	6.0	Tr	4.8	1.2	Tr	Tr	Tr	Tr	Tr	Tr	Tr	Tr	Tr	0.3	河北
081125	猪肉（硬肋, 杜长大猪）	50.2	Tr	Tr	2.8	Tr	47.4	Tr	Tr	Tr	4.8	Tr	3.5	1.3	Tr	Tr	Tr	Tr	Tr	Tr	Tr	Tr	Tr	0.3	河北

Fatty acid content of foods

食物脂肪酸含量

食物编码 Food code	食物名称 Food name	脂肪 Fat g	脂肪酸 Fatty acid (g/100g 可食部)					饱和脂肪酸 SFA / 总脂肪酸 Total (%)												
			Total	饱和 SFA	单不饱和 MUFA	多不饱和 PUFA	未知 Un_k	Total	4:0	6:0	8:0	10:0	11:0	12:0	13:0	14:0	15:0	16:0	17:0	18:0	19:0	20:0	22:0	24:0
081126	猪肉（硬肋，良杂猪）	54.4	49.5	27.0	21.7	2.7	0.0	54.5	Tr	Tr	Tr	Tr	Tr	0.2	Tr	1.8	0.3	34.2	Tr	18.0	Tr	Tr	Tr	Tr
081127	猪肉（通脊，杜长大猪）	7.8	7.1	3.2	3.6	0.3	0.0	45.0	Tr	Tr	Tr	Tr	Tr	0.1	Tr	1.5	Tr	28.5	Tr	14.9	Tr	Tr	Tr	Tr
081128	猪肉（通脊，良杂猪）	6.4	5.8	2.6	2.9	0.3	0.0	45.2	Tr	Tr	Tr	Tr	Tr	Tr	Tr	1.7	Tr	28.8	Tr	14.7	Tr	Tr	Tr	Tr
081129	猪肉（里脊）	7.9	7.2	2.7	3.3	0.9	0.4	36.9	Tr	Tr	Tr	0.1	Tr	0.5	Tr	1.5	Tr	23.1	Tr	11.3	0.1	0.3	Tr	Tr
081130	猪皮	28.1	26.8	10.7	15.2	0.9	0.1	39.8	Tr	Tr	Tr	Tr	Tr	0.1	Tr	1.9	Tr	27.6	Tr	10.2	Tr	Tr	Tr	Tr
081131	猪小排（杜长大猪）	25.3	23.0	10.6	11.2	1.1	0.0	46.3	Tr	Tr	Tr	Tr	Tr	0.1	Tr	1.7	Tr	28.0	Tr	16.5	Tr	Tr	Tr	Tr
081132	猪小排（良杂猪）	32.7	29.8	14.1	14.2	1.3	0.1	47.4	Tr	Tr	Tr	Tr	Tr	0.1	Tr	1.8	Tr	29.0	Tr	16.5	Tr	Tr	Tr	Tr
081133	猪腿肉（藏香猪）	19.2	18.3	5.1	9.0	3.8	0.3	28.1	Tr	Tr	Tr	Tr	Tr	0.0	Tr	0.9	0.0	19.3	0.3	7.4	—	0.2	Tr	Tr
081134	猪肉（后腿，土猪）	27.5	26.2	10.6	12.8	2.8	Tr	40.6	Tr	Tr	Tr	Tr	Tr	Tr	Tr	1.0	Tr	26.8	Tr	12.8	—	Tr	Tr	Tr
081135	猪肉（后臀尖）	19.4	18.6	6.8	9.4	2.4	0.0	36.3	Tr	Tr	Tr	Tr	Tr	0.1	Tr	1.1	0.3	22.6	0.3	12.3	—	Tr	Tr	Tr
081136	猪肉（后臀尖）	21.2	20.3	8.3	8.4	3.6	Tr	40.8	Tr	Tr	Tr	Tr	Tr	Tr	Tr	1.4	Tr	26.3	0.3	12.8	—	0.3	Tr	Tr
081137	猪肉（后臀尖，关中黑猪）	20.5	19.5	7.7	9.4	2.4	0.0	39.5	Tr	Tr	Tr	Tr	Tr	0.1	Tr	1.1	Tr	23.6	0.2	14.2	—	Tr	Tr	Tr
081138	猪肉（后臀尖，白毛猪）	10.6	7.0	2.7	3.6	0.7	Tr	38.0	Tr	Tr	Tr	Tr	Tr	Tr	Tr	1.3	Tr	24.5	0.1	12.2	—	Tr	Tr	Tr
081139	猪肉（后臀尖，山猪）	19.2	18.6	6.8	9.2	2.4	0.2	36.6	Tr	Tr	Tr	0.1	Tr	0.1	Tr	1.0	Tr	23.4	0.1	11.7	—	0.2	Tr	Tr
081140	猪肉（后臀尖，生态野养黑山猪）	34.0	31.8	12.0	15.8	3.9	0.1	37.6	Tr	Tr	Tr	0.0	Tr	0.1	Tr	1.2	0.0	24.8	0.2	11.1	—	0.2	0.0	Tr
081141	猪肉（里脊，关中黑猪）	3.5	3.3	1.2	1.7	0.4	0.0	37.6	Tr	Tr	Tr	0.1	Tr	0.1	Tr	1.3	Tr	24.4	Tr	11.9	—	Tr	Tr	Tr
081142	猪肉（里脊，白毛猪）	3.0	2.7	0.9	1.5	0.3	0.0	36.9	Tr	Tr	Tr	0.1	Tr	0.1	Tr	1.4	Tr	23.6	Tr	11.9	—	Tr	Tr	Tr
081143	猪肉（里脊）	1.0	1.0	0.4	0.4	0.2	Tr	38.5	Tr	Tr	Tr	Tr	Tr	Tr	Tr	2.5	Tr	23.8	Tr	12.2	—	Tr	Tr	Tr
081144	猪肉（里脊，山猪）	2.8	2.7	1.1	1.4	0.2	0.0	39.8	Tr	Tr	Tr	0.1	Tr	0.1	Tr	1.1	0.0	25.3	0.1	12.9	—	0.2	Tr	Tr
081145	猪肉（里脊，生态野养黑山猪）	2.9	2.9	1.2	1.5	0.2	0.0	39.7	Tr	Tr	Tr	0.1	Tr	0.1	Tr	1.3	0.0	25.6	Tr	12.6	—	Tr	0.0	Tr
081146	猪肉（排骨，关中黑猪）	26.4	25.4	10.4	12.4	2.6	0.0	41.2	Tr	Tr	Tr	Tr	Tr	0.1	Tr	1.3	Tr	25.3	0.2	14.4	—	Tr	Tr	Tr
081147	猪肉（排骨，白毛猪）	13.9	13.1	5.2	6.5	1.4	Tr	39.7	Tr	Tr	Tr	Tr	Tr	Tr	Tr	1.3	Tr	24.5	0.4	13.5	—	Tr	Tr	Tr

食物脂肪酸含量 Fatty acid content of foods

食物编码 Food code	食物名称 Food name	单不饱和脂肪酸 MUFA/总脂肪酸 Total (%)								多不饱和脂肪酸 PUFA/总脂肪酸 Total (%)											未知 (%)	备注 Remark
		Total	14:1	15:1	16:1	17:1	18:1	20:1	22:1	24:1	Total	16:2	18:2	18:3	18:4	20:2	20:3	20:4	20:5	22:3	22:4	22:5	22:6		
081126	猪肉（硬肋，良杂猪）	43.8	Tr	Tr	2.9	Tr	40.9	Tr	Tr	Tr	5.4	Tr	0.4	5.0	Tr	Tr	Tr	Tr	Tr	—	Tr	Tr	Tr	0.0	河北
081127	猪肉（通脊，杜长大猪）	50.4	Tr	Tr	4.8	Tr	45.6	Tr	Tr	Tr	4.5	Tr	3.3	1.2	Tr	Tr	Tr	Tr	Tr	—	Tr	Tr	Tr	0.1	河北
081128	猪肉（通脊，良杂猪）	49.4	Tr	Tr	3.2	Tr	46.2	Tr	Tr	Tr	5.0	Tr	1.4	3.6	Tr	Tr	Tr	Tr	Tr	—	Tr	Tr	Tr	0.4	河北
081129	猪肉（里脊）	45.6	Tr	Tr	2.5	Tr	42.9	0.2	Tr	Tr	12.1	0.5	10.3	0.9	Tr	0.2	Tr	0.2	Tr	—	Tr	Tr	Tr	5.4	河北
081130	猪皮	56.6	Tr	Tr	4.3	Tr	52.3	Tr	Tr	Tr	3.2	Tr	2.2	1.0	Tr	Tr	Tr	Tr	Tr	—	Tr	Tr	Tr	0.4	河北
081131	猪小排（杜长大猪）	48.9	Tr	Tr	2.7	Tr	46.2	Tr	Tr	Tr	4.6	Tr	2.0	2.6	Tr	Tr	Tr	Tr	Tr	—	Tr	Tr	Tr	0.2	河北
081132	猪小排（良杂猪）	47.8	Tr	Tr	3.0	Tr	44.8	Tr	Tr	Tr	4.3	Tr	2.6	1.7	Tr	Tr	Tr	Tr	Tr	—	Tr	Tr	Tr	0.5	河北
081133	猪腿肉（藏香猪）	49.1	0.0	Tr	2.5	Tr	45.3	1.3	Tr	Tr	21.0	—	17.7	0.9	Tr	1.2	0.5	0.6	Tr	—	Tr	Tr	0.1	1.6	西藏
081134	猪肉（后腿，土猪）	48.8	Tr	Tr	2.2	Tr	46.6	0.6	Tr	Tr	10.6	—	10.6	Tr	Tr	Tr	Tr	0.7	Tr	—	Tr	Tr	Tr	0.2	北京
081135	猪肉（后臀尖）	50.6	Tr	Tr	2.6	0.3	47.1	Tr	Tr	Tr	12.9	—	11.7	0.1	Tr	0.4	Tr	Tr	Tr	—	Tr	Tr	Tr	Tr	北京
081136	猪肉（后臀尖）	41.7	Tr	Tr	2.0	Tr	39.7	Tr	Tr	Tr	17.6	—	17.6	Tr	Tr	Tr	Tr	Tr	Tr	—	—	—	—	Tr	湖北
081137	猪肉（后臀尖，关中黑猪）	48.2	Tr	Tr	2.1	0.2	44.9	1.0	Tr	Tr	12.2	—	10.6	0.6	Tr	0.5	0.2	0.3	Tr	—	—	—	Tr	0.1	陕西
081138	猪肉（后臀尖，白毛猪）	51.5	Tr	Tr	2.9	Tr	48.6	Tr	Tr	Tr	10.5	—	10.5	Tr	Tr	Tr	Tr	Tr	Tr	—	—	—	Tr	Tr	陕西
081139	猪肉（后臀尖，山猪）	49.6	Tr	Tr	2.3	0.1	46.3	0.9	0.0	Tr	13.0	—	11.2	0.4	Tr	0.5	0.2	0.7	Tr	—	—	—	Tr	0.9	湖北
081140	猪肉（后臀尖，生态野养黑山猪）	49.7	0.0	Tr	2.8	0.2	45.9	0.8	Tr	Tr	12.4	—	11.1	0.3	Tr	0.5	0.2	0.3	Tr	—	—	—	Tr	0.3	湖北
081141	猪肉（里脊，关中黑猪）	52.3	Tr	Tr	3.8	Tr	47.7	0.8	Tr	Tr	9.9	—	8.0	Tr	Tr	Tr	Tr	1.9	Tr	—	—	—	Tr	0.3	陕西
081142	猪肉（里脊，白毛猪）	53.5	Tr	Tr	3.7	Tr	49.4	0.4	Tr	Tr	8.3	—	6.4	Tr	Tr	Tr	Tr	1.9	Tr	—	—	—	Tr	1.4	陕西
081143	猪肉（里脊）	40.9	Tr	Tr	1.9	Tr	39.0	Tr	0.0	Tr	20.6	—	16.9	Tr	Tr	Tr	Tr	3.7	Tr	—	—	—	Tr	Tr	北京
081144	猪肉（里脊，山猪）	51.1	0.0	Tr	3.2	0.1	47.1	0.7	Tr	Tr	7.5	—	5.7	0.0	Tr	0.2	0.1	1.5	Tr	—	—	—	Tr	1.6	湖北
081145	猪肉（里脊，生态野养黑山猪）	51.1	Tr	Tr	3.4	0.2	46.6	0.9	Tr	Tr	8.5	—	7.2	Tr	Tr	Tr	Tr	1.3	Tr	—	—	—	Tr	0.8	湖北
081146	猪肉（排骨，关中黑猪）	48.4	Tr	Tr	2.6	Tr	44.8	1.0	Tr	Tr	10.3	—	9.0	0.5	Tr	0.3	Tr	0.5	Tr	—	—	—	Tr	0.2	陕西
081147	猪肉（排骨，白毛猪）	49.9	Tr	Tr	3.1	0.2	45.7	0.9	Tr	Tr	10.5	—	9.2	Tr	Tr	0.5	Tr	0.8	Tr	—	—	—	Tr	Tr	陕西

食物脂肪酸含量 Fatty acid content of foods

食物编码 Food code	食物名称 Food name	脂肪 Fat g	脂肪酸 Fatty acid (g/100g 可食部) 总 Total	饱和 SFA	单不饱和 MUFA	多不饱和 PUFA	未知 Un_k	饱和脂肪酸 SFA/ 总脂肪酸 Total (%) Total	4:0	6:0	8:0	10:0	11:0	12:0	13:0	14:0	15:0	16:0	17:0	18:0	19:0	20:0	22:0	24:0
081148	猪肉（前腿，土猪）	50.9	48.6	18.0	24.5	6.1	0.0	36.9	Tr	Tr	Tr	Tr	Tr	0.0	Tr	1.0	Tr	22.4	0.2	13.1	—	0.2	Tr	Tr
081149	猪肉（前臀尖，鹏程）	38.0	36.3	13.9	17.3	5.1	0.0	37.9	Tr	Tr	Tr	0.0	Tr	0.0	Tr	1.0	0.0	22.8	0.3	13.6	—	0.2	Tr	Tr
081150	猪肉（通脊，鹏程）	5.5	5.3	2.0	2.7	0.6	0.0	37.1	Tr	Tr	Tr	Tr	Tr	0.1	Tr	1.1	Tr	23.1	0.1	12.5	—	0.2	Tr	Tr
081151	猪肉（五花肉，夫中黑猪）	56.3	53.6	20.2	26.9	6.4	0.1	37.5	Tr	Tr	Tr	0.0	Tr	0.1	Tr	1.1	Tr	23.3	0.1	12.6	—	0.3	Tr	Tr
081152	猪肉（五花肉，白毛猪）	42.2	40.3	15.5	20.3	4.5	Tr	38.7	Tr	Tr	Tr	0.1	Tr	Tr	Tr	1.5	0.3	25.1	0.3	11.7	—	Tr	Tr	Tr
081153	猪肉（五花肉，带皮）	45.1	43.2	16.1	18.6	8.3	0.2	36.8	Tr	Tr	Tr	Tr	Tr	0.0	Tr	1.1	0.0	22.7	0.4	12.4	—	0.2	Tr	Tr
081154	猪肉（五花肉，带皮，生态野羗黑山猪）	42.9	40.3	16.2	20.6	3.5	Tr	40.2	Tr	Tr	Tr	Tr	Tr	Tr	Tr	1.6	Tr	26.7	Tr	11.9	—	Tr	Tr	Tr
081155	猪肉（五花肉，鹏程）	50.4	48.4	17.8	23.7	6.8	0.1	37.0	Tr	Tr	Tr	Tr	Tr	0.1	Tr	1.0	0.0	22.7	0.3	12.7	—	0.2	Tr	Tr
081156	猪肉（五花肉，山猪）	44.9	43.1	16.9	21.1	4.9	0.2	38.9	Tr	Tr	Tr	0.1	Tr	0.1	0.0	1.2	0.0	25.5	0.1	11.7	—	0.2	Tr	Tr
081157	猪肉（五花肉，土猪）	61.1	58.1	21.8	28.4	7.8	0.1	37.6	Tr	Tr	Tr	Tr	Tr	0.1	Tr	1.1	0.1	23.1	0.1	13.1	—	0.1	0.0	Tr
081158	猪肉（小里脊，土猪）	7.5	7.0	2.6	3.1	1.3	0.0	36.7	Tr	Tr	Tr	Tr	Tr	Tr	Tr	0.9	Tr	21.5	0.1	14.2	—	Tr	Tr	Tr
081159	猪肉（猪腿，夫中黑猪）	4.6	4.5	1.6	2.4	0.5	0.0	34.5	Tr	Tr	Tr	Tr	Tr	Tr	Tr	1.2	Tr	22.4	Tr	10.9	—	Tr	Tr	Tr
081160	猪耳（夫中黑猪）	37.2	35.5	10.4	21.5	3.5	0.1	29.7	Tr	Tr	Tr	Tr	Tr	0.1	Tr	1.3	0.1	21.9	0.1	6.2	—	0.1	Tr	Tr
081161	猪耳（白毛猪）	5.8	5.5	1.6	3.4	0.5	0.1	29.5	Tr	Tr	Tr	Tr	Tr	Tr	Tr	1.2	Tr	20.4	Tr	7.9	—	Tr	Tr	Tr
081202	猪肚	5.1	4.6	2.4	1.8	0.4	0.0	51.0	Tr	Tr	Tr	Tr	Tr	Tr	Tr	1.3	Tr	29.7	Tr	19.6	—	0.4	Tr	Tr
081203	猪肺	3.9	3.5	1.5	1.5	0.4	0.1	42.3	Tr	Tr	Tr	Tr	Tr	Tr	Tr	1.1	0.1	27.1	Tr	13.8	—	0.2	Tr	Tr
081205	猪脑	9.8	5.5	2.4	2.7	0.4	0.0	43.7	Tr	Tr	Tr	Tr	Tr	Tr	Tr	0.4	Tr	21.2	Tr	22.1	—	Tr	Tr	Tr
081209	猪肾 (fat 8g) [猪腰子]	8.1	5.9	4.4	1.5	0.0	0.0	74.9	Tr	Tr	Tr	Tr	Tr	2.0	Tr	2.3	0.4	47.2	Tr	23.0	—	0.3	Tr	Tr
081210	猪小肠	2.0	1.8	0.8	0.5	0.4	0.1	44.3	Tr	Tr	Tr	Tr	Tr	0.1	Tr	1.2	Tr	28.4	Tr	13.9	0.5	0.3	Tr	Tr
081211	猪心	5.3	4.2	1.7	1.6	0.9	0.0	40.1	Tr	Tr	Tr	Tr	Tr	0.1	Tr	1.0	Tr	22.9	0.1	15.5	—	0.5	Tr	Tr
081212	猪血	0.3	0.3	0.1	0.1	0.1	0.0	49.4	Tr	Tr	Tr	Tr	Tr	Tr	Tr	0.8	Tr	23.1	Tr	23.3	—	0.9	1.3	Tr
081213	猪肚	3.5	2.8	1.8	0.9	0.1	0.0	63.5	Tr	Tr	Tr	Tr	Tr	0.3	Tr	2.0	Tr	35.9	Tr	25.3	—	Tr	Tr	Tr
081214	猪肝	4.7	3.5	2.1	1.3	0.1	0.0	58.7	Tr	Tr	Tr	Tr	Tr	0.5	Tr	1.8	Tr	34.0	Tr	22.4	Tr	Tr	Tr	Tr

食物脂肪酸含量 Fatty acid content of foods

食物编码 Food code	食物名称 Food name	单不饱和脂肪酸 MUFA/总脂肪酸 Total (%)								多不饱和脂肪酸 PUFA/总脂肪酸 Total (%)											未知 (%)	备注 Remark
		Total	14:1	15:1	16:1	17:1	18:1	20:1	22:1	24:1	Total	16:2	18:2	18:3	18:4	20:2	20:3	20:4	20:5	22:3	22:4	22:5	22:6		
081148	猪肉（前腿，土猪）	50.4	Tr	Tr	2.6	0.2	46.7	0.9	Tr	Tr	12.6	—	11.3	0.3	—	0.6	Tr	0.4	Tr	—	—	—	Tr	0.1	北京
081149	猪肉（前臀尖，鹏程）	47.5	Tr	Tr	2.1	0.2	44.4	0.8	Tr	Tr	14.5	—	12.9	0.4	—	0.6	0.2	0.4	Tr	—	—	—	Tr	0.1	北京
081150	猪肉（通脊，鹏程）	50.8	Tr	Tr	3.3	0.1	46.8	0.6	Tr	Tr	11.3	—	9.2	0.1	—	0.2	0.2	1.6	Tr	—	—	—	Tr	0.8	北京
081151	猪肉(五花肉,关中黑猪)	50.3	Tr	Tr	2.4	0.1	46.4	1.4	0.0	Tr	11.8	—	10.0	0.7	—	0.6	0.3	0.2	Tr	—	—	—	Tr	0.2	陕西
081152	猪肉（五花肉，白毛猪）	50.2	Tr	Tr	3.2	0.3	45.9	0.8	Tr	Tr	11.1	—	10.4	0.2	—	0.3	Tr	0.2	Tr	—	—	—	Tr	Tr	陕西
081153	猪肉（五花肉，带皮）	43.0	Tr	Tr	2.0	0.2	40.1	0.7	Tr	Tr	19.5	—	16.7	1.6	—	0.6	0.3	0.3	Tr	—	—	—	Tr	0.6	湖北
081154	猪肉（五花肉，带皮，生态野黑山猪）	51.1	Tr	Tr	3.1	Tr	47.6	0.4	Tr	Tr	8.7	—	8.6	Tr	—	Tr	Tr	0.1	Tr	—	—	—	Tr	Tr	湖北
081155	猪肉（五花肉，鹏程）	48.8	Tr	Tr	2.5	0.2	45.3	0.8	Tr	Tr	14.3	—	12.6	0.5	—	0.6	0.2	0.4	Tr	—	—	—	Tr	0.1	北京
081156	猪肉（五花肉，山猪）	48.9	0.0	Tr	2.9	0.1	45.3	0.6	0.0	Tr	11.5	—	10.2	0.4	—	0.4	0.2	0.3	Tr	—	—	—	Tr	0.7	湖北
081157	猪肉（五花肉，土猪）	48.9	Tr	Tr	2.7	Tr	45.1	1.1	Tr	Tr	13.4	—	12.3	0.2	—	0.6	Tr	0.3	Tr	—	—	—	Tr	0.1	北京
081158	猪肉（小里脊，土猪）	44.3	Tr	Tr	2.1	Tr	41.8	0.4	Tr	Tr	18.6	—	15.7	Tr	—	0.5	Tr	2.4	Tr	—	—	—	Tr	0.3	北京
081159	猪肉（猪腿，关中黑猪）	53.2	Tr	Tr	3.9	Tr	48.1	1.2	7.9	Tr	11.5	—	10.1	Tr	—	Tr	Tr	1.4	Tr	—	—	—	Tr	0.7	陕西
081160	猪耳（关中黑猪）	60.4	Tr	Tr	5.8	0.2	53.0	1.4	Tr	Tr	9.6	—	8.1	0.4	—	0.5	0.3	0.3	Tr	—	—	—	Tr	0.3	陕西
081161	猪耳（白毛猪）	60.4	Tr	Tr	5.4	Tr	52.9	2.1	Tr	Tr	9.7	—	7.6	Tr	—	0.7	Tr	1.4	Tr	—	—	—	Tr	0.4	陕西
081202	猪肚	39.4	Tr	Tr	1.4	Tr	37.8	0.2	Tr	Tr	8.6	Tr	7.7	0.4	—	Tr	Tr	0.5	Tr	—	—	—	Tr	1.0	
081203	猪肺	42.5	Tr	Tr	2.6	Tr	39.3	0.3	0.3	Tr	11.9	Tr	7.3	0.8	—	Tr	Tr	3.8	Tr	—	—	—	Tr	3.3	
081205	猪脑	49.6	Tr	Tr	1.4	Tr	40.3	Tr	7.9	Tr	6.6	Tr	1.7	4.9	—	Tr	Tr	Tr	Tr	—	—	—	Tr	0.1	
081209	猪肾 (fat 8g)[猪腰子]	24.6	Tr	Tr	1.2	Tr	23.4	Tr	Tr	Tr	22.9	Tr	13.8	0.8	—	Tr	Tr	6.1	0.4	—	—	Tr	1.2	0.5	青海
081210	猪小肠	29.9	Tr	Tr	0.5	Tr	29.4	Tr	Tr	Tr	20.8	Tr	16.8	0.5	—	0.5	0.3	3.3	Tr	—	—	0.6	Tr	2.9	
081211	猪心	38.4	Tr	Tr	1.5	Tr	36.6	0.2	0.1	Tr	17.7	Tr	16.8	3.3	—	Tr	Tr	Tr	Tr	—	—	0.1	0.1	0.7	
081212	猪血	29.2	Tr	Tr	3.5	Tr	25.5	Tr	0.2	Tr	17.7	Tr	17.7	0.8	—	Tr	Tr	Tr	Tr	—	—	—	Tr	3.7	
081213	猪肚	32.5	Tr	Tr	2.0	Tr	30.5	Tr	Tr	Tr	3.9	Tr	0.7	3.2	—	Tr	Tr	Tr	Tr	—	—	—	Tr	0.1	河北
081214	猪肝	37.9	Tr	Tr	4.8	Tr	33.1	Tr	Tr	Tr	3.2	Tr	2.8	0.4	—	Tr	Tr	Tr	Tr	—	—	Tr	Tr	0.2	河北

食物脂肪酸含量

Fatty acid content of foods

食物编码 Food code	食物名称 Food name	脂肪 Fat g	脂肪酸 Fatty acid（g/100g 可食部）				饱和脂肪酸 SFA/总脂肪酸 Total（%）														
			Total	饱和 SFA	单不饱和 MUFA	多不饱和 PUFA	未知 Un_k	Total	4:0	6:0	8:0	10:0	11:0	12:0	13:0	14:0	15:0	16:0	17:0	18:0	19:0	20:0	22:0	24:0
081215	猪舌 [口条]	12.4	11.3	5.3	5.3	0.6	0.0	46.8	Tr	Tr	Tr	Tr	Tr	0.1	Tr	1.6	Tr	30.7	Tr	14.4	Tr	Tr	Tr	Tr
081216	猪肾（fat 2g）[猪腰子]	1.8	1.3	1.0	0.3	0.0	0.0	74.9	Tr	Tr	Tr	Tr	Tr	2.0	Tr	2.3	0.4	47.2	Tr	23.0	—	Tr	Tr	Tr
081217	猪肝	2.4	2.3	1.0	0.4	0.8	0.1	44.1	Tr	Tr	Tr	Tr	Tr	Tr	Tr	Tr	Tr	16.0	Tr	28.1	—	Tr	Tr	0.6
081218	猪肝	3.3	2.8	1.2	0.4	1.1	0.1	42.0	Tr	Tr	Tr	Tr	Tr	Tr	Tr	0.0	Tr	13.3	1.5	26.6	—	Tr	Tr	0.2
081219	猪肝（关中黑猪）	3.1	2.9	1.1	0.8	0.9	0.1	37.3	Tr	Tr	Tr	Tr	Tr	Tr	Tr	0.5	Tr	17.5	Tr	18.9	—	Tr	0.2	Tr
081220	猪肝（白毛猪）	2.0	2.0	0.8	0.3	0.8	0.1	40.8	Tr	Tr	Tr	Tr	Tr	Tr	Tr	Tr	Tr	14.2	1.0	24.6	—	Tr	Tr	1.0
081221	猪肝（山猪）	4.8	4.6	2.1	0.5	1.8	0.2	44.4	Tr	Tr	Tr	Tr	Tr	Tr	Tr	Tr	Tr	14.4	0.5	29.5	—	Tr	Tr	Tr
081222	猪肝（生态野荞黑山猪）	6.6	6.4	2.9	0.7	1.0	1.8	43.4	Tr	Tr	Tr	Tr	Tr	0.0	Tr	0.1	0.1	12.7	0.7	28.1	—	0.3	0.6	0.8
081223	猪肾	6.3	6.1	2.9	2.1	1.0	0.1	45.0	Tr	Tr	Tr	Tr	Tr	Tr	Tr	0.8	Tr	24.6	0.3	18.5	—	0.4	Tr	0.4
081224	猪肾（关中黑猪）	10.3	9.8	4.6	3.7	1.4	0.1	46.6	Tr	Tr	Tr	Tr	Tr	0.0	Tr	0.7	0.4	31.2	0.2	13.2	—	0.4	0.2	0.3
081225	猪肾（白毛猪）	2.6	2.5	1.0	0.7	0.7	0.1	39.9	Tr	Tr	Tr	Tr	Tr	Tr	Tr	0.6	Tr	20.6	0.5	16.4	—	0.5	0.3	1.0
081226	猪肾（生态野荞黑山猪）	2.9	2.6	1.2	0.5	0.7	0.2	41.7	Tr	Tr	Tr	Tr	Tr	Tr	0.1	0.4	0.1	21.0	0.3	17.4	—	0.8	0.7	0.9
081302	宫爆肉丁（罐头）	27.6	25.1	7.8	11.5	5.8	0.0	31.2	Tr	Tr	Tr	Tr	Tr	0.1	Tr	0.9	Tr	19.4	Tr	8.4	Tr	0.7	1.7	Tr
081303	酱汁肉	50.4	48.0	13.8	24.6	7.8	1.8	28.7	Tr	Tr	Tr	Tr	Tr	Tr	Tr	1.1	0.7	18.4	0.7	8.5	Tr	0.4	Tr	Tr
081304	腊肉（培根）	9.0	8.2	3.0	4.5	0.7	0.0	37.0	Tr	Tr	Tr	Tr	Tr	0.0	Tr	1.0	0.2	23.6	0.2	11.8	—	0.4	Tr	Tr
081307	午餐肉（北京）	15.9	14.5	5.0	8.2	1.4	0.0	34.9	Tr	Tr	Tr	Tr	Tr	0.1	Tr	1.2	Tr	23.2	Tr	10.3	Tr	0.1	Tr	Tr
081308	咸肉	36.0	32.8	12.1	15.0	4.0	1.8	36.9	Tr	Tr	Tr	Tr	Tr	0.5	Tr	1.5	Tr	23.1	Tr	11.3	0.1	0.3	Tr	Tr
081309	猪肉罐头（珍珠里脊丝，罐头）	17.3	15.7	5.9	6.9	2.9	0.0	37.4	Tr	Tr	Tr	Tr	Tr	0.1	Tr	1.6	0.1	23.7	Tr	11.6	—	0.2	Tr	Tr
081310	猪肝（卤煮）	8.3	6.2	3.0	2.5	0.7	0.0	48.2	Tr	Tr	Tr	Tr	Tr	0.3	Tr	0.8	Tr	23.1	Tr	24.0	—	Tr	Tr	Tr
081312	猪蹄（熟）	17.0	15.5	4.4	9.7	1.4	0.0	28.6	Tr	Tr	Tr	Tr	Tr	0.1	Tr	1.2	Tr	20.4	Tr	6.9	—	0.4	Tr	Tr
081313	猪肘棒（熟）	24.5	22.3	7.3	12.6	2.4	0.0	32.8	Tr	Tr	Tr	Tr	Tr	0.1	Tr	1.0	Tr	23.0	Tr	8.6	—	0.1	Tr	0.1
081315	福建式肉松	26.0	23.7	8.2	13.1	2.3	0.1	34.5	Tr	Tr	Tr	Tr	Tr	0.1	Tr	1.0	Tr	22.8	0.2	10.5	0.1	0.3	Tr	Tr
081316	老年保健肉松	20.5	18.7	3.8	5.5	9.4	0.0	20.3	Tr	Tr	Tr	Tr	Tr	Tr	Tr	0.3	Tr	11.8	Tr	5.5	Tr	Tr	2.7	Tr

食物脂肪酸含量
Fatty acid content of foods

食物编码 Food code	食物名称 Food name	单不饱和脂肪酸 MUFA/总脂肪酸 Total (%)								多不饱和脂肪酸 PUFA/总脂肪酸 Total (%)										未知 (%)	备注 Remark
		Total	14:1	15:1	16:1	17:1	18:1	20:1	22:1	24:1	Total	16:2	18:2	18:3	18:4	20:2	20:3	20:4	20:5	22:3	22:4	22:5	22:6		
081215	猪舌 [口条]	47.3	Tr	Tr	3.6	Tr	43.7	Tr	Tr	Tr	5.6	Tr	4.0	1.6	Tr	Tr	Tr	Tr	Tr	—	—	Tr	Tr	0.3	河北
081216	猪肾 (fat 2g) [猪腰子]	24.6	Tr	Tr	1.2	Tr	23.4	Tr	Tr	Tr	—	—	—	—	—	—	—	—	—	—	—	—	—	0.5	河北
081217	猪肝	15.7	Tr	Tr	Tr	Tr	15.7	Tr	Tr	Tr	35.1	—	13.0	—	—	Tr	Tr	20.8	Tr	—	—	Tr	1.3	5.1	北京
081218	猪肝	14.7	Tr	Tr	0.5	Tr	14.2	Tr	Tr	Tr	39.1	—	13.9	Tr	—	Tr	0.4	23.6	Tr	—	—	Tr	1.2	4.2	湖北
081219	猪肝 (关中黑猪)	27.6	Tr	Tr	1.8	Tr	25.4	0.4	Tr	Tr	31.3	—	12.7	Tr	—	0.2	0.5	12.8	0.2	—	—	—	4.2	3.9	陕西
081220	猪肝 (白毛猪)	16.5	Tr	Tr	0.6	Tr	15.5	0.4	Tr	Tr	39.2	—	15.3	1.1	—	Tr	Tr	21.2	Tr	—	—	—	1.6	3.5	陕西
081221	猪肝 (山猪)	11.0	Tr	Tr	Tr	Tr	11.0	Tr	Tr	Tr	39.6	—	15.8	Tr	—	Tr	Tr	23.8	Tr	—	—	—	Tr	5.0	湖北
081222	猪肝 (生态野养黑山猪)	12.5	Tr	Tr	0.5	0.1	11.2	0.2	Tr	0.4	16.5	—	14.8	0.3	—	0.4	0.7	Tr	0.3	—	—	—	Tr	27.8	湖北
081223	猪肾	33.9	Tr	Tr	1.4	Tr	31.5	0.5	Tr	0.5	17.0	—	8.6	Tr	—	0.7	0.4	7.3	Tr	—	—	—	Tr	4.2	湖北
081224	猪肾 (关中黑猪)	37.2	Tr	Tr	2.1	Tr	33.4	1.3	Tr	0.4	14.7	—	9.2	Tr	—	0.6	0.5	4.1	Tr	—	—	—	0.3	1.3	陕西
081225	猪肾 (白毛猪)	28.6	Tr	Tr	1.0	Tr	26.3	0.4	Tr	0.9	26.9	—	12.9	Tr	—	0.7	0.9	12.4	Tr	—	—	—	Tr	4.5	陕西
081226	猪肾 (生态野养黑山猪)	20.3	Tr	Tr	0.7	0.1	17.8	0.4	Tr	1.3	27.6	—	8.2	Tr	—	1.0	1.5	16.9	Tr	—	—	—	Tr	10.6	湖北
081302	宫爆肉丁 (罐头)	45.8	Tr	Tr	2.0	Tr	43.6	Tr	0.2	Tr	23.0	Tr	20.4	2.6	—	Tr	Tr	Tr	Tr	—	—	Tr	Tr	0.0	北京
081303	酱汁肉	51.2	Tr	Tr	2.7	0.7	47.8	Tr	Tr	Tr	16.3	Tr	7.6	4.9	—	Tr	Tr	3.8	Tr	—	—	Tr	Tr	3.8	上海
081304	腊肉 (培根)	54.9	Tr	Tr	2.8	0.2	51.9	Tr	1.9	Tr	8.0	Tr	5.9	2.1	—	Tr	Tr	Tr	Tr	—	—	Tr	Tr	0.1	上海
081307	午餐肉 (北京)	56.4	Tr	Tr	3.6	Tr	52.6	0.2	0.2	Tr	9.8	Tr	7.8	2.0	—	Tr	Tr	Tr	Tr	—	—	Tr	Tr	0.0	北京
081308	咸肉	45.6	Tr	Tr	2.5	Tr	42.9	0.2	Tr	Tr	12.1	0.5	10.3	0.9	—	Tr	Tr	0.2	Tr	—	—	Tr	Tr	5.4	杭州
081309	猪肉罐头 (珍珠里脊丝, 罐头)	44.1	Tr	Tr	3.0	Tr	40.9	Tr	0.2	Tr	18.5	Tr	15.7	2.8	—	Tr	Tr	Tr	Tr	—	—	Tr	Tr	0.0	北京
081310	猪肝 (卤煮)	40.7	Tr	Tr	1.8	Tr	37.0	Tr	1.9	Tr	11.1	Tr	11.1	Tr	—	Tr	Tr	Tr	Tr	—	—	Tr	Tr	0.0	北京
081312	猪蹄 (熟)	62.5	Tr	Tr	5.9	Tr	56.4	Tr	0.2	Tr	8.9	Tr	8.9	Tr	—	Tr	Tr	Tr	Tr	—	—	Tr	Tr	0.0	
081313	猪肘棒 (熟)	56.3	Tr	Tr	3.5	0.2	52.8	Tr	Tr	Tr	10.9	Tr	3.9	7.0	—	Tr	Tr	Tr	Tr	—	—	Tr	Tr	0.0	北京
081315	福建式肉松	55.4	Tr	Tr	2.2	0.2	53.0	Tr	Tr	Tr	9.6	Tr	7.5	1.8	—	Tr	Tr	0.3	Tr	—	—	Tr	Tr	0.5	上海
081316	老年保健肉松	29.3	Tr	Tr	1.0	Tr	28.3	Tr	Tr	Tr	50.4	Tr	42.0	8.4	—	Tr	Tr	Tr	Tr	—	—	Tr	Tr	0.0	上海

食物脂肪酸含量

Fatty acid content of foods

食物编码 Food code	食物名称 Food name	脂肪 Fat g	脂肪酸 Fatty acid (g/100g 可食部)					饱和脂肪酸 SFA/炮脂肪酸 Total（%）												
			Total	饱和 SFA	单不饱和 MUFA	多不饱和 PUFA	未知 Un_k	Total	4:0	6:0	8:0	10:0	11:0	12:0	13:0	14:0	15:0	16:0	17:0	18:0	19:0	20:0	22:0	24:0
081317	太仓肉松	8.3	7.6	2.6	4.0	0.9	0.0	34.0	Tr	Tr	Tr	Tr	Tr	Tr	Tr	0.9	Tr	22.6	0.2	10.3	Tr	Tr	Tr	Tr
081318	火腿心全精肉（雪舫蒋牌）	19.3	17.6	6.2	8.9	2.4	0.0	35.1	Tr	Tr	Tr	Tr	Tr	Tr	Tr	1.4	Tr	31.7	Tr	2.0	Tr	Tr	Tr	Tr
081319	火腿心肉（生，金云牌）	48.8	44.4	17.8	24.8	1.7	0.1	40.1	Tr	Tr	Tr	Tr	1.2	Tr	Tr	1.7	Tr	27.0	Tr	10.2	Tr	Tr	Tr	Tr
081321	叉烧肉	9.8	8.7	2.1	5.2	1.4	0.0	24.0	Tr	Tr	Tr	Tr	Tr	0.1	Tr	0.9	Tr	18.4	Tr	4.6	Tr	Tr	Tr	Tr
081322	酱排骨	26.7	25.2	9.3	11.7	4.2	0.0	36.9	Tr	Tr	Tr	Tr	Tr	Tr	Tr	1.2	Tr	32.4	Tr	3.3	Tr	Tr	Tr	Tr
081323	猪肉罐头（香糟块肉）	53.3	50.4	16.9	24.4	9.0	0.1	33.6	Tr	Tr	Tr	Tr	Tr	Tr	Tr	1.4	Tr	26.8	Tr	5.4	Tr	Tr	Tr	Tr
081324	猪里脊（熏烤小里脊）	3.9	3.5	2.2	0.9	0.4	0.0	62.3	Tr	Tr	Tr	Tr	12.9	20.4	Tr	Tr	Tr	22.0	Tr	7.0	Tr	Tr	Tr	Tr
081325	猪肉脯	8.8	7.8	3.4	3.6	0.8	0.0	43.4	Tr	Tr	Tr	Tr	Tr	Tr	Tr	3.2	Tr	32.6	Tr	7.6	Tr	Tr	Tr	Tr
081326	肉酥	27.1	24.0	7.8	11.7	4.5	0.0	32.3	Tr	Tr	Tr	Tr	Tr	Tr	Tr	1.2	Tr	25.4	Tr	5.7	Tr	Tr	Tr	Tr
081328	扒猪脸	29.6	28.0	10.2	13.9	2.3	1.6	36.6	Tr	Tr	Tr	Tr	Tr	Tr	Tr	0.7	Tr	26.1	1.1	8.7	Tr	Tr	Tr	Tr
081330	火腿肉（藏香猪）	40.7	38.9	13.9	16.5	7.9	0.7	35.7	Tr	0.0	0.0	0.1	Tr	0.1	Tr	1.4	0.1	23.1	0.4	10.3	—	0.2	0.0	0.0
081331	风干肉（藏香猪）	53.6	51.2	18.3	25.4	6.7	0.8	35.7	Tr	0.0	0.0	0.1	Tr	0.1	Tr	1.3	0.0	23.5	0.3	10.2	—	0.2	0.0	0.0
081401	荼肠	29.6	26.9	8.3	16.2	2.4	0.0	31.0	Tr	Tr	Tr	Tr	Tr	Tr	Tr	1.1	Tr	26.6	Tr	2.2	Tr	1.1	Tr	Tr
081402	大腊肠	20.1	18.3	7.3	9.0	1.9	0.1	39.9	Tr	Tr	Tr	Tr	Tr	Tr	Tr	2.2	Tr	24.0	0.3	13.2	Tr	0.1	Tr	Tr
081403	大肉肠	22.9	20.8	8.3	10.2	2.2	0.1	39.9	Tr	Tr	Tr	Tr	Tr	Tr	Tr	2.2	Tr	24.0	0.3	13.2	Tr	0.1	Tr	Tr
081404	蛋清肠	22.8	20.7	8.4	10.5	1.8	0.0	40.4	Tr	Tr	Tr	Tr	Tr	Tr	Tr	1.4	Tr	25.3	Tr	13.4	Tr	0.2	Tr	Tr
081405	儿童肠	19.6	17.8	5.5	10.7	1.6	0.0	31.0	Tr	Tr	Tr	Tr	Tr	Tr	Tr	1.1	Tr	26.6	Tr	2.2	Tr	1.1	Tr	Tr
081406	风干肠	23.3	21.2	8.5	10.4	2.2	0.1	39.9	Tr	Tr	Tr	Tr	Tr	Tr	Tr	2.2	Tr	24.0	0.3	13.2	Tr	0.1	Tr	Tr
081407	广东香肠	37.3	33.9	13.5	16.6	3.5	0.2	39.9	Tr	Tr	Tr	Tr	Tr	Tr	Tr	2.2	Tr	24.0	0.3	13.2	Tr	0.1	Tr	Tr
081408	红果肠	15.3	13.9	5.5	6.8	1.4	0.1	39.9	Tr	Tr	Tr	Tr	Tr	Tr	Tr	2.2	Tr	24.0	0.3	13.2	Tr	0.1	Tr	Tr
081409	火腿肠	10.4	9.5	3.8	4.7	1.0	0.1	39.9	Tr	Tr	Tr	Tr	Tr	Tr	Tr	2.2	Tr	24.0	0.3	13.2	Tr	0.1	Tr	Tr
081410	腊肠	48.3	46.0	18.4	22.5	4.8	0.3	39.9	Tr	Tr	Tr	Tr	Tr	Tr	Tr	2.2	Tr	24.0	0.3	13.2	Tr	0.1	Tr	Tr
081411	松江肠	26.5	24.1	7.5	14.5	2.1	0.0	31.0	Tr	Tr	Tr	Tr	Tr	Tr	Tr	1.1	Tr	26.6	Tr	2.2	Tr	1.1	Tr	Tr

Fatty acid content of foods

食物脂肪酸含量

食物编码 Food code	食物名称 Food name	单不饱和脂肪酸 MUFA/总脂肪酸 Total (%)								多不饱和脂肪酸 PUFA/总脂肪酸 Total (%)										未知 (%)	备注 Remark
		Total	14:1	15:1	16:1	17:1	18:1	20:1	22:1	24:1	Total	16:2	18:2	18:3	18:4	20:2	20:3	20:4	20:5	22:3	22:4	22:5	22:6		

食物编码	食物名称	Total	14:1	15:1	16:1	17:1	18:1	20:1	22:1	24:1	Total	16:2	18:2	18:3	18:4	20:2	20:3	20:4	20:5	22:3	22:4	22:5	22:6	未知	备注
081317	太仓肉松	53.1	Tr	Tr	2.6	0.2	50.3	Tr	Tr	Tr	12.3	Tr	9.5	1.9	—	Tr	Tr	0.9	Tr	Tr	Tr	Tr	Tr	0.6	上海
081318	火腿心全精肉（雪舫蒋牌）	50.8	Tr	Tr	Tr	Tr	50.8	Tr	Tr	Tr	13.9	Tr	10.9	3.0	—	Tr	Tr	Tr	Tr	Tr	Tr	Tr	Tr	0.2	浙江
081319	火腿心肉（生，金云牌）	55.9	Tr	Tr	5.6	Tr	50.3	Tr	Tr	Tr	3.8	Tr	2.9	0.9	—	Tr	Tr	Tr	Tr	Tr	Tr	Tr	Tr	0.2	浙江
081321	叉烧肉	59.5	Tr	Tr	6.0	Tr	53.5	Tr	Tr	Tr	16.3	Tr	14.6	1.7	—	Tr	Tr	Tr	Tr	Tr	Tr	Tr	Tr	0.2	江苏
081322	酱排骨	46.4	Tr	Tr	Tr	Tr	46.0	Tr	0.4	Tr	16.7	Tr	14.6	2.1	—	Tr	Tr	Tr	Tr	Tr	Tr	Tr	Tr	0.0	江苏
081323	猪肉罐头（香糟块肉）	48.4	Tr	Tr	Tr	Tr	48.4	Tr	Tr	Tr	17.9	Tr	15.2	2.7	—	Tr	Tr	Tr	Tr	Tr	Tr	Tr	Tr	0.1	江苏
081324	猪里脊（熏烤小里脊）	26.0	Tr	Tr	Tr	Tr	26.0	Tr	Tr	Tr	11.5	Tr	11.5	Tr	—	Tr	Tr	Tr	Tr	Tr	Tr	Tr	Tr	0.2	河南
081325	猪肉脯	46.2	Tr	Tr	3.3	Tr	42.9	Tr	Tr	Tr	10.5	Tr	10.5	Tr	—	Tr	Tr	Tr	Tr	Tr	Tr	Tr	Tr	0.0	江苏
081326	肉酥	48.7	Tr	Tr	Tr	Tr	48.7	Tr	Tr	Tr	18.8	Tr	16.4	2.4	—	Tr	Tr	Tr	Tr	Tr	Tr	Tr	Tr	0.2	天津
081328	扒猪脸	49.5	0.0	Tr	Tr	1.2	48.3	Tr	Tr	Tr	8.1	Tr	8.1	Tr	—	Tr	Tr	Tr	Tr	Tr	Tr	Tr	Tr	5.8	北京
081330	火腿肉（藏香猪）	42.3	0.0	Tr	2.7	Tr	39	0.6	0.0	Tr	20.3	—	17	1.8	—	0.6	0.4	0.4	0.0	—	—	Tr	0.1	1.8	西藏
081331	风干肉（藏香猪）	49.7	0.0	Tr	2.9	0.1	45.3	1.4	0.0	0.0	13.1	—	11.2	0.7	—	0.7	0.3	0.2	Tr	—	—	Tr	Tr	1.5	西藏
081401	茶肠	60.3	Tr	Tr	Tr	Tr	60.3	Tr	Tr	Tr	8.8	Tr	8.6	Tr	—	0.1	Tr	0.1	Tr	Tr	Tr	Tr	Tr	0.0	哈尔滨
081402	大腊肠	49.0	Tr	Tr	2.8	Tr	46.1	0.1	Tr	Tr	10.4	Tr	9.6	0.7	—	Tr	Tr	0.1	Tr	Tr	Tr	Tr	Tr	0.7	北京
081403	大肉肠	49.0	Tr	Tr	2.8	Tr	46.1	0.1	Tr	Tr	10.4	Tr	9.6	0.7	—	Tr	Tr	0.1	Tr	Tr	Tr	Tr	Tr	0.7	北京
081404	蛋清肠	50.7	Tr	Tr	3.2	Tr	47.3	Tr	0.2	Tr	8.8	Tr	8.8	Tr	—	Tr	Tr	0.1	Tr	Tr	Tr	Tr	Tr	0.1	北京
081405	儿童肠	60.3	Tr	Tr	Tr	Tr	60.3	Tr	Tr	Tr	8.8	Tr	8.6	Tr	—	0.1	Tr	0.1	Tr	Tr	Tr	Tr	Tr	0.7	哈尔滨
081406	风干肠	49.0	Tr	Tr	2.8	Tr	46.1	0.1	Tr	Tr	10.4	Tr	9.6	0.7	—	Tr	Tr	0.1	Tr	Tr	Tr	Tr	Tr	0.7	北京
081407	广东香肠	49.0	Tr	Tr	2.8	Tr	46.1	0.1	Tr	Tr	10.4	Tr	9.6	0.7	—	Tr	Tr	0.1	Tr	Tr	Tr	Tr	Tr	0.7	北京
081408	红果肠	49.0	Tr	Tr	2.8	Tr	46.1	0.1	Tr	Tr	10.4	Tr	9.6	0.7	—	Tr	Tr	0.1	Tr	Tr	Tr	Tr	Tr	0.7	北京
081409	火腿肠	49.0	Tr	Tr	2.8	Tr	46.1	0.1	Tr	Tr	10.4	Tr	9.6	0.7	—	Tr	Tr	0.1	Tr	Tr	Tr	Tr	Tr	0.7	北京
081410	腊肠	49.0	Tr	Tr	2.8	Tr	46.1	0.1	Tr	Tr	10.4	Tr	9.6	0.7	—	Tr	Tr	0.1	Tr	Tr	Tr	Tr	Tr	0.7	广东
081411	松江肠	60.3	Tr	Tr	Tr	Tr	60.3	Tr	Tr	Tr	8.8	Tr	8.6	Tr	—	0.1	Tr	0.1	Tr	Tr	Tr	Tr	Tr	0.0	哈尔滨

食物脂肪酸含量 / Fatty acid content of foods

食物编码 Food code	食物名称 Food name	脂肪 Fat g	脂肪酸 Fatty acid (g/100g 可食部)					饱和脂肪酸 SFA / 总脂肪酸 Total (%)												
			Total	饱和 SFA	单不饱和 MUFA	多不饱和 PUFA	未知 Un_k	Total	4:0	6:0	8:0	10:0	11:0	12:0	13:0	14:0	15:0	16:0	17:0	18:0	19:0	20:0	22:0	24:0
081412	蒜肠	25.4	23.1	9.2	11.3	2.4	0.2	39.9	Tr	Tr	Tr	Tr	Tr	0.1	Tr	2.2	Tr	24.0	0.3	13.2	Tr	0.1	Tr	Tr
081413	香肠	40.7	37.0	14.8	18.1	3.8	0.3	39.9	Tr	Tr	Tr	Tr	Tr	0.1	Tr	2.2	Tr	24.0	0.3	13.2	Tr	0.1	Tr	Tr
081415	火腿肠（小红肠）	23.2	21.1	8.4	10.3	2.2	0.1	39.9	Tr	Tr	Tr	Tr	Tr	0.1	Tr	2.2	Tr	24.0	0.3	13.2	Tr	0.1	Tr	Tr
081416	火腿肠（小泥肠）	26.3	23.9	9.5	11.7	2.5	0.2	39.9	Tr	Tr	Tr	Tr	Tr	0.1	Tr	2.2	Tr	24.0	0.3	13.2	Tr	0.1	Tr	Tr
081417	午餐肠	16.6	15.1	6.0	7.4	1.6	0.1	39.9	Tr	Tr	Tr	Tr	Tr	0.1	Tr	2.2	Tr	24.0	0.3	13.2	Tr	0.1	Tr	Tr
081418	午餐肚	0.5	0.5	0.1	0.2	0.2	0.0	18.1	Tr	Tr	Tr	Tr	Tr	Tr	Tr	Tr	3.3	Tr	Tr	Tr	Tr	Tr	Tr	Tr
081419	方腿	5.0	4.6	1.5	2.4	0.7	0.1	32.5	Tr	Tr	Tr	0.1	Tr	Tr	Tr	1.1	Tr	21.1	0.5	9.7	Tr	0.1	Tr	Tr
081420	火腿（fat 27g）	27.4	24.9	9.2	13.1	2.5	0.1	36.8	Tr	Tr	Tr	Tr	Tr	0.1	Tr	1.0	Tr	23.6	Tr	11.6	0.1	0.5	Tr	Tr
081421	金华火腿	28.0	25.5	8.2	14.0	2.6	0.7	32.0	Tr	Tr	Tr	Tr	Tr	0.1	Tr	1.2	Tr	21.0	0.2	9.3	0.4	Tr	Tr	Tr
081422	火腿肠（圆腿）	6.5	5.9	2.2	3.1	0.6	0.1	36.7	Tr	Tr	Tr	Tr	Tr	0.1	Tr	1.1	Tr	24.1	Tr	10.9	0.4	Tr	Tr	Tr
081423	脆皮肠	24.0	21.4	8.6	10.7	2.1	0.0	40.1	Tr	Tr	Tr	0.9	Tr	0.6	Tr	2.0	0.1	26.6	Tr	9.9	Tr	Tr	Tr	Tr
081424	热狗肠	25.2	22.4	17.2	4.7	0.4	0.0	76.8	Tr	Tr	Tr	2.0	Tr	15.9	Tr	20.8	2.6	28.2	0.2	7.3	Tr	Tr	Tr	Tr
081425	火腿肠（双汇牌）	14.6	13.0	7.4	5.3	0.3	0.0	57.0	Tr	Tr	Tr	Tr	Tr	Tr	Tr	3.7	Tr	44.1	Tr	9.2	Tr	Tr	Tr	Tr
081426	火腿（fat 3g）	3.4	3.0	0.9	1.7	0.4	0.0	30.3	Tr	Tr	Tr	0.1	Tr	0.1	Tr	1.2	Tr	22.0	0.2	6.9	Tr	Tr	Tr	Tr
081428	三明治火腿	4.5	4.0	2.4	1.6	0.0	0.0	60.2	Tr	Tr	Tr	Tr	Tr	Tr	20.2	3.7	Tr	37.0	Tr	3.0	Tr	Tr	Tr	Tr
081429	午餐肉（上海梅林牌）	30.1	28.4	10.5	14.0	3.8	0.1	36.9	Tr	Tr	Tr	Tr	Tr	Tr	Tr	1.2	Tr	27.9	Tr	7.8	Tr	Tr	Tr	Tr
牛																								
082101x	牛肉（代表值，fat 9g）	8.7	8.0	4.1	3.5	0.3	0.0	51.7	Tr	Tr	Tr	Tr	Tr	Tr	Tr	3.7	0.9	27.0	0.6	19.5	Tr	Tr	Tr	Tr
082102	牛肉（肋条）	5.4	4.9	2.5	2.1	0.2	0.0	51.8	Tr	Tr	Tr	Tr	Tr	Tr	—	3.8	0.5	26.4	1.3	19.7	—	0.1	—	Tr
082103	牛肉（后腿）	2.0	1.8	0.9	0.8	0.1	0.0	51.8	Tr	Tr	Tr	Tr	Tr	Tr	Tr	3.8	0.5	26.4	1.3	19.7	Tr	0.1	Tr	Tr
082104	牛肉（后腱）	1.0	0.9	0.5	0.4	0.0	0.0	51.8	Tr	Tr	Tr	Tr	Tr	Tr	Tr	3.8	0.5	26.4	1.3	19.7	Tr	0.1	Tr	Tr
082105	牛肉（里脊肉）[牛柳]	0.9	0.8	0.4	0.3	0.0	0.0	51.8	Tr	Tr	Tr	Tr	Tr	Tr	Tr	3.8	0.5	26.4	1.3	19.7	Tr	0.1	Tr	Tr
082106	牛肉（前腿）	1.8	1.6	0.8	0.7	0.1	0.0	51.8	Tr	Tr	Tr	Tr	Tr	Tr	Tr	3.8	0.5	26.4	1.3	19.7	Tr	0.1	Tr	Tr

食物脂肪酸含量

Fatty acid content of foods

食物编码 Food code	食物名称 Food name	单不饱和脂肪酸 MUFA/总脂肪酸 Total (%)									多不饱和脂肪酸 PUFA/总脂肪酸 Total (%)										未知 (%)	备注 Remark
		Total	14:1	15:1	16:1	17:1	18:1	20:1	22:1	24:1	Total	16:2	18:2	18:3	18:4	20:2	20:3	20:4	20:5	22:3	22:4	22:5	22:6		
081412	蒜肠	49.0	Tr	Tr	2.8	Tr	46.1	0.1	Tr	Tr	10.4	Tr	9.6	0.7	—	Tr	Tr	0.1	Tr	Tr	Tr	Tr	Tr	0.7	北京
081413	香肠	49.0	Tr	Tr	2.8	Tr	46.1	0.1	Tr	Tr	10.4	Tr	9.6	0.7	Tr	Tr	Tr	0.1	Tr	Tr	Tr	Tr	Tr	0.7	
081415	火腿肠（小红肠）	49.0	Tr	Tr	2.8	Tr	46.1	0.1	Tr	Tr	10.4	Tr	9.6	0.7	Tr	Tr	Tr	0.1	Tr	Tr	Tr	Tr	Tr	0.7	
081416	火腿肠（小泥肠）	49.0	Tr	Tr	2.8	Tr	46.1	0.1	Tr	Tr	10.4	Tr	9.6	0.7	Tr	Tr	Tr	0.1	Tr	Tr	Tr	Tr	Tr	0.7	北京
081417	午餐肠	49.0	Tr	Tr	2.8	Tr	46.1	0.1	Tr	Tr	10.4	Tr	9.6	0.7	—	Tr	Tr	0.1	Tr	Tr	Tr	Tr	Tr	0.7	
081418	午餐肚	40.4	Tr	Tr	2.8	Tr	33.7	Tr	3.9	Tr	41.7	Tr	27.9	13.8	—	Tr	Tr	Tr	Tr	Tr	Tr	Tr	Tr	0.0	保定
081419	方腿	51.2	Tr	Tr	3.1	0.6	47.5	Tr	Tr	Tr	14.5	Tr	9.0	3.3	—	Tr	Tr	2.2	Tr	Tr	Tr	Tr	Tr	1.8	上海
081420	火腿（fat 27g）	52.6	Tr	Tr	2.2	Tr	50.4	Tr	Tr	Tr	10.1	Tr	9.7	0.3	—	Tr	Tr	0.1	Tr	Tr	Tr	Tr	Tr	0.5	浙江
081421	金华火腿	55.0	Tr	Tr	3.8	Tr	51.2	Tr	Tr	Tr	10.3	Tr	9.2	0.8	Tr	Tr	Tr	0.3	Tr	Tr	Tr	Tr	Tr	2.7	上海
081422	火腿肠（圆腿）	51.8	Tr	Tr	3.2	0.2	48.4	Tr	Tr	Tr	10.2	Tr	6.3	2.5	Tr	Tr	Tr	1.4	Tr	Tr	Tr	Tr	Tr	1.3	河南
081423	脆皮肠	50.2	Tr	Tr	4.6	Tr	45.6	Tr	Tr	Tr	9.7	Tr	8.7	1.0	—	Tr	Tr	Tr	Tr	Tr	Tr	Tr	Tr	0.0	河南
081424	热狗肠	21.2	Tr	Tr	Tr	Tr	21.2	Tr	Tr	Tr	1.9	Tr	1.9	Tr	—	Tr	Tr	Tr	Tr	Tr	Tr	Tr	Tr	0.1	河南
081425	火腿肠（双汇牌）	40.4	Tr	Tr	1.1	Tr	39.3	Tr	Tr	Tr	2.6	Tr	2.6	Tr	—	Tr	Tr	Tr	Tr	Tr	Tr	Tr	Tr	0.0	上海
081426	火腿（fat 3g）	56.8	Tr	Tr	5.6	Tr	51.2	Tr	Tr	Tr	13.9	Tr	12.7	1.2	—	Tr	Tr	Tr	Tr	Tr	Tr	Tr	Tr	0.0	河南
081428	三明治火腿	39.7	Tr	Tr	Tr	Tr	39.7	Tr	Tr	Tr	Tr	Tr	Tr	Tr	—	Tr	Tr	Tr	Tr	Tr	Tr	Tr	Tr	0.1	
081429	午餐肉（上海梅林牌）	49.3	Tr	Tr	Tr	Tr	49.3	Tr	Tr	Tr	13.3	Tr	11.6	1.7	—	Tr	Tr	Tr	Tr	Tr	Tr	Tr	Tr	0.5	上海
牛																									
082101x	牛肉（代表值，fat 9g）	44.3	0.4	Tr	4.7	0.3	38.9	Tr	Tr	Tr	3.7	0.2	2.9	0.5	—	Tr	Tr	0.1	Tr	Tr	Tr	Tr	Tr	0.3	
082102	牛肉（肋条）	43.1	1.1	0.1	4.1	0.8	36.9	0.1	Tr	Tr	5.0	0.4	3.6	0.7	—	Tr	Tr	0.3	Tr	Tr	Tr	Tr	Tr	0.1	
082103	牛肉（后腿）	43.1	1.1	0.1	4.1	0.8	36.9	0.1	Tr	Tr	5.0	0.4	3.6	0.7	—	Tr	Tr	0.3	Tr	Tr	Tr	Tr	Tr	0.1	
082104	牛肉（后腱）	43.1	1.1	0.1	4.1	0.8	36.9	0.1	Tr	Tr	5.0	0.4	3.6	0.7	—	Tr	Tr	0.3	Tr	Tr	Tr	Tr	Tr	0.1	
082105	牛肉（里脊肉）[牛柳]	43.1	1.1	0.1	4.1	0.8	36.9	0.1	Tr	Tr	5.0	0.4	3.6	0.7	—	Tr	Tr	0.3	Tr	Tr	Tr	Tr	Tr	0.1	青海
082106	牛肉（前腿）	43.1	1.1	0.1	4.1	0.8	36.9	0.1	Tr	Tr	5.0	0.4	3.6	0.7	—	Tr	Tr	0.3	Tr	Tr	Tr	Tr	Tr	0.1	

食物脂肪酸含量

Fatty acid content of foods

食物编码 Food code	食物名称 Food name	脂肪 Fat g	脂肪酸 Fatty acid (g/100g 可食部) Total	饱和 SFA	单不饱和 MUFA	多不饱和 PUFA	未知 Un_k	饱和脂肪酸 SFA/总脂肪酸 Total (%) Total	4:0	6:0	8:0	10:0	11:0	12:0	13:0	14:0	15:0	16:0	17:0	18:0	19:0	20:0	22:0	24:0
082107	牛肉（前腱）	1.3	1.2	0.6	0.5	0.1	0.0	51.8	Tr	Tr	Tr	Tr	Tr	Tr	Tr	3.8	0.5	26.4	1.3	19.7	Tr	0.1	Tr	Tr
082108x	牛肉（代表值，瘦，fat3g）	3.1	2.9	1.4	1.3	0.1	0.0	49.8	Tr	Tr	Tr	Tr	Tr	0.2	Tr	3.0	1.0	27.3	Tr	18.3	Tr	Tr	Tr	Tr
082109	牛蹄筋（生）	0.5	0.4	0.1	0.3	0.0	0.0	30.2	Tr	Tr	Tr	Tr	Tr	Tr	Tr	1.7	0.2	23.2	Tr	5.1	Tr	Tr	Tr	Tr
082110	牛蹄筋（泡发）	Tr	Tr	Tr	Tr	0.0	Tr	39.9	Tr	Tr	Tr	Tr	Tr	26.5	Tr	Tr	Tr	3.3	7.5	2.6	Tr	Tr	Tr	Tr
082111	牛肉（背部肉）[上脑]	12.4	11.4	6.0	5.2	0.2	0.0	52.9	Tr	Tr	Tr	Tr	Tr	Tr	Tr	3.5	0.4	26.9	Tr	22.1	Tr	Tr	Tr	Tr
082112	牛肉（里脊肉）[牛柳]	5.0	4.6	2.3	2.0	0.2	0.0	50.8	Tr	Tr	Tr	Tr	Tr	Tr	Tr	2.8	0.3	26.3	Tr	21.4	Tr	Tr	Tr	Tr
082113	牛肉（臀部肉）[紫盖，白板]	2.6	2.4	1.1	1.2	0.1	0.0	45.7	Tr	Tr	Tr	Tr	Tr	Tr	Tr	2.9	1.3	25.9	Tr	15.6	Tr	Tr	Tr	Tr
082114	牛肉（肩部肉）[肩]	31.7	29.0	16.5	11.9	0.5	0.1	56.8	Tr	Tr	Tr	Tr	Tr	Tr	Tr	4.5	1.7	28.6	Tr	22.0	Tr	Tr	Tr	Tr
082115	牛肉（胸部肉）[牛胸]	28.8	26.4	14.4	11.4	0.5	0.1	54.7	Tr	Tr	Tr	Tr	Tr	Tr	Tr	4.1	1.6	26.6	Tr	22.4	Tr	Tr	Tr	Tr
082116	牛肉（腹部肉）[牛腩]	29.3	27.9	14.7	13.3	0.3	0.0	52.7	Tr	Tr	Tr	Tr	Tr	0.4	Tr	4.8	2.0	28.7	—	16.8	Tr	Tr	Tr	Tr
082117	牛肉（膝圆肉）[和尚头]	1.8	1.6	0.7	0.8	0.1	0.0	44.6	Tr	Tr	Tr	Tr	Tr	Tr	Tr	2.2	0.7	25.2	Tr	16.5	Tr	Tr	Tr	Tr
082118	牛肉（股内肉）[针扒，米龙，黄瓜条]	2.9	2.7	1.5	1.2	0.0	0.0	55.2	Tr	Tr	Tr	Tr	Tr	0.2	Tr	3.9	1.5	30.7	Tr	18.9	Tr	Tr	Tr	Tr
082119	牛肉（小腿肉）[牛展，牛腱子]	3.3	3.0	1.6	1.4	0.1	0.0	52.0	Tr	Tr	Tr	Tr	Tr	Tr	Tr	3.3	1.2	28.3	Tr	19.2	Tr	Tr	Tr	Tr
082120	牦牛肉	1.4	1.3	0.7	0.4	0.1	0.1	53.4	Tr	Tr	Tr	0.1	Tr	0.1	0	2.0	0.6	20.2	2.1	26.8	—	0.4	0.2	0.9
082121	牦牛牛腱肉（冻，鲜）	0.8	0.8	0.3	0.4	0.1	0.0	40.8	Tr	Tr	Tr	0.1	Tr	0.5	Tr	3.6	0.4	21.5	1.0	13.7	—	Tr	Tr	Tr
082122	牦牛牛霖肉（冻，鲜）	1.0	1.0	0.5	0.4	0.1	0.0	45.4	Tr	Tr	Tr	0.1	Tr	0.1	0.1	1.3	0.3	16.9	1.3	24.9	—	0.4	Tr	Tr
082123	牛肉（冻米顺）	16.7	16.0	9.0	6.2	0.4	0.4	56.1	Tr	Tr	Tr	0.0	Tr	0.0	0.0	2.1	0.3	25.8	1.3	26.4	—	0.2	Tr	0.0
082124	牛肉（肥牛片）	29.8	28.0	11.9	14.3	1.0	0.8	41.8	Tr	Tr	Tr	0.1	Tr	0.1	0.0	2.5	0.5	23.8	0.5	14.0	—	0.2	0.1	0.0
082125	牛肉（里脊）	4.8	4.6	2.1	2.0	0.5	0.0	43.9	Tr	Tr	Tr	0.1	Tr	0.1	Tr	1.9	0.3	25.1	0.6	16.0	—	Tr	Tr	Tr
082126	牛肉（里脊）	8.5	8.2	4.5	3.5	0.1	0.1	54.0	Tr	Tr	Tr	0.0	Tr	Tr	Tr	2.3	0.4	26.1	1.1	23.8	—	0.3	Tr	Tr
082127	牛肉（里脊，东来顺）	3.5	3.5	1.5	1.6	0.3	0.1	41.2	Tr	Tr	Tr	0.0	Tr	0.1	0.0	1.6	0.3	22.3	0.8	16.0	—	0.1	Tr	Tr
082128	牛肉（牛腱）	11.3	10.8	3.5	6.3	0.6	0.4	32.8	Tr	Tr	Tr	0.0	Tr	Tr	0.0	1.9	0.3	20.6	0.8	9.0	—	0.1	0.1	Tr

食物脂肪酸含量
Fatty acid content of foods

食物编码 Food code	食物名称 Food name	单不饱和脂肪酸 MUFA/总脂肪酸 Total (%)									多不饱和脂肪酸 PUFA/总脂肪酸 Total (%)											未知 (%)	备注 Remark
		Total	14:1	15:1	16:1	17:1	18:1	20:1	22:1	24:1	Total	16:2	18:2	18:3	18:4	20:2	20:3	20:4	20:5	22:3	22:4	22:5	22:6		
082107	牛肉（前腱）	43.1	1.1	0.1	4.1	0.8	36.9	0.1	Tr	Tr	5.0	0.4	3.6	0.7	—	Tr	Tr	0.3	Tr	Tr	Tr	Tr	Tr	0.1	
082108x	牛肉（代表值，瘦 fat 3g）	46.3	Tr	Tr	5.0	Tr	41.3	Tr	Tr	Tr	3.8	Tr	3.3	0.5	Tr	Tr	Tr	Tr	Tr	Tr	Tr	Tr	Tr	0.1	
082109	牛蹄筋（生）	69.5	Tr	Tr	8.6	Tr	60.9	Tr	Tr	Tr	Tr	Tr	Tr	—	—	—	Tr	Tr	Tr	Tr	Tr	Tr	Tr	0.3	北京
082110	牛蹄筋（泡发）	47.5	Tr	Tr	17.5	Tr	30.0	Tr	Tr	Tr	12.6	Tr	8.8	1.8	—	2.0	Tr	Tr	Tr	Tr	Tr	Tr	Tr	0.0	青海
082111	牛肉（背部肉）[上脑]	45.3	Tr	Tr	4.2	Tr	41.1	Tr	Tr	Tr	1.5	Tr	1.4	0.1	—	Tr	Tr	Tr	Tr	Tr	Tr	Tr	Tr	0.3	河北
082112	牛肉（里脊肉）[牛柳]	44.5	Tr	Tr	3.7	0.9	40.8	Tr	Tr	Tr	4.6	Tr	3.9	0.7	—	Tr	Tr	Tr	Tr	Tr	Tr	Tr	Tr	0.1	河北
082113	牛肉（臀部肉）[紫盖、白板]	49.3	Tr	Tr	5.9	Tr	43.4	Tr	Tr	Tr	5.1	Tr	4.4	0.7	—	Tr	Tr	Tr	Tr	Tr	Tr	Tr	Tr	0.0	河北
082114	牛肉（肩部肉）[肩肉]	41.1	Tr	Tr	4.6	Tr	36.5	Tr	Tr	Tr	1.8	Tr	1.6	0.2	—	Tr	Tr	Tr	Tr	Tr	Tr	Tr	Tr	0.3	河北
082115	牛肉（胸部肉）[牛胸]	43.2	Tr	Tr	4.8	Tr	38.4	Tr	Tr	Tr	1.9	Tr	1.7	0.2	—	Tr	Tr	Tr	Tr	Tr	Tr	Tr	Tr	0.2	河北
082116	牛肉（腹部肉）[牛腩]	47.5	Tr	Tr	7.2	Tr	40.3	Tr	Tr	Tr	1.0	Tr	0.9	0.1	—	Tr	Tr	Tr	Tr	Tr	Tr	Tr	Tr	0.0	河北
082117	牛肉（膝圆肉）[和尚头]	48.6	Tr	Tr	5.6	Tr	43.0	Tr	Tr	Tr	6.3	Tr	5.6	0.7	—	Tr	Tr	Tr	Tr	Tr	Tr	Tr	Tr	0.5	河北
082118	牛肉（股肉肉）[针扒、米龙、黄瓜条]	43.6	Tr	Tr	5.3	0.9	38.3	Tr	Tr	Tr	1.0	Tr	1.0	Tr	—	Tr	Tr	Tr	Tr	Tr	Tr	Tr	Tr	0.2	河北
082119	牛肉（小腿肉）[牛展、牛腱子]	45.7	Tr	Tr	4.7	Tr	41.0	Tr	Tr	Tr	2.1	Tr	1.8	0.3	—	Tr	Tr	Tr	Tr	Tr	Tr	Tr	Tr	0.2	河北
082120	牦牛肉	33.4	0.1	Tr	1.9	0.5	30.8	0.1	Tr	Tr	5.2	—	2.7	1.6	—	Tr	0.1	0.8	0.0	Tr	—	—	Tr	8.3	西藏
082121	牦牛牛腱肉（冻、鲜）	46.2	0.7	Tr	5.9	Tr	39.6	Tr	Tr	Tr	9.2	—	5.9	0.4	—	Tr	0	2.9	Tr	Tr	—	—	Tr	3.9	西藏
082122	牦牛牛霖肉（冻、鲜）	42.3	0.1	Tr	1.9	Tr	39.9	0.4	Tr	Tr	7.8	—	5.3	0.6	—	Tr	0	1.9	Tr	Tr	—	—	Tr	4.6	西藏
082123	牛肉（东米顺）	38.4	0.1	0.0	3.3	0.4	34.5	0.1	Tr	0.0	2.3	—	1.9	0.0	—	0.0	0.2	0.2	Tr	Tr	—	—	Tr	2.9	北京
082124	牛肉（肥牛片）	51.1	0.8	0.0	5.0	0.9	44.1	0.3	Tr	Tr	3.7	—	3.1	0.2	—	0.0	0.1	0.3	Tr	Tr	—	—	Tr	3.4	北京
082125	牛肉（里脊）	43.8	0.3	Tr	2.8	0.4	40.3	0.4	Tr	Tr	11.4	—	9.1	Tr	—	Tr	0.6	1.7	Tr	Tr	—	—	Tr	0.8	北京
082126	牛肉（里脊）	43.3	0.3	0.2	3.2	0.4	39.2	0.2	Tr	Tr	1.5	—	1.0	Tr	—	Tr	Tr	0.5	Tr	Tr	—	—	Tr	1.2	湖北
082127	牛肉（里脊，东来顺）	46.9	0.3	Tr	4.0	0.6	41.8	Tr	Tr	Tr	8.0	—	5.3	0.3	—	Tr	0.5	1.9	Tr	Tr	—	—	Tr	3.9	北京
082128	牛肉（牛腱）	58.6	1.1	Tr	5.5	1.0	50.7	0.3	Tr	Tr	4.6	—	3.4	0.5	—	0.0	0.1	0.5	0.1	Tr	—	—	0.0	4.0	北京

食物脂肪酸含量 Fatty acid content of foods

食物编码 Food code	食物名称 Food name	脂肪 Fat g	脂肪酸 Fatty acid (g/100g 可食部)					饱和脂肪酸 SFA/总脂肪酸 Total (%)														
			Total	饱和 SFA	单不饱和 MUFA	多不饱和 PUFA	未知 Un_k	Total	4:0	6:0	8:0	10:0	11:0	12:0	13:0	14:0	15:0	16:0	17:0	18:0	19:0	20:0	22:0	24:0
082129	牛肉（牛腱）	7.6	7.5	2.9	4.2	0.2	0.2	38.0	Tr	Tr	Tr	Tr	Tr	Tr	Tr	1.5	0.3	20.9	1.1	14.2	—	Tr	Tr	Tr
082202	牛大肠	2.3	2.1	1.3	0.6	0.1	0.2	63.2	Tr	Tr	Tr	Tr	Tr	Tr	Tr	4.4	Tr	30.0	Tr	28.5	Tr	Tr	0.3	Tr
082203	牛肚	1.6	1.5	0.7	0.6	0.1	0.0	43.9	Tr	Tr	Tr	Tr	Tr	Tr	Tr	2.2	Tr	22.6	Tr	18.6	0.5	Tr	Tr	Tr
082204	牛肺	2.5	2.3	1.2	0.9	0.2	0.1	50.3	Tr	Tr	Tr	Tr	Tr	Tr	Tr	1.2	0.6	23.2	Tr	24.6	Tr	Tr	Tr	Tr
082205	牛肝	3.9	2.9	1.6	0.8	0.5	0.0	54.6	Tr	Tr	Tr	Tr	Tr	0.1	Tr	1.1	0.2	28.9	Tr	24.1	Tr	0.7	Tr	Tr
082206	牛脑	11.0	6.2	3.0	2.8	0.1	0.2	48.5	Tr	Tr	Tr	0.1	Tr	Tr	Tr	0.7	Tr	22.8	0.7	24.3	Tr	0.2	Tr	Tr
082207	牛舌	13.3	12.2	5.7	5.6	0.5	0.4	46.7	Tr	Tr	Tr	Tr	Tr	0.2	Tr	3.7	0.8	25.7	Tr	15.9	Tr	0.3	Tr	Tr
082208	牛肾	2.4	1.8	1.0	0.5	0.3	0.0	56.3	Tr	Tr	Tr	Tr	Tr	2.7	Tr	1.3	Tr	33.3	Tr	19.0	Tr	0.3	Tr	Tr
082209	牛心	3.5	2.8	1.4	1.0	0.4	0.0	51.2	Tr	Tr	Tr	0.1	Tr	0.1	Tr	1.8	0.8	24.9	Tr	23.3	Tr	0.3	Tr	Tr
082210	牛百叶（黑）	1.9	1.5	0.7	0.6	0.2	0.0	49.9	Tr	Tr	Tr	Tr	Tr	0.2	Tr	2.4	0.9	25.6	Tr	20.8	Tr	Tr	Tr	Tr
082301	酱牛肉	11.9	10.9	5.5	4.6	0.9	0.0	50.3	Tr	Tr	Tr	0.1	Tr	0.1	Tr	3.6	0.6	27.2	0.6	18.1	Tr	0.3	Tr	Tr
082302	煨牛肉（罐头）	11.0	10.1	5.6	3.5	1.0	0.0	55.3	Tr	Tr	Tr	2.2	0.2	2.9	Tr	9.8	2.4	25.9	Tr	11.6	Tr	0.1	0.2	Tr
082303	牛肉干	40.0	38.1	38.1	0.0	0.0	0.0	100.0	Tr	Tr	Tr	Tr	Tr	Tr	Tr	3.6	Tr	32.9	Tr	63.5	Tr	Tr	Tr	Tr
082305	牛肉松	15.7	14.4	2.5	3.6	8.3	0.0	17.5	Tr	Tr	Tr	Tr	Tr	Tr	Tr	0.2	Tr	12.4	Tr	4.9	Tr	0.7	Tr	Tr
082307	牛肉（酱，五香）	10.7	9.5	5.2	3.6	0.6	0.0	55.0	Tr	Tr	Tr	Tr	Tr	Tr	Tr	2.9	Tr	33.0	Tr	19.1	Tr	0.3	Tr	Tr
082308	牛肉（清香）	10.7	9.5	4.0	4.9	0.6	0.0	42.3	Tr	Tr	Tr	Tr	Tr	Tr	Tr	1.4	0.4	28.1	Tr	12.4	Tr	Tr	Tr	Tr
082309	牛腱子（香叶）	5.5	5.0	2.1	2.5	0.3	0.0	42.8	Tr	Tr	Tr	0.1	Tr	0.3	Tr	6.1	0.7	24.6	Tr	11.0	Tr	Tr	Tr	Tr
082310	牛肉干（长富牌）	5.1	4.9	2.6	2.2	0.2	0.0	52.4	Tr	Tr	Tr	0.2	Tr	0.2	Tr	3.9	1.1	28.8	Tr	18.2	Tr	Tr	Tr	Tr
羊																								
083101x	羊肉（代表值，fat 7g）	6.5	7.4	4.2	2.4	0.8	0.0	56.8	Tr	Tr	Tr	Tr	Tr	Tr	Tr	3.7	0.3	26.5	0.8	24.9	Tr	0.6	Tr	Tr
083102	羊肉（冻）	24.4	22.4	18.5	2.1	1.7	0.0	82.7	Tr	Tr	Tr	Tr	Tr	Tr	Tr	9.0	Tr	41.0	Tr	31.4	Tr	1.3	Tr	Tr
083103	羊肉（后腿，带骨）	3.4	3.1	1.5	1.2	0.4	0.0	48.2	Tr	Tr	Tr	Tr	Tr	Tr	Tr	3.0	0.3	23.9	0.6	20.3	Tr	0.1	Tr	Tr
083104	羊肉（颈）	4.6	4.2	2.2	1.7	0.3	0.0	51.4	Tr	Tr	Tr	Tr	Tr	Tr	Tr	2.4	0.7	20.8	1.5	26.0	Tr	Tr	Tr	Tr

Fatty acid content of foods

食物脂肪酸含量

食物编码 Food code	食物名称 Food name	单不饱和脂肪酸 MUFA/总脂肪酸 Total（%）								多不饱和脂肪酸 PUFA/总脂肪酸 Total（%）												未知 (%)	备注 Remark
		Total	14:1	15:1	16:1	17:1	18:1	20:1	22:1	24:1	Total	16:2	18:2	18:3	18:4	20:2	20:3	20:4	20:5	22:3	22:4	22:5	22:6		
082129	牛肉（牛腱）	55.5	0.4	Tr	4.1	0.8	50.0	0.2	Tr	Tr	3.6	—	1.7	0.2	—	Tr	0.2	1.4	0.1	—	—	—	Tr	2.7	湖北
082202	牛大肠	26.6	Tr	Tr	1.8	Tr	24.5	0.3	Tr	Tr	2.4	Tr	2.4	Tr	—	Tr	Tr	Tr	Tr	—	Tr	Tr	Tr	7.8	郑州
082203	牛肚	43.3	Tr	Tr	3.4	Tr	39.7	0.2	Tr	Tr	9.8	Tr	7.4	0.4	—	Tr	Tr	2.0	Tr	—	Tr	Tr	Tr	3.0	
082204	牛肺	37.7	Tr	Tr	2.9	Tr	33.1	0.8	0.9	Tr	8.3	Tr	4.9	3.4	—	Tr	Tr	Tr	Tr	—	Tr	Tr	Tr	3.7	
082205	牛肝	26.7	Tr	Tr	1.9	Tr	24.3	Tr	0.5	Tr	17.5	Tr	12.8	1.9	—	Tr	Tr	2.8	Tr	—	Tr	Tr	Tr	1.2	
082206	牛脑	45.3	Tr	Tr	0.7	Tr	44.6	Tr	Tr	Tr	2.2	Tr	Tr	0.7	—	Tr	Tr	1.5	Tr	—	Tr	Tr	Tr	4.0	甘肃
082207	牛舌	46.3	Tr	Tr	4.8	Tr	41.5	Tr	Tr	Tr	4.0	Tr	3.3	0.7	—	Tr	Tr	Tr	Tr	—	Tr	Tr	Tr	3.0	
082208	牛肾	28.2	Tr	Tr	1.4	Tr	22.6	Tr	4.2	Tr	14.5	Tr	11.1	1.6	—	Tr	Tr	1.3	Tr	—	Tr	Tr	Tr	1.0	
082209	牛心	35.6	Tr	Tr	3.2	Tr	31.4	1.0	Tr	Tr	14.1	Tr	10.7	1.6	—	Tr	Tr	1.3	Tr	0.1	Tr	Tr	Tr	0.0	
082210	牛百叶（黑）	39.1	Tr	Tr	3.4	Tr	35.7	Tr	0.3	Tr	10.7	Tr	10.7	0.7	—	Tr	Tr	Tr	Tr	—	Tr	Tr	Tr	0.3	河北
082301	酱牛肉	42.3	0.7	Tr	5.4	Tr	35.9	Tr	Tr	Tr	8.7	1.9	6.1	0.7	—	Tr	Tr	Tr	Tr	—	Tr	Tr	Tr	0.0	北京
082302	煨牛肉（罐头）	35.1	Tr	Tr	2.8	Tr	31.9	Tr	0.4	Tr	9.6	Tr	6.9	2.7	—	Tr	Tr	Tr	Tr	—	Tr	Tr	Tr	0.0	内蒙古
082303	牛肉干	Tr	Tr	Tr	Tr	Tr	Tr	Tr	Tr	Tr	57.3	Tr	50.2	7.1	—	Tr	Tr	Tr	Tr	—	Tr	Tr	Tr	0.0	北京
082305	牛肉松	25.2	Tr	Tr	Tr	Tr	25.2	Tr	Tr	Tr	6.6	Tr	5.3	1.3	—	Tr	Tr	Tr	Tr	—	Tr	Tr	Tr	0.4	
082307	牛肉（酱，五香）	38.0	Tr	Tr	2.1	Tr	38.0	Tr	Tr	Tr	6.3	Tr	4.9	1.4	—	Tr	Tr	Tr	Tr	—	Tr	Tr	Tr	0.2	北京
082308	牛肉（清香）	51.2	Tr	0.1	2.1	Tr	51.2	Tr	Tr	Tr	6.4	Tr	4.8	1.6	—	Tr	Tr	Tr	Tr	—	Tr	Tr	Tr	0.0	北京
082309	牛腱子（香叶）	50.8	Tr	Tr	7.6	Tr	43.2	Tr	Tr	Tr	3.4	Tr	2.8	0.6	—	Tr	Tr	Tr	Tr	—	Tr	Tr	Tr	0.0	北京
082310	牛肉干（长富牌）	44.2	Tr	Tr	6.0	Tr	38.2	Tr	0.1	Tr	10.7	1.2	7.2	1.5	—	Tr	Tr	Tr	0.4	0.4	Tr	Tr	Tr	0.0	重庆
羊																									
083101x	羊肉（代表值，fat 7g）	32.5	0.3	Tr	2.1	0.3	29.7	Tr	0.1	Tr	10.7	1.2	7.2	1.5	—	Tr	Tr	Tr	0.4	0.4	Tr	Tr	Tr	0.0	
083102	羊肉（冻）	9.5	Tr	Tr	2.1	Tr	7.4	Tr	Tr	Tr	7.7	Tr	7.7	Tr	—	Tr	Tr	Tr	Tr	Tr	Tr	Tr	Tr	0.1	内蒙古
083103	羊肉（后腿，带骨）	38.3	0.2	0.1	2.5	0.2	35.1	Tr	0.2	Tr	14.3	2.0	8.6	2.2	—	Tr	Tr	0.6	0.8	Tr	Tr	Tr	0.1	0.0	
083104	羊肉（颈）	40.3	0.6	Tr	2.1	0.6	37.0	Tr	Tr	Tr	8.1	0.7	5.8	1.6	—	Tr	Tr	Tr	Tr	Tr	Tr	Tr	Tr	0.2	

食物脂肪酸含量 Fatty acid content of foods

食物编码 Food code	食物名称 Food name	脂肪 Fat g	脂肪酸 Fatty acid (g/100g 可食部)					饱和脂肪酸 SFA / 总脂肪酸 Total (%)														
			Total	饱和 SFA	单不饱和 MUFA	多不饱和 PUFA	未知 Un_k	Total	4:0	6:0	8:0	10:0	11:0	12:0	13:0	14:0	15:0	16:0	17:0	18:0	19:0	20:0	22:0	24:0
083105	羊肉（里脊）	1.6	1.5	0.7	0.6	0.2	0.0	48.0	Tr	Tr	Tr	Tr	Tr	Tr	Tr	2.1	0.5	19.7	1.5	23.6	Tr	0.2	0.4	Tr
083106	羊肉（前腿, fat 3g）	3.2	2.9	1.4	1.1	0.4	0.0	48.2	Tr	Tr	Tr	Tr	Tr	Tr	Tr	3.0	0.3	23.9	0.6	20.3	Tr	0.1	Tr	Tr
083109	羊肉（胸脯）	6.2	5.7	2.9	2.4	0.4	0.0	50.2	Tr	Tr	Tr	Tr	Tr	Tr	Tr	2.1	0.7	20.1	2.0	25.3	Tr	Tr	Tr	Tr
083110	山羊肉（生）	24.5	22.4	19.6	1.7	1.1	0.0	87.6	Tr	Tr	Tr	Tr	Tr	Tr	Tr	5.5	Tr	41.7	Tr	36.8	Tr	3.6	Tr	Tr
083112	羊蹄筋（泡发）	Tr	Tr	Tr	Tr	Tr	Tr	58.3	Tr	Tr	Tr	Tr	50.5	Tr	Tr	Tr	Tr	Tr	5.6	2.2	Tr	Tr	Tr	Tr
083115	羊肉（前腿, fat 2g）	2.0	1.8	0.9	0.7	0.3	0.0	48.2	Tr	Tr	Tr	Tr	Tr	Tr	Tr	3.0	0.3	23.9	0.6	20.3	Tr	0.1	Tr	Tr
083116	羊肉（后腿）	3.2	2.9	1.4	1.1	0.4	0.0	48.2	Tr	Tr	Tr	Tr	Tr	Tr	Tr	3.0	0.3	23.9	0.6	20.3	Tr	0.1	Tr	Tr
083118	羊肉（后腿）	6.0	5.9	2.5	2.7	0.5	0.2	39.4	Tr	Tr	Tr	Tr	Tr	0.1	0.0	2.3	0.4	21.2	0.9	14.1	—	0.1	0.2	Tr
083119	羊肉（前腿）	14.6	14.0	5.9	6.1	0.8	1.2	41.3	Tr	Tr	Tr	Tr	Tr	0.1	0.1	2.3	1.4	20.8	2.7	13.5	—	0.2	0.1	0.0
083120	羊肉（羊肉片）	26.2	25.1	11.5	11.1	1.4	1.1	45.2	Tr	Tr	Tr	Tr	Tr	0.2	0.0	3.0	0.8	22.0	1.6	17.2	—	0.2	0.1	0.0
083201	羊大肠	2.4	2.2	1.3	0.7	0.1	0.1	59.1	Tr	Tr	Tr	Tr	Tr	Tr	Tr	1.2	0.6	19.2	1.4	36.7	Tr	Tr	Tr	Tr
083202	羊肚	3.4	3.1	0.9	1.5	0.7	0.0	29.1	Tr	Tr	Tr	Tr	Tr	13.5	Tr	Tr	6.0	2.1	3.6	2.6	Tr	1.3	0.1	Tr
083203	羊肺	2.4	2.2	1.3	0.7	0.3	0.0	58.0	Tr	Tr	Tr	Tr	5.0	Tr	Tr	1.4	0.6	22.9	1.1	30.9	0.6	0.5	Tr	Tr
083204	羊肝	3.6	2.7	1.3	1.2	0.3	0.0	47.4	Tr	Tr	Tr	Tr	6.6	Tr	Tr	0.3	Tr	15.8	Tr	28.6	Tr	2.7	Tr	Tr
083205	羊脑	10.7	6.0	2.3	2.4	1.3	0.0	38.7	Tr	Tr	Tr	Tr	Tr	Tr	Tr	0.6	0.2	19.9	Tr	18.2	Tr	1.7	Tr	Tr
083206	羊舌	14.2	13.0	6.6	5.9	0.5	0.0	51.0	Tr	Tr	0.1	Tr	Tr	Tr	Tr	3.5	Tr	26.1	0.1	21.3	Tr	1.3	0.1	Tr
083207	羊肾	2.8	2.1	0.3	0.9	0.8	0.1	16.1	Tr	Tr	Tr	Tr	Tr	Tr	Tr	0.3	0.2	2.1	0.1	2.8	Tr	1.7	Tr	Tr
083208	羊心	5.5	4.3	2.2	1.7	0.4	0.0	50.2	Tr	Tr	Tr	Tr	Tr	Tr	Tr	0.9	0.2	22.6	0.3	25.8	Tr	0.4	0.1	Tr
083209	羊血	0.2	0.2	0.2	0.0	0.0	0.0	80.9	Tr	Tr	Tr	Tr	0.1	Tr	Tr	2.1	1.1	39.5	Tr	38.1	Tr	0.2	Tr	Tr
083302	羊肉（熟）	13.8	12.6	5.7	5.9	0.6	0.4	45.5	Tr	Tr	0.2	0.2	Tr	Tr	Tr	3.0	1.0	23.8	2.3	15.0	Tr	Tr	0.2	Tr
083303	羊肉串（电烤）	11.6	10.6	4.9	4.8	0.9	0.0	46.0	Tr	Tr	0.1	Tr	Tr	0.2	Tr	3.5	0.5	22.6	1.4	17.6	Tr	0.2	0.1	Tr
083304	羊肉串（烤）	10.3	9.4	4.0	4.2	1.2	0.0	42.2	Tr	Tr	0.1	0.1	Tr	0.4	Tr	4.0	0.7	23.4	1.4	13.6	Tr	Tr	Tr	Tr
083305	羊肉串（炸）	11.5	10.5	2.7	3.5	4.3	0.0	25.7	Tr	Tr	Tr	0.1	Tr	0.1	Tr	1.6	0.2	14.1	0.7	8.9	Tr	0.7	Tr	Tr

食物脂肪酸含量
Fatty acid content of foods

食物编码 Food code	食物名称 Food name	单不饱和脂肪酸 MUFA/总脂肪酸 Total (%)									多不饱和脂肪酸 PUFA/总脂肪酸 Total (%)													未知(%)	备注 Remark
		Total	14:1	15:1	16:1	17:1	18:1	20:1	22:1	24:1	Total	16:2	18:2	18:3	18:4	20:2	20:3	20:4	20:5	22:3	22:4	22:5	22:6		
083105	羊肉（里脊）	39.9	0.5	Tr	2.0	0.8	36.6	Tr	Tr	Tr	11.9	0.8	7.7	2.0	Tr	Tr	Tr	1.4	Tr	Tr	Tr	Tr	Tr	0.2	
083106	羊肉（前腿，fat 3g）	38.3	0.2	0.1	2.5	0.2	35.1	Tr	0.2	Tr	14.3	2.0	8.6	2.2	Tr	Tr	Tr	0.6	0.8	Tr	Tr	Tr	0.1	0.0	
083109	羊肉（胸脯）	42.6	0.7	Tr	2.4	0.8	38.7	Tr	Tr	Tr	7.0	1.0	4.5	1.5	Tr	Tr	Tr	Tr	Tr	Tr	Tr	Tr	Tr	0.2	
083110	山羊肉（生）	7.6	Tr	Tr	Tr	Tr	7.6	Tr	Tr	Tr	4.8	Tr	4.8	Tr	—	Tr	Tr	Tr	Tr	Tr	Tr	Tr	Tr	0.0	内蒙古
083112	羊蹄筋（泡发）	28.8	Tr	Tr	9.6	Tr	19.2	Tr	Tr	Tr	12.9	Tr	6.4	4.6	Tr	1.9	Tr	Tr	Tr	Tr	Tr	Tr	Tr	Tr	青海
083115	羊肉（前腿，fat 2g）	38.3	0.2	0.1	2.5	0.2	35.1	Tr	0.2	Tr	14.3	2.0	8.6	2.2	Tr	Tr	Tr	0.6	0.8	Tr	Tr	Tr	0.1	0.0	
083116	羊肉（后腿）	38.3	0.2	0.1	2.5	0.2	35.1	Tr	0.2	Tr	14.3	2.0	8.6	2.2	Tr	Tr	Tr	0.6	0.8	Tr	Tr	Tr	0.1	0.0	
083118	羊肉（后腿）	47.0	0.1	Tr	2.3	0.6	43.8	0.2	Tr	Tr	8.7	—	6.7	0.1	—	0.1	0.1	1.7	Tr	Tr	Tr	—	Tr	4.7	北京
083119	羊肉（前腿）	44.1	0.2	Tr	2.0	1.7	39.9	0.3	0.0	0.0	5.4	—	4.6	0.2	—	0.0	0.1	0.5	Tr	Tr	Tr	—	Tr	9.1	北京
083120	羊肉（羊肉片）	44.1	0.2	0.0	2.9	0.9	40.0	0.1	0.0	0.0	5.3	—	4.8	0.2	—	0.0	0.0	0.3	Tr	Tr	Tr	—	Tr	5.1	北京
083201	羊大肠	33.4	Tr	Tr	3.2	Tr	30.2	Tr	Tr	Tr	3.6	Tr	3.0	0.6	Tr	Tr	Tr	Tr	Tr	Tr	Tr	Tr	Tr	3.9	甘肃
083202	羊肚	48.3	Tr	Tr	17.5	Tr	30.8	Tr	Tr	Tr	22.6	Tr	16.3	4.0	Tr	2.3	Tr	Tr	Tr	Tr	Tr	Tr	Tr	0.0	
083203	羊肺	30.8	Tr	0.2	2.1	0.2	24.7	Tr	3.6	Tr	11.4	—	8.3	3.1	Tr	Tr	Tr	Tr	Tr	Tr	Tr	Tr	Tr	0.0	
083204	羊肝	42.6	Tr	Tr	13.1	Tr	29.2	0.3	Tr	Tr	10.0	Tr	7.9	2.1	Tr	Tr	Tr	Tr	Tr	Tr	Tr	Tr	Tr	0.0	
083205	羊脑	40.4	Tr	0.4	0.6	Tr	33.8	Tr	6.0	Tr	21.0	Tr	1.2	19.8	Tr	Tr	Tr	Tr	Tr	Tr	Tr	Tr	Tr	0.0	甘肃
083206	羊舌	45.1	0.8	Tr	7.2	1.0	37.1	Tr	Tr	Tr	3.9	Tr	1.9	2.0	Tr	Tr	Tr	Tr	Tr	Tr	Tr	Tr	Tr	0.0	甘肃
083207	羊肾	41.9	Tr	Tr	19.3	Tr	22.6	Tr	Tr	Tr	38.8	Tr	28.9	5.6	Tr	4.3	Tr	Tr	Tr	Tr	Tr	Tr	Tr	3.2	
083208	羊心	39.4	Tr	Tr	2.2	Tr	36.9	Tr	0.3	Tr	9.9	Tr	7.6	2.3	Tr	Tr	Tr	Tr	Tr	Tr	Tr	Tr	Tr	0.5	
083209	羊血	2.1	Tr	Tr	Tr	Tr	2.1	Tr	Tr	Tr	17.0	Tr	17.0	Tr	Tr	Tr	Tr	Tr	Tr	Tr	Tr	Tr	Tr	0.0	
083302	羊肉（熟）	46.9	0.7	Tr	5.2	1.7	38.9	Tr	Tr	Tr	4.8	Tr	2.9	1.6	Tr	Tr	Tr	0.3	Tr	Tr	Tr	Tr	Tr	2.8	上海
083303	羊肉串（电烤）	45.2	0.5	Tr	3.6	1.0	40.1	Tr	Tr	Tr	8.7	Tr	7.0	1.7	Tr	Tr	Tr	Tr	Tr	Tr	Tr	Tr	Tr	0.1	北京
083304	羊肉串（烤）	44.8	Tr	Tr	3.5	Tr	41.1	Tr	0.2	Tr	13.0	Tr	11.5	1.5	Tr	Tr	Tr	Tr	Tr	Tr	Tr	Tr	Tr	0.0	青海
083305	羊肉串（炸）	33.0	0.2	Tr	1.8	0.4	30.6	Tr	Tr	Tr	41.3	Tr	40.0	1.3	Tr	Tr	Tr	Tr	Tr	Tr	Tr	Tr	Tr	0.0	北京

食物脂肪酸含量

Fatty acid content of foods

食物编码 Food code	食物名称 Food name	脂肪 Fat g	脂肪酸 Fatty acid (g/100g 可食部) Total	饱和 SFA	单不饱和 MUFA	多不饱和 PUFA	未知 Un_k	饱和脂肪酸 SFA/总脂肪酸 Total (%) Total	4:0	6:0	8:0	10:0	11:0	12:0	13:0	14:0	15:0	16:0	17:0	18:0	19:0	20:0	22:0	24:0
083307	羊肉（羊肉手抓）	8.8	8.1	1.1	4.8	2.3	0.0	13.3	Tr	Tr	Tr	Tr	1.6	3.8	Tr	Tr	1.5	Tr	2.2	Tr	Tr	Tr	Tr
083308	山羊肉（酱）	13.7	12.5	6.1	5.4	1.0	0.0	48.8	Tr	Tr	Tr	0.1	Tr	0.2	Tr	2.8	0.5	23.7	Tr	21.5	Tr	1.7	Tr
083309	烧羊肉（五香）	5.4	4.8	1.5	2.6	0.7	0.0	30.5	Tr	Tr	Tr	0.2	Tr	0.2	Tr	1.6	Tr	21.0	Tr	7.5	Tr	Tr	Tr
083310	羊肉串（生）	4.8	4.3	1.9	1.9	0.5	0.0	44.8	Tr	Tr	Tr	Tr	Tr	0.1	Tr	2.8	0.6	26.3	Tr	15.0	Tr	Tr	Tr
驴																							
084101	驴肉（瘦）	3.2	2.9	1.2	1.1	0.6	0.0	41.7	Tr	Tr	Tr	Tr	Tr	0.4	Tr	4.4	0.3	29.5	Tr	7.1	Tr	Tr	Tr
084301	驴肉（酱）	2.8	2.6	1.2	0.8	0.7	0.0	45.1	Tr	Tr	Tr	Tr	Tr	0.1	Tr	2.3	0.2	31.2	Tr	11.3	Tr	Tr	Tr
084302	驴肉（卤）	1.9	1.7	0.4	1.0	0.2	0.0	24.8	Tr	Tr	Tr	Tr	2.4	4.7	Tr	1.3	1.5	1.7	6.2	1.7	Tr	2.0	Tr
084303	驴肉（煮）	13.5	12.4	4.4	5.8	2.2	0.0	35.8	Tr	Tr	3.3	Tr	Tr	Tr	Tr	3.5	Tr	27.2	Tr	5.1	Tr	Tr	Tr
084304	驴肉（五香）	6.0	5.3	2.3	2.6	0.5	0.0	42.5	Tr	Tr	Tr	0.1	Tr	0.2	Tr	4.3	0.7	30.6	Tr	6.6	Tr	Tr	Tr
马																							
085101	马肉	4.6	4.2	1.6	1.5	1.1	0.0	37.3	Tr	Tr	Tr	Tr	Tr	Tr	Tr	3.1	Tr	28.3	Tr	5.9	Tr	Tr	Tr
085201	马心	2.7	2.1	0.6	1.1	0.5	0.0	27.7	Tr	5.0	4.4	Tr	2.1	4.4	Tr	1.2	1.8	Tr	5.3	0.7	1.8	Tr	Tr
其他																							
089001	狗肉	4.6	4.2	1.3	2.0	0.9	0.0	31.9	Tr	Tr	Tr	Tr	Tr	0.1	Tr	2.4	0.4	20.3	Tr	8.5	Tr	Tr	Tr
089002	骆驼蹄	1.4	1.3	0.5	0.8	0.1	0.0	35.4	Tr	Tr	Tr	Tr	Tr	Tr	Tr	6.9	Tr	25.7	Tr	2.8	Tr	Tr	Tr
089003	骆驼掌	2.0	1.8	0.6	1.1	0.1	0.0	35.4	Tr	Tr	Tr	Tr	Tr	Tr	Tr	6.9	Tr	25.7	Tr	2.8	Tr	Tr	Tr
089004	兔肉	2.2	2.0	0.8	0.5	0.7	0.0	40.9	Tr	Tr	Tr	Tr	0.8	Tr	Tr	1.4	0.5	24.2	0.5	13.5	Tr	0.2	Tr
089005	兔肉（野）	2.0	1.8	0.7	0.3	0.7	0.0	40.8	Tr	Tr	Tr	Tr	Tr	Tr	Tr	1.4	0.4	24.9	Tr	14.1	Tr	Tr	Tr
089006	鹿肉（养殖梅花鹿）	1.3	1.2	0.5	0.5	0.3	0.0	39.9	Tr	Tr	Tr	0.7	Tr	0.7	Tr	1.7	Tr	30.1	Tr	6.7	Tr	Tr	Tr

禽肉类及制品

鸡

| 091101x | 鸡（代表值） | 9.4 | 8.9 | 3.1 | 3.7 | 2.2 | 0.0 | 34.6 | Tr | Tr | Tr | Tr | Tr | Tr | Tr | 0.9 | 0.1 | 24.8 | 0.1 | 7.2 | 0.4 | 0.8 | 0.3 | Tr |

食物脂肪酸含量 Fatty acid content of foods

食物编码 Food code	食物名称 Food name	单不饱和脂肪酸 MUFA/总脂肪酸 Total（%）								多不饱和脂肪酸 PUFA/总脂肪酸 Total（%）											未知 (%)	备注 Remark
		Total	14:1	15:1	16:1	17:1	18:1	20:1	22:1	24:1	Total	16:2	18:2	18:3	18:4	20:2	20:3	20:4	20:5	22:3	22:4	22:5	22:6		
083307	羊肉（羊肉手抓）	58.8	Tr	Tr	21.3	Tr	36.7	0.8	Tr	Tr	27.9	Tr	22.2	3.4	Tr	2.3	Tr	Tr	Tr	Tr	Tr	Tr	Tr	0.0	青海
083308	山羊肉（酱）	43.5	Tr	Tr	3.2	Tr	40.3	Tr	Tr	Tr	7.7	Tr	5.0	2.7	—	Tr	Tr	Tr	Tr	Tr	Tr	Tr	Tr	0.0	北京
083309	烧羊肉（五香）	54.1	Tr	Tr	6.1	Tr	48.0	Tr	Tr	Tr	14.9	Tr	13.6	1.3	Tr	Tr	Tr	Tr	Tr	Tr	Tr	Tr	Tr	0.5	北京
083310	羊肉串（生）	44.6	Tr	Tr	Tr	Tr	44.6	Tr	Tr	Tr	10.5	Tr	8.2	2.3	Tr	Tr	Tr	Tr	Tr	Tr	Tr	Tr	Tr	0.1	青海
驴																									
084101	驴肉（瘦）	38.7	Tr	Tr	6.7	Tr	31.8	Tr	0.2	Tr	19.5	Tr	14.6	4.9	—	Tr	Tr	Tr	Tr	Tr	Tr	Tr	Tr	0.1	北京
084301	驴肉（酱）	30.3	1.4	Tr	3.5	Tr	24.0	Tr	1.4	Tr	26.8	Tr	22.6	4.2	—	Tr	Tr	Tr	Tr	Tr	Tr	Tr	Tr	0.0	北京
084302	驴肉（肉）	61.7	Tr	Tr	28.4	Tr	33.3	Tr	Tr	Tr	13.5	Tr	7.5	4.1	—	1.9	Tr	Tr	Tr	Tr	Tr	Tr	Tr	0.0	青海
084303	驴肉（煮）	46.7	Tr	Tr	9.4	Tr	36.5	Tr	0.8	Tr	17.5	Tr	17.5	Tr	—	Tr	Tr	Tr	Tr	Tr	Tr	Tr	Tr	0.0	河北
084304	驴肉（五香）	48.8	Tr	Tr	9.6	Tr	39.2	Tr	Tr	Tr	8.7	Tr	6.4	2.3	—	Tr	Tr	Tr	Tr	Tr	Tr	Tr	Tr	0.0	陕西
马																									
085101	马肉	36.6	Tr	Tr	2.9	Tr	33.7	Tr	Tr	Tr	26.3	Tr	12.1	14.2	Tr	Tr	Tr	Tr	Tr	Tr	Tr	Tr	Tr	0.0	甘肃
085201	马心	50.0	Tr	Tr	20.0	Tr	26.7	3.3	Tr	Tr	22.4	Tr	14.6	6.8	—	1.0	Tr	Tr	Tr	Tr	Tr	Tr	Tr	0.0	甘肃
其他																									
089001	狗肉	47.1	Tr	Tr	6.5	0.5	39.9	Tr	0.2	Tr	20.3	Tr	18.5	1.2	—	Tr	Tr	0.6	Tr	Tr	Tr	Tr	Tr	0.7	
089002	骆驼蹄	59.5	Tr	Tr	14.4	Tr	45.1	Tr	Tr	Tr	5.1	Tr	3.6	1.5	—	Tr	Tr	Tr	Tr	Tr	Tr	Tr	Tr	0.0	甘肃
089003	骆驼掌	59.5	Tr	Tr	14.4	Tr	45.1	Tr	Tr	Tr	5.1	Tr	3.6	1.5	—	Tr	Tr	Tr	Tr	Tr	Tr	Tr	Tr	0.0	甘肃
089004	兔肉	26.2	Tr	Tr	0.2	Tr	26.0	Tr	Tr	Tr	32.7	Tr	26.1	4.5	—	Tr	Tr	2.1	Tr	Tr	Tr	Tr	Tr	0.2	甘肃
089005	兔肉（野）	17.3	Tr	0.1	3.8	0.2	13.2	Tr	Tr	Tr	41.1	Tr	25.2	8.2	—	Tr	Tr	7.7	Tr	Tr	Tr	Tr	Tr	0.8	甘肃
089006	鹿肉（养殖梅花鹿）	38.6	Tr	Tr	Tr	Tr	38.6	Tr	Tr	Tr	21.3	Tr	20.2	1.1	—	Tr	Tr	Tr	Tr	Tr	Tr	Tr	Tr	0.2	吉林
禽肉类及制品																									
鸡																									
091101x	鸡（代表值）	41.3	Tr	Tr	4.7	Tr	36.5	Tr	0.1	Tr	24.9	1.0	21.5	2.1	Tr	Tr	Tr	0.3	Tr	Tr	Tr	Tr	Tr	0.0	

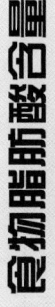

食物脂肪酸含量

Fatty acid content of foods

食物编码 Food code	食物名称 Food name	脂肪 Fat g	脂肪酸 Fatty acid (g/100g 可食部) Total	饱和 SFA	单不饱和 MUFA	多不饱和 PUFA	未知 Un_k	饱和脂肪酸 SFA/总脂肪酸 Total (%) Total	4:0	6:0	8:0	10:0	11:0	12:0	13:0	14:0	15:0	16:0	17:0	18:0	19:0	20:0	22:0	24:0
091105	华青鸡	8.8	8.3	0.8	6.9	0.6	0.0	9.4	Tr	Tr	Tr	0.8	Tr	2.4	Tr	Tr	0.7	Tr	5.5	Tr	Tr	Tr	Tr	Tr
091107	鸡（乌骨鸡）	2.3	2.2	1.3	0.6	0.2	0.1	58.2	Tr	Tr	Tr	2.1	Tr	5.5	Tr	25.1	Tr	8.9	Tr	12.0	Tr	4.6	Tr	Tr
091111	鸡爪	16.4	15.5	3.8	8.4	3.4	0.0	24.8	Tr	Tr	Tr	Tr	Tr	Tr	Tr	0.5	0.5	18.2	5.5	5.6	Tr	Tr	Tr	Tr
091112	鸡胸脯肉	1.9	1.8	1.0	0.7	0.1	0.0	53.2	Tr	Tr	Tr	Tr	Tr	0.4	Tr	0.8	0.2	37.3	Tr	14.5	Tr	Tr	Tr	Tr
091113	鸡腿	7.2	6.8	2.4	3.8	0.6	0.0	35.1	Tr	Tr	Tr	Tr	Tr	Tr	Tr	0.8	0.3	27.8	Tr	6.2	Tr	Tr	Tr	Tr
091114	鸡翅	11.5	10.9	5.6	5.1	0.1	0.0	51.7	Tr	Tr	Tr	Tr	Tr	Tr	Tr	1.0	0.3	40.7	Tr	9.7	Tr	Tr	Tr	Tr
091115	鸡块（带浆粉）	9.1	8.6	3.1	4.4	1.1	0.0	35.5	Tr	Tr	Tr	Tr	Tr	Tr	Tr	1.8	0.8	24.4	Tr	8.5	Tr	Tr	Tr	Tr
091116	野山鸡	2.0	1.9	0.7	0.8	0.4	0.0	36.8	Tr	Tr	Tr	0.2	Tr	0.2	Tr	0.9	0.2	33.7	Tr	1.6	Tr	Tr	Tr	Tr
091117	鸡翅	1.5	1.5	0.5	0.7	0.3	0.0	31.9	Tr	Tr	Tr	Tr	Tr	Tr	Tr	0.4	Tr	23.7	Tr	7.8	—	Tr	Tr	Tr
091118	鸡腿	1.6	1.5	0.5	0.7	0.3	0.0	31.1	Tr	Tr	Tr	Tr	Tr	0.0	Tr	0.4	0.0	22.9	0.1	7.6	—	Tr	0.1	Tr
091119	鸡腿（肉鸡，去骨）	20.9	19.9	7.4	9.2	3.3	0.0	37.0	Tr	Tr	Tr	Tr	Tr	0.0	Tr	0.8	0.0	31.3	0.0	4.9	—	0.1	0.1	Tr
091120	鸡胸脯肉（华都）	1.4	1.3	0.4	0.6	0.3	0.0	31.6	Tr	Tr	Tr	Tr	Tr	0.0	Tr	0.4	0.1	23.2	0.1	7.6	—	0.1	0.1	Tr
091121	鸡胸脯肉（肉鸡）	1.8	1.6	0.6	0.8	0.2	Tr	36.2	Tr	Tr	Tr	Tr	Tr	0.0	Tr	0.4	0.0	26.5	Tr	9.7	—	Tr	Tr	Tr
091122	鸡胸脯肉（土鸡）	1.7	1.5	0.5	0.8	0.2	Tr	33.6	Tr	Tr	Tr	Tr	Tr	0.0	Tr	Tr	0.0	25.0	Tr	8.6	—	Tr	Tr	Tr
091201	鸡肝	4.8	3.6	1.7	1.2	0.6	0.1	46.9	Tr	Tr	Tr	Tr	Tr	Tr	Tr	0.3	0.2	24.6	Tr	21.8	Tr	Tr	Tr	Tr
091203	鸡心	11.8	9.3	2.7	4.0	2.7	0.0	28.6	Tr	Tr	Tr	Tr	Tr	0.1	Tr	0.5	0.1	20.8	Tr	7.1	Tr	Tr	Tr	Tr
091204	鸡血	0.2	0.2	0.1	0.1	0.0	0.0	56.4	Tr	Tr	Tr	Tr	Tr	Tr	Tr	0.7	0.7	25.1	Tr	29.9	Tr	Tr	Tr	Tr
091205	鸡肫[鸡胗]	2.8	2.6	1.0	1.0	0.6	0.0	39.4	Tr	Tr	Tr	Tr	Tr	0.1	Tr	0.6	0.1	25.0	Tr	13.6	Tr	0.1	0.2	Tr
091206	鸡心（华都）	10.6	10.4	3.2	4.6	2.5	0.1	30.6	Tr	Tr	Tr	Tr	Tr	0.1	Tr	0.4	0.0	22.3	0.1	7.5	—	0.1	0.2	Tr
091207	鸡肫（华都）	1.8	1.8	0.6	0.7	0.4	0.1	33.6	Tr	Tr	Tr	Tr	Tr	0.0	Tr	0.4	0.1	22.7	0.1	9.4	—	0.2	0.5	0.2
091208	鸡肫（肉鸡）	3.0	2.9	1.4	0.8	0.4	0.3	38.5	Tr	Tr	Tr	Tr	Tr	0.0	Tr	0.4	0.1	24.9	0.2	12.3	—	0.2	0.2	0.2
091301	扒鸡	11.0	10.4	3.3	4.8	2.3	0.0	31.9	Tr	Tr	Tr	Tr	Tr	0.4	Tr	0.8	0.1	22.1	Tr	8.5	Tr	Tr	Tr	Tr
091304	卤煮鸡	7.9	7.5	2.3	2.9	1.9	0.4	30.3	Tr	Tr	Tr	Tr	Tr	Tr	Tr	Tr	0.2	23.2	Tr	6.9	Tr	Tr	Tr	Tr

食物脂肪酸含量
Fatty acid content of foods

食物编码 Food code	食物名称 Food name	单不饱和脂肪酸 MUFA/总脂肪酸 Total (%)								多不饱和脂肪酸 PUFA/总脂肪酸 Total (%)											未知 (%)	备注 Remark
		Total	14:1	15:1	16:1	17:1	18:1	20:1	22:1	24:1	Total	16:2	18:2	18:3	18:4	20:2	20:3	20:4	20:5	22:3	22:4	22:5	22:6		
091105	华青鸡	82.8	Tr	Tr	27.5	Tr	55.3	Tr	Tr	Tr	7.8	Tr	Tr	6.9	—	0.9	Tr	Tr	Tr	Tr	Tr	Tr	Tr	0.0	青海
091107	鸡（乌骨鸡）	29.5	Tr	Tr	11.6	Tr	17.9	Tr	Tr	Tr	8.3	Tr	8.3	Tr	—	Tr	Tr	Tr	Tr	Tr	Tr	Tr	Tr	4.0	江西
091111	鸡爪	54.0	Tr	Tr	15.4	Tr	38.6	Tr	Tr	Tr	21.9	Tr	20.9	1.0	—	Tr	Tr	Tr	Tr	Tr	Tr	Tr	Tr	0.0	上海
091112	鸡胸脯肉	41.0	Tr	Tr	4.0	Tr	37.0	Tr	Tr	Tr	5.8	Tr	5.4	0.4	—	Tr	Tr	Tr	Tr	Tr	Tr	Tr	Tr	0.0	
091113	鸡腿	56.4	Tr	Tr	10.0	Tr	46.4	Tr	Tr	Tr	9.5	Tr	8.7	0.8	—	Tr	Tr	Tr	Tr	Tr	Tr	Tr	Tr	0.0	
091114	鸡翅	46.9	Tr	Tr	7.6	Tr	39.3	Tr	Tr	Tr	1.2	Tr	1.2	Tr	—	Tr	Tr	Tr	Tr	Tr	Tr	Tr	Tr	0.2	
091115	鸡块（带浆粉）	51.4	Tr	Tr	9.4	Tr	42.0	Tr	Tr	Tr	12.8	Tr	12.5	0.3	—	Tr	Tr	Tr	Tr	Tr	Tr	Tr	Tr	0.3	河北
091116	野山鸡	43.3	Tr	Tr	Tr	Tr	43.3	Tr	Tr	Tr	18.8	—	18.8	Tr	—	Tr	Tr	Tr	Tr	Tr	Tr	Tr	Tr	1.1	河北
091117	鸡翅	44.2	0.1	Tr	5.6	Tr	38.2	0.3	Tr	Tr	23.1	—	19.4	0.9	—	Tr	0.4	2.4	Tr	—	—	—	Tr	0.7	北京
091118	鸡腿	43.2	0.1	Tr	5.8	Tr	37.0	0.3	Tr	Tr	23.3	—	19.0	0.8	—	0.3	0.6	2.6	Tr	—	—	—	Tr	2.5	北京
091119	鸡腿（肉鸡，去骨）	46.3	0.2	Tr	8.0	Tr	38.1	0.0	Tr	Tr	16.6	—	16.6	0.0	—	0.0	0.0	0.0	Tr	—	—	—	Tr	0.1	湖北
091120	鸡胸脯肉（华都）	42.8	0.1	Tr	5.5	Tr	36.8	0.3	Tr	0.1	23.7	—	18.9	1.1	—	0.3	0.6	2.6	Tr	—	—	—	0.2	2.0	北京
091121	鸡胸脯肉（肉鸡）	48.7	Tr	Tr	4.9	Tr	43.8	Tr	Tr	Tr	15.1	—	15.1	Tr	—	Tr	Tr	Tr	Tr	—	—	—	Tr	Tr	湖北
091122	鸡胸脯肉（土鸡）	49.8	Tr	Tr	5.7	0.1	44.1	Tr	Tr	Tr	16.7	—	14.5	Tr	—	Tr	Tr	2.2	Tr	—	—	—	Tr	Tr	湖北
091201	鸡肝	32.2	Tr	Tr	2.2	Tr	29.5	0.5	Tr	Tr	17.0	Tr	15.5	0.4	—	0.1	Tr	1.0	Tr	—	—	—	Tr	3.9	
091203	鸡心	42.7	0.1	Tr	5.1	Tr	37.0	0.6	Tr	Tr	28.8	Tr	26.4	2.4	—	Tr	Tr	Tr	Tr	—	—	—	Tr	0.0	北京
091204	鸡血	25.5	Tr	Tr	Tr	Tr	25.5	Tr	Tr	Tr	13.8	Tr	13.8	Tr	—	Tr	Tr	Tr	Tr	—	—	—	Tr	4.3	
091205	鸡肫 [鸡胗]	39.2	Tr	Tr	3.7	Tr	35.5	Tr	Tr	Tr	21.7	Tr	20.5	1.2	—	Tr	Tr	Tr	Tr	—	—	—	Tr	0.0	
091206	鸡心（华都）	43.9	0.1	Tr	6.1	Tr	37.3	0.3	Tr	0.1	24.1	—	19.7	1.0	—	0.2	0.3	2.9	Tr	—	—	—	Tr	1.4	北京
091207	鸡肫（华都）	40.0	0.1	Tr	6.0	0.1	32.4	0.4	Tr	1.0	21.7	—	14.0	0.5	—	0.5	0.8	5.7	Tr	—	—	—	0.2	4.7	北京
091208	鸡肫（肉鸡）	28.6	0.0	Tr	4.0	0.1	23.2	0.4	Tr	0.8	16.6	—	6.8	0.2	—	0.8	1.1	7.3	0.1	—	—	—	0.3	16.5	湖北
091301	扒（鸡）	46.2	Tr	Tr	3.6	Tr	42.6	Tr	Tr	Tr	21.9	Tr	19.5	2.4	—	Tr	Tr	Tr	Tr	—	—	—	Tr	0.0	北京
091304	卤煮鸡	38.5	Tr	Tr	7.2	Tr	31.3	Tr	Tr	Tr	25.8	Tr	23.0	0.3	—	Tr	Tr	2.5	Tr	—	—	—	Tr	5.4	保定

食物脂肪酸含量

Fatty acid content of foods

食物编码 Food code	食物名称 Food name	脂肪 Fat g	脂肪酸 Fatty acid (g/100g 可食部)					饱和脂肪酸 SFA/总脂肪酸 Total (%)													
			Total	饱和 SFA	单不饱和 MUFA	多不饱和 PUFA	未知 Un_k	Total	4:0	6:0	8:0	10:0	11:0	12:0	13:0	14:0	15:0	16:0	17:0	18:0	19:0	20:0	22:0	24:0
091307	鸡肉松	16.4	15.5	5.2	9.8	0.4	0.1	33.5	Tr	Tr	Tr	0.5	Tr	0.7	0.3	1.2	0.6	23.1	0.3	5.2	Tr	1.1	0.5	Tr
091308	扒鸡 (五香脱骨)	10.8	10.2	2.4	5.0	1.9	0.9	23.3	Tr	Tr	Tr	Tr	Tr	Tr	Tr	0.7	Tr	19.0	Tr	3.6	Tr	Tr	Tr	Tr
091309	烤鸡	16.9	16.0	4.1	8.6	3.2	0.0	25.7	Tr	Tr	Tr	Tr	Tr	Tr	Tr	0.7	Tr	21.7	Tr	3.3	Tr	Tr	Tr	Tr
091310	童子鸡 (熟)	18.1	17.1	5.4	7.4	4.3	0.0	31.7	Tr	Tr	Tr	Tr	Tr	1.9	Tr	2.6	Tr	27.2	Tr	Tr	Tr	Tr	Tr	Tr
	鸭																							
092101x	鸭 (代表值)	19.7	18.6	5.6	9.3	3.6	0.1	30.2	Tr	Tr	Tr	Tr	Tr	Tr	Tr	0.6	0.1	21.7	0.2	6.2	Tr	1.4	Tr	Tr
092102	公麻鸭	30.9	29.2	8.8	14.6	5.7	0.1	30.2	Tr	Tr	Tr	Tr	Tr	Tr	Tr	0.6	0.1	21.7	0.2	6.2	Tr	1.4	Tr	Tr
092103	母麻鸭	44.8	42.3	12.8	21.2	8.2	0.1	30.2	Tr	Tr	Tr	Tr	Tr	Tr	Tr	0.6	0.1	21.7	0.2	6.2	Tr	1.4	Tr	Tr
092105	鸭皮	50.2	47.4	14.9	27.6	4.7	0.2	31.4	Tr	Tr	Tr	Tr	Tr	Tr	Tr	0.5	Tr	24.0	Tr	6.9	Tr	Tr	Tr	Tr
092108	鸭腿 (去骨)	7.9	7.6	2.0	3.7	1.8	0.1	26.8	Tr	Tr	Tr	Tr	Tr	Tr	Tr	0.4	0.1	18.8	0.1	7.0	—	0.1	0.3	0.0
092109	鸭腿 (腾鸭)	2.4	2.2	0.7	0.8	0.6	0.1	30.3	Tr	Tr	Tr	Tr	Tr	Tr	Tr	Tr	Tr	18.8	Tr	11.5	—	Tr	Tr	Tr
092110	鸭胸脯肉	1.3	1.3	0.5	0.4	0.4	0.0	33.9	Tr	Tr	Tr	Tr	Tr	Tr	Tr	0.6	0.1	21.7	Tr	12.2	—	Tr	Tr	Tr
092111	鸭胸脯肉 (腾鸭)	1.6	1.5	0.5	0.5	0.4	0.1	31.8	Tr	Tr	Tr	Tr	Tr	Tr	Tr	0.3	Tr	19.4	Tr	11.9	—	Tr	0.2	Tr
092201	鸭肠	7.8	7.4	2.3	4.0	1.1	0.0	31.7	Tr	Tr	Tr	Tr	Tr	Tr	Tr	0.4	Tr	22.4	Tr	8.9	Tr	Tr	Tr	Tr
092202	鸭肝	7.5	5.6	2.8	2.0	0.8	0.0	51.2	Tr	Tr	Tr	Tr	Tr	Tr	Tr	0.4	0.2	28.0	Tr	22.4	Tr	0.2	Tr	Tr
092203	鸭肝 (公麻鸭)	4.1	3.0	1.6	1.1	0.4	0.0	51.2	Tr	Tr	Tr	Tr	Tr	Tr	Tr	0.4	0.2	28.0	Tr	22.4	Tr	0.2	Tr	Tr
092204	鸭肝 (母麻鸭)	2.5	1.9	0.9	0.7	0.3	0.0	51.2	Tr	Tr	Tr	Tr	Tr	Tr	Tr	0.4	0.2	28.0	Tr	22.4	Tr	0.2	Tr	Tr
092205	鸭舌 [鸭条]	19.7	18.6	3.5	11.5	3.5	0.1	18.8	Tr	Tr	Tr	Tr	Tr	Tr	Tr	0.4	Tr	15.8	Tr	2.6	Tr	Tr	Tr	Tr
092206	鸭心	8.9	7.0	2.2	3.7	1.1	0.0	30.8	Tr	Tr	Tr	Tr	Tr	Tr	Tr	0.4	Tr	23.1	Tr	7.3	Tr	0.2	Tr	Tr
092208	鸭血 (公麻鸭)	0.4	0.4	0.2	0.1	0.1	0.0	56.8	Tr	Tr	Tr	Tr	Tr	Tr	Tr	0.9	Tr	25.0	Tr	29.7	0.4	0.8	Tr	Tr
092210	鸭胰	2.9	2.7	1.8	0.7	0.2	0.0	65.9	Tr	Tr	Tr	Tr	Tr	Tr	Tr	17.9	Tr	28.4	Tr	19.6	Tr	Tr	Tr	Tr
092211	鸭肫	1.3	1.2	0.4	0.6	0.2	0.0	34.5	Tr	Tr	Tr	Tr	Tr	Tr	Tr	0.5	Tr	23.9	Tr	10.1	—	Tr	0.4	Tr
092215	鸭肫	0.9	0.8	0.3	0.2	0.2	0.1	37.7	Tr	Tr	Tr	Tr	Tr	Tr	Tr	0.3	Tr	21.8	0.2	14.3	—	Tr	0.4	0.7

食物脂肪酸含量 Fatty acid content of foods

食物编码 Food code	食物名称 Food name	单不饱和脂肪酸 MUFA/总脂肪酸 Total（%）									多不饱和脂肪酸 PUFA/总脂肪酸 Total（%）											未知 (%)	备注 Remark
		Total	14:1	15:1	16:1	17:1	18:1	20:1	22:1	24:1	Total	16:2	18:2	18:3	18:4	20:2	20:3	20:4	20:5	22:3	22:4	22:5	22:6		
091307	鸡肉松	63.2	Tr	Tr	Tr	Tr	27.0	6.6	29.6	Tr	2.6	Tr	0.2	0.3	—	2.1	Tr	Tr	Tr	Tr	Tr	Tr	Tr	0.7	北京
091308	扒鸡（五香脱骨）	48.6	Tr	Tr	8.4	Tr	40.2	Tr	Tr	Tr	18.9	Tr	18.0	0.9	—	Tr	Tr	Tr	Tr	Tr	Tr	Tr	Tr	9.2	山东
091309	烤鸡	53.9	Tr	Tr	7.3	Tr	46.6	Tr	Tr	Tr	20.1	Tr	19.9	0.2	—	Tr	Tr	Tr	Tr	Tr	Tr	Tr	Tr	0.3	北京
091310	童子鸡（熟）	43.4	Tr	Tr	Tr	Tr	43.4	Tr	Tr	Tr	24.9	Tr	22.7	2.2	—	Tr	Tr	Tr	Tr	Tr	Tr	Tr	Tr	0.0	河北
	鸭																								
092101x	鸭（代表值）	50.0	Tr	Tr	5.3	Tr	44.7	Tr	Tr	Tr	19.5	Tr	18.6	0.9	—	Tr	Tr	Tr	Tr	Tr	Tr	Tr	Tr	0.3	
092102	公麻鸭	50.0	Tr	Tr	5.3	Tr	44.7	Tr	Tr	Tr	19.5	Tr	18.6	0.9	—	Tr	Tr	Tr	Tr	Tr	Tr	Tr	Tr	0.3	合肥
092103	母麻鸭	50.0	Tr	Tr	5.3	Tr	44.7	Tr	Tr	Tr	19.5	Tr	18.6	0.9	—	Tr	Tr	Tr	Tr	Tr	Tr	Tr	Tr	0.3	合肥
092105	鸭皮	58.3	Tr	Tr	4.4	Tr	53.9	Tr	Tr	Tr	9.9	Tr	9.9	Tr	—	Tr	Tr	Tr	Tr	Tr	Tr	Tr	Tr	0.4	北京
092108	鸭腿（去骨）	48.3	0.0	Tr	3.4	0.0	44.5	0.4	0.0	0.0	23.7	—	20.7	0.5	—	0.2	0.2	2.1	0.0	—	—	—	—	1.3	湖北
092109	鸭腿（腾鸭）	37.6	Tr	Tr	1.6	Tr	36.0	Tr	Tr	Tr	29.4	—	23.0	Tr	—	Tr	Tr	6.4	Tr	—	—	—	—	2.7	湖北
092110	鸭胸脯肉	36.7	Tr	Tr	1.3	Tr	35.4	Tr	Tr	Tr	28.4	—	22.8	Tr	—	Tr	Tr	5.6	Tr	—	—	—	—	1.1	湖北
092111	鸭胸脯肉（腾鸭）	32.7	Tr	Tr	1.5	Tr	31.2	Tr	Tr	Tr	29.9	—	21.8	Tr	—	Tr	Tr	7.7	Tr	—	—	—	0.4	5.4	湖北
092201	鸭肠	53.7	Tr	Tr	3.0	Tr	50.2	0.5	Tr	Tr	14.5	Tr	13.5	0.6	—	Tr	0.0	0.4	Tr	Tr	Tr	Tr	Tr	0.1	北京
092202	鸭肝	36.1	Tr	Tr	2.0	Tr	33.2	0.9	Tr	Tr	14.8	Tr	9.8	0.1	—	Tr	0.6	3.7	Tr	—	—	—	Tr	0.0	合肥
092203	鸭肝（公麻鸭）	36.1	Tr	Tr	2.0	Tr	33.2	0.9	Tr	Tr	14.8	Tr	9.8	0.1	—	Tr	0.6	3.7	Tr	—	—	—	Tr	0.0	合肥
092204	鸭肝（母麻鸭）	36.1	Tr	Tr	2.0	Tr	33.2	0.9	Tr	Tr	14.8	Tr	9.8	0.1	—	Tr	0.6	3.7	Tr	—	—	—	Tr	0.0	合肥
092205	鸭舌[鸭条]	62.0	0.2	Tr	10.4	Tr	51.0	0.4	Tr	Tr	18.9	Tr	17.3	0.9	—	0.1	0.1	0.5	Tr	Tr	Tr	Tr	Tr	0.3	北京
092206	鸭心	52.9	Tr	Tr	4.5	Tr	48.4	Tr	Tr	Tr	16.3	Tr	14.4	0.6	—	Tr	Tr	1.3	Tr	—	—	—	Tr	0.0	北京
092208	鸭血（公麻鸭）	25.3	Tr	Tr	1.3	Tr	24.0	Tr	Tr	Tr	13.7	Tr	13.7	Tr	—	Tr	Tr	Tr	Tr	—	—	—	Tr	4.2	合肥
092210	鸭胰	27.5	Tr	Tr	Tr	Tr	27.5	Tr	Tr	Tr	6.6	Tr	6.6	Tr	—	Tr	Tr	Tr	Tr	—	—	—	Tr	0.0	北京
092211	鸭胗	50.2	Tr	Tr	3.5	Tr	46.3	0.4	Tr	Tr	14.8	Tr	12.6	Tr	—	Tr	Tr	2.2	Tr	—	—	—	Tr	0.5	合肥
092215	鸭肫	28.2	Tr	Tr	1.4	Tr	24.1	Tr	Tr	2.7	25.3	—	10.9	Tr	—	1.6	0.8	12.0	Tr	—	—	—	Tr	8.9	湖北

食物脂肪酸含量
Fatty acid content of foods

食物编码 Food code	食物名称 Food name	脂肪 Fat g	脂肪酸 Fatty acid (g/100g 可食部)					饱和脂肪酸 SFA/总脂肪酸 Total (%)															
			Total	饱和 SFA	单不饱和 MUFA	多不饱和 PUFA	未知 Un_k	Total	4:0	6:0	8:0	10:0	11:0	12:0	13:0	14:0	15:0	16:0	17:0	18:0	19:0	20:0	22:0	24:0
092216	鸭胗（腾鸭）	6.0	5.8	1.8	3.0	0.9	0.1	30.8	Tr	Tr	Tr	Tr	Tr	0.0	Tr	0.3	0.1	22.0	0.1	7.7	—	0.1	0.3	0.2
092301	北京烤鸭	38.4	36.3	12.7	19.7	4.1	0.0	35.0	Tr	Tr	Tr	Tr	Tr	Tr	Tr	0.6	Tr	24.6	0.4	9.4	Tr	Tr	Tr	Tr
092304	酱鸭	18.4	17.4	5.9	9.2	2.3	0.0	33.8	Tr	Tr	Tr	Tr	Tr	Tr	Tr	0.6	Tr	24.9	Tr	8.3	Tr	Tr	Tr	Tr
092305	酱鸭（加梅菜，罐头）	21.7	20.5	7.6	10.4	2.5	0.0	37.3	Tr	Tr	Tr	Tr	Tr	0.3	Tr	0.7	0.1	27.7	Tr	8.5	Tr	Tr	Tr	Tr
092306	盐水鸭（熟）	26.1	24.7	7.5	12.4	4.8	0.1	30.2	Tr	Tr	Tr	Tr	Tr	Tr	Tr	0.6	0.1	21.7	0.2	6.2	Tr	1.4	Tr	Tr
092307	烤鸭（老唐牌）	25.3	23.9	8.9	10.9	4.1	0.0	37.1	Tr	Tr	Tr	Tr	Tr	0.7	Tr	1.2	Tr	30.7	Tr	4.5	Tr	Tr	Tr	Tr
鹅																									
093101	鹅	19.9	18.8	5.5	10.2	3.1	0.1	29.3	Tr	Tr	Tr	Tr	Tr	Tr	Tr	0.4	0.1	22.6	0.1	6.1	Tr	Tr	Tr	Tr
093201	鹅肝	3.4	2.5	1.6	0.5	0.3	0.0	64.7	Tr	Tr	Tr	Tr	Tr	Tr	Tr	0.5	Tr	39.5	Tr	23.6	1.1	Tr	Tr	Tr
093301	烧鹅	21.5	20.3	6.4	10.6	3.1	0.3	31.4	Tr	Tr	Tr	Tr	Tr	Tr	Tr	0.8	0.1	24.1	Tr	6.3	Tr	0.1	Tr	Tr
093302	腊鹅	21.5	20.3	7.2	9.7	2.7	0.6	35.6	Tr	Tr	Tr	Tr	Tr	Tr	Tr	0.5	0.2	33.1	Tr	1.8	Tr	Tr	Tr	Tr
火鸡																									
094101	火鸡腿肉	1.2	1.1	0.4	0.5	0.2	0.0	33.4	Tr	Tr	Tr	Tr	Tr	Tr	Tr	0.6	0.9	22.0	Tr	9.9	Tr	Tr	Tr	Tr
094201	火鸡肝	5.6	4.1	1.6	2.0	0.5	0.0	39.7	Tr	Tr	Tr	Tr	Tr	Tr	Tr	0.5	0.2	23.6	0.7	15.4	Tr	0.5	Tr	Tr
094301	火鸡腿（熟）	0.7	1.1	0.4	0.5	0.2	0.0	33.4	Tr	Tr	Tr	Tr	Tr	Tr	Tr	0.6	0.9	22.0	Tr	9.9	Tr	Tr	Tr	Tr
其他																									
099001	鸽	14.2	13.4	3.3	8.2	1.8	0.0	24.9	Tr	Tr	Tr	Tr	Tr	Tr	Tr	0.4	0.2	18.9	Tr	5.3	Tr	0.1	Tr	Tr
099002	鹌鹑	3.1	2.9	1.1	1.0	0.8	0.0	38.9	Tr	Tr	Tr	Tr	Tr	0.5	Tr	1.0	0.1	23.7	0.7	12.4	Tr	0.5	Tr	Tr
099003	乳鸽	34.1	32.2	5.2	19.4	7.5	0.0	16.3	Tr	Tr	Tr	Tr	Tr	Tr	Tr	0.4	0.3	15.6	Tr	3.2	Tr	Tr	Tr	Tr
099004	乳鸽（红烧）	20.8	19.7	4.4	12.4	2.8	0.1	22.3	Tr	Tr	Tr	Tr	Tr	Tr	Tr	0.5	Tr	18.6	Tr	3.2	Tr	Tr	Tr	Tr
乳类及制品																									
液态乳																									
101101x	纯牛奶（代表值，全脂）	3.6	3.3	2.1	1.0	0.1	0.1	65.0	1.4	1.1	0.8	2.4	0.0	3.5	0.2	11.8	1.6	30.3	0.5	11.1	Tr	0.2	0.1	Tr

食物脂肪酸含量

Fatty acid content of foods

食物编码 Food code	食物名称 Food name	单不饱和脂肪酸 MUFA/总脂肪酸 Total (%)								多不饱和脂肪酸 PUFA/总脂肪酸 Total (%)										未知 (%)	备注 Remark
		Total	14:1	15:1	16:1	17:1	18:1	20:1	22:1	24:1	Total	16:2	18:2	18:3	18:4	20:2	20:3	20:4	20:5	22:3	22:4	22:5	22:6		

Food code	Food name	Total	14:1	15:1	16:1	17:1	18:1	20:1	22:1	24:1	Total	16:2	18:2	18:3	18:4	20:2	20:3	20:4	20:5	22:3	22:4	22:5	22:6	未知(%)	Remark
092216	鸭胗(鹌鸭)	50.6	0.0	Tr	2.6	0.1	46.8	0.6	0.0	0.5	16.1	—	12.8	0.4	—	0.2	0.2	2.2	0.1	—	—	—	0.2	2.4	湖北
092301	北京烤鸭	54.2	Tr	Tr	4.5	Tr	49.1	0.6	Tr	Tr	11.4	Tr	10.7	0.7	—	Tr	Tr	Tr	Tr	Tr	Tr	Tr	Tr	0.0	
092304	酱鸭	53.0	Tr	Tr	2.9	Tr	50.1	Tr	Tr	Tr	13.1	Tr	12.1	1.0	—	Tr	Tr	Tr	Tr	Tr	Tr	Tr	Tr	0.1	上海
092305	酱鸭(加海菜,罐头)	50.5	Tr	Tr	3.5	Tr	47.0	Tr	Tr	Tr	12.1	Tr	10.0	2.1	—	Tr	Tr	Tr	Tr	Tr	Tr	Tr	Tr	0.1	
092306	盐水鸭(熟)	50.0	Tr	Tr	5.3	Tr	44.7	Tr	Tr	Tr	19.5	Tr	18.6	0.9	—	Tr	Tr	Tr	Tr	Tr	Tr	Tr	Tr	0.3	上海
092307	烤鸭(老唐牌)	45.6	Tr	Tr	Tr	Tr	45.3	Tr	0.3	Tr	17.1	Tr	15.9	1.2	—	Tr	Tr	Tr	Tr	Tr	Tr	Tr	Tr	0.2	北京
鹅																									
093101	鹅	54.0	Tr	Tr	4.1	Tr	49.9	Tr	Tr	Tr	16.4	Tr	12.3	4.0	—	Tr	Tr	0.1	Tr	Tr	Tr	Tr	Tr	0.3	
093201	鹅肝	21.2	Tr	Tr	0.9	Tr	20.3	Tr	Tr	Tr	12.5	Tr	12.5	—	—	Tr	Tr	Tr	Tr	Tr	Tr	Tr	Tr	1.6	合肥
093301	烧鹅	52.1	Tr	Tr	5.4	Tr	46.7	Tr	Tr	Tr	15.1	Tr	14.7	0.4	—	Tr	Tr	Tr	Tr	Tr	Tr	Tr	Tr	1.4	广东
093302	腊鹅	47.8	Tr	Tr	Tr	Tr	47.8	Tr	Tr	Tr	13.5	Tr	12.1	1.4	—	Tr	Tr	Tr	Tr	Tr	Tr	Tr	Tr	3.1	江西
火鸡																									
094101	火鸡腿肉	43.8	Tr	Tr	7.2	1.1	35.5	0.1	Tr	Tr	21.5	Tr	19.9	1.6	—	Tr	Tr	Tr	Tr	Tr	Tr	Tr	0.1	1.3	山东
094201	火鸡肝	48.9	Tr	Tr	7.5	Tr	41.4	0.5	Tr	Tr	11.5	Tr	10.8	0.7	—	Tr	Tr	Tr	Tr	Tr	Tr	Tr	Tr	0.0	山东
094301	火鸡腿(熟)	43.8	Tr	Tr	7.2	1.1	35.5	Tr	Tr	Tr	21.5	Tr	19.9	1.6	—	Tr	Tr	Tr	Tr	Tr	Tr	Tr	Tr	1.3	山东
其他																									
099001	鸽	61.5	Tr	Tr	11.5	Tr	49.9	0.1	Tr	Tr	13.4	Tr	12.0	0.8	—	Tr	Tr	0.5	Tr	Tr	Tr	Tr	Tr	0.2	
099002	鹌鹑	33.7	Tr	Tr	5.3	0.7	26.9	0.3	Tr	Tr	26.9	Tr	25.4	1.5	—	Tr	Tr	Tr	Tr	Tr	Tr	Tr	Tr	0.5	
099003	乳鸽	60.2	Tr	Tr	16.9	Tr	43.3	Tr	Tr	Tr	23.4	Tr	21.7	1.7	—	Tr	Tr	Tr	Tr	Tr	Tr	Tr	Tr	0.1	河北
099004	乳鸽(红烧)	62.9	Tr	Tr	17.5	Tr	45.4	Tr	Tr	Tr	14.4	Tr	13.7	0.7	—	Tr	Tr	Tr	Tr	Tr	Tr	Tr	Tr	0.4	河南
乳类及制品																									
液态乳																									
101101x	纯牛奶(代表值,全脂)	28.8	0.7	Tr	2.2	0.2	25.5	0.1	Tr	Tr	3.5	Tr	3.0	0.4	Tr	Tr	0.1	Tr	Tr	Tr	Tr	Tr	Tr	2.7	

食物脂肪酸含量 092216—101101x

食物脂肪酸含量 / Fatty acid content of foods

食物编码 Food code	食物名称 Food name	脂肪 Fat g	脂肪酸 Fatty acid (g/100g 可食部)			未知 Un_k	饱和脂肪酸 SFA / 总脂肪酸 Total (%)														
			Total	饱和 SFA	单不饱和 MUFA	多不饱和 PUFA		Total	4:0	6:0	8:0	10:0	11:0	12:0	13:0	14:0	15:0	16:0	17:0	18:0	19:0	20:0	22:0	24:0
101102	纯牛奶（全脂，美国牛）	3.2	2.9	1.6	1.1	0.2	0.1	53.8	Tr	0.1	0.6	1.3	Tr	1.8	0.3	8.5	0.7	26.0	0.1	13.2	Tr	1.1	0.1	Tr
101104	纯牛奶（全脂，德国牛）	3.0	2.7	1.5	1.0	0.2	0.1	53.8	Tr	0.1	0.6	1.3	Tr	1.8	0.3	8.5	0.7	26.0	0.1	13.2	Tr	1.1	0.1	Tr
101105	纯牛奶（全脂，光明牌）	3.2	2.9	1.9	0.8	0.1	0.1	66.6	Tr	Tr	Tr	2.6	Tr	3.5	0.1	17.0	3.4	32.1	Tr	7.9	Tr	Tr	Tr	Tr
101106	纯牛奶（全脂，乐百氏牌）	3.8	3.5	2.3	1.0	0.1	0.1	64.9	Tr	Tr	Tr	2.2	Tr	3.5	0.1	15.4	3.2	29.9	Tr	10.6	Tr	Tr	Tr	Tr
101107	纯牛奶（全脂，帕玛拉特牌）	3.1	2.9	1.9	0.8	0.1	0.1	65.5	Tr	Tr	Tr	2.8	Tr	3.5	0.2	16.3	3.7	30.1	Tr	8.9	Tr	Tr	Tr	Tr
101108	纯牛奶（全脂，三元牌）	3.9	3.6	2.4	1.1	0.1	0.1	66.0	Tr	Tr	Tr	2.0	Tr	3.5	0.1	15.1	1.9	32.8	Tr	10.6	Tr	Tr	Tr	Tr
101109	纯牛奶（全脂，完达山牌）	3.2	3.0	2.4	0.5	0.1	0.0	79.9	Tr	Tr	Tr	3.3	Tr	13.6	Tr	21.9	3.3	31.5	Tr	6.3	Tr	Tr	Tr	Tr
101110	纯牛奶（全脂，龙丹牌）	3.8	3.4	2.2	1.0	0.1	0.1	64.9	Tr	Tr	Tr	1.5	Tr	3.5	Tr	16.8	3.6	30.2	Tr	9.3	Tr	Tr	Tr	Tr
101111	纯牛奶（全脂，蒙牛牌）	3.7	3.5	2.2	1.2	0.1	0.1	62.8	Tr	Tr	Tr	1.9	Tr	3.5	0.1	14.7	3.0	28.4	Tr	11.2	Tr	Tr	Tr	Tr
101112	纯牛奶（全脂，新南洋牌）	3.8	3.5	2.3	1.1	0.1	0.1	64.4	Tr	Tr	Tr	1.1	Tr	3.5	0.1	13.9	3.0	31.4	Tr	11.4	Tr	Tr	Tr	Tr
101113	纯牛奶（全脂，帕玛拉特）	3.2	2.9	1.9	0.9	0.1	0.1	64.5	Tr	Tr	Tr	2.7	Tr	3.5	0.1	15.3	3.4	29.7	Tr	9.8	Tr	Tr	Tr	Tr
101114	纯牛奶（全脂，伊利牌）	3.7	3.5	2.3	1.1	0.1	0.0	67.0	Tr	Tr	Tr	1.9	Tr	7.1	0.1	14.8	2.6	31.0	Tr	9.6	Tr	Tr	Tr	Tr
101122	纯牛奶（全脂，爱尔兰金凯利全脂牛奶）	3.6	3.0	2.0	0.8	0.1	0.1	65.2	1.7	1.7	1.1	2.4	0.0	2.9	0.1	10.4	1.1	31.3	0.7	11.5	—	0.2	0.1	0.0
101123	纯牛奶（全脂，澳大利亚澳田纯牛奶）	3.5	3.0	2.0	0.8	0.1	0.1	68.1	2.1	1.8	1.1	2.6	0.1	3.1	0.2	11.3	1.2	32.9	0.8	10.5	—	0.2	0.1	0.1
101124	纯牛奶（全脂，比利时纯牧牛奶）	3.4	3.0	2.0	0.8	0.1	0.1	66.1	2.2	1.8	1.2	2.9	0.0	3.4	0.2	11.5	1.2	29.6	0.7	11.2	—	0.2	Tr	Tr
101125	纯牛奶（全脂，波兰美波全脂纯牛奶）	3.4	3.0	1.9	0.9	0.1	0.1	64.0	2.0	1.6	1.1	2.5	0.0	3.0	0.2	10.4	1.1	29.7	0.8	11.3	—	0.2	0.1	Tr
101126	纯牛奶（全脂，丹麦爱氏晨曦有机全脂牛奶）	3.6	3.0	2.1	0.7	0.1	0.1	68.8	2.1	1.9	1.2	3.0	0.0	3.6	0.2	11.7	1.2	32.7	0.7	10.2	—	0.2	0.1	Tr
101127	纯牛奶（全脂，德国爱氏晨曦纯牛奶）	3.6	3.0	2.0	0.8	0.1	0.1	68.1	2.1	1.8	1.2	2.9	0.1	3.6	0.2	11.7	1.2	32.4	0.7	9.9	—	0.2	0.1	Tr
101128	纯牛奶（全脂，德国甘蒂牧场纯牛奶）	3.6	3.0	2.0	0.8	0.1	0.1	65.1	2.0	1.7	1.2	2.8	0.0	3.5	0.2	11.2	1.2	29.6	0.7	10.7	—	0.2	0.1	Tr

食物脂肪酸含量
Fatty acid content of foods

食物编码	食物名称	单不饱和脂肪酸 MUFA/总脂肪酸 Total（%）									多不饱和脂肪酸 PUFA/总脂肪酸 Total（%）										未知	备注
Food code	Food name	Total	14:1	15:1	16:1	17:1	18:1	20:1	22:1	24:1	Total	16:2	18:2	18:3	18:4	20:2	20:3	20:4	20:5	22:3	22:4	22:5	22:6	(%)	Remark
101102	纯牛奶（全脂，美国牛）	36.3	1.4	0.1	6.1	0.1	28.4	Tr	0.2	Tr	7.5	0.1	5.3	2.1	—	Tr	Tr	Tr	Tr	Tr	Tr	Tr	Tr	2.4	南昌
101104	纯牛奶（全脂，德国牛）	36.3	1.4	0.1	6.1	0.1	28.4	Tr	0.2	Tr	7.5	0.1	5.3	2.1	—	Tr	Tr	Tr	Tr	Tr	Tr	Tr	Tr	2.4	南昌
101105	纯牛奶（全脂，光明牌）	26.8	Tr	Tr	3.2	0.3	23.6	Tr	Tr	Tr	3.1	Tr	3.1	Tr	—	Tr	Tr	Tr	Tr	Tr	Tr	Tr	Tr	3.5	上海
101106	纯牛奶（全脂，乐百氏牌）	29.9	Tr	Tr	2.9	Tr	27.0	Tr	Tr	Tr	1.9	Tr	1.9	Tr	—	Tr	Tr	Tr	Tr	Tr	Tr	Tr	Tr	3.3	广东
101107	纯牛奶（全脂，帕玛拉特牌）	29.1	Tr	Tr	3.3	Tr	25.8	Tr	Tr	Tr	2.0	Tr	2.0	Tr	—	Tr	Tr	Tr	Tr	Tr	Tr	Tr	Tr	3.4	天津
101108	纯牛奶（全脂，三元牌）	29.2	Tr	Tr	3.2	Tr	26.0	Tr	Tr	Tr	2.4	Tr	2.4	Tr	—	Tr	Tr	Tr	Tr	Tr	Tr	Tr	Tr	2.4	北京
101109	纯牛奶（全脂，完达山牌）	18.1	Tr	Tr	Tr	Tr	18.1	Tr	Tr	Tr	2.0	Tr	2.0	Tr	—	Tr	Tr	Tr	Tr	Tr	Tr	Tr	Tr	0.0	黑龙江
101110	纯牛奶（全脂，龙丹牌）	28.2	Tr	Tr	2.5	Tr	25.7	Tr	Tr	Tr	2.9	Tr	2.9	Tr	—	Tr	Tr	Tr	Tr	Tr	Tr	Tr	Tr	4.0	黑龙江
101111	纯牛奶（全脂，蒙牛牌）	33.0	Tr	Tr	3.0	Tr	30.0	Tr	Tr	Tr	2.1	Tr	2.1	Tr	—	Tr	Tr	Tr	Tr	Tr	Tr	Tr	Tr	2.1	内蒙古
101112	纯牛奶（全脂，新南洋牌）	31.4	Tr	Tr	2.9	0.3	28.5	0.2	Tr	Tr	2.4	Tr	2.4	Tr	—	Tr	Tr	Tr	Tr	Tr	Tr	Tr	Tr	1.8	北京
101113	纯牛奶（全脂，帕玛拉特）	30.5	Tr	Tr	3.3	0.2	27.2	0.1	Tr	Tr	2.1	Tr	2.1	Tr	—	Tr	Tr	Tr	Tr	Tr	Tr	Tr	Tr	2.9	天津
101114	纯牛奶（全脂，伊利牌）	30.3	Tr	Tr	Tr	Tr	30.3	Tr	Tr	Tr	2.8	Tr	2.3	0.5	—	Tr	Tr	Tr	Tr	Tr	Tr	Tr	Tr	0.0	内蒙古
101122	纯牛奶（全脂，爱尔兰金凯利全脂牛奶）	27.9	0.8	Tr	1.9	0.3	24.7	0.1	0.1	Tr	3.2	—	2.5	0.5	—	0.1	0.1	Tr	0.1	—	—	—	Tr	3.7	
101123	纯牛奶（全脂，澳大利亚澳田纯牛奶）	25.5	1.1	Tr	2.0	0.3	21.8	0.2	0.1	Tr	2.7	—	1.9	0.6	—	Tr	0.1	Tr	0.1	—	—	—	Tr	3.7	
101124	纯牛奶（全脂，比利时纯牛奶）	26.6	0.9	Tr	1.7	0.2	23.6	0.1	0.1	Tr	3.9	—	3.0	0.7	—	Tr	0.1	Tr	0.1	—	—	—	Tr	3.4	
101125	纯牛奶（全脂，波兰美波全脂纯牛奶）	29.1	0.9	Tr	2.0	0.3	25.7	0.2	0.1	Tr	2.9	—	2.4	0.5	—	Tr	0.1	Tr	0.1	—	—	—	Tr	4.0	
101126	纯牛奶（全脂，丹麦爱氏晨曦有机全脂牛奶）	24.0	0.9	Tr	1.8	0.2	21.0	0.1	Tr	Tr	3.5	—	2.6	0.7	—	Tr	0.1	Tr	0.1	—	—	—	Tr	3.7	
101127	纯牛奶（全脂，德国爱氏晨曦纯牛奶）	25.5	1.1	Tr	2.0	0.2	22.1	0.1	0.1	Tr	2.9	—	2.2	0.5	—	Tr	0.1	Tr	0.1	—	—	—	Tr	3.5	
101128	纯牛奶（全脂，德国甘蒂牧场纯牛奶）	28.2	1.0	Tr	2.0	0.3	24.7	0.1	Tr	0.1	3.2	—	2.5	0.5	—	Tr	0.1	Tr	0.1	—	—	—	Tr	3.5	

食物脂肪酸含量 Fatty acid content of foods

食物编码 Food code	食物名称 Food name	脂肪 Fat g	脂肪酸 Fatty acid (g/100g 可食部)				饱和脂肪酸 SFA/总脂肪酸 Total（%）												
			Total	饱和 SFA	单不饱和 MUFA	多不饱和 PUFA	未知 Un_k	Total	4:0	6:0	8:0	10:0	11:0	12:0	13:0	14:0	15:0	16:0	17:0	18:0	19:0	20:0	22:0	24:0
101129	纯牛奶（全脂，法国得乐思全脂牛奶）	3.6	3.0	2.0	0.8	0.1	0.1	65.6	2.1	1.8	1.2	2.8	0.0	3.4	0.2	11.4	1.1	30.3	0.7	10.3	—	0.2	0.1	Tr
101130	纯牛奶（全脂，光明纯牛奶）	3.4	3.0	1.9	0.9	0.1	0.1	62.4	1.9	1.6	1.0	2.3	0.0	2.7	0.2	9.9	1.0	28.4	0.6	12.6	—	0.2	Tr	Tr
101131	纯牛奶（全脂，光明优+高品质纯牛奶）	3.8	4.0	2.6	1.2	0.2	0.1	63.9	1.9	1.5	0.9	2.2	0.0	2.6	0.2	9.7	1.1	31.4	0.7	11.5	—	0.2	Tr	Tr
101132	纯牛奶（全脂，广泽澳醇纯牛奶）	3.6	3.0	2.0	0.8	0.1	0.1	65.5	2.0	1.6	1.1	2.6	0.0	3.2	0.2	10.3	1.2	31.9	0.7	10.4	—	0.2	0.1	Tr
101134	纯牛奶(全脂，辉山纯牛奶)	3.7	4.0	2.6	1.1	0.2	0.1	64.1	2.1	1.6	1.0	2.3	0.0	2.9	0.2	9.5	0.9	30.4	0.6	12.3	—	0.2	0.1	Tr
101135	纯牛奶（全脂，龙丹松花江牧场纯牛奶）	3.7	4.0	2.5	1.2	0.1	0.2	63.0	2.2	1.6	0.9	2.1	0.0	2.4	0.1	9.4	1.0	28.4	0.6	14.0	—	0.2	Tr	0.0
101137	纯牛奶（全脂，蒙牛纯牛奶）	3.8	4.0	2.5	1.2	0.2	0.1	63.0	2.0	1.5	0.9	2.1	0.0	2.6	0.2	9.3	1.0	30.8	0.6	11.9	—	0.1	Tr	Tr
101138	纯牛奶（全脂，蒙牛特仑苏有机纯牛奶）	4.0	4.0	2.5	1.2	0.2	0.1	62.7	2.1	1.5	0.9	2.0	0.0	2.4	0.2	9.3	1.0	30.1	0.6	12.3	—	0.2	0.1	Tr
101139	纯牛奶（全脂，明治醇壹高温杀菌乳）	3.7	4.0	2.5	1.2	0.2	0.1	63.2	2.0	1.6	1.0	2.3	0.0	2.8	0.2	9.5	1.0	31.2	0.6	10.8	—	0.1	0.1	Tr
101140	纯牛奶（全脂，瑞士艾美全脂牛奶）	3.5	3.0	2.0	0.8	0.1	0.1	65.6	2.2	1.8	1.2	2.8	0.0	3.3	0.2	11.2	1.0	30.0	0.7	10.7	—	0.2	0.1	Tr
101141	纯牛奶（全脂，圣牧有机纯牛奶）	4.1	4.0	2.6	1.1	0.2	0.1	63.9	2.0	1.6	0.9	2.1	0.0	2.5	0.1	9.4	1.0	30.6	0.6	12.9	—	0.2	0.1	Tr
101143	纯牛奶（全脂，完达山纯牛奶）	4.2	4.0	2.6	1.1	0.1	0.1	65.3	2.0	1.7	1.1	2.6	0.0	3.1	0.2	10.6	1.1	30.7	0.7	11.2	—	0.2	0.1	Tr
101145	纯牛奶(全脂,夏进纯牛奶)	3.5	3.0	1.9	0.8	0.1	0.1	64.9	2.1	1.6	1.0	2.3	0.0	2.7	0.2	9.8	1.0	29.7	0.6	13.6	—	0.2	0.1	Tr
101146	纯牛奶（全脂，现代牧业纯牛奶）	3.6	3.0	1.9	0.9	0.1	0.1	63.6	2.0	1.6	1.1	2.6	0.0	3.1	0.2	10.2	1.1	29.1	0.7	11.7	—	0.1	0.1	Tr
101147	纯牛奶（全脂，新希望复原乳）	3.6	3.0	2.1	0.7	0.1	0.1	69.0	2.1	1.8	1.2	2.8	0.1	4.7	0.2	12.1	1.3	31.5	0.7	10.2	—	0.2	0.1	Tr
101148	纯牛奶（全脂，新希望千岛湖牧场纯牛奶）	3.5	3.0	1.9	0.9	0.1	0.1	64.0	1.9	1.5	1.0	2.2	0.0	2.7	0.2	9.8	1.0	31.8	0.6	11.0	—	0.2	0.1	Tr

食物脂肪酸含量
Fatty acid content of foods

食物编码 Food code	食物名称 Food name	单不饱和脂肪酸 MUFA/总脂肪酸 Total (%)										多不饱和脂肪酸 PUFA/总脂肪酸 Total (%)										未知 (%)	备注 Remark
		Total	14:1	15:1	16:1	17:1	18:1	20:1	22:1	24:1	Total	16:2	18:2	18:3	18:4	20:2	20:3	20:4	20:5	22:3	22:4	22:5	22:6		
101129	纯牛奶（全脂，法国得乐全脂牛奶)	27.3	1.0	Tr	1.9	0.2	24.1	0.1	Tr	Tr	3.1	—	2.5	0.5	—	Tr	0.1	Tr	Tr	—	—	—	Tr	4.0	
101130	纯牛奶（全脂，光明纯牛奶）	29.7	0.8	Tr	1.6	0.2	26.9	0.1	0.1	Tr	4.4	—	3.7	0.4	—	Tr	0.3	Tr	Tr	—	—	—	Tr	3.5	黑龙江
101131	纯牛奶（全脂，光明优+高品质纯牛奶）	29.2	0.8	Tr	1.8	0.2	26.1	0.2	0.1	Tr	3.9	—	3.3	0.3	—	Tr	0.3	Tr	Tr	—	—	—	Tr	3.0	浙江
101132	纯牛奶（全脂，广泽澳醇纯牛奶）	27.5	0.9	Tr	2.0	0.2	24.3	0.1	Tr	Tr	3.8	—	3.4	0.3	—	Tr	0.1	Tr	Tr	—	—	—	Tr	3.2	吉林
101134	纯牛奶（全脂，辉山纯牛奶）	28.2	0.7	Tr	1.6	0.2	25.6	0.1	Tr	Tr	4.2	—	3.8	0.3	—	Tr	0.1	Tr	Tr	—	—	—	Tr	3.5	辽宁
101135	纯牛奶（全脂，龙丹松花江牧场纯牛奶）	29.5	0.7	Tr	1.6	0.2	26.9	0.1	Tr	Tr	3.7	—	3.3	0.3	—	Tr	0.1	Tr	Tr	—	—	—	Tr	3.8	黑龙江
101137	纯牛奶（全脂，蒙牛纯牛奶）	29.7	0.7	Tr	1.8	0.2	26.8	0.1	0.1	Tr	4.1	—	3.5	0.3	—	Tr	0.3	Tr	Tr	—	—	—	Tr	3.2	安徽
101138	纯牛奶（全脂，蒙牛特仑苏有机纯牛奶）	29.5	0.7	Tr	1.7	0.2	26.8	0.1	Tr	Tr	4.6	—	4.0	0.5	—	Tr	0.1	Tr	Tr	—	—	—	Tr	3.2	内蒙古
101139	纯牛奶（全脂，明治醇壹高温杀菌乳）	29.4	0.8	Tr	1.9	0.2	26.4	0.1	Tr	Tr	4.5	—	3.9	0.4	—	Tr	0.2	Tr	Tr	—	—	—	Tr	2.9	江苏
101140	纯牛奶（全脂，瑞士丈美全脂牛奶）	27.8	1.0	Tr	1.9	0.3	24.5	0.1	Tr	Tr	2.8	—	2.2	0.6	—	Tr	0.1	Tr	Tr	—	—	—	Tr	3.8	
101141	纯牛奶（全脂，圣牧有机纯牛奶）	28.6	0.7	Tr	1.6	0.2	26.0	0.1	Tr	Tr	4.3	—	3.6	0.5	—	0.1	0.1	Tr	Tr	—	—	—	Tr	3.2	内蒙古
101143	纯牛奶（全脂，完达山纯牛奶）	27.8	1.0	Tr	1.9	0.2	24.6	0.1	Tr	Tr	3.5	—	3.2	0.2	—	Tr	0.1	Tr	Tr	—	—	—	Tr	3.4	黑龙江
101145	纯牛奶（全脂，夏进纯牛奶）	28.1	0.7	Tr	1.6	0.2	25.5	0.1	Tr	Tr	3.8	—	3.4	0.3	—	Tr	0.1	Tr	Tr	—	—	—	Tr	3.2	宁夏
101146	纯牛奶（全脂，现代牧业纯牛奶）	29.2	0.8	Tr	1.8	0.2	26.3	0.1	Tr	Tr	3.8	—	3.3	0.3	—	Tr	0.2	Tr	Tr	—	—	—	Tr	3.4	安徽
101147	纯牛奶（全脂，新希望复原乳）	23.9	1.0	Tr	1.9	0.2	20.7	0.1	Tr	Tr	2.5	—	1.7	0.7	—	Tr	0.1	Tr	0.1	—	—	—	Tr	4.6	浙江
101148	纯牛奶（全脂，新希望千岛湖牧场纯牛奶）	29.5	0.9	Tr	1.8	0.2	26.4	0.2	Tr	Tr	3.9	—	3.0	0.8	—	Tr	0.1	Tr	Tr	—	—	—	Tr	2.6	浙江

食物脂肪酸含量 Fatty acid content of foods

食物编码 Food code	食物名称 Food name	脂肪 Fat g	脂肪酸 Fatty acid (g/100g 可食部) Total	饱和 SFA	单不饱和 MUFA	多不饱和 PUFA	未知 Un_k	饱和脂肪酸 SFA/总脂肪酸 Total (%) Total	4:0	6:0	8:0	10:0	11:0	12:0	13:0	14:0	15:0	16:0	17:0	18:0	19:0	20:0	22:0	24:0
101149	纯牛奶(全脂,伊利纯牛奶)	3.9	4.0	2.5	1.2	0.2	0.1	63.0	2.1	1.6	1.0	2.2	0.0	2.9	0.1	9.8	0.9	29.2	0.6	12.3	—	0.2	0.1	Tr
101150	纯牛奶(全脂,伊利金典有机纯牛奶)	4.1	4.0	2.5	1.2	0.2	0.1	63.5	2.0	1.7	1.1	2.6	0.0	3.0	0.2	10.3	1.0	28.3	0.6	12.5	—	0.2	Tr	Tr
101151	纯牛奶(全脂,意大利培兰全脂纯牛奶)	3.6	3.0	2.0	0.8	0.1	0.1	65.4	2.0	1.7	1.1	2.8	0.0	3.4	0.2	11.1	1.2	30.5	0.7	10.5	—	0.1	0.1	Tr
101152x	纯牛奶(代表值,低脂)	1.5	1.4	1.0	0.4	0.0	0.0	68.0	1.7	1.4	0.9	2.7	0.0	4.9	0.2	11.7	1.3	31.9	0.6	10.4	Tr	0.2	0.1	Tr
101152	纯牛奶(低脂,帕玛拉特)	1.3	1.2	0.9	0.3	0.0	0.0	76.7	Tr	Tr	Tr	4.0	Tr	13.7	Tr	18.2	2.6	30.4	Tr	7.8	—	0.2	Tr	Tr
101153	纯牛奶(低脂,澳大利亚德运部分脱脂纯牛奶)	2.0	2.0	1.3	0.5	0.1	0.1	67.1	2.0	1.8	1.1	2.6	0.1	3.3	0.2	11.2	1.2	32.3	0.8	10.2	—	0.2	0.1	Tr
101154	纯牛奶(低脂,德国艾德牧牌部分脱脂纯牛奶)	1.7	2.0	1.3	0.6	0.0	0.1	64.8	1.9	1.7	1.1	2.7	0.0	3.5	0.2	11.0	1.2	30.4	0.7	10.1	—	0.2	0.1	Tr
101155	纯牛奶(低脂,蒙牛特仑苏低脂牛奶)	1.3	1.0	0.7	0.3	0.0	0.0	66.6	1.9	1.6	1.0	2.4	0.0	3.0	0.2	9.7	1.0	32.2	0.6	12.8	—	0.2	0.1	Tr
101156	纯牛奶(低脂,明治醇壹低脂肪高温杀菌乳)	1.2	1.0	0.6	0.3	0.0	0.0	64.6	1.9	1.6	1.1	2.7	0.0	3.3	0.2	10.5	1.2	30.6	0.7	10.7	—	0.1	Tr	Tr
101157	纯牛奶(低脂,新西兰安佳低脂牛奶)	1.5	1.0	0.7	0.2	0.0	0.0	69.6	2.0	1.7	1.0	2.4	0.0	5.5	0.2	12.4	1.3	32.9	0.7	9.2	—	0.2	0.1	Tr
101158	纯牛奶(低脂,新西兰恒天然田园低脂牛奶)	1.7	2.0	1.4	0.5	0.1	0.1	69.2	1.9	1.6	1.0	2.4	0.0	5.8	0.2	12.4	1.3	32.3	0.8	9.3	—	0.2	0.1	Tr
101159	纯牛奶(低脂,伊利金典低脂奶)	1.3	1.0	0.7	0.3	0.0	0.0	65.6	1.8	1.3	0.8	1.9	0.0	2.3	0.1	8.4	0.9	33.3	0.6	14.0	—	0.2	0.1	Tr
101160	纯牛奶(低脂,意大利皮尔蒙特低脂牛奶)	1.4	1.0	0.7	0.3	0.0	0.0	67.8	1.9	1.7	1.2	2.9	0.1	3.5	0.2	11.4	1.2	33.0	0.7	9.9	—	0.1	0.1	Tr
101161x	纯牛奶(代表值,脱脂)	0.3	0.2	0.1	0.1	0.0	0.0	62.7	1.4	1.2	0.8	5.1	0.0	7.2	0.2	11.7	1.0	24.9	0.5	8.6	Tr	0.1	Tr	Tr
101161	纯牛奶(脱脂,帕玛拉特)	0.2	0.2	0.1	0.1	0.0	0.0	49.4	Tr	Tr	Tr	15.9	Tr	20.4	Tr	13.1	Tr	Tr	Tr	Tr	—	Tr	Tr	Tr
101162	纯牛奶(脱脂,澳大利亚澳田脱脂牛奶)	0.3	—	—	—	—	—	67.3	2.0	1.3	0.9	2.2	Tr	2.9	Tr	10.9	1.2	32.6	0.7	12.6	—	Tr	Tr	Tr

食物脂肪酸含量
Fatty acid content of foods

食物编码 Food code	食物名称 Food name	单不饱和脂肪酸 MUFA/总脂肪酸 Total (%)									多不饱和脂肪酸 PUFA/总脂肪酸 Total (%)													未知 (%)	备注 Remark
		Total	14:1	15:1	16:1	17:1	18:1	20:1	22:1	24:1	Total	16:2	18:2	18:3	18:4	20:2	20:3	20:4	20:5	22:3	22:4	22:5	22:6		
101149	纯牛奶（全脂，伊利纯牛奶）	29.9	0.8	Tr	1.7	0.2	26.9	0.3	Tr	Tr	4.3	—	3.4	0.8	—	Tr	0.1	Tr	Tr	—	—	—	Tr	2.8	辽宁
101150	纯牛奶（全脂，伊利金典有机纯牛奶）	29.0	0.8	Tr	1.7	0.2	26.1	0.1	0.1	Tr	4.4	—	3.8	0.4	—	Tr	0.2	Tr	Tr	—	—	—	Tr	3.1	内蒙古
101151	纯牛奶（全脂，意大利塔兰全脂纯牛奶）	27.4	1.0	Tr	1.8	0.2	24.3	0.1	Tr	Tr	3.8	—	3.4	0.3	—	Tr	0.1	Tr	Tr	—	—	—	Tr	3.4	
101152x	纯牛奶（代表值，低脂）	26.2	0.9	Tr	1.7	0.2	23.2	0.1	0.1	Tr	3.1	Tr	2.5	0.4	—	Tr	0.1	Tr	0.1	—	—	—	Tr	2.7	
101152	纯牛奶（低脂，帕玛拉特）	23.3	Tr	Tr	Tr	Tr	23.3	Tr	Tr	Tr	Tr	Tr	Tr	Tr	—	Tr	Tr	Tr	Tr	—	—	—	Tr	0.0	天津
101153	纯牛奶（低脂，澳大利亚德运部分脱脂纯牛奶）	26.5	1.1	Tr	2.2	0.3	22.8	0.1	Tr	Tr	2.9	—	2.1	0.6	—	Tr	0.1	Tr	0.1	—	—	—	Tr	3.5	
101154	纯牛奶（低脂，德国艾德牧禅部分脱脂纯牛奶）	28.8	1.0	Tr	2.1	0.3	25.3	0.1	Tr	Tr	3.2	—	2.7	0.4	—	Tr	0.1	Tr	Tr	—	—	—	Tr	3.2	
101155	纯牛奶（低脂，蒙牛特仑苏低脂牛奶）	26.7	0.8	Tr	1.6	0.2	24.1	Tr	Tr	Tr	4.2	—	3.7	0.3	—	Tr	0.2	Tr	Tr	—	—	—	Tr	2.5	宁夏
101156	纯牛奶（低脂，明治醇壹低脂防高温杀菌乳）	28.2	0.9	Tr	1.9	0.2	25.1	0.1	Tr	Tr	4.2	—	3.7	0.3	—	Tr	0.2	Tr	Tr	—	—	—	Tr	3.0	江苏
101157	纯牛奶（低脂，新西兰安佳低脂牛奶）	23.6	1.2	Tr	2.1	0.3	19.9	0.1	Tr	Tr	2.2	—	1.7	0.5	—	Tr	0.1	Tr	Tr	—	—	—	Tr	4.6	
101158	纯牛奶（低脂，新西兰恒天然田园低脂牛奶）	24.1	1.1	Tr	2.0	0.3	20.6	0.1	Tr	Tr	2.7	—	2.1	0.5	—	Tr	0.1	Tr	Tr	—	—	—	Tr	4.0	
101159	纯牛奶（低脂，伊利金典低脂奶）	28.2	0.7	Tr	1.7	0.2	25.4	0.1	0.1	Tr	3.8	—	3.3	0.3	—	Tr	0.2	Tr	Tr	—	—	—	Tr	2.4	山东
101160	纯牛奶（低脂，意大利皮尔蒙特低脂牛奶）	25.6	1.0	Tr	2.0	0.2	22.3	0.1	Tr	Tr	3.4	—	3.0	0.3	—	Tr	0.1	Tr	Tr	—	—	—	Tr	3.2	
101161x	纯牛奶（代表值，脱脂）	28.7	0.7	Tr	1.5	0.2	26.0	0.3	Tr	Tr	3.0	Tr	2.5	0.4	—	Tr	0.1	Tr	Tr	Tr	Tr	—	Tr	5.6	
101161	纯牛奶（脱脂，帕玛拉特）	32.7	Tr	Tr	Tr	Tr	32.7	Tr	Tr	Tr	Tr	—	Tr	Tr	—	Tr	Tr	Tr	Tr	Tr	Tr	—	Tr	17.9	天津
101162	纯牛奶（脱脂，澳大利亚澳田脱脂牛奶）	28.0	0.8	Tr	1.8	Tr	24.7	0.7	Tr	Tr	4.1	—	3.5	0.6	—	Tr	0.1	Tr	Tr	—	—	—	Tr	0.6	

食物脂肪酸含量 Fatty acid content of foods

食物编码 Food code	食物名称 Food name	脂肪 Fat g	脂肪酸 Fatty acid (g/100g 可食部) 总 Total	饱和 SFA	单不饱和 MUFA	多不饱和 PUFA	未知 Un_k	饱和脂肪酸 SFA/总脂肪酸 Total（%） Total	4:0	6:0	8:0	10:0	11:0	12:0	13:0	14:0	15:0	16:0	17:0	18:0	19:0	20:0	22:0	24:0
101163	纯牛奶（脱脂，丹麦爱氏晨曦脱脂纯牛奶）	0.3	—	—	—	—	—	66.5	1.8	1.6	1.0	2.6	0.0	3.5	0.2	11.4	1.2	31.6	0.7	10.7	—	—	Tr	Tr
101164	纯牛奶（脱脂，德国甘蒂牧场脱脂牛奶）	0.5	—	—	—	—	—	65.5	2.0	1.7	1.2	2.7	0.0	3.5	0.2	11.2	1.2	30.7	0.7	10.2	—	0.2	Tr	Tr
101165	纯牛奶（脱脂，新西兰安佳轻欣脱脂牛奶）	0.0	—	—	—	—	—	64.3	1.2	1.2	0.8	2.2	Tr	5.5	0.2	12.0	1.2	29.7	0.6	9.7	—	0.2	Tr	Tr
101166	调制乳（全脂，强化VA、VD）	2.0	1.8	1.0	0.7	0.1	0.0	53.8	Tr	0.1	0.6	1.3	Tr	1.8	0.3	8.5	0.7	26.0	0.1	13.2	Tr	1.1	0.1	Tr
101167	调制乳（全脂，草莓味，卡夫牌）	3.0	2.7	1.8	0.7	0.0	0.2	65.7	Tr	Tr	Tr	2.9	0.0	3.5	Tr	16.6	Tr	33.4	Tr	9.3	—	Tr	Tr	Tr
101168	调制乳（全脂，巧克力味，卡夫牌）	3.2	3.0	1.9	1.0	0.1	0.1	62.7	Tr	Tr	Tr	2.8	Tr	3.5	0.1	15.5	3.3	32.8	Tr	4.7	—	Tr	Tr	Tr
101169	调制乳（全脂，巧克力味，三元牌）	2.8	2.5	1.7	0.7	0.0	0.1	68.4	Tr	Tr	Tr	2.9	Tr	3.5	0.1	17.4	3.7	31.6	Tr	9.2	—	Tr	Tr	Tr
101170	调制乳（全脂，学生奶）	2.6	2.5	1.8	0.7	0.0	0.0	72.0	Tr	Tr	Tr	1.5	Tr	13.4	Tr	16.8	2.4	28.9	Tr	9.0	—	Tr	Tr	Tr
101171	调制乳（全脂，龙丹益醇核桃乳）	2.8	3.0	1.8	0.9	0.2	0.1	59.8	1.9	1.5	1.0	2.2	0.0	2.7	0.2	9.3	0.9	27.1	0.6	11.9	—	0.2	0.2	0.1
101172	调制乳（全脂，蒙牛特仑苏醇纤牛奶）	4.0	4.0	2.6	1.1	0.2	0.1	65.6	2.0	1.6	1.1	2.7	0.0	3.2	0.2	10.2	1.1	31.2	0.7	11.4	—	0.2	Tr	Tr
101173	调制乳（全脂，蒙牛珍荞麦零乳糖牛奶）	3.5	3.0	1.9	0.8	0.1	0.1	64.7	2.0	1.6	1.0	2.3	0.0	2.7	0.2	9.4	1.0	29.8	0.6	13.8	—	0.2	0.2	Tr
101174	调制乳（全脂，完达山臻醇牛奶）	3.7	4.0	2.7	1.1	0.2	0.1	66.6	2.0	1.7	1.1	2.6	0.1	3.1	0.2	11.3	1.1	32.0	0.8	10.3	—	0.2	0.1	Tr
101175	调制乳（全脂，旺仔复原乳牛奶）	2.6	2.0	1.4	0.5	0.1	0.1	68.0	1.9	1.8	1.3	3.4	0.0	4.8	0.3	12.2	1.3	29.5	0.7	10.7	—	0.1	0.1	Tr
101176	调制乳（全脂，夏进炼乳牛奶）	3.1	3.0	1.9	0.8	0.1	0.1	64.6	2.0	1.5	1.0	2.3	0.0	2.7	0.2	9.7	1.0	30.3	0.6	13.0	—	0.2	0.2	Tr
101177	调制乳（全脂，新西兰安佳原味进口儿童牛奶）	3.5	3.0	2.0	0.8	0.1	0.2	66.3	1.9	1.6	1.1	2.7	0.0	7.0	0.3	13.0	1.2	27.8	0.6	8.9	—	0.1	0.1	Tr

Fatty acid content of foods

食物脂肪酸含量

食物编码 Food code	食物名称 Food name	单不饱和脂肪酸 MUFA/总脂肪酸 Total (%)									多不饱和脂肪酸 PUFA/总脂肪酸 Total (%)											未知 (%)	备注 Remark
		Total	14:1	15:1	16:1	17:1	18:1	20:1	22:1	24:1	Total	16:2	18:2	18:3	18:4	20:2	20:3	20:4	20:5	22:3	22:4	22:5	22:6		
101163	纯牛奶（脱脂，丹麦爱氏晨曦脱脂纯牛奶）	26.7	0.9	Tr	1.9	0.3	23.6	Tr	Tr	Tr	3.5	—	3.0	0.5	—	Tr	Tr	Tr	Tr	—	—	—	Tr	3.3	
101164	纯牛奶（脱脂，德国甘蒂牧场脱脂牛奶）	27.4	1.0	Tr	2.0	0.3	24.0	0.1	Tr	Tr	3.5	—	2.9	0.5	—	Tr	0.1	Tr	Tr	—	—	—	Tr	3.6	
101165	纯牛奶（脱脂，新西兰安佳轻欣脱脂牛奶）	28.4	1.0	Tr	2.0	0.3	25.1	Tr	Tr	Tr	3.6	—	3.1	0.5	—	Tr	Tr	Tr	Tr	—	—	—	Tr	3.7	
101166	调制乳（全脂，强化VA、VD）	36.3	1.4	0.1	6.1	0.1	28.4	Tr	0.2	Tr	7.5	0.1	5.3	2.1	—	Tr	Tr	Tr	Tr	—	—	—	Tr	2.4	北京
101167	调制乳（全脂，草莓味，卡夫牌）	24.1	Tr	Tr	1.0	Tr	23.1	Tr	Tr	Tr	1.8	Tr	1.8	Tr	—	Tr	Tr	Tr	Tr	—	—	—	Tr	8.4	北京
101168	调制乳（全脂，巧克力味，卡夫牌）	32.7	Tr	Tr	3.0	Tr	29.7	Tr	Tr	Tr	2.4	Tr	2.4	Tr	—	Tr	Tr	Tr	Tr	—	—	—	Tr	2.2	北京
101169	调制乳（全脂，巧克力味，三元牌）	26.1	Tr	Tr	2.2	Tr	23.9	Tr	Tr	Tr	1.5	—	1.5	Tr	—	Tr	Tr	Tr	Tr	—	—	—	Tr	4.0	黑龙江
101170	调制乳（全脂，学生奶）	26.5	Tr	Tr	1.0	Tr	25.5	Tr	Tr	Tr	1.4	—	1.4	Tr	—	Tr	0.1	Tr	Tr	—	—	—	Tr	0.1	黑龙江
101171	调制乳（全脂，龙丹益智核桃牛奶）	29.1	0.8	Tr	1.6	0.2	26.4	0.1	Tr	Tr	7.5	—	6.8	0.6	—	Tr	0.1	Tr	Tr	—	—	—	Tr	3.6	河北
101172	调制乳（全脂，蒙牛特仑苏醇纤牛奶）	27.0	0.8	Tr	1.8	0.2	24.1	0.1	Tr	Tr	4.4	—	3.9	0.4	—	Tr	0.1	Tr	Tr	—	—	—	Tr	3.0	内蒙古
101173	调制乳（全脂，蒙牛珍荞型零乳糖牛奶）	28.0	0.7	Tr	1.5	0.2	25.5	0.1	Tr	Tr	4.2	—	3.7	0.4	—	Tr	0.1	Tr	Tr	—	—	—	Tr	3.1	黑龙江
101174	调制乳（全脂，完达山臻醇牛奶）	26.6	1.1	Tr	2.0	0.2	23.1	0.2	Tr	Tr	3.2	—	2.9	0.2	—	Tr	0.1	Tr	Tr	—	—	—	Tr	3.6	浙江
101175	调制乳（全脂，旺仔复原乳牛奶）	24.2	0.9	Tr	1.7	0.2	21.3	0.1	Tr	Tr	3.1	—	2.3	0.6	—	Tr	0.1	Tr	0.1	—	—	—	Tr	4.7	宁夏
101176	调制乳（全脂，夏进炼乳牛奶）	28.3	0.8	Tr	1.6	0.2	25.6	0.1	Tr	Tr	3.8	—	3.4	0.3	—	Tr	0.1	Tr	Tr	—	—	—	Tr	3.3	
101177	调制乳（全脂，新西兰安佳原味进口儿童牛奶）	26.0	1.3	Tr	2.0	0.2	22.4	0.1	Tr	Tr	2.7	—	2.2	0.4	—	Tr	Tr	Tr	0.1	—	—	—	Tr	5.0	

食物脂肪酸含量 / Fatty acid content of foods

食物编码 Food code	食物名称 Food name	脂肪 Fat g	脂肪酸 Fatty acid (g/100g 可食部) Total	饱和 SFA	单不饱和 MUFA	多不饱和 PUFA	未知 Un_k	饱和脂肪酸 SFA/总脂肪酸 Total (%) Total	4:0	6:0	8:0	10:0	11:0	12:0	13:0	14:0	15:0	16:0	17:0	18:0	19:0	20:0	22:0	24:0
101178	调制乳（全脂，新希望特浓牛奶）	3.5	3.0	2.0	0.8	0.1	0.1	67.1	1.9	1.6	1.1	2.6	0.0	3.6	0.2	11.1	1.3	32.1	0.7	10.7	—	0.1	0.1	Tr
101179	调制乳（全脂，伊利稀化奶）	3.8	4.0	2.6	1.1	0.2	0.1	64.7	2.0	1.6	1.0	2.4	0.0	2.9	0.2	9.8	0.9	30.8	0.6	12.3	—	0.2	0.1	Tr
101180	调制乳（全脂，伊利早餐奶麦香味）	3.2	3.0	2.0	0.8	0.1	0.1	65.9	2.0	1.6	1.1	2.5	0.0	3.1	0.2	10.1	1.0	31.0	0.6	12.4	—	0.2	0.1	Tr
101181	调制乳（低脂，强化锌钙，帕玛拉特）	3.1	2.8	1.9	0.8	0.1	0.1	66.1	Tr	Tr	Tr	2.9	Tr	3.5	0.1	16.2	3.6	30.5	Tr	9.3	Tr	Tr	Tr	Tr
101182	调制乳（低脂，澳大利亚德运高钙低脂奶）	1.1	1.0	0.7	0.2	0.0	0.0	68.9	1.8	1.6	1.1	2.5	0.0	3.0	0.2	10.4	1.1	33.3	0.7	13.0	—	0.2	0.1	Tr
101183	调制乳（低脂，伊利低脂塑化奶）	1.5	1.0	0.7	0.3	0.1	0.0	66.0	1.8	1.4	0.9	2.2	0.0	2.8	0.2	9.3	0.9	33.0	0.6	12.7	—	0.2	0.1	Tr
101184	调制乳（低脂，伊利高钙低脂奶）	1.3	1.0	0.7	0.3	0.1	0.0	65.8	1.8	1.3	0.8	1.8	0.0	2.2	0.1	8.4	0.9	33.1	0.6	14.6	—	0.2	0.1	Tr
101185	调制乳（脱脂，部分复原乳，澳大利亚德运高钙脱脂奶）	0.3	—	—	—	—	—	77.2	0.9	1.0	0.5	1.3	0.3	Tr	Tr	6.6	0.8	40.9	0.5	24.1	—	0.3	0.1	Tr
101186	调制乳（脱脂，伊利脱脂奶）	0.3	—	—	—	—	—	67.2	1.8	1.4	0.9	2.1	0.0	2.7	0.2	9.3	1.0	32.9	0.6	14.1	—	0.2	0.1	Tr
101187x	鲜牛奶（代表值，全脂）	3.7	3.5	2.3	1.0	0.1	0.1	64.4	2.0	1.7	1.1	2.6	0.0	3.1	0.2	10.1	1.1	30.2	0.7	11.3	—	0.2	0.1	Tr
101187	鲜牛奶（全脂，光明鲜牛奶）	3.5	3.0	1.9	0.9	0.1	0.1	62.3	2.1	1.6	1.0	2.1	0.0	2.4	0.1	8.7	0.9	30.8	0.7	11.6	—	0.2	0.1	Tr
101188	鲜牛奶（全脂，辉山鲜博士鲜牛奶）	4.3	4.0	2.6	1.1	0.2	0.1	65.3	2.0	1.7	1.1	2.5	0.0	3.2	0.2	10.3	1.0	30.6	0.6	11.8	—	0.2	0.1	Tr
101189	鲜牛奶（全脂，完达山鲜牛乳）	3.7	4.0	2.6	1.1	0.2	0.1	66.2	2.0	1.8	1.2	3.1	0.0	3.8	0.3	10.9	1.3	30.3	0.7	10.6	—	0.1	0.1	Tr
101191	鲜牛奶（全脂，现代牧场鲜牛奶）	3.6	3.0	1.9	0.9	0.1	0.1	63.9	1.9	1.6	1.1	2.7	0.0	3.3	0.2	10.2	1.2	29.8	0.7	11.0	—	0.1	0.1	Tr
101192	鲜牛奶（全脂，新希望千岛湖牧场鲜牛奶）	3.9	4.0	2.5	1.2	0.2	0.1	62.3	2.1	1.6	1.0	2.1	0.0	2.5	0.1	9.1	0.9	29.3	0.6	12.7	—	0.1	0.1	Tr
101193	鲜牛奶（全脂，一鸣鲜牛奶）	3.6	3.0	2.0	0.8	0.1	0.1	65.3	2.0	1.7	1.2	2.8	0.1	3.5	0.2	11.1	1.2	30.2	0.8	10.2	—	0.2	0.1	Tr

食物脂肪酸含量
Fatty acid content of foods

食物编码 Food code	食物名称 Food name	单不饱和脂肪酸 MUFA/总脂肪酸 Total (%)								多不饱和脂肪酸 PUFA/总脂肪酸 Total (%)											未知 (%)	备注 Remark
		Total	14:1	15:1	16:1	17:1	18:1	20:1	22:1	24:1	Total	16:2	18:2	18:3	18:4	20:2	20:3	20:4	20:5	22:3	22:4	22:5	22:6		
101178	调制乳（全脂，新希望特浓牛奶）	25.8	0.9	Tr	1.8	0.2	22.4	0.5	Tr	Tr	4.0	—	2.7	1.1	—	Tr	0.1	Tr	0.1	—	—	—	Tr	3.1	浙江
101179	调制乳（全脂，伊利都化奶）	28.3	0.8	Tr	1.7	0.2	25.4	0.1	0.1	Tr	4.0	—	3.5	0.3	—	Tr	0.2	Tr	Tr	—	—	—	Tr	3.0	河北
101180	调制乳（全脂，伊利早餐奶麦香味）	26.9	0.8	Tr	1.7	0.2	24.1	0.1	Tr	Tr	3.7	—	3.3	0.3	—	Tr	0.1	Tr	Tr	—	—	—	Tr	3.5	内蒙古
101181	调制乳（低脂，强化锌、钙，帕玛拉特）	27.9	Tr	Tr	3.2	Tr	24.7	Tr	Tr	Tr	2.1	Tr	2.1	Tr	—	Tr	Tr	Tr	Tr	—	Tr	—	Tr	3.9	天津
101182	调制乳（低脂，澳大利亚德运高钙低脂奶）	24.9	1.0	Tr	1.9	0.2	21.8	Tr	Tr	Tr	2.7	—	2.1	0.6	—	Tr	Tr	Tr	Tr	—	—	—	Tr	3.5	河北
101183	调制乳（低脂，伊利低脂型舒化奶）	27.6	0.8	Tr	1.8	0.2	24.6	0.2	Tr	Tr	3.8	—	3.1	0.6	—	Tr	0.1	Tr	Tr	—	—	—	Tr	2.6	河北
101184	调制乳（低脂，伊利高钙低脂奶）	28.2	0.7	Tr	1.7	0.2	25.6	Tr	Tr	Tr	3.7	—	3.3	0.2	—	Tr	0.2	Tr	Tr	—	—	—	Tr	2.3	河北
101185	调制乳（脱脂，部分复原乳，澳大利亚德运高钙脱脂奶）	17.4	0.5	Tr	1.1	—	15.8	Tr	Tr	Tr	2.6	—	2.2	0.4	—	Tr	Tr	Tr	Tr	—	—	—	Tr	2.8	
101186	调制乳（脱脂，伊利脱脂奶）	26.6	0.8	Tr	1.8	0.2	23.6	0.1	Tr	Tr	3.6	—	3.2	0.2	—	Tr	0.2	Tr	Tr	—	—	—	Tr	2.6	河北
101187x	鲜牛奶（代表值，全脂）	28.5	0.8	Tr	1.8	0.2	25.6	0.1	Tr	Tr	4.1	—	3.6	0.4	—	Tr	0.1	Tr	Tr	—	—	—	Tr	3.0	
101187	鲜牛奶（全脂，光明鲜牛奶）	31.2	0.7	Tr	2.0	0.3	28.1	0.1	Tr	Tr	3.9	—	3.4	0.4	—	Tr	0.1	Tr	Tr	—	—	—	Tr	2.6	浙江
101188	鲜牛奶（全脂，辉山鲜博土鲜牛奶）	27.4	0.8	Tr	1.7	0.2	24.6	0.1	Tr	Tr	3.9	—	3.5	0.3	—	Tr	0.1	Tr	Tr	—	—	—	Tr	3.4	辽宁
101189	鲜牛奶（全脂，完达山鲜牛乳）	26.6	0.9	Tr	1.8	0.2	23.6	0.1	Tr	Tr	4.1	—	3.6	0.3	—	Tr	0.2	Tr	Tr	—	—	—	Tr	3.1	黑龙江
101191	鲜牛奶（全脂，现代牧场鲜牛奶）	28.5	0.8	Tr	1.8	0.2	25.6	0.1	Tr	Tr	4.6	—	3.9	0.5	—	Tr	0.2	Tr	Tr	—	—	—	Tr	3.0	安徽
101192	鲜牛奶（全脂，新希望千岛湖牧场鲜牛奶）	30.1	0.7	Tr	1.6	0.2	27.5	0.1	Tr	Tr	4.4	—	3.8	0.5	—	Tr	0.1	Tr	Tr	—	—	—	Tr	3.2	浙江
101193	鲜牛奶（全脂，一鸣鲜牛奶）	27.7	1.0	Tr	2.0	0.2	24.4	0.1	Tr	Tr	3.5	—	3.1	0.3	—	Tr	0.1	Tr	Tr	—	—	—	Tr	3.5	浙江

食物脂肪酸含量

Fatty acid content of foods

食物编码 Food code	食物名称 Food name	脂肪 Fat g	脂肪酸 Fatty acid (g/100g 可食部) Total	饱和 SFA	单不饱和 MUFA	多不饱和 PUFA	未知 Un_k	饱和脂肪酸 SFA/总脂肪酸 Total (%) Total	4:0	6:0	8:0	10:0	11:0	12:0	13:0	14:0	15:0	16:0	17:0	18:0	19:0	20:0	22:0	24:0
101194	鲜牛奶（全脂，牧民家）	—	—	—	—	—	—	59.2	0.8	1.2	0.9	2.1	Tr	2.7	0.0	10.3	1.3	26.4	0.9	12.0	—	0.3	0.2	0.1
101201	羊乳	3.5	3.1	2.0	0.8	0.1	0.2	66.0	Tr	Tr	Tr	Tr	Tr	Tr	Tr	21.8	Tr	35.0	Tr	9.2	Tr	Tr	Tr	Tr
101301	人乳	3.4	3.2	1.4	1.2	0.7	0.0	42.2	Tr	Tr	Tr	1.5	Tr	6.4	Tr	6.4	Tr	20.9	Tr	5.2	Tr	1.8	Tr	Tr
101302	人乳（初乳，1～7天）	3.8	3.7	1.4	1.4	0.9	0.0	36.8	Tr	Tr	0.0	0.5	Tr	2.9	Tr	4.0	0.0	23.8	0.2	5.4	—	0.0	0.0	0.0
101303	人乳（过渡乳，7～14天）	4.0	3.9	1.5	1.4	1.0	0.0	38.6	Tr	Tr	0.0	1.2	Tr	5.2	Tr	5.1	0.2	21.2	0.2	5.4	—	0.1	0.0	0.0
101304	人乳（成熟乳）	4.4	4.2	1.5	1.5	1.2	0.0	35.7	Tr	Tr	0.0	0.8	Tr	3.7	Tr	3.9	0.1	19.6	0.8	5.5	—	1.2	0.1	0.0
101601	马奶（鲜，牧民家）	—	—	—	—	—	—	45.9	Tr	0.1	1.4	3.8	Tr	5.3	0.1	7.0	0.3	26.5	0.3	1.1	—	Tr	Tr	Tr
奶粉																								
102101x	全脂奶粉（代表值）	22.3	20.2	12.0	6.2	1.1	0.9	59.5	Tr	0.3	0.5	2.0	0.1	3.9	0.0	11.6	1.6	28.2	0.1	10.8	Tr	0.3	0.1	Tr
102103	全脂奶粉	21.2	20.0	11.7	5.9	1.2	1.3	58.3	Tr	0.5	0.7	2.5	0.2	3.3	Tr	10.6	0.9	28.1	0.1	10.9	Tr	0.4	0.1	Tr
102104	全脂奶粉（速溶）	18.9	17.9	10.4	5.3	1.1	1.1	58.3	Tr	0.5	0.7	2.5	0.2	3.3	Tr	10.6	0.9	28.1	0.1	10.9	Tr	0.4	0.1	Tr
102107	全脂奶粉（伊利牌）	26.0	24.6	15.3	8.3	1.0	0.0	62.0	Tr	Tr	Tr	1.1	Tr	5.2	0.1	13.5	3.0	28.4	Tr	10.7	—	0.0	0.0	0.0
102130x	全脂甜奶粉（代表值）	22.9	21.6	14.6	5.5	0.9	0.6	67.8	Tr	0.3	0.4	2.4	0.1	9.8	Tr	15.8	1.7	27.7	0.1	9.2	Tr	0.2	0.1	Tr
102131	全脂甜奶粉	23.4	22.1	12.9	6.5	1.3	1.4	58.3	Tr	0.5	0.7	2.5	0.2	3.3	Tr	10.6	0.9	28.1	0.1	10.9	Tr	0.4	0.1	Tr
102132	全脂甜奶粉（伊利牌）	21.0	19.8	15.1	4.2	0.4	0.0	76.5	Tr	Tr	Tr	2.3	Tr	16.2	Tr	20.9	2.5	27.2	Tr	7.4	—	0.1	0.1	Tr
102150x	低脂奶粉（代表值，高钙高铁）	11.0	10.4	7.5	2.6	0.2	0.0	72.5	Tr	Tr	Tr	1.8	Tr	15.5	Tr	17.6	2.0	26.7	Tr	8.9	—	0.2	0.1	Tr
102152	低脂奶粉（高钙高铁，伊利牌）	11.0	10.4	7.5	2.6	0.2	0.0	72.5	Tr	Tr	Tr	1.8	Tr	15.5	Tr	17.6	2.0	26.7	Tr	8.9	—	0.4	0.1	Tr
102201	全脂奶粉（全脂羊乳粉）	25.2	23.8	14.0	7.3	1.1	1.5	58.8	Tr	2.0	1.6	3.9	0.2	3.0	Tr	9.7	0.9	24.1	Tr	13.4	—	Tr	Tr	Tr
102301x	儿童配方奶粉（代表值）	17.3	17.1	9.2	5.3	0.6	1.9	53.9	Tr	Tr	Tr	2.4	Tr	3.7	Tr	9.9	2.1	27.1	Tr	8.7	Tr	Tr	Tr	Tr
102306	儿童配方奶粉（完达山牌）	18.0	17.0	9.2	5.3	2.6	0.0	53.9	Tr	Tr	0.3	2.4	Tr	3.7	Tr	9.9	2.1	27.1	Tr	8.7	Tr	Tr	Tr	Tr
酸奶																								
103001x	酸奶（代表值，全脂）	2.6	2.3	1.6	0.6	0.1	0.0	70.7	Tr	0.2	0.3	1.4	0.0	8.6	0.0	15.8	1.3	33.5	0.2	9.3	0.1	0.0	0.0	Tr

食物脂肪酸含量

Fatty acid content of foods

食物编码 Food code	食物名称 Food name	脂肪 Fat g	脂肪酸 Fatty acid (g/100g 可食部) Total	SFA 饱和	MUFA 单不饱和	PUFA 多不饱和	Un_k 未知	饱和脂肪酸 SFA/总脂肪酸 Total (%) Total	4:0	6:0	8:0	10:0	11:0	12:0	13:0	14:0	15:0	16:0	17:0	18:0	19:0	20:0	22:0	24:0
104018	奶酪(多美鲜牌,欧洲奶油奶酪)	23.4	21.8	14.3	6.7	0.6	0.2	65.7	—	0.5	0.5	1.7	Tr	2.6	Tr	11.0	1.0	34.2	0.9	13.1	—	0.2	Tr	Tr
奶油																									
105001	奶油	97.0	91.7	42.8	31.4	17.4	0.1	46.7	Tr	2.4	3.6	Tr	Tr	8.7	Tr	11.5	1.9	4.8	2.4	11.4	Tr	Tr	Tr	Tr
105003	奶油(食品工业)	55.5	52.4	32.3	16.8	2.8	0.4	61.7	Tr	Tr	0.5	2.8	0.3	3.1	Tr	10.8	0.9	30.6	0.8	11.8	Tr	0.1	Tr	Tr
105004	黄油	98.0	92.6	52.0	34.0	5.8	0.7	56.2	Tr	Tr	1.1	2.7	0.3	3.0	Tr	9.8	1.2	24.6	0.6	12.8	Tr	0.1	Tr	Tr
105006	白脱(食品工业)[牛油,黄油]	82.7	78.2	46.5	26.6	4.8	0.3	59.5	Tr	Tr	0.6	2.6	0.3	2.9	Tr	10.0	0.9	28.8	0.8	12.4	Tr	0.2	Tr	Tr
105007	酥油	94.4	89.2	48.8	30.3	10.1	0.0	54.7	Tr	Tr	6.4	Tr	Tr	14.0	Tr	19.1	Tr	39.6	Tr	1.4	3.2	10.6	Tr	Tr
105008	奶油	86.0	81.3	62.1	17.6	1.5	0.0	76.4	Tr	Tr	Tr	1.0	Tr	6.3	Tr	17.6	4.0	39.6	Tr	7.9	Tr	Tr	Tr	Tr
105009	酥油	74.9	71.3	46.5	17.0	1.5	6.5	65.2	2.3	Tr	1.1	2.6	Tr	3.5	0.2	11.0	1.2	29.1	1.0	11.1	—	0.1	0.1	0.3
其他																									
109001	炼乳(甜,罐头)	8.7	8.2	5.1	2.7	0.4	0.0	62.4	Tr	1.8	1.5	2.6	0.4	3.1	Tr	10.1	2.0	29.2	0.3	11.2	Tr	0.1	Tr	Tr
109004	全脂甜炼乳(雀巢)	10.0	9.5	5.9	3.2	0.4	0.0	62.1	Tr	Tr	Tr	Tr	0.3	3.4	Tr	11.0	3.5	40.4	Tr	3.8	Tr	Tr	Tr	Tr
109005	全脂甜炼乳(燕山牌)	10.0	9.5	5.1	3.7	0.6	0.0	54.0	Tr	Tr	1.1	2.6	0.2	1.9	Tr	11.1	1.2	32.7	Tr	8.3	Tr	Tr	Tr	Tr
鸡蛋																									
111101x	鸡蛋(代表值)	8.6	7.2	4.6	1.9	0.5	0.1	64.8	Tr	Tr	0.2	0.0	0.2	0.1	Tr	9.6	9.2	10.2	16.5	18.1	0.6	0.1	Tr	Tr
111102	鸡蛋(白皮)	9.0	7.5	2.7	3.4	1.2	0.2	36.1	Tr	Tr	Tr	Tr	0.3	0.4	Tr	Tr	Tr	26.4	0.3	8.0	Tr	Tr	Tr	Tr
111104	鸡蛋(土鸡)	6.4	5.3	4.2	0.8	0.3	0.0	79.8	Tr	Tr	Tr	0.1	0.2	0.4	Tr	0.6	0.1	Tr	Tr	49.3	Tr	27.9	1.8	Tr
111106	鸡蛋白(乌骨鸡)	0.1	0.1	0.0	0.0	0.0	0.0	39.0	Tr	Tr	Tr	Tr	Tr	0.7	Tr	3.6	Tr	20.1	Tr	11.1	Tr	3.5	Tr	Tr
111108	鸡蛋黄(乌骨鸡)	19.9	16.5	6.3	7.9	2.7	0.0	38.0	Tr	Tr	Tr	Tr	Tr	0.5	Tr	2.1	Tr	23.2	Tr	10.4	Tr	1.8	Tr	Tr

食物脂肪酸含量 / Fatty acid content of foods

食物编码 Food code	食物名称 Food name	单不饱和脂肪酸 MUFA/总脂肪酸 Total (%)								多不饱和脂肪酸 PUFA/总脂肪酸 Total (%)											未知 (%)	备注 Remark
		Total	14:1	15:1	16:1	17:1	18:1	20:1	22:1	24:1	Total	16:2	18:2	18:3	18:4	20:2	20:3	20:4	20:5	22:3	22:4	22:5	22:6		
103001	酸奶	34.2	0.7	0.3	2.3	0.4	30.5	Tr	Tr	Tr	5.7	Tr	4.2	1.5	—	Tr	Tr	Tr	Tr	Tr	Tr	Tr	Tr	0.0	
103003	酸奶 (脱脂)	34.5	0.7	Tr	2.3	Tr	31.5	Tr	Tr	Tr	5.7	Tr	4.2	1.5	—	Tr	Tr	Tr	Tr	Tr	Tr	Tr	Tr	2.7	
103004	酸奶 (低脂)	34.4	1.6	0.3	2.6	0.4	29.5	Tr	Tr	Tr	4.9	Tr	3.1	1.8	—	Tr	Tr	Tr	Tr	Tr	Tr	Tr	Tr	0.7	上海
103005	酸奶 (果料)	34.5	0.7	Tr	2.3	Tr	31.5	Tr	Tr	Tr	5.7	Tr	4.2	1.5	—	Tr	Tr	Tr	Tr	Tr	Tr	Tr	Tr	2.7	
103006	酸奶 (橘味, 脱脂)	35.5	Tr	Tr	2.8	Tr	32.7	Tr	Tr	Tr	Tr	Tr	Tr	Tr	—	Tr	Tr	Tr	Tr	Tr	Tr	Tr	Tr	3.0	上海
103007	酸奶 (调味)	16.2	Tr	Tr	Tr	Tr	16.2	Tr	Tr	Tr	Tr	Tr	Tr	Tr	—	Tr	Tr	Tr	Tr	Tr	Tr	Tr	Tr	0.2	上海
103008	酸奶 (果粒)	19.7	Tr	Tr	1.3	Tr	18.4	Tr	Tr	Tr	Tr	Tr	Tr	Tr	—	Tr	Tr	Tr	Tr	Tr	Tr	Tr	Tr	0.0	上海
103009	酸奶 (全脂, 多美鲜全脂果粒, 草莓果粒/覆盆子果粒, 桃果粒/西番莲汁/菠萝果粒)	25.5	Tr	Tr	1.4	Tr	24.1	Tr	Tr	Tr	1.2	—	1.2	—	—	Tr	Tr	Tr	Tr	—	—	—	Tr	2.0	
103015	酸奶 (低脂, 艾美牌, 草莓, 芒果, 蓝莓, 覆盆子, 菠萝味低脂风味发酵乳)	28.6	Tr	Tr	1.3	Tr	26.4	0.9	Tr	Tr	2.6	—	1.8	0.8	—	Tr	Tr	Tr	Tr	—	—	—	Tr	3.2	
	奶酪																								
104001	奶酪 [干酪]	33.5	Tr	Tr	1.8	Tr	31.6	0.1	Tr	Tr	8.4	Tr	6.5	1.9	—	Tr	Tr	Tr	Tr	Tr	Tr	Tr	Tr	0.1	
104002	奶豆腐 (脱脂)	5.0	Tr	Tr	1.3	Tr	3.7	Tr	Tr	Tr	1.1	Tr	1.1	Tr	—	Tr	Tr	Tr	Tr	Tr	Tr	Tr	Tr	0.0	内蒙古
104003	奶豆腐 (鲜)	3.7	Tr	Tr	Tr	Tr	3.7	Tr	Tr	Tr	1.1	Tr	1.1	Tr	—	Tr	Tr	Tr	Tr	Tr	Tr	Tr	Tr	7.0	内蒙古
104004	奶疙瘩 [奶酪干, 干酸奶]	14.8	Tr	Tr	8.9	Tr	5.9	Tr	Tr	Tr	1.1	Tr	1.1	Tr	—	Tr	Tr	Tr	Tr	Tr	Tr	Tr	Tr	0.1	内蒙古
104009	酸奶蛋	4.6	Tr	Tr	0.9	Tr	3.7	Tr	Tr	Tr	0.4	—	0.4	Tr	—	Tr	Tr	Tr	Tr	Tr	Tr	Tr	Tr	0.0	
104012	奶酪 (光明牌)	23.9	Tr	Tr	Tr	Tr	23.9	Tr	Tr	Tr	2.6	Tr	1.4	1.2	—	Tr	Tr	Tr	Tr	Tr	Tr	Tr	Tr	0.3	上海
104014	低脂奶酪	13.1	Tr	Tr	Tr	Tr	13.1	Tr	Tr	Tr	Tr	Tr	Tr	Tr	—	Tr	Tr	Tr	Tr	Tr	Tr	Tr	Tr	0.4	上海
104016	奶酪 (爱氏晨曦牌, 儿童奶酪条)	29.3	Tr	Tr	1.3	Tr	27.5	0.5	Tr	Tr	3.2	—	2.5	0.5	—	Tr	0.1	0.1	Tr	Tr	—	—	Tr	1.4	丹麦
104017	奶酪 (百嘉百儿童干酪条)	27.2	Tr	Tr	1.3	Tr	25.2	0.7	Tr	Tr	2.5	—	1.9	0.6	—	Tr	Tr	Tr	Tr	—	—	—	Tr	3.0	澳大利亚

食物脂肪酸含量

Fatty acid content of foods

食物编码 Food code	食物名称 Food name	脂肪 Fat g	脂肪酸 Fatty acid (g/100g 可食部)					饱和脂肪酸 SFA/总脂肪酸 Total (%)														
			Total	饱和 SFA	单不饱和 MUFA	多不饱和 PUFA	未知 Un_k	Total	4:0	6:0	8:0	10:0	11:0	12:0	13:0	14:0	15:0	16:0	17:0	18:0	19:0	20:0	22:0	24:0
103001	酸奶	1.9	1.6	1.0	0.5	0.1	0.0	61.4	Tr	0.1	0.4	2.1	0.1	3.1	Tr	11.2	0.9	31.5	0.2	11.4	0.1	0.2	0.1	Tr
103003	酸奶（脱脂）	0.4	0.4	0.2	0.1	0.0	0.0	57.1	Tr	0.1	0.4	2.1	0.1	1.3	Tr	10.3	0.8	29.1	0.2	12.6	0.1	Tr	Tr	Tr
103004	酸奶（低脂）	1.9	1.8	1.1	0.6	0.1	0.0	60.0	Tr	Tr	0.8	2.6	0.3	3.1	Tr	10.6	1.0	29.0	0.9	11.4	Tr	0.2	0.1	Tr
103005	酸奶（果料）	1.4	1.3	0.7	0.4	0.1	0.0	57.1	Tr	0.1	0.4	2.1	0.1	1.3	Tr	10.3	0.8	29.1	0.2	12.6	0.1	Tr	Tr	Tr
103006	酸奶（橘味，脱脂）	0.3	0.3	0.2	0.1	0.0	0.0	61.5	Tr	Tr	Tr	1.6	Tr	3.0	Tr	11.7	Tr	33.9	Tr	11.3	Tr	Tr	Tr	Tr
103007	酸奶（调味）	3.2	3.0	2.5	0.5	0.0	0.0	83.6	Tr	0.1	Tr	Tr	Tr	20.9	Tr	23.3	Tr	35.1	Tr	4.3	Tr	Tr	Tr	Tr
103008	酸奶（果粒）	2.9	2.7	2.2	0.5	0.0	0.0	80.3	Tr	Tr	Tr	Tr	Tr	14.2	Tr	21.4	3.8	34.5	Tr	6.4	Tr	Tr	Tr	Tr
103009	酸奶（全脂，多美鲜全脂果粒，草莓果粒/覆盆子果粒，桃果粒/西番莲汁/菠萝果粒）	2.8	2.9	2.1	0.7	0.0	0.1	71.3	—	0.8	0.8	2.6	Tr	3.4	Tr	12.6	1.2	37.3	0.8	11.8	—	Tr	Tr	Tr
103015	酸奶（低脂，艾美牌，草莓、芒果、蓝莓、覆盆子、菠萝味低脂风味发酵乳）	2.4	1.9	1.2	0.5	0.0	0.1	65.6	—	0.8	0.7	2.2	Tr	2.8	Tr	11.7	1.0	33.8	1.0	11.6	—	Tr	Tr	Tr

奶酪

食物编码 Food code	食物名称 Food name	脂肪 Fat g	Total	饱和 SFA	单不饱和 MUFA	多不饱和 PUFA	未知 Un_k	Total	4:0	6:0	8:0	10:0	11:0	12:0	13:0	14:0	15:0	16:0	17:0	18:0	19:0	20:0	22:0	24:0
104001	奶酪 [干酪]	23.5	22.2	12.9	7.4	1.9	0.0	58.0	Tr	Tr	Tr	1.9	0.2	3.1	Tr	10.9	0.9	28.8	Tr	12.1	Tr	Tr	0.1	Tr
104002	奶豆腐（脱脂）	2.5	2.4	2.3	0.1	0.0	0.0	94.0	Tr	Tr	Tr	6.3	Tr	7.9	Tr	33.7	0.6	27.6	Tr	17.3	Tr	0.6	Tr	Tr
104003	奶豆腐（鲜）	7.8	7.4	6.5	0.3	0.1	0.5	88.2	Tr	Tr	Tr	Tr	Tr	7.6	Tr	23.1	1.0	29.3	Tr	28.2	Tr	Tr	Tr	Tr
104004	奶疙瘩 [奶酪干, 干酸奶]	15.0	14.2	11.9	2.1	0.2	0.0	84.0	Tr	Tr	Tr	Tr	Tr	4.9	Tr	23.2	0.9	26.0	Tr	28.2	Tr	0.8	Tr	Tr
104009	酸酪蛋	20.4	19.3	18.3	0.9	0.1	0.0	95.0	Tr	Tr	Tr	13.8	Tr	11.7	Tr	17.2	0.9	29.2	Tr	21.9	Tr	0.3	Tr	Tr
104012	奶酪（光明牌）	28.4	26.8	19.6	6.4	0.7	0.1	73.2	Tr	Tr	Tr	1.6	Tr	6.6	Tr	17.0	3.9	37.4	Tr	6.7	Tr	Tr	Tr	Tr
104014	低脂奶酪	11.6	11.0	9.5	1.4	0.0	0.0	86.5	Tr	Tr	Tr	Tr	Tr	15.3	Tr	24.4	2.5	39.4	Tr	4.9	Tr	0.6	Tr	Tr
104016	奶酪（爱氏晨曦牌，儿童奶酪条）	22.1	20.7	13.7	6.1	0.7	0.3	66.1	—	0.8	0.8	2.6	0.2	3.4	0.2	11.4	1.1	32.0	0.6	12.8	—	0.2	Tr	Tr
104017	奶酪（百嘉儿童干酪条）	18.4	16.5	11.1	4.5	0.4	0.5	67.3	—	0.7	0.7	2.2	Tr	3.2	Tr	12.0	1.1	34.4	1.0	12.0	—	Tr	Tr	Tr

食物脂肪酸含量

Fatty acid content of foods

食物编码 Food code	食物名称 Food name	单不饱和脂肪酸 MUFA/总脂肪酸 Total (%)								多不饱和脂肪酸 PUFA/总脂肪酸 Total (%)											未知 (%)	备注 Remark
		Total	14:1	15:1	16:1	17:1	18:1	20:1	22:1	24:1	Total	16:2	18:2	18:3	18:4	20:2	20:3	20:4	20:5	22:3	22:4	22:5	22:6		
101194	鲜牛奶（全脂，牧民家）	29.2	0.8	Tr	1.7	0.3	26.2	0.2	Tr	Tr	2.6	—	1.7	0.8	—	Tr	Tr	Tr	Tr	—	—	—	Tr	9.0	内蒙古
101201	羊乳	24.3	Tr	Tr	2.3	Tr	22.0	Tr	Tr	Tr	4.0	Tr	4.0	—	—	Tr	Tr	0.1	Tr	—	—	—	Tr	5.7	郑州
101301	人乳	37.1	Tr	Tr	3.6	Tr	31.7	0.4	1.4	Tr	20.9	Tr	19.6	0.9	—	Tr	0.4	Tr	Tr	—	—	—	Tr	0.0	北京
101302	人乳（初乳，1~7天）	38.2	0.0	0.0	2.3	0.0	35.1	0.7	0.0	0.1	24.9	—	20.9	1.1	—	1.1	0.6	0.7	0.0	—	—	—	0.5	0.0	北京 深圳 齐齐哈尔
101303	人乳（过渡乳，7~14天）	34.9	0.0	0.0	2.3	0.0	32.1	0.4	0.0	0.1	26.2	—	22.2	1.7	—	0.6	0.5	0.7	0.0	—	—	—	0.5	0.1	北京 深圳
101304	人乳（成熟乳）	35.4	0.5	1.6	1.9	0.2	30.9	0.3	0.0	0.0	28.4	—	23.0	3.8	—	0.4	0.3	0.4	0.1	—	—	—	0.4	0.2	北京 齐齐哈尔
101601	马奶（鲜，牧民家）	25.7	0.5	Tr	5.7	0.5	18.7	0.2	0.1	Tr	25.9	—	9.3	16.0	—	0.2	0.4	Tr	Tr	—	—	—	Tr	2.5	内蒙古

奶粉

102101x	全脂奶粉（代表值）	30.8	0.2	Tr	3.4	Tr	27.2	Tr	Tr	Tr	5.3	0.6	3.6	0.9	Tr	Tr	Tr	0.2	Tr	Tr	Tr	Tr	Tr	4.4	
102103	全脂奶粉	29.4	0.3	Tr	3.3	Tr	25.8	Tr	Tr	Tr	5.9	0.9	3.9	0.8	—	Tr	Tr	0.3	Tr	Tr	Tr	Tr	Tr	6.4	
102104	全脂奶粉（速溶）	29.4	0.3	Tr	3.3	Tr	25.8	Tr	Tr	Tr	5.9	0.9	3.9	0.8	—	Tr	Tr	0.3	Tr	Tr	Tr	Tr	Tr	6.4	
102107	全脂奶粉（伊利牌）	33.8	0.3	Tr	3.7	Tr	30.1	Tr	0.6	Tr	4.0	Tr	3.0	1.0	—	Tr	Tr	Tr	Tr	Tr	Tr	Tr	Tr	0.2	
102130x	全脂甜奶粉（代表值）	25.5	0.2	Tr	1.7	Tr	23.6	Tr	Tr	Tr	4.1	0.5	3.0	0.4	Tr	Tr	Tr	0.2	Tr	Tr	Tr	Tr	Tr	2.6	
102131	全脂甜奶粉	29.4	0.3	Tr	3.3	Tr	25.8	Tr	Tr	Tr	5.9	0.9	3.9	0.8	—	Tr	Tr	0.3	Tr	Tr	Tr	Tr	Tr	6.4	
102132	全脂甜奶粉（伊利牌）	21.4	Tr	Tr	Tr	Tr	21.4	Tr	Tr	Tr	2.0	Tr	2.0	Tr	—	Tr	Tr	Tr	Tr	Tr	Tr	Tr	Tr	0.1	
102150x	低脂奶粉（代表值，高钙高铁）	25.4	Tr	Tr	Tr	Tr	24.8	0.6	Tr	Tr	2.1	Tr	2.1	Tr	—	Tr	Tr	Tr	Tr	Tr	Tr	Tr	Tr	0.0	
102152	低脂奶粉（高钙高铁，伊利牌）	25.4	Tr	Tr	Tr	Tr	24.8	0.6	Tr	Tr	2.1	Tr	2.1	Tr	—	Tr	Tr	0.2	Tr	Tr	Tr	Tr	Tr	0.0	
102201	全脂奶粉（全脂羊乳粉）	30.5	Tr	Tr	2.6	Tr	27.9	Tr	Tr	Tr	4.5	Tr	4.5	Tr	—	Tr	Tr	0.3	Tr	Tr	Tr	Tr	Tr	6.2	
102301x	儿童配方奶粉（代表值）	31.1	Tr	Tr	2.3	Tr	28.8	Tr	Tr	Tr	3.8	Tr	3.3	0.5	—	Tr	Tr	Tr	Tr	Tr	Tr	Tr	0.0	11.2	
102306	儿童配方奶粉（完达山牌）	31.1	Tr	Tr	2.3	Tr	28.8	Tr	Tr	Tr	15.1	Tr	13.2	1.9	—	Tr	Tr	0.0	Tr	Tr	Tr	Tr	0.0	0.0	

酸奶

103001x	酸奶（代表值，全脂）	26.1	0.3	0.1	1.5	0.1	24.1	Tr	Tr	Tr	2.5	Tr	1.9	0.6	Tr	Tr	Tr	Tr	Tr	Tr	Tr	Tr	Tr	0.7	

食物脂肪酸含量
Fatty acid content of foods

食物编码	食物名称		单不饱和脂肪酸 MUFA/总脂肪酸 Total（%）								多不饱和脂肪酸 PUFA/总脂肪酸 Total（%）										未知	备注
Food code	Food name		Total	14:1	15:1	16:1	17:1	18:1	20:1	22:1	24:1	Total	16:2	18:2	18:3	18:4	20:2	20:3	20:4	20:5	22:3	22:4	22:5	22:6	(%)	Remark
104018	奶酪（多美鲜牌，欧洲奶油奶酪）		30.9	Tr	Tr	1.3	Tr	29.0	0.6	Tr	Tr	2.7	—	2.0	0.7	—	Tr	Tr	Tr	Tr	—	—	—	Tr	0.7	德国
	奶油																									
105001	奶油		34.2	Tr	Tr	21.4	5.6	2.0	5.2	Tr	Tr	19.0	Tr	8.9	3.6	—	6.5	Tr	Tr	Tr	Tr	Tr	—	Tr	0.1	青海
105003	奶油（食品工业）		32.1	1.4	0.3	2.4	0.4	27.6	Tr	Tr	Tr	5.4	Tr	4.3	1.1	—	Tr	Tr	Tr	Tr	Tr	Tr	Tr	Tr	0.8	上海
105004	黄油		36.7	1.9	0.2	2.2	0.3	31.8	0.3	Tr	Tr	6.3	0.8	4.2	1.3	—	Tr	Tr	Tr	Tr	Tr	Tr	Tr	Tr	0.8	内蒙古
105006	白脱（食品工业 [牛油、黄油]）		34.0	1.4	0.3	2.4	0.3	29.6	Tr	Tr	Tr	6.1	Tr	4.8	1.3	—	Tr	Tr	Tr	Tr	Tr	Tr	Tr	Tr	0.4	上海
105007	酥油		34.0	Tr	Tr	21.7	6.6	1.1	4.6	Tr	Tr	11.3	Tr	2.8	3.9	—	4.6	Tr	Tr	Tr	Tr	Tr	—	Tr	0.0	青海
105008	奶油		21.7	Tr	Tr	Tr	Tr	21.7	Tr	Tr	Tr	1.9	Tr	1.4	0.5	—	Tr	Tr	Tr	Tr	Tr	Tr	Tr	Tr	0.0	上海
105009	酥油		23.8	0.9	Tr	1.3	Tr	21.6	0.0	Tr	Tr	2.1	—	1.0	0.9	—	Tr	0.1	0.0	Tr	Tr	—	—	Tr	9.1	西藏
	其他																									
109001	炼乳（甜，罐头）		33.5	Tr	0.2	3.2	Tr	30.1	Tr	Tr	Tr	5.3	Tr	3.1	2.0	—	Tr	Tr	0.2	Tr	Tr	Tr	Tr	Tr	0.0	
109004	全脂甜炼乳（雀巢）		33.9	Tr	Tr	Tr	Tr	33.9	Tr	Tr	Tr	4.0	Tr	3.7	0.3	—	Tr	Tr	Tr	Tr	Tr	Tr	Tr	Tr	0.0	山东
109005	全脂甜炼乳（燕山牌）		39.3	Tr	Tr	Tr	Tr	39.3	Tr	Tr	Tr	6.7	Tr	5.9	0.8	—	Tr	0.1	Tr	Tr	Tr	Tr	Tr	Tr	0.0	北京
蛋类及制品																									
	鸡蛋																									
11101x	鸡蛋（代表值）		27.0	Tr	Tr	4.2	5.0	17.8	Tr	Tr	Tr	7.3	Tr	5.3	0.0	—	1.5	Tr	0.2	Tr	Tr	0.2	Tr	Tr	0.8	
111102	鸡蛋（白皮）		45.9	Tr	Tr	4.1	0.1	41.7	Tr	Tr	Tr	15.6	Tr	14.2	0.1	—	Tr	0.6	0.6	Tr	Tr	0.7	Tr	Tr	2.4	
111104	鸡蛋（土鸡）		15.0	Tr	Tr	Tr	15.0	Tr	Tr	Tr	Tr	5.2	Tr	0.7	Tr	—	4.5	Tr	Tr	Tr	Tr	Tr	Tr	Tr	0.0	青海
111106	鸡蛋白（乌骨鸡）		42.5	Tr	Tr	7.4	Tr	35.1	Tr	Tr	Tr	18.6	Tr	14.5	4.1	—	Tr	Tr	Tr	Tr	Tr	Tr	Tr	Tr	0.0	江西
111108	鸡蛋黄（乌骨鸡）		47.9	Tr	Tr	6.3	Tr	41.6	Tr	Tr	Tr	16.4	Tr	12.3	4.1	—	Tr	Tr	Tr	Tr	Tr	Tr	Tr	Tr	0.0	江西

食物脂肪酸含量
Fatty acid content of foods

食物编码 Food code	食物名称 Food name	脂肪 Fat g	脂肪酸 Fatty acid (g/100g 可食部) Total	饱和 SFA	单不饱和 MUFA	多不饱和 PUFA	未知 Un_k	饱和脂肪酸 SFA/总脂肪酸 Total (%) Total	4:0	6:0	8:0	10:0	11:0	12:0	13:0	14:0	15:0	16:0	17:0	18:0	19:0	20:0	22:0	24:0
111109	鸡蛋（红皮）	10.5	8.7	6.8	1.8	0.1	0.0	78.5	Tr	Tr	Tr	Tr	Tr	Tr	Tr	0.2	27.6	4.3	Tr	46.4	Tr	Tr	Tr	Tr
111111	鸡蛋（乌鸡蛋，绿皮）	10.6	8.8	3.2	5.2	0.4	0.0	36.1	Tr	Tr	Tr	Tr	Tr	Tr	0.1	0.6	0.2	29.1	Tr	6.0	Tr	Tr	Tr	Tr
111112	鸡蛋	11.4	10.7	3.6	5.0	2.0	0.1	34.0	Tr	Tr	Tr	0.1	Tr	Tr	Tr	0.3	Tr	25.8	0.1	7.8	—	Tr	Tr	Tr
111113	鸡蛋（柴鸡）	12.8	12.3	4.6	5.6	2.0	0.1	37.8	Tr	Tr	Tr	Tr	Tr	Tr	Tr	0.3	Tr	25.4	0.2	11.9	—	Tr	Tr	Tr
111114	鸡蛋（肉鸡）	13.0	12.5	4.0	6.3	2.0	0.2	32.1	Tr	Tr	Tr	Tr	Tr	0.0	Tr	0.2	0.0	24.0	0.1	7.7	—	0.0	0.1	0.0
111115	鸡蛋（土鸡）	14.6	13.8	4.5	6.9	2.3	0.1	32.5	Tr	Tr	Tr	Tr	Tr	Tr	Tr	0.3	0.0	24.3	0.1	7.8	—	Tr	0.0	0.0
111116	鸡蛋（乌鸡）	10.8	10.3	3.5	4.6	2.2	0.0	34.3	Tr	Tr	Tr	Tr	Tr	Tr	Tr	0.3	Tr	23.7	0.2	10.1	—	Tr	Tr	Tr
111201	鸡蛋粉（全蛋粉）	36.2	30.0	9.0	12.4	8.7	0.0	29.9	Tr	Tr	Tr	Tr	Tr	Tr	Tr	0.3	0.1	20.9	Tr	8.4	Tr	0.1	0.1	Tr
111202	鸡蛋黄粉	55.1	45.7	13.7	18.9	13.3	0.0	29.9	Tr	Tr	Tr	Tr	Tr	Tr	Tr	0.3	0.1	20.9	Tr	8.4	Tr	0.1	0.1	Tr
111203	松花蛋（鸡蛋）	10.6	8.8	4.0	3.6	0.5	0.7	45.6	Tr	Tr	Tr	Tr	Tr	Tr	Tr	0.3	0.1	30.1	Tr	15.1	Tr	0.1	Tr	Tr
鸭蛋																									
112101	鸭蛋	13.0	10.8	3.8	5.6	1.1	0.3	34.9	Tr	Tr	Tr	Tr	Tr	Tr	Tr	0.3	Tr	27.3	Tr	7.0	Tr	0.2	0.1	Tr
112103	鸭蛋黄	33.8	28.1	7.8	16.0	2.1	2.2	27.7	Tr	Tr	Tr	Tr	Tr	Tr	Tr	0.5	Tr	21.8	Tr	5.4	Tr	Tr	Tr	Tr
112104	海鸭蛋	13.8	11.5	3.9	7.4	0.2	0.0	34.2	Tr	Tr	Tr	Tr	Tr	Tr	Tr	0.5	Tr	33.0	Tr	0.7	—	Tr	Tr	Tr
112105	鸭蛋	6.1	5.9	1.9	3.3	0.7	Tr	32.3	Tr	Tr	Tr	Tr	Tr	Tr	Tr	0.2	Tr	27.0	Tr	5.1	—	Tr	Tr	Tr
112201	松花蛋（鸭蛋）[皮蛋]	10.7	8.9	2.8	5.0	1.2	0.0	31.2	Tr	Tr	Tr	Tr	Tr	Tr	Tr	0.5	0.1	24.2	0.4	5.4	Tr	0.6	Tr	Tr
112202	鸭蛋（咸鸭蛋，生）	12.7	10.5	3.7	5.4	1.1	0.3	34.9	Tr	Tr	Tr	Tr	Tr	Tr	Tr	0.3	Tr	27.3	Tr	7.0	Tr	0.2	0.1	Tr
112203	鸭蛋（咸鸭蛋，煮）	13.5	11.2	4.2	7.0	0.0	0.0	37.3	Tr	Tr	Tr	Tr	Tr	Tr	Tr	0.4	Tr	36.1	Tr	0.8	Tr	Tr	Tr	Tr
鹅蛋																									
113101	鹅蛋	15.6	12.9	4.5	7.2	1.0	0.2	35.0	Tr	Tr	Tr	Tr	Tr	Tr	Tr	0.4	Tr	30.3	Tr	4.2	Tr	0.1	Tr	Tr
113103	鹅蛋黄	26.4	21.9	7.2	12.6	1.7	0.4	32.8	Tr	Tr	Tr	Tr	Tr	Tr	Tr	0.4	Tr	27.0	Tr	5.4	Tr	Tr	0.1	Tr
鹌鹑蛋																									
114101	鹌鹑蛋	11.1	9.2	4.1	4.1	1.0	0.1	44.1	Tr	Tr	Tr	Tr	Tr	0.2	0.3	0.7	0.1	29.9	0.1	12.8	Tr	Tr	Tr	Tr

食物脂肪酸含量 Fatty acid content of foods

食物编码 Food code	食物名称 Food name	单不饱和脂肪酸 MUFA/总脂肪酸 Total（%）								多不饱和脂肪酸 PUFA/总脂肪酸 Total（%）											未知（%）	备注 Remark
		Total	14:1	15:1	16:1	17:1	18:1	20:1	22:1	24:1	Total	16:2	18:2	18:3	18:4	20:2	20:3	20:4	20:5	22:3	22:4	22:5	22:6		
111109	鸡蛋（红皮）	20.2	Tr	Tr	8.4	Tr	11.8	Tr	Tr	Tr	1.0	Tr	1.0	Tr	Tr	Tr	Tr	Tr	Tr	Tr	Tr	Tr	Tr	0.0	
111111	鸡蛋（乌鸡蛋，绿皮）	58.8	Tr	Tr	6.2	Tr	52.6	Tr	Tr	Tr	5.1	Tr	4.9	0.2	—	Tr	Tr	Tr	Tr	—	—	Tr	Tr	0.0	黑龙江
111112	鸡蛋	45.5	Tr	Tr	4.2	Tr	41.3	Tr	Tr	Tr	19.3	Tr	16.0	0.3	—	Tr	Tr	2.6	Tr	—	—	Tr	0.4	1.1	北京
111113	鸡蛋（柴鸡）	45.5	0.0	Tr	3.0	0.1	42.1	0.3	Tr	0.1	15.7	—	12.0	Tr	—	Tr	Tr	3.0	Tr	—	—	Tr	0.7	1.0	北京
111114	鸡蛋（肉鸡）	49.9	0.0	Tr	3.5	0.1	46.1	0.2	0.0	0.0	16.2	—	12.7	0.3	—	0.1	0.1	2.2	Tr	—	—	Tr	0.8	1.6	湖北
111115	鸡蛋（土鸡）	49.9	0.1	Tr	3.7	0.0	45.9	0.2	0.0	0.0	16.5	—	13.2	0.2	—	0.1	0.2	2.2	Tr	—	—	Tr	0.6	1.0	湖北
111116	鸡蛋（乌鸡）	44.4	Tr	Tr	2.8	Tr	41.6	Tr	Tr	Tr	21.0	Tr	16.5	Tr	—	Tr	Tr	3.4	Tr	—	—	Tr	1.1	0.4	北京
111201	鸡蛋粉［全蛋粉］	41.3	Tr	Tr	3.2	Tr	36.7	1.4	Tr	Tr	29.1	Tr	26.1	3.0	—	Tr	Tr	Tr	Tr	—	—	Tr	Tr	0.0	北京
111202	鸡蛋黄粉	41.3	Tr	Tr	3.2	Tr	36.7	1.4	Tr	Tr	29.1	Tr	26.1	3.0	—	Tr	Tr	Tr	Tr	—	—	Tr	Tr	0.0	北京
111203	松花蛋（鸡蛋）	41.1	Tr	Tr	3.0	Tr	38.1	Tr	Tr	Tr	5.9	Tr	5.9	Tr	—	Tr	Tr	Tr	Tr	—	—	Tr	Tr	7.4	
	鸭蛋																								
112101	鸭蛋	51.7	Tr	Tr	3.6	Tr	47.8	Tr	0.3	Tr	10.2	Tr	8.3	0.6	—	Tr	Tr	1.3	Tr	—	—	Tr	Tr	3.2	
112103	鸭蛋黄	56.9	Tr	Tr	8.1	Tr	48.8	Tr	Tr	Tr	7.4	0.8	4.0	1.7	—	Tr	Tr	0.9	Tr	—	—	Tr	Tr	8.0	河北
112104	海鸭蛋	64.1	Tr	Tr	Tr	Tr	64.1	Tr	Tr	Tr	1.4	Tr	Tr	Tr	—	Tr	Tr	1.4	Tr	—	—	Tr	Tr	0.3	广西
112105	鸭蛋	55.9	Tr	Tr	4.1	Tr	51.8	Tr	Tr	Tr	11.7	—	8.0	Tr	—	Tr	Tr	3.7	Tr	—	—	Tr	Tr	Tr	湖北
112201	松花蛋（鸭蛋）［皮蛋］	56.4	Tr	Tr	3.5	0.3	51.3	Tr	1.3	Tr	13.0	Tr	10.1	1.3	—	Tr	0.1	1.5	Tr	—	—	Tr	Tr	0.0	
112202	鸭蛋（咸鸭蛋，生）	51.7	Tr	Tr	3.6	Tr	47.8	Tr	0.3	Tr	10.2	Tr	8.3	0.6	—	Tr	Tr	1.3	Tr	—	—	Tr	Tr	3.2	
112203	鸭蛋（咸鸭蛋，煮）	62.6	Tr	Tr	Tr	Tr	62.6	Tr	Tr	Tr	Tr	Tr	Tr	Tr	—	Tr	Tr	Tr	Tr	—	—	Tr	Tr	0.1	江苏
	鹅蛋																								
113101	鹅蛋	55.8	Tr	Tr	3.1	Tr	52.1	Tr	0.6	Tr	7.6	Tr	5.8	0.7	—	0.1	Tr	1.0	Tr	—	—	Tr	Tr	1.6	
113103	鹅蛋黄	57.7	Tr	Tr	6.6	Tr	51.1	Tr	Tr	Tr	7.8	Tr	6.3	Tr	—	Tr	Tr	1.5	Tr	—	—	Tr	Tr	1.7	河北
	鹌鹑蛋																								
114101	鹌鹑蛋	44.1	Tr	0.3	4.0	Tr	39.2	0.5	0.1	Tr	11.1	Tr	10.6	0.2	—	Tr	Tr	0.3	Tr	—	—	Tr	Tr	0.7	

食物脂肪酸含量 / Fatty acid content of foods

食物编码 Food code	食物名称 Food name	脂肪 Fat g	脂肪酸 Fatty acid (g/100g 可食部) Total	饱和 SFA	单不饱和 MUFA	多不饱和 PUFA	未知 Un_k	饱和脂肪酸 SFA/总脂肪酸 Total (%) Total	4:0	6:0	8:0	10:0	11:0	12:0	13:0	14:0	15:0	16:0	17:0	18:0	19:0	20:0	22:0	24:0
114201	鹌鹑蛋（五香罐头）	11.7	9.7	3.8	4.5	1.4	0.0	38.9	Tr	Tr	Tr	Tr	Tr	Tr	Tr	0.6	0.1	27.2	Tr	10.9	Tr	0.1	Tr	Tr

鱼虾蟹贝类

鱼

食物编码	食物名称	Fat g	Total	SFA	MUFA	PUFA	Un_k	Total	4:0	6:0	8:0	10:0	11:0	12:0	13:0	14:0	15:0	16:0	17:0	18:0	19:0	20:0	22:0	24:0
121101	白条鱼 [裸鱼]	3.3	2.3	1.9	0.1	0.4	0.0	80.5	Tr	Tr	Tr	Tr	Tr	16.3	Tr	Tr	45.9	Tr	12.4	1.6	4.3	Tr	Tr	Tr
121102	草鱼	5.2	3.6	1.0	1.4	0.9	0.4	27.0	Tr	Tr	Tr	Tr	Tr	Tr	Tr	1.3	0.2	20.2	2.9	2.0	Tr	Tr	Tr	Tr
121104	鳡鱼 [猴鱼]	4.3	3.0	1.3	1.6	0.1	0.0	42.1	Tr	Tr	Tr	Tr	Tr	Tr	Tr	4.1	1.1	26.8	Tr	6.6	2.0	3.5	Tr	Tr
121105	胡子鲇 [塘虱（鱼）]	8.0	5.6	1.8	2.6	0.9	0.2	32.8	Tr	Tr	Tr	Tr	Tr	0.1	Tr	1.4	0.3	22.2	Tr	7.4	Tr	1.4	Tr	Tr
121106	黄颡鱼 [戈牙鱼、黄鳍鱼]	2.7	1.9	0.6	1.0	0.3	0.0	29.2	Tr	Tr	Tr	Tr	Tr	0.2	Tr	2.5	1.9	20.3	Tr	4.3	Tr	Tr	Tr	Tr
121107	黄鳝 [鳝鱼]	1.4	1.0	0.3	0.4	0.2	0.1	31.5	Tr	Tr	Tr	Tr	Tr	Tr	Tr	2.9	1.3	20.7	0.4	5.6	0.1	Tr	0.1	Tr
121108	黄鳝丝	0.8	0.6	0.2	0.2	0.2	0.1	25.3	Tr	Tr	Tr	Tr	Tr	0.2	Tr	1.9	1.0	14.3	2.0	5.5	Tr	Tr	Tr	Tr
121111	鲤鱼 [鲤拐子]	4.1	2.9	0.8	1.3	0.6	0.2	27.9	Tr	Tr	Tr	Tr	Tr	0.6	Tr	1.8	0.2	19.8	0.2	4.8	0.8	0.2	Tr	Tr
121112	罗非鱼	1.5	1.1	0.5	0.4	0.2	0.0	46.4	Tr	Tr	Tr	Tr	Tr	0.1	Tr	5.3	1.6	24.7	Tr	10.3	Tr	Tr	3.8	Tr
121113	罗非鱼（莫桑比克）[非洲黑鲫鱼]	1.0	0.7	0.2	0.3	0.2	0.0	33.5	Tr	Tr	Tr	Tr	Tr	0.7	Tr	2.0	1.0	23.3	Tr	7.2	Tr	Tr	Tr	Tr
121114	泥鳅	2.0	1.4	0.4	0.5	0.4	0.0	31.3	Tr	Tr	Tr	Tr	Tr	0.5	Tr	1.7	1.2	20.2	0.6	5.1	Tr	1.2	0.8	Tr
121115	青鱼 [青皮鱼、青鳞鱼、青混]	4.2	3.8	1.5	1.3	0.4	0.6	39.5	Tr	Tr	Tr	Tr	Tr	Tr	Tr	2.6	1.2	25.0	0.5	7.8	Tr	2.4	Tr	Tr
121116	乌鳢 [黑鱼、乌鱼、生鱼]	1.2	0.8	0.3	0.2	0.2	0.1	31.7	Tr	Tr	Tr	Tr	Tr	0.2	Tr	2.5	0.6	20.6	0.5	6.2	Tr	1.0	0.3	Tr
121117	银鱼 [面条鱼]	4.0	3.6	1.0	1.1	1.5	0.1	27.3	Tr	Tr	Tr	Tr	Tr	0.1	Tr	6.2	0.3	17.5	0.1	3.1	Tr	Tr	Tr	Tr
121118	鲢鱼 [鲢鲤鱼]	3.2	2.2	1.4	0.5	0.3	0.0	61.9	Tr	Tr	3.3	Tr	Tr	10.1	Tr	19.5	7.4	Tr	7.4	11.3	7.1	3.2	Tr	Tr
121120	鮎鱼 [胡子鲇、鲶胡、旺虾]	3.7	2.6	0.8	1.1	0.5	0.2	31.3	Tr	Tr	Tr	Tr	Tr	0.1	Tr	1.4	0.8	22.7	0.3	5.6	0.1	Tr	Tr	Tr
121121	鲐花	6.1	4.3	0.9	2.8	0.6	0.0	21.8	Tr	Tr	Tr	Tr	Tr	0.1	Tr	3.6	Tr	18.1	Tr	Tr	Tr	Tr	Tr	Tr
121122	鲢鱼 [白鲢、胖子、连子鱼]	3.6	2.5	0.8	1.0	0.5	0.2	31.6	Tr	Tr	Tr	Tr	0.1	0.1	Tr	3.3	0.9	20.8	0.1	4.8	0.2	1.3	Tr	Tr
121123	鲫鱼 [喜头鱼、海鲋鱼]	2.7	1.9	0.5	0.8	0.5	0.0	29.0	Tr	Tr	Tr	Tr	Tr	Tr	Tr	2.4	0.7	19.7	0.2	4.8	0.1	0.6	0.4	Tr

食物脂肪酸含量 Fatty acid content of foods

食物编码 Food code	食物名称 Food name	单不饱和脂肪酸 MUFA/总脂肪酸 Total（%）								多不饱和脂肪酸 PUFA/总脂肪酸 Total（%）											未知 (%)	备注 Remark
		Total	14:1	15:1	16:1	17:1	18:1	20:1	22:1	24:1	Total	16:2	18:2	18:3	18:4	20:2	20:3	20:4	20:5	22:3	22:4	22:5	22:6	
114201	鹌鹑蛋（五香罐头）	46.5	Tr	Tr	5.4	Tr	40.0	Tr	1.1	Tr	14.4	Tr	13.7	0.7	—	Tr	Tr	Tr	Tr	Tr	Tr	Tr	Tr	0.2	北京

鱼虾蟹贝类

鱼

食物编码 Food code	食物名称 Food name	Total	14:1	15:1	16:1	17:1	18:1	20:1	22:1	24:1	Total	16:2	18:2	18:3	18:4	20:2	20:3	20:4	20:5	22:3	22:4	22:5	22:6	未知(%)	备注
121101	白条鱼（䱗鱼）	3.9	Tr	Tr	2.4	Tr	1.5	Tr	Tr	Tr	15.6	Tr	4.8	Tr	—	10.8	Tr	Tr	Tr	Tr	Tr	Tr	Tr	0.0	青海
121102	草鱼	39.4	0.2	Tr	6.6	0.3	31.9	0.2	Tr	Tr	23.6	Tr	17.0	4.7	—	0.3	0.1	0.6	0.2	Tr	Tr	0.1	0.6	10.0	
121104	鳡鱼[猴鱼]	52.7	Tr	Tr	23.3	4.1	25.3	Tr	Tr	Tr	4.8	Tr	4.8	Tr	—	Tr	Tr	0.2	Tr	Tr	Tr	Tr	Tr	0.4	青岛
121105	胡子鲇[塘虱（鱼）]	46.5	Tr	Tr	5.8	Tr	40.7	Tr	Tr	Tr	16.8	Tr	10.1	2.5	—	Tr	Tr	1.1	0.7	Tr	Tr	2.4	Tr	3.9	广东
121106	黄颡鱼[戈牙鱼、黄鳍鱼]	54.2	0.6	Tr	17.1	3.5	33.0	Tr	Tr	Tr	16.4	Tr	4.2	5.3	—	Tr	1.4	Tr	2.5	0.6	2.4	Tr	Tr	0.2	济南
121107	黄鳝[鳝鱼]	44.4	Tr	0.1	18.6	0.7	24.3	0.3	0.4	Tr	16.5	Tr	7.8	4.9	—	0.1	Tr	1.5	0.3	0.5	0.1	0.5	0.8	7.6	
121108	黄鳍丝	36.7	2.3	Tr	12.2	1.6	20.6	Tr	Tr	Tr	27.8	Tr	9.4	8.7	—	Tr	Tr	9.7	Tr	Tr	Tr	Tr	Tr	10.2	上海
121111	鲤鱼[鲤拐子]	45.7	0.1	Tr	8.4	0.1	36.0	1.0	Tr	Tr	20.6	Tr	14.2	3.9	—	Tr	0.2	0.5	1.1	Tr	Tr	0.2	0.5	5.8	
121112	罗非鱼	39.8	Tr	0.4	11.0	5.8	22.6	Tr	Tr	Tr	13.7	Tr	8.4	4.5	—	Tr	0.6	0.5	0.2	Tr	Tr	0.2	Tr	0.1	山东
121113	罗非鱼（莫桑比克）[非洲黑鲫鱼]	39.5	Tr	Tr	7.8	Tr	31.7	Tr	Tr	Tr	26.5	Tr	6.8	3.8	—	Tr	Tr	2.3	1.3	Tr	Tr	2.7	9.6	0.5	福州
121114	泥鳅	37.7	Tr	0.4	14.3	Tr	20.5	Tr	2.5	Tr	28.0	Tr	6.2	5.8	—	Tr	0.1	6.4	3.7	Tr	Tr	3.0	2.9	3.0	
121115	青鱼[青皮鱼、青鳞鱼、青混]	34.3	0.2	0.4	8.2	0.6	24.9	Tr	Tr	Tr	11.0	Tr	5.9	1.9	—	Tr	0.5	1.0	Tr	Tr	0.3	0.2	1.1	15.2	
121116	乌鳢[黑鱼、面条鱼、乌鱼、生鱼]	29.2	Tr	Tr	7.6	0.2	20.2	0.1	Tr	Tr	27.6	Tr	4.9	6.6	—	0.2	0.1	1.8	2.4	0.2	4.2	0.9	6.3	11.5	
121117	银鱼[面条鱼]	29.9	Tr	1.2	14.2	2.1	12.4	Tr	Tr	Tr	41.1	Tr	3.2	10.8	—	0.5	2.1	Tr	13.8	Tr	Tr	10.7	Tr	1.7	青岛
121118	湟鱼（裸鲤鱼）	23.4	Tr	Tr	4.5	8.7	6.6	3.6	Tr	Tr	14.7	Tr	6.2	4.7	—	3.8	Tr	Tr	Tr	Tr	Tr	Tr	Tr	0.0	青海
121120	鲇鱼[胡子鲇、鲢胡、旺虾]	42.5	Tr	Tr	6.6	0.3	33.6	2.0	Tr	Tr	17.5	Tr	10.0	0.7	—	0.2	0.2	0.5	1.7	0.2	0.1	0.5	3.4	8.7	哈尔滨
121121	鲐花	65.1	Tr	Tr	18.1	1.6	39.9	4.8	0.7	Tr	12.9	Tr	4.8	Tr	—	Tr	Tr	3.9	Tr	4.2	0.1	0.5	Tr	0.2	
121122	鲢鱼[白鲢、胖子、连子鱼]	39.0	0.7	Tr	12.2	0.4	25.2	Tr	0.5	Tr	19.5	Tr	9.1	7.3	—	0.4	Tr	Tr	0.5	1.2	1.0	Tr	Tr	9.9	
121123	鲫鱼[喜头鱼、海鲋鱼]	43.1	Tr	Tr	8.8	0.2	30.2	1.7	2.2	Tr	25.3	Tr	15.5	5.1	—	0.1	0.2	1.1	1.6	0.1	0.1	0.4	1.1	2.6	

食物脂肪酸含量 Fatty acid content of foods

食物编码 Food code	食物名称 Food name	脂肪 Fat g	脂肪酸 Fatty acid (g/100g 可食部)					饱和脂肪酸 SFA／总脂肪酸 Total (%)														
			Total	饱和 SFA	单不饱和 MUFA	多不饱和 PUFA	未知 Un_k	Total	4:0	6:0	8:0	10:0	11:0	12:0	13:0	14:0	15:0	16:0	17:0	18:0	19:0	20:0	22:0	24:0
121124	鲅鱼[雪鲅]	2.1	1.5	0.5	0.5	0.4	0.1	34.7	Tr	Tr	Tr	Tr	Tr	0.2	Tr	4.1	2.3	22.2	0.5	4.4	0.2	0.4	0.2	Tr
121125	鲅鱼(罐头)	26.9	18.8	3.4	4.4	10.7	0.3	18.2	Tr	Tr	Tr	Tr	Tr	0.2	Tr	0.4	0.2	13.6	Tr	3.4	Tr	0.6	Tr	Tr
121126	鳊鱼[鲂鱼、武昌鱼]	6.3	4.4	1.2	2.0	0.8	0.4	26.2	Tr	Tr	Tr	Tr	Tr	0.1	Tr	2.1	0.7	18.4	0.1	3.7	0.2	0.7	0.2	Tr
121127	鳗鲡[鳗鱼、河鳗]	10.8	7.6	2.8	3.2	1.4	0.3	36.5	Tr	Tr	Tr	Tr	Tr	0.1	Tr	3.3	Tr	25.9	Tr	4.5	2.8	1.9	0.3	Tr
121128	鳊鱼[胖头鱼、撅佳鱼、花鲢鱼]	2.2	1.5	0.5	0.6	0.3	0.1	34.1	Tr	Tr	Tr	Tr	Tr	1.3	Tr	4.2	0.7	20.3	0.4	4.3	0.7	1.9	0.3	Tr
121129	鳜鱼[桂鱼、花鲫鱼]	4.2	2.9	0.9	1.1	0.7	0.1	30.5	Tr	Tr	Tr	Tr	Tr	0.1	Tr	2.5	0.9	21.8	Tr	4.8	Tr	0.4	Tr	Tr
121131	草鱼[白鲩、草包鱼]	2.6	1.8	0.7	0.9	0.3	0.0	36.7	Tr	Tr	Tr	Tr	Tr	4.3	0.1	1.3	Tr	23.6	0.5	7.5	Tr	Tr	Tr	Tr
121132	鲢鱼[白鲢,胖子,连子鱼]	2.1	1.5	0.8	0.7	0.0	0.0	52.1	Tr	Tr	Tr	Tr	Tr	0.9	0.0	7.0	1.7	31.3	0.4	11.2	—	Tr	Tr	Tr
121133	鲫鱼[喜头鱼、海附鱼]	1.6	1.1	0.4	0.5	0.2	0.0	37.5	Tr	Tr	Tr	Tr	Tr	0.6	Tr	2.2	0.4	26.7	Tr	7.6	Tr	0.6	Tr	Tr
121150	棒棒鱼(雅江冷水鱼)	1.1	1.0	0.5	0.2	0.2	0.1	48.3	0.1	Tr	Tr	Tr	Tr	Tr	Tr	3.1	0.4	11.4	0.1	1.4	—	Tr	Tr	31.8
121151	尖嘴鱼(雅江冷水鱼)	2.2	2.1	0.9	0.6	0.3	0.3	40.6	Tr	Tr	Tr	Tr	Tr	0.2	0.1	3.6	0.4	12.9	0.5	2.0	—	Tr	Tr	20.9
121152	胡子鱼(雅江冷水鱼)	1.3	1.3	0.5	0.4	0.3	0.2	36.0	Tr	Tr	Tr	Tr	Tr	0.2	0.0	2.6	0.3	14.0	0.4	2.4	—	0.1	Tr	16.0
121201	白姑鱼[白米子(鱼)]	8.2	5.7	2.1	2.7	0.9	0.1	37.1	Tr	Tr	Tr	Tr	Tr	0.1	Tr	1.9	0.8	27.9	Tr	5.8	Tr	0.6	Tr	Tr
121202	鲹鱼[蓝圆鲹、边鱼]	3.4	2.4	0.6	1.1	0.6	0.1	26.3	Tr	Tr	Tr	Tr	Tr	0.1	Tr	2.3	0.7	17.4	0.7	3.9	Tr	1.4	0.5	Tr
121203	带鱼[白带鱼、刀鱼]	4.9	3.4	1.5	1.3	0.4	0.2	44.9	Tr	Tr	Tr	Tr	0.1	0.7	Tr	5.3	0.5	29.4	0.7	7.9	Tr	0.3	Tr	Tr
121204	堤鱼	12.8	9.0	3.7	2.3	2.7	0.3	40.8	Tr	Tr	Tr	Tr	Tr	3.9	Tr	Tr	Tr	27.7	2.1	7.1	Tr	0.6	Tr	Tr
121205	丁香鱼(干)	3.1	2.2	1.2	0.5	0.4	0.1	56.2	Tr	Tr	Tr	Tr	Tr	Tr	Tr	6.9	1.1	36.7	1.2	9.8	Tr	0.3	0.2	Tr
121208	海鳗[鳗勾]	5.0	3.5	1.2	1.4	0.8	0.1	33.0	Tr	Tr	Tr	Tr	Tr	0.2	Tr	4.4	0.4	22.3	0.6	4.9	0.1	0.1	Tr	Tr
121209	红娘鱼[裹红娘子]	2.8	2.0	0.8	0.4	0.8	0.0	42.2	Tr	Tr	Tr	Tr	Tr	3.5	Tr	Tr	Tr	29.7	Tr	6.7	Tr	2.3	Tr	Tr
121210	黄姑鱼[黄婆鸡]	7.0	4.9	1.6	2.3	0.8	0.2	32.0	Tr	Tr	Tr	Tr	Tr	0.2	Tr	1.9	0.4	22.7	0.5	5.9	0.2	0.2	Tr	Tr
121211	黄鱼(大黄花鱼)	2.5	1.8	0.7	0.7	0.3	0.1	39.1	Tr	Tr	Tr	Tr	Tr	0.1	Tr	2.7	0.6	27.3	0.6	6.7	0.1	0.8	0.2	Tr
121213	黄鲂[赤虹、老板鱼]	0.5	0.4	0.2	0.1	0.0	0.0	51.4	Tr	Tr	Tr	Tr	Tr	Tr	Tr	1.4	1.5	32.0	1.0	15.5	Tr	Tr	0.2	Tr
121214	金线鱼(红三鱼)	2.9	2.0	0.9	0.7	0.3	0.1	45.6	Tr	Tr	Tr	Tr	Tr	0.2	Tr	4.4	1.4	27.4	Tr	11.2	Tr	0.7	0.3	Tr

食物脂肪酸含量
Fatty acid content of foods

食物编码 Food code	食物名称 Food name	单不饱和脂肪酸 MUFA/总脂肪酸 Total (%)							多不饱和脂肪酸 PUFA/总脂肪酸 Total (%)											未知 (%)	备注 Remark
		Total	14:1	15:1	16:1	17:1	18:1	20:1	22:1	24:1	Total	16:2	18:2	18:3	18:4	20:2	20:3	20:4	20:5	22:3	22:4	22:5	22:6		
121124	鲅鱼[雪鲅]	32.5	Tr	Tr	8.8	0.3	21.4	1.3	Tr	Tr	28.6	Tr	9.8	6.7	—	0.1	Tr	1.0	2.8	Tr	0.2	0.7	7.3	4.2	
121125	鲅鱼（罐头）	23.6	Tr	Tr	0.8	Tr	22.8	Tr	Tr	Tr	56.8	Tr	49.1	7.1	—	Tr	Tr	0.2	0.4	Tr	Tr	Tr	Tr	1.4	广东
121126	鳊鱼、鲂鱼、武昌鱼]	44.9	Tr	Tr	8.4	0.1	35.7	0.3	0.4	Tr	18.9	Tr	10.0	4.0	—	0.1	0.1	2.3	1.1	Tr	Tr	0.1	1.2	10.0	
121127	鳗鲡[鳗鱼、河鳗]	41.6	Tr	Tr	6.9	Tr	33.7	0.3	0.7	Tr	18.2	Tr	1.9	4.1	—	Tr	Tr	1.1	2.6	Tr	Tr	2.3	6.2	3.7	
121128	鳙鱼[胖头鱼、摆佳鱼、花鲢鱼]	37.4	0.3	Tr	12.5	Tr	22.5	0.7	1.4	Tr	22.5	Tr	4.8	4.3	—	Tr	Tr	2.7	3.6	1.8	Tr	1.1	4.2	6.0	
121129	鲫鱼[桂鱼、花鲫鱼]	39.5	Tr	0.9	11.5	Tr	23.9	0.4	2.8	Tr	25.0	Tr	7.6	17.4	—	Tr	Tr	Tr	Tr	Tr	Tr	Tr	Tr	5.0	
121131	草鱼（白鲩、草包鱼）	47.9	Tr	Tr	5.7	Tr	42.2	Tr	Tr	Tr	14.9	Tr	14.9	—	—	Tr	Tr	Tr	Tr	Tr	Tr	Tr	Tr	0.5	天津
121132	鲢鱼（白鲢、胖子、连子鱼）	45.4	Tr	Tr	13.6	0.4	31.8	Tr	0.6	Tr	2.5	Tr	2.5	—	—	Tr	Tr	Tr	Tr	Tr	Tr	Tr	Tr	0.0	天津
121133	鲴鱼（营头鱼、海附鱼）	44.1	Tr	Tr	7.8	Tr	36.3	Tr	Tr	Tr	18.1	Tr	14.2	3.9	—	Tr	Tr	1.1	2.6	Tr	Tr	2.3	1.2	0.3	天津
121150	棒棒鱼（雅江冷水鱼）	23.7	0.1	Tr	11.4	Tr	11.2	1.0	Tr	Tr	15.2	—	3.3	4.0	—	0.4	0.7	1.0	Tr	—	—	5.8	12.7	西藏
121151	尖嘴鱼（雅江冷水鱼）	28.3	0.2	Tr	9.7	Tr	17.6	0.8	Tr	Tr	16.3	—	3.5	3.9	—	0.6	0.8	1.9	Tr	—	—	5.6	14.8	西藏
121152	胡子鱼（雅江冷水鱼）	28.6	0.1	Tr	6.1	Tr	21.1	1.2	0.1	0.0	23.7	—	10.3	5.7	—	0.5	0.8	1.5	Tr	—	—	4.9	11.7	西藏
121201	白姑鱼（白米子（鱼））	46.5	Tr	0.2	20.4	1.4	24.5	Tr	Tr	Tr	16.3	Tr	1.5	3.4	Tr	0.8	2.5	Tr	2.3	0.7	Tr	5.1	Tr	0.1	青岛
121202	鲹鱼（蓝圆鲹、边鱼）	43.8	Tr	Tr	13.2	1.2	29.1	0.3	0.3	Tr	24.6	Tr	6.3	3.5	Tr	Tr	Tr	2.0	4.1	Tr	0.6	1.0	7.7	5.3	
121203	带鱼（白带鱼、刀鱼）	37.2	0.2	Tr	8.1	0.4	27.6	Tr	0.6	Tr	12.8	Tr	1.4	1.8	—	Tr	Tr	0.8	1.9	Tr	0.6	1.0	5.3	5.1	
121204	鲼鱼	26.1	0.9	Tr	5.0	Tr	20.2	0.7	Tr	Tr	29.7	Tr	0.4	3.3	—	Tr	Tr	4.1	5.2	Tr	1.6	2.8	13.9	3.4	厦门
121205	丁香鱼（干）	20.8	Tr	0.3	10.0	Tr	10.3	Tr	0.2	Tr	19.4	Tr	1.4	1.6	—	Tr	Tr	1.0	4.1	Tr	Tr	2.1	9.2	3.6	福州
121208	海鳗（鲫勾）	40.7	Tr	0.1	11.7	0.9	26.8	0.6	0.5	Tr	24.0	Tr	2.3	3.9	—	0.1	0.3	1.1	3.7	0.6	1.6	2.1	8.3	2.3	
121209	红娘鱼（翼红娘鱼）	19.6	Tr	0.1	5.3	Tr	14.3	1.7	Tr	Tr	37.8	Tr	2.4	3.4	—	Tr	Tr	2.0	8.2	Tr	0.4	1.5	20.3	0.4	
121210	黄姑鱼（黄婆鸡）	46.6	Tr	Tr	18.6	0.6	25.7	0.3	Tr	Tr	17.1	Tr	0.8	0.2	—	0.3	Tr	0.4	4.8	0.5	0.4	1.8	7.9	4.3	
121211	黄鱼（大黄花鱼）	38.5	Tr	0.1	13.2	0.6	24.3	0.3	Tr	Tr	16.5	0.1	1.6	3.6	—	0.1	0.1	1.8	2.7	0.1	0.7	0.6	5.1	5.9	
121213	黄鲂鱼（赤虹、老板鱼）	34.2	Tr	Tr	7.5	Tr	26.7	Tr	Tr	Tr	12.0	Tr	0.8	2.7	—	Tr	Tr	4.3	2.5	Tr	0.7	1.4	0.3	2.4	
121214	金线鱼（红三鱼）	34.3	Tr	Tr	12.3	0.7	21.3	0.7	Tr	Tr	14.5	Tr	1.5	3.0	—	Tr	Tr	1.7	2.4	Tr	Tr	Tr	5.9	5.6	广东

食物脂肪酸含量 Fatty acid content of foods

食物编码 Food code	食物名称 Food name	脂肪 Fat g	脂肪酸 Fatty acid (g/100g 可食部)					饱和脂肪酸 SFA / 总脂肪酸 Total（%）													
			Total	饱和 SFA	单不饱和 MUFA	多不饱和 PUFA	未知 Un_k	Total	4:0	6:0	8:0	10:0	11:0	12:0	13:0	14:0	15:0	16:0	17:0	18:0	19:0	20:0	22:0	24:0
121215	绿鳍马面鲀 [面包鱼, 橡皮鱼]	0.6	0.4	0.2	0.1	0.1	0.0	38.0	Tr	Tr	Tr	Tr	Tr	1.3	Tr	0.6	0.3	23.4	2.2	10.1	Tr	0.1	Tr	Tr
121216	梅童鱼 [大头仔鱼, 丁珠鱼]	5.0	3.5	1.3	1.4	0.7	0.1	36.9	Tr	Tr	Tr	Tr	Tr	0.1	Tr	2.2	0.4	27.8	0.7	5.3	0.2	0.2	Tr	Tr
121217	沙丁鱼 [沙鲻]	1.1	1.0	0.3	0.3	0.3	0.1	34.5	Tr	Tr	Tr	Tr	Tr	3.3	Tr	3.3	0.3	19.4	0.8	6.0	Tr	0.6	0.8	Tr
121218	沙钻鱼 [多鳞鱚, 沙梭鱼, 麦藁鱼]	0.6	0.4	0.1	0.1	0.2	0.0	32.0	Tr	Tr	Tr	Tr	Tr	2.9	Tr	—	Tr	17.8	Tr	6.8	Tr	4.5	Tr	Tr
121219	蛇鲻 [沙梭鱼]	4.2	2.9	1.6	1.2	0.1	0.0	54.9	Tr	Tr	Tr	Tr	Tr	Tr	Tr	6.7	Tr	29.6	2.8	7.5	Tr	8.3	Tr	Tr
121220	舌鳎 [花纹舌头, 舌头鱼]	1.4	1.0	0.4	0.4	0.1	0.0	43.6	Tr	Tr	Tr	Tr	Tr	Tr	Tr	4.3	3.4	24.9	0.9	5.5	Tr	4.6	Tr	Tr
121221	油扦 [香梭鱼]	9.0	6.3	2.4	2.2	1.4	0.2	38.0	Tr	Tr	Tr	Tr	Tr	Tr	Tr	3.8	0.5	26.2	1.7	5.5	Tr	0.3	Tr	Tr
121222	颚针鱼 [针量鱼]	10.4	7.3	1.6	3.5	2.2	0.0	22.4	Tr	Tr	Tr	Tr	Tr	Tr	0.2	2.3	0.3	11.9	Tr	6.1	Tr	0.3	1.3	Tr
121223	鲅鱼 [马鲛鱼, 燕鲅鱼, 巴鱼]	3.1	2.2	0.8	0.9	0.3	0.3	36.6	Tr	Tr	Tr	Tr	Tr	1.1	Tr	1.5	0.6	24.6	0.9	7.3	Tr	0.6	Tr	Tr
121224	鳆鱼 (咸) [咸马胶]	1.6	1.1	0.4	0.3	0.3	0.1	39.2	Tr	Tr	Tr	Tr	Tr	Tr	Tr	2.5	0.7	24.5	Tr	10.4	Tr	0.8	0.3	Tr
121226	鲈花	3.4	2.4	0.8	0.8	0.6	0.1	34.0	Tr	Tr	Tr	Tr	Tr	Tr	Tr	2.9	0.6	23.8	0.7	6.0	Tr	Tr	Tr	Tr
121227	鲔鱼 [青箭鱼, 鲔巴鱼, 青皮鱼]	7.4	5.2	2.2	1.7	1.3	0.0	43.0	Tr	Tr	Tr	Tr	Tr	2.3	Tr	2.4	0.4	26.8	Tr	8.7	Tr	0.5	1.9	Tr
121228	鲑鱼 [大马哈鱼, 三文鱼]	7.8	7.0	2.0	4.2	0.7	0.0	29.1	Tr	Tr	Tr	Tr	Tr	Tr	Tr	4.7	Tr	15.7	Tr	Tr	Tr	1.3	7.4	Tr
121230	鲽鱼 (大) [大凤尾鱼]	5.5	5.0	1.5	2.5	1.0	0.0	30.2	Tr	Tr	Tr	Tr	Tr	Tr	Tr	2.6	0.3	26.2	0.8	0.3	Tr	Tr	Tr	Tr
121231	鲽鱼 (小) [小凤尾鱼]	5.1	4.6	1.2	2.0	1.3	0.2	26.0	Tr	Tr	Tr	Tr	Tr	0.4	Tr	4.3	0.5	18.0	Tr	2.8	Tr	Tr	Tr	Tr
121232	鲨鱼 [真鲨, 白斑角鲨]	3.2	2.2	1.0	0.7	0.3	0.2	44.7	Tr	Tr	Tr	Tr	Tr	Tr	Tr	3.3	1.5	23.7	0.8	16.2	Tr	Tr	Tr	Tr
121233	鲷鱼 [银鲷鱼] [平鲷]	7.3	5.1	2.1	2.2	0.5	0.3	40.4	Tr	Tr	Tr	Tr	Tr	1.1	Tr	3.8	0.7	27.6	0.1	6.7	0.1	0.3	Tr	Tr
121234	鲷 [黑鲷, 铜盆鱼, 大目鱼]	2.6	1.8	0.6	0.5	0.4	0.2	35.2	Tr	Tr	Tr	Tr	Tr	2.0	Tr	1.4	0.3	22.1	0.7	7.8	0.1	0.6	0.2	Tr
121235	鲳鱼 [白眼梭鱼]	4.8	3.4	0.9	1.4	1.0	0.0	27.7	Tr	Tr	Tr	Tr	Tr	0.1	Tr	3.9	0.9	19.2	Tr	3.1	Tr	0.5	Tr	Tr
121237	鳊鱼 [夫鱼]	0.7	0.5	0.2	0.1	0.0	0.2	38.2	Tr	Tr	Tr	Tr	Tr	Tr	Tr	1.7	Tr	21.3	1.9	13.3	0.2	Tr	Tr	Tr
121238	鳕鱼 [快鱼, 力鱼]	8.5	6.0	2.3	2.9	0.7	0.1	37.9	Tr	Tr	Tr	Tr	Tr	0.4	Tr	4.7	0.7	25.0	0.7	6.0	0.2	0.2	Tr	Tr

食物脂肪酸含量 Fatty acid content of foods

食物编码 Food code	食物名称 Food name	单不饱和脂肪酸 MUFA/总脂肪酸 Total（%）									多不饱和脂肪酸 PUFA/总脂肪酸 Total（%）											未知 (%)	备注 Remark
		Total	14:1	15:1	16:1	17:1	18:1	20:1	22:1	24:1	Total	16:2	18:2	18:3	18:4	20:2	20:3	20:4	20:5	22:3	22:4	22:5	22:6		
121215	绿鳍马面鲀 [面包鲀, 橡皮鱼]	25.7	Tr	Tr	4.5	0.6	16.0	4.6	Tr	Tr	34.5	Tr	1.5	0.3	—	Tr	Tr	1.8	7.0	Tr	Tr	1.9	22.0	1.8	
121216	梅童鱼 [大头仔鱼, 丁珠鱼]	39.8	Tr	Tr	16.8	0.6	21.5	0.8	0.1	Tr	19.5	Tr	0.7	0.7	—	0.1	Tr	1.4	4.1	Tr	0.2	2.1	10.2	3.8	
121217	沙丁鱼 [沙鳎]	25.0	0.6	0.1	10.0	1.0	11.5	Tr	1.8	Tr	31.4	Tr	2.1	9.5	—	Tr	Tr	1.9	6.7	Tr	Tr	1.3	9.9	9.1	山东
121218	沙钻鱼 [多鳞鱚, 沙梭鱼, 麦穗鱼]	15.2	Tr	Tr	5.2	Tr	8.1	Tr	1.9	Tr	44.6	Tr	Tr	2.2	—	Tr	Tr	2.4	9.9	Tr	Tr	4.7	25.4	8.2	
121219	蛇鲻 [沙梭鱼]	42.3	Tr	Tr	15.3	3.6	23.4	Tr	Tr	Tr	2.8	Tr	2.8	Tr	—	Tr	Tr	Tr	Tr	Tr	Tr	Tr	Tr	0.0	青岛
121220	舌鳎 [花纹舌头, 舌头鱼]	40.5	Tr	3.3	14.8	1.4	21.0	Tr	Tr	Tr	11.3	Tr	0.6	2.4	—	1.6	0.4	Tr	5.4	6.3	Tr	Tr	Tr	4.6	
121221	油扦 [香梭鱼]	35.7	Tr	Tr	5.1	Tr	30.6	Tr	Tr	Tr	22.4	Tr	0.4	2.6	—	Tr	Tr	3.7	3.8	Tr	Tr	2.0	9.9	3.9	福建
121222	颌针鱼 [针量鱼]	47.9	0.2	0.1	6.6	20.1	21.0	Tr	Tr	Tr	30.9	Tr	0.9	6.6	—	Tr	22.1	Tr	Tr	1.3	Tr	Tr	Tr	0.0	青岛
121223	鲅鱼 [马鲛鱼, 燕鲅鱼, 巴鱼]	38.9	0.1	Tr	10.6	0.8	26.7	Tr	0.6	Tr	13.0	Tr	1.5	3.0	—	Tr	0.6	1.9	2.8	Tr	Tr	0.6	2.6	11.5	
121224	鲛鱼（咸）[咸马鲛]	25.8	Tr	Tr	5.9	Tr	19.9	Tr	Tr	Tr	26.2	Tr	1.5	1.4	—	Tr	Tr	0.8	2.3	1.7	Tr	Tr	18.5	8.8	广东
121226	鲈鱼 [鲈花]	33.9	Tr	0.2	12.2	Tr	21.5	0.8	Tr	Tr	26.2	Tr	2.0	3.1	—	Tr	Tr	3.1	5.4	0.9	5.9	0.9	4.1	5.9	
121227	鲐鱼 [青鲐鱼, 鲐巴鱼, 青砖鱼]	32.1	Tr	Tr	7.9	Tr	24.2	Tr	0.6	Tr	25.3	Tr	1.2	3.7	—	Tr	Tr	1.8	4.4	Tr	Tr	1.5	12.7	0.0	
121228	鲑鱼 [大马哈鱼, 三文鱼]	60.6	Tr	Tr	8.2	Tr	41.3	6.8	4.3	Tr	10.4	Tr	0.2	Tr	—	Tr	Tr	Tr	Tr	10.2	Tr	Tr	Tr	0.0	哈尔滨
121230	鲆鱼（大）[大凤尾鱼]	50.5	0.3	0.1	11.4	0.8	38.5	0.6	Tr	Tr	19.3	Tr	0.4	1.8	—	Tr	Tr	1.4	5.9	7.3	Tr	Tr	8.4	0.0	上海
121231	鲆鱼（小）[小凤尾鱼]	42.6	Tr	Tr	10.9	Tr	29.8	1.9	Tr	Tr	27.8	Tr	1.0	0.4	—	Tr	Tr	0.5	2.2	10.9	Tr	Tr	15.0	3.6	
121232	鲨鱼 [真鲨, 白斑角鲨]	31.5	Tr	Tr	4.1	1.7	25.7	Tr	Tr	Tr	14.9	Tr	Tr	1.3	—	Tr	Tr	1.5	2.2	10.9	Tr	3.3	6.6	8.9	
121233	鲳鱼（银鲳鱼）[平鱼]	44.1	0.3	0.1	8.1	0.8	33.3	0.6	0.9	Tr	9.6	Tr	0.9	4.4	—	0.1	Tr	0.5	1.3	0.1	0.2	1.3	0.8	5.9	
121234	鲷 [黑鲷, 铜盆鱼, 大目鱼]	30.3	0.3	0.1	8.5	0.2	21.1	Tr	0.1	Tr	24.2	Tr	1.4	2.4	—	Tr	Tr	2.5	5.3	Tr	Tr	1.2	11.4	10.3	福建
121235	鳎鱼 [白眼梭鱼]	42.0	Tr	Tr	14.5	2.4	25.1	Tr	Tr	Tr	29.9	Tr	6.6	4.1	—	10.6	0.3	Tr	1.3	0.5	6.5	Tr	Tr	0.4	山东
121237	鳐鱼 [夫鱼]	24.3	Tr	Tr	4.0	0.8	19.5	Tr	Tr	Tr	2.6	Tr	1.0	1.6	—	Tr	Tr	Tr	Tr	Tr	Tr	Tr	Tr	34.9	上海
121238	鳙鱼 [快鱼, 力鱼]	47.8	Tr	Tr	8.8	0.6	36.6	0.8	1.0	Tr	11.9	Tr	0.9	1.2	—	0.1	Tr	0.3	2.6	0.1	0.3	0.8	5.6	2.4	

Fatty acid content of foods

食物脂肪酸含量

食物编码 Food code	食物名称 Food name	脂肪 Fat g	脂肪酸 Fatty acid (g/100g 可食部)					饱和脂肪酸 SFA/总脂肪酸 Total (%)														
			饱和 SFA	单不饱和 MUFA	多不饱和 PUFA	未知 Un_k	Total	4:0	6:0	8:0	10:0	11:0	12:0	13:0	14:0	15:0	16:0	17:0	18:0	19:0	20:0	22:0	24:0
121239	鳕鱼[鳕狭, 明太鱼]	0.5	0.1	0.2	0.2	0.0	19.2	Tr	Tr	Tr	Tr	Tr	Tr	Tr	2.9	Tr	11.0	Tr	5.3	Tr	Tr	Tr	Tr
121240	鮸鱼[鳌鱼]	0.9	0.2	0.1	0.3	0.0	29.5	Tr	Tr	Tr	Tr	Tr	Tr	1.0	1.4	1.1	20.0	2.8	2.8	Tr	1.5	Tr	Tr
121241	带鱼(切段)	4.2	1.5	1.4	0.0	0.0	50.5	Tr	Tr	Tr	0.1	Tr	0.2	Tr	8.5	1.1	33.6	Tr	7.0	Tr	Tr	Tr	Tr
121242	黄鱼(小黄花鱼)	5.1	1.5	2.0	0.1	0.0	41.7	Tr	Tr	Tr	Tr	Tr	0.2	Tr	6.2	Tr	30.4	Tr	4.9	Tr	Tr	Tr	Tr
121244	鲭鱼	39.4	6.4	12.5	8.7	0.0	23.1	Tr	Tr	Tr	Tr	Tr	Tr	Tr	9.1	Tr	12.5	Tr	1.5	Tr	Tr	Tr	Tr
121245	双髻鲨	0.1	0.0	0.0	0.0	0.0	39.0	Tr	Tr	Tr	Tr	Tr	Tr	Tr	Tr	Tr	25.1	Tr	13.9	Tr	Tr	Tr	Tr
121255	石斑鱼(红石斑鱼)	0.4	0.2	0.1	0.1	0.0	45.9	Tr	Tr	Tr	Tr	Tr	0.1	Tr	2.8	0.5	23.1	1.4	8.4	—	0.3	Tr	9.3
121256	石斑鱼(黑石斑鱼)	1.2	0.6	0.2	0.3	0.1	50.5	Tr	Tr	Tr	Tr	Tr	0.1	0.0	3.9	0.7	26.1	1.3	9.0	—	0.4	0.3	8.7
121257	石斑鱼(花石斑鱼)	0.8	0.4	0.2	0.2	0.1	49.4	Tr	Tr	Tr	Tr	Tr	0.3	0.1	3.0	0.6	24.2	1.2	8.9	—	0.5	0.5	10.1
121258	苏眉鱼	0.4	0.2	0.1	0.1	0.0	43.6	Tr	Tr	Tr	Tr	Tr	0.3	Tr	2.3	1.0	18.2	1.8	8.5	—	0.1	Tr	11.4
121259	青衣(红色)	0.3	0.1	0.0	0.1	0.0	35.1	Tr	Tr	Tr	Tr	Tr	Tr	Tr	Tr	Tr	13.7	0.8	8.7	—	Tr	Tr	11.9
121260	青衣(孔雀绿色)	0.3	0.1	0.0	0.1	0.0	35.2	Tr	Tr	Tr	Tr	Tr	Tr	Tr	Tr	0.4	14.2	0.8	9.4	—	0.4	Tr	10.4
121261	笠鱼	0.5	0.2	0.1	0.2	0.1	39.9	Tr	Tr	Tr	Tr	Tr	0.1	Tr	2.2	0.7	21.3	1.2	8.4	—	0.2	0.1	5.7
121262	金枪鱼肉	0.3	0.1	0.0	0.1	0.0	34.1	Tr	Tr	Tr	0.0	Tr	Tr	Tr	1.1	0.4	13.7	1.1	8.9	—	Tr	Tr	8.9
121263	鲛鱼肉[马鲛鱼肉]	0.3	0.1	0.0	0.1	0.0	36.5	Tr	Tr	Tr	0.0	Tr	0.8	Tr	0.8	0.4	16.6	0.8	6.6	—	Tr	0.1	11.3
121264	刺泡鱼[刺鲍鱼]	0.2	0.1	0.0	0.1	0.0	35.0	0.2	Tr	Tr	0.0	Tr	0.2	Tr	0.6	0.3	11.1	1.1	12.5	—	0.0	Tr	9.4
121265	六齿金线鱼	3.8	1.3	0.8	1.1	0.0	41.0	0.0	0.0	Tr	0.0	Tr	Tr	0.2	3.3	0.9	24.1	2.2	9.2	—	0.5	0.3	0.2
121266	鲳鱼(银鲳鱼)[平鱼]	4.1	1.9	0.7	0.6	0.0	59.1	0.0	0.0	Tr	0.0	Tr	0.1	0.1	7.5	1.0	33.9	2.0	12.3	—	1.4	0.6	0.2
121267	褐篮子鱼	3.7	1.4	0.7	0.7	0.0	49.7	0.0	0.0	0.0	0.0	Tr	0.8	0.1	5.3	1.3	30.2	1.8	9.4	—	0.6	0.1	0.1
121268	沙钻鱼[多鳞鱚, 沙梭鱼, 麦穗鱼]	0.7	0.2	0.1	0.2	0.0	41.0	0.2	Tr	Tr	0.0	Tr	0.2	Tr	3.0	0.8	25.4	1.7	9.1	—	0.2	0.2	0.2
121269	笠鱼	5.5	1.9	1.2	1.4	0.0	42.1	0.0	Tr	Tr	0.0	Tr	0.1	0.0	4.4	0.9	23.7	1.5	10.7	—	0.5	0.3	0.1
121270	马鲛鱼	4.4	1.2	0.9	1.1	0.0	37.6	0.1	Tr	Tr	0.0	Tr	0.1	0.1	4.4	0.8	24.1	1.2	5.9	—	0.5	0.2	0.2
121271	石斑鱼	2.9	0.8	0.6	0.9	0.0	36.0	0.0	Tr	Tr	0.0	Tr	0.1	0.0	5.1	0.5	21.7	1.0	6.9	—	0.3	0.2	0.2

食物脂肪酸含量
Fatty acid content of foods

食物编码	食物名称	单不饱和脂肪酸 MUFA/总脂肪酸 Total（%）									多不饱和脂肪酸 PUFA/总脂肪酸 Total（%）											未知	备注
Food code	Food name	Total	14:1	15:1	16:1	17:1	18:1	20:1	22:1	24:1	Total	16:2	18:2	18:3	18:4	20:2	20:3	20:4	20:5	22:3	22:4	22:5	22:6	(%)	Remark
121239	鳕鱼 [鳕夷，明太鱼]	37.2	Tr	Tr	8.5	Tr	28.7	Tr	Tr	Tr	43.7	Tr	5.3	38.4	—	Tr	Tr	Tr	Tr	Tr	Tr	Tr	Tr	0.0	北京
121240	鲅鱼 [鳖鱼]	20.4	Tr	Tr	9.3	Tr	—	Tr	Tr	Tr	45.6	Tr	24.8	20.8	—	Tr	Tr	Tr	Tr	Tr	Tr	Tr	Tr	4.5	
121241	带鱼（切段）	48.0	Tr	Tr	15.7	Tr	32.3	Tr	11.1	Tr	1.3	Tr	1.0	0.3	Tr	Tr	Tr	Tr	Tr	Tr	Tr	Tr	Tr	0.2	浙江
121242	黄鱼（小黄花鱼）	55.6	Tr	Tr	24.8	Tr	30.8	Tr	Tr	Tr	2.6	Tr	2.2	0.4	Tr	Tr	Tr	Tr	Tr	Tr	Tr	Tr	Tr	0.1	浙江
121244	鲭鱼	45.3	Tr	Tr	4.2	Tr	10.7	11.5	18.9	Tr	31.6	Tr	1.5	1.9	7.0	Tr	Tr	1.5	7.2	Tr	Tr	1.1	11.4	0.0	台北
121245	双髻鲨	25.6	Tr	Tr	2.4	Tr	16.8	1.2	5.2	Tr	35.5	Tr	Tr	Tr	Tr	Tr	Tr	6.0	4.9	Tr	Tr	24.6	Tr	0.0	台北
121255	石斑鱼（红石斑鱼）	14.5	Tr	Tr	3.7	Tr	9.5	0.8	Tr	0.5	29.2	—	1.4	1.1	—	0.3	0.8	8.1	Tr	—	—	—	17.5	10.4	三沙
121256	石斑鱼（黑石斑鱼）	16.5	Tr	Tr	4.6	Tr	10.6	0.7	Tr	0.6	23.2	—	1.7	1.4	—	0.3	0.7	7.8	0.2	—	—	—	11.1	9.7	三沙
121257	石斑鱼（花石斑鱼）	19.7	0.1	Tr	3.7	Tr	15.2	0.6	Tr	0.1	20.7	—	1.9	0.6	—	0.4	0.6	8.2	0.2	—	—	—	8.8	10.1	三沙
121258	苏眉鱼	12.5	Tr	Tr	2.7	Tr	9.6	0.1	Tr	0.1	33.3	—	2.6	1.2	—	0.6	0.3	18.2	Tr	—	—	—	10.4	10.6	三沙
121259	青衣（红色）	9.0	Tr	Tr	0.9	Tr	8.1	Tr	Tr	Tr	49.4	—	3.6	1.7	—	Tr	0.0	31.1	Tr	—	—	—	13.0	6.6	三沙
121260	青衣（孔雀绿色）	10.3	Tr	Tr	1.0	Tr	9.3	Tr	Tr	Tr	46.3	—	3.6	0.6	—	Tr	0.0	31.9	Tr	—	—	—	10.2	8.1	三沙
121261	笠鱼	15.3	Tr	0.1	3.0	Tr	11.6	0.4	Tr	0.2	34.9	—	2.1	0.7	—	0.4	0.7	17.3	Tr	—	—	—	13.7	10.0	三沙
121262	金枪鱼肉	13.0	Tr	Tr	1.5	Tr	10.5	0.2	Tr	0.8	46.4	—	1.3	0.0	—	Tr	0.0	4.4	Tr	—	—	—	40.7	6.5	三沙
121263	鲛鱼肉 [马鲛鱼肉]	11.6	Tr	Tr	1.6	Tr	9.2	Tr	Tr	0.8	47.1	—	0.8	0.0	—	Tr	0.0	5.9	Tr	—	—	—	40.4	5.1	三沙
121264	刺泡鱼 [刺鲍鱼]	14.7	Tr	Tr	1.1	Tr	11.6	0.6	Tr	1.4	40.2	—	2.3	0.0	—	0.9	0.0	11.4	Tr	—	—	—	25.6	10.2	三沙
121265	六齿金线鱼	24.8	0.1	Tr	6.9	0.1	15.6	1.4	0.2	0.5	34.0	—	1.0	0.3	—	0.4	0.3	3.2	6.5	—	—	—	22.3	0.3	深圳
121266	鲷鱼（银鲷鱼）[平鱼]	22.6	0.0	Tr	3.6	0.1	15.8	1.4	0.8	0.9	18.1	—	0.7	0.3	—	0.2	0.2	1.8	3.1	—	—	—	11.8	0.3	深圳
121267	褐篮子鱼	25.5	0.1	Tr	10.7	0.2	14.0	0.3	0.1	0.1	24.4	—	1.4	0.6	—	0.1	0.3	4.2	4.3	—	—	—	13.5	0.1	深圳
121268	沙钻鱼 [多鳞鱚，沙梭鱼，麦穗鱼]	14.6	Tr	Tr	5.7	0.2	8.5	Tr	0.0	0.2	44.3	—	1.1	0.2	—	0.2	0.4	10.4	13.6	—	—	—	18.4	0.2	深圳
121269	笠鱼	27.0	0.0	Tr	6.2	0.2	18.8	1.1	0.2	0.5	30.7	—	1.1	0.6	—	0.4	0.3	2.2	8.8	—	—	—	17.3	0.2	深圳
121270	马鲛鱼	28.7	0.0	Tr	4.8	0.2	21.4	1.4	0.2	0.7	33.8	—	1.0	0.8	—	0.1	0.2	1.2	7.8	—	—	—	22.7	0.1	深圳
121271	石斑鱼	26.7	0.0	Tr	7.2	0.3	17.5	1.1	0.1	0.5	37.2	—	12.2	1.8	—	0.3	0.3	1.5	8.1	—	—	—	13.0	0.1	深圳

食物脂肪酸含量

Fatty acid content of foods

食物编码 Food code	食物名称 Food name	脂肪 Fat g	脂肪酸 Fatty acid (g/100g 可食部) Total	饱和 SFA	单不饱和 MUFA	多不饱和 PUFA	未知 Un_k	饱和脂肪酸 SFA/总脂肪酸 Total (%) Total	4:0	6:0	8:0	10:0	11:0	12:0	13:0	14:0	15:0	16:0	17:0	18:0	19:0	20:0	22:0	24:0
121272	大菱鲆鱼(鲜)[多宝鱼]	1.9	1.5	0.4	0.4	0.7	0.0	27.9	0.1	0.0	Tr	0.0	Tr	0.1	0.1	4.6	0.5	18.3	0.6	3.3	—	0.1	0.1	0.1
121273	鲷鱼(金鲷)	11.9	10.5	3.3	3.4	3.8	0.0	31.2	0.0	Tr	Tr	0.0	Tr	0.0	0.0	1.9	0.2	22.4	0.4	5.4	—	0.3	0.4	0.2
121274	黄鱼(小黄花鱼)	13.9	11.5	4.0	3.7	3.8	0.0	34.6	0.0	Tr	0.0	0.0	Tr	0.1	0.1	3.5	0.5	23.6	0.9	5.3	—	0.4	0.1	0.1
121275	绿鳍马面鲀[面包鱼, 橡皮鱼]	0.4	0.4	0.2	0.0	0.2	0.0	39.3	0.3	0.0	0.0	0.0	Tr	0.0	Tr	1.1	0.8	22.4	2.5	11.6	—	0.3	0.0	0.3
121276	海鲈鱼	3.3	2.6	0.7	0.8	1.1	0.0	26.9	0.0	0.0	0.0	0.0	Tr	0.0	0.0	1.5	0.2	19.7	0.5	4.6	—	0.2	0.1	0.1
121277	黄鳍棘鲷	9.6	7.8	2.4	2.6	2.8	0.0	31.0	0.0	Tr	0.0	0.0	Tr	0.1	0.0	3.5	0.3	20.4	0.5	5.5	—	0.4	0.2	0.1
121278	乌头鱼	6.5	5.0	2.0	1.5	1.5	0.0	40.1	0.0	Tr	0.0	0.0	Tr	0.5	0.3	5.8	1.3	26.5	1.5	3.8	—	0.2	0.1	0.1
121279	金钱鱼	2.9	2.5	1.2	0.8	0.5	0.0	46.4	0.0	Tr	0.0	0.0	Tr	0.1	0.0	3.5	0.6	31.7	1.1	8.3	—	0.7	0.3	0.1
121280	鲷鱼(花鲷)	0.4	0.4	0.2	0.1	0.1	0.0	60.2	0.0	Tr	0.0	0.0	Tr	0.2	0.0	7.8	1.1	34.3	2.1	13.8	—	0.5	0.2	0.2
121281	带鱼	2.1	1.9	1.1	0.5	0.3	0.0	56.4	0.1	Tr	0.0	0.0	Tr	0.2	0.1	6.8	1.0	32.7	2.3	11.8	—	0.5	0.4	0.4
121282	鲑鱼(鱼肉)[大马哈鱼, 三文鱼]	15.8	14.5	2.4	7.1	5.0	0.0	16.6	0.0	Tr	0.0	0.0	Tr	0.1	0.0	2.1	0.2	10.5	0.3	3.1	—	0.3	0.1	0.0
121301	鱼片干	3.4	2.4	0.6	0.8	0.9	0.2	26.0	Tr	Tr	Tr	Tr	Tr	Tr	Tr	1.6	0.3	16.4	1.1	6.5	Tr	0.1	Tr	Tr
121304	鱼排	2.4	2.2	1.4	0.7	0.1	0.0	62.4	Tr	Tr	Tr	0.4	Tr	0.4	Tr	2.2	Tr	50.4	Tr	9.0	—	Tr	Tr	Tr
121305	鱼丸	1.3	1.2	0.7	0.4	0.1	0.0	59.4	Tr	Tr	Tr	1.3	Tr	0.8	Tr	2.0	Tr	47.5	Tr	7.8	—	Tr	Tr	Tr
121306	鱼子酱	7.1	6.4	1.1	1.5	3.8	0.0	16.8	Tr	Tr	Tr	Tr	Tr	Tr	Tr	0.4	Tr	15.8	Tr	0.6	—	Tr	Tr	Tr
121401	草鱼(熏)	16.5	15.3	1.8	6.2	7.2	0.0	12.0	Tr	Tr	Tr	Tr	Tr	Tr	Tr	0.6	Tr	9.8	Tr	1.6	—	Tr	Tr	Tr
121402	丁香鱼(香辣味)	28.2	25.4	3.8	6.1	15.1	0.4	14.9	Tr	Tr	Tr	Tr	Tr	0.2	Tr	0.2	Tr	14.1	Tr	0.4	—	Tr	Tr	Tr
121404	箭鱼(炸)	16.1	11.3	2.6	4.5	4.2	0.0	23.3	Tr	Tr	Tr	Tr	Tr	0.4	Tr	0.6	Tr	18.8	Tr	3.5	—	0.1	Tr	Tr
121407	鲅鱼(豆豉, 熟)	33.1	29.8	8.5	10.3	11.4	0.0	28.4	Tr	Tr	Tr	Tr	Tr	Tr	Tr	0.7	0.2	26.1	Tr	1.4	—	0.3	Tr	Tr
121408	鳗鱼(红烧)	9.8	6.9	1.2	1.9	3.8	0.0	16.8	Tr	Tr	Tr	Tr	Tr	Tr	Tr	0.4	Tr	15.7	Tr	0.7	—	Tr	Tr	Tr
121410	鲭鱼(烤,150℃,20分)	34.8	24.4	5.7	10.8	7.9	0.0	23.3	Tr	Tr	Tr	Tr	Tr	Tr	Tr	8.3	0.2	13.0	Tr	2.0	—	Tr	Tr	Tr
121414	鲭鱼(炸)	53.4	48.1	10.7	16.9	20.6	0.0	22.2	Tr	Tr	Tr	Tr	Tr	Tr	Tr	6.2	0.2	13.4	Tr	2.6	—	Tr	Tr	Tr

食物脂肪酸含量

Fatty acid content of foods

食物编码 Food code	食物名称 Food name	单不饱和脂肪酸 MUFA/总脂肪酸 Total (%)									多不饱和脂肪酸 PUFA/总脂肪酸 Total (%)											未知 (%)	备注 Remark
		Total	14:1	15:1	16:1	17:1	18:1	20:1	22:1	24:1	Total	16:2	18:2	18:3	18:4	20:2	20:3	20:4	20:5	22:3	22:4	22:5	22:6		
121272	大菱鲆鱼（鲜）[多宝鱼]	27.4	0.1	Tr	7.7	0.3	13.5	4.6	0.5	0.7	44.8	—	6.6	1.1	—	0.4	0.3	1.0	10.1	—	—	—	25.3	0.1	深圳
121273	鲳鱼（金鲳）	32.5	0.0	Tr	3.3	0.1	26.2	1.9	0.5	0.5	35.8	—	23.3	2.8	—	1.7	0.6	0.2	1.2	—	—	—	6.0	0.4	深圳
121274	黄鱼（小黄花鱼）	32.5	0.1	Tr	9.1	0.2	20.9	1.5	0.2	0.5	32.9	—	7.8	1.3	—	0.2	0.2	1.3	7.2	—	—	—	14.9	0.1	深圳
121275	绿鳍马面鲀 [面包鱼, 橡皮鱼]	10.5	Tr	Tr	2.3	Tr	7.6	0.3	0.0	0.3	48.5	—	1.1	0.3	—	0.0	0.0	10.5	7.4	—	—	—	29.2	1.7	深圳
121276	海鲈鱼	30.1	0.1	Tr	5.0	0.0	24.1	0.6	0.1	0.2	42.7	—	25.9	3.2	—	0.2	0.2	1.6	3.0	—	—	—	8.6	0.0	深圳
121277	黄鳍棘鲷	33.3	0.1	Tr	5.7	0.2	25.9	1.0	0.2	0.2	35.5	—	19.3	2.6	—	0.7	0.6	0.9	4.5	—	—	—	6.9	0.2	深圳
121278	乌头鱼	30.0	0.1	Tr	11.1	0.4	17.6	0.6	0.1	0.1	29.8	—	13.5	7.0	—	0.5	0.9	1.3	3.7	—	—	—	2.9	0.1	深圳
121279	金钱鱼	32.5	0.0	Tr	8.6	0.2	18.6	4.0	0.7	0.4	20.7	—	3.0	1.2	—	0.6	0.8	2.0	2.3	—	—	—	10.8	0.3	深圳
121280	鲳鱼（花鲳）	23.9	0.0	Tr	9.2	0.2	13.6	0.5	0.2	0.2	15.7	—	0.9	0.2	—	0.2	0.2	3.0	6.4	—	—	—	4.8	0.0	深圳
121281	带鱼	28.1	0.1	Tr	7.0	0.1	19.2	0.9	0.1	0.7	15.5	—	1.1	0.2	—	0.2	0.2	1.6	3.2	—	—	—	9.0	0.2	深圳
121282	鲑鱼（鱼肉）[大马哈鱼, 三文鱼]	48.6	0.0	Tr	3.0	0.1	41.3	3.5	0.4	0.3	34.5	—	16.1	7.7	—	1.1	0.9	0.3	3.5	—	—	—	4.9	0.1	深圳
121301	鱼片干	31.4	Tr	Tr	6.1	1.3	18.2	5.8	Tr	Tr	35.7	Tr	0.7	0.2	—	0.1	Tr	0.2	9.2	Tr	0.5	2.1	22.7	6.9	
121304	鱼排	31.7	Tr	Tr	Tr	Tr	31.7	Tr	Tr	Tr	6.0	Tr	6.0	Tr	Tr	Tr	Tr	Tr	Tr	Tr	Tr	Tr	Tr	0.0	
121305	鱼丸	32.4	Tr	Tr	Tr	Tr	32.4	Tr	Tr	Tr	8.2	Tr	6.8	1.4	Tr	Tr	Tr	Tr	Tr	Tr	Tr	Tr	Tr	0.0	
121306	鱼子酱	23.7	Tr	Tr	Tr	Tr	23.7	Tr	Tr	Tr	59.8	Tr	49.6	10.2	Tr	Tr	Tr	Tr	Tr	Tr	Tr	Tr	Tr	0.0	山东
121401	草鱼（熏）	40.5	Tr	Tr	5.4	Tr	35.1	Tr	Tr	Tr	47.3	Tr	17.8	12.1	Tr	Tr	Tr	17.4	Tr	Tr	Tr	Tr	Tr	0.2	江苏
121402	丁香鱼（香辣味）	24.1	Tr	Tr	Tr	Tr	24.1	Tr	Tr	Tr	59.5	Tr	41.8	11.7	Tr	Tr	Tr	6.0	Tr	Tr	Tr	Tr	Tr	1.5	福建
121404	箭鱼（炸）	39.7	Tr	Tr	1.4	Tr	38.3	Tr	Tr	Tr	37.0	Tr	33.7	3.3	Tr	Tr	Tr	Tr	Tr	Tr	Tr	Tr	Tr	0.0	广东
121407	鲮鱼（豆豉，熟）	34.5	Tr	Tr	Tr	Tr	34.5	Tr	Tr	Tr	38.3	Tr	33.0	5.3	Tr	Tr	Tr	Tr	Tr	Tr	Tr	Tr	Tr	0.0	广东
121408	鳗鱼（红烧）	27.6	Tr	Tr	Tr	Tr	27.6	Tr	Tr	Tr	55.4	Tr	51.9	3.5	Tr	Tr	Tr	Tr	Tr	Tr	Tr	Tr	Tr	0.2	广东
121410	鲭鱼（烤,150℃,20分）	44.3	Tr	Tr	4.2	Tr	11.8	11.6	16.7	Tr	32.4	Tr	1.7	1.9	6.4	Tr	Tr	1.8	7.5	Tr	Tr	1.3	11.8	0.0	台北
121414	鲭鱼（炸）	35.1	Tr	Tr	3.0	Tr	15.4	6.4	10.3	Tr	42.9	Tr	20.3	3.8	4.0	Tr	Tr	1.0	5.1	Tr	Tr	0.7	8.0	0.0	台北

食物脂肪酸含量

Fatty acid content of foods

食物编码 Food code	食物名称 Food name	脂肪 Fat g	脂肪酸 Fatty acid (g/100g 可食部)					饱和脂肪酸 SFA/总脂肪酸 Total (%)													
			Total	饱和 SFA	单不饱和 MUFA	多不饱和 PUFA	未知 Un_k	Total	4:0	6:0	8:0	10:0	11:0	12:0	13:0	14:0	15:0	16:0	17:0	18:0	19:0	20:0	22:0	24:0
121415	鲭鱼（蒸）	36.5	25.6	6.2	11.2	8.2	0.0	24.1	Tr	Tr	Tr	Tr	Tr	Tr	Tr	9.1	Tr	13.1	Tr	1.9	Tr	Tr	Tr
121416	鲭鱼（煮）	34.5	24.2	6.0	10.3	7.9	0.0	24.7	Tr	Tr	Tr	Tr	Tr	Tr	Tr	8.8	Tr	13.9	Tr	2.0	Tr	Tr	Tr
121417	沙丁鱼（茄汁，熟）	9.8	6.9	2.5	1.8	2.5	0.0	36.3	Tr	Tr	Tr	Tr	Tr	Tr	Tr	3.1	0.9	13.9	Tr	1.5	Tr	Tr	Tr
121420	午餐鱼（香辣味）	30.2	27.2	3.9	7.0	16.2	0.1	14.5	Tr	Tr	Tr	Tr	Tr	Tr	Tr	0.2	Tr	13.9	Tr	0.4	Tr	Tr	Tr
虾																							
122103	长毛对虾[大虾,白露虾]	0.4	0.3	0.1	0.1	0.0	0.0	47.4	Tr	Tr	Tr	Tr	Tr	Tr	Tr	4.2	1.0	28.1	1.0	12.7	Tr	0.4	Tr
122105	东方对虾[中国对虾]	0.5	0.4	0.2	0.1	0.1	0.0	45.9	Tr	Tr	Tr	Tr	Tr	Tr	Tr	1.3	1.1	29.0	1.1	12.3	Tr	1.1	Tr
122106	对虾	0.8	0.6	0.2	0.2	0.2	0.0	37.3	Tr	Tr	Tr	0.1	Tr	0.1	Tr	1.4	0.6	26.4	0.8	7.5	Tr	0.3	Tr
122107	海虾	0.6	0.4	0.1	0.2	0.0	0.1	31.7	Tr	Tr	Tr	Tr	Tr	0.1	Tr	1.0	1.0	22.3	0.9	6.0	Tr	0.1	Tr
122108	河虾	2.4	1.7	0.6	0.9	0.2	0.1	34.3	Tr	Tr	Tr	Tr	Tr	Tr	Tr	2.3	0.5	21.4	Tr	10.1	Tr	0.3	Tr
122109	基围虾	1.4	1.0	0.3	0.3	0.4	0.1	26.3	Tr	Tr	Tr	Tr	Tr	Tr	Tr	0.5	0.4	17.3	Tr	7.8	Tr	0.3	Tr
122110	江虾[沼虾]	0.9	0.6	0.1	0.2	0.2	0.0	21.9	Tr	Tr	Tr	Tr	Tr	0.1	Tr	2.5	1.1	13.7	Tr	2.8	Tr	2.9	Tr
122111	龙虾	1.1	0.8	0.3	0.3	0.2	0.0	32.3	Tr	Tr	Tr	Tr	Tr	0.1	Tr	1.2	0.6	21.1	0.7	9.3	Tr	Tr	Tr
122114	虾虎	1.7	1.2	0.3	0.5	0.4	0.0	25.9	Tr	Tr	Tr	0.1	Tr	0.6	Tr	0.1	1.3	15.5	2.2	5.3	Tr	0.9	Tr
122116	螯虾	3.8	2.7	0.8	1.0	0.7	0.2	28.8	Tr	Tr	Tr	Tr	Tr	Tr	Tr	1.7	1.0	19.8	2.7	3.6	Tr	Tr	Tr
122124	刀额新对虾	0.7	0.6	0.2	0.1	0.3	0.0	31.9	0.2	Tr	Tr	Tr	Tr	0.0	Tr	0.4	0.4	17.5	2.0	10.4	—	0.4	0.2
122125	明虾	0.7	0.6	0.2	0.1	0.3	0.0	31.8	0.2	Tr	Tr	Tr	Tr	0.0	Tr	1.0	0.7	16.5	2.3	10.3	—	0.3	0.2
122201	虾米[海米,虾仁]	2.6	1.8	0.9	0.5	0.4	0.1	49.8	Tr	Tr	Tr	Tr	Tr	Tr	Tr	2.3	1.6	31.5	2.0	12.2	0.2	0.3	Tr
122203	虾酱	7.6	5.3	1.6	2.2	1.5	0.0	30.9	Tr	Tr	Tr	Tr	Tr	Tr	Tr	0.5	Tr	25.8	Tr	4.6	Tr	Tr	Tr
122205	虾皮	2.2	1.5	0.9	0.5	0.2	0.0	55.3	Tr	Tr	Tr	Tr	Tr	Tr	Tr	3.9	0.3	41.9	Tr	8.7	Tr	0.4	Tr
蟹																							
123001	海蟹	2.3	1.6	0.5	0.6	0.5	0.1	29.6	Tr	Tr	Tr	Tr	Tr	Tr	0.1	3.2	0.8	19.3	0.4	5.2	Tr	0.4	Tr
123002	河蟹	2.6	1.8	0.5	0.6	0.4	0.3	30.1	Tr	Tr	Tr	Tr	Tr	Tr	Tr	1.8	0.4	20.6	0.3	5.8	Tr	0.1	1.1	Tr

食物脂肪酸含量 Fatty acid content of foods

食物编码	食物名称	单不饱和脂肪酸 MUFA/总脂肪酸 Total（%）								多不饱和脂肪酸 PUFA/总脂肪酸 Total（%）											未知	备注
Food code	Food name	Total	14:1	15:1	16:1	17:1	18:1	20:1	22:1	24:1	Total	16:2	18:2	18:3	18:4	20:2	20:3	20:4	20:5	22:3	22:4	22:5	22:6	(%)	Remark
121415	鲭鱼（蒸）	43.8	Tr	Tr	4.2	Tr	11.3	11.6	16.7	Tr	32.2	Tr	1.7	1.9	6.7	Tr	Tr	1.7	7.4	Tr	Tr	1.2	11.6	0.0	台北
121416	鲭鱼（煮）	42.7	Tr	Tr	4.2	Tr	13.2	10.0	15.3	Tr	32.6	Tr	1.7	1.8	6.4	Tr	Tr	1.6	7.8	Tr	Tr	1.2	12.1	0.0	台北
121417	沙丁鱼（茄汁，熟）	26.7	Tr	Tr	Tr	Tr	26.7	Tr	Tr	Tr	36.8	Tr	30.1	6.7	Tr	Tr	Tr	Tr	Tr	Tr	Tr	Tr	Tr	0.2	辽宁
121420	午餐鱼（香辣味）	25.8	Tr	Tr	Tr	Tr	25.8	Tr	Tr	Tr	59.5	Tr	34.1	12.0	Tr	Tr	Tr	13.4	Tr	Tr	Tr	Tr	Tr	0.2	福建
虾																									
122103	长毛对虾[大虾，白露虾]	34.6	Tr	Tr	6.4	0.4	26.0	Tr	1.8	Tr	15.3	Tr	5.3	1.6	—	Tr	Tr	0.7	4.0	Tr	Tr	1.3	2.4	2.7	福建
122105	东方对虾[中国对虾]	23.9	Tr	Tr	4.9	1.1	16.1	Tr	1.8	Tr	22.4	Tr	9.4	2.5	—	Tr	Tr	4.2	2.8	Tr	Tr	1.0	2.5	7.8	福建
122106	对虾	26.6	0.1	Tr	4.8	0.1	20.8	0.8	Tr	Tr	30.2	Tr	9.0	4.2	—	3.9	0.2	Tr	6.6	Tr	2.2	0.1	4.0	5.9	
122107	海虾	38.7	0.3	0.3	14.8	1.0	21.3	Tr	Tr	Tr	12.1	Tr	0.9	7.1	—	Tr	Tr	4.1	Tr	Tr	Tr	Tr	Tr	17.5	
122108	河虾	51.4	Tr	Tr	19.6	Tr	28.8	Tr	3.0	Tr	9.2	Tr	9.2	—	—	Tr	Tr	Tr	Tr	Tr	Tr	Tr	Tr	5.1	
122109	基围虾	28.3	Tr	Tr	5.1	Tr	22.0	Tr	1.2	Tr	40.0	Tr	14.5	2.3	—	Tr	Tr	2.5	10.5	Tr	Tr	1.3	10.2	5.4	广东
122110	江虾[沼虾]	39.9	Tr	Tr	9.9	Tr	30.0	Tr	Tr	Tr	38.6	Tr	4.6	Tr	—	Tr	Tr	18.7	Tr	15.3	Tr	Tr	Tr	0.0	哈尔滨
122111	龙虾	38.7	Tr	Tr	2.6	0.5	33.5	2.1	Tr	Tr	28.9	Tr	19.9	3.9	—	Tr	Tr	5.1	Tr	Tr	Tr	Tr	Tr	0.1	北京
122114	虾虎	39.3	5.7	0.5	13.0	2.0	18.1	Tr	Tr	Tr	32.7	Tr	4.0	4.6	—	0.8	1.2	Tr	5.5	1.1	11.7	3.4	0.4	2.1	青岛
122116	鳌虾	37.2	1.1	0.7	13.8	1.0	20.6	Tr	Tr	Tr	25.7	Tr	14.7	8.8	—	Tr	Tr	2.2	Tr	Tr	—	—	Tr	8.3	上海
122124	刀额新对虾	13.0	Tr	Tr	1.3	Tr	11.1	0.4	Tr	0.2	55.1	—	18.0	1.8	—	1.1	0.5	4.9	18.4	—	—	—	10.4	0.4	深圳
122125	明虾	13.9	Tr	Tr	4.5	0.0	8.9	0.3	0.0	0.2	54.0	—	11.1	1.9	—	0.7	0.3	6.6	21.9	—	—	—	11.5	0.2	深圳
122201	虾米[海米，虾仁]	26.2	Tr	Tr	5.9	0.4	18.9	1.0	Tr	Tr	21.0	Tr	4.8	1.6	—	0.3	Tr	0.1	5.9	0.3	4.4	0.5	3.1	3.0	
122203	虾酱	40.6	Tr	Tr	3.0	Tr	37.6	Tr	Tr	Tr	28.3	Tr	26.1	2.2	—	Tr	Tr	Tr	Tr	Tr	Tr	Tr	Tr	0.2	山东
122205	虾皮	30.0	Tr	Tr	12.1	Tr	17.9	Tr	0.6	Tr	16.0	Tr	0.7	2.5	—	Tr	Tr	1.5	6.4	Tr	Tr	0.8	4.1	0.0	
蟹																									
123001	海蟹	34.7	0.1	0.2	9.8	1.0	22.9	0.1	Tr	Tr	28.4	Tr	2.8	9.4	—	0.2	Tr	2.5	1.9	4.3	Tr	3.6	3.7	7.3	
123002	河蟹	35.0	0.1	0.1	12.6	0.3	21.9	Tr	Tr	Tr	20.3	Tr	6.6	5.1	—	Tr	Tr	2.1	1.9	Tr	4.6	Tr	Tr	14.6	

食物脂肪酸含量

Fatty acid content of foods

食物编码 Food code	食物名称 Food name	脂肪 Fat g	脂肪酸 Fatty acid（g/100g 可食部） Total	饱和 SFA	单不饱和 MUFA	多不饱和 PUFA	未知 Un_k	饱和脂肪酸 SFA/总脂肪酸 Total（%） Total	4:0	6:0	8:0	10:0	11:0	12:0	13:0	14:0	15:0	16:0	17:0	18:0	19:0	20:0	22:0	24:0
123003	锯缘青蟹 [青蟹]	1.6	1.1	0.3	0.3	0.4	0.1	30.1	Tr	Tr	Tr	Tr	Tr	Tr	Tr	2.8	0.3	14.7	1.4	7.9	Tr	2.6	0.4	Tr
123004	梭子蟹	3.1	2.2	0.6	0.8	0.7	0.1	27.2	Tr	Tr	Tr	Tr	Tr	Tr	Tr	2.2	0.8	16.5	1.6	4.9	0.9	0.2	0.2	Tr
123005	蟹肉	1.2	0.8	0.3	0.2	0.3	0.1	34.1	Tr	Tr	Tr	Tr	0.1	Tr	Tr	2.5	0.8	20.1	Tr	9.8	Tr	0.5	0.3	Tr
123006	海蟹（小）	1.1	0.6	0.2	0.3	0.1	0.0	29.3	Tr	Tr	Tr	1.0	1.0	Tr	0.0	1.2	Tr	20.6	Tr	5.5	Tr	Tr	Tr	Tr
123012	红星梭子蟹（熟）	0.7	0.5	0.1	0.1	0.3	0.0	28.3	0.0	Tr	Tr	Tr	0.2	0.2	0.0	1.7	0.6	13.5	2.1	9.2	—	0.6	0.2	0.2
123013	锯缘青蟹（熟）	0.6	0.6	0.2	0.1	0.3	0.0	30.8	0.2	Tr	Tr	0.0	Tr	0.0	0.0	1.2	0.6	17.0	2.0	9.4	—	Tr	0.2	0.0
123014	花蟹	0.3	0.3	0.1	0.1	0.1	0.0	32.9	0.4	Tr	Tr	0.0	Tr	0.4	0.0	2.0	0.4	16.4	1.2	11.3	—	0.4	0.4	Tr
123301	蟹足棒	0.6	0.3	0.1	0.1	0.1	0.0	35.4	Tr	Tr	Tr	1.2	Tr	0.9	0.0	2.0	Tr	26.8	Tr	4.5	Tr	Tr	Tr	Tr
贝
124101	鲍鱼 [杂色鲍]	0.8	0.6	0.3	0.1	0.1	0.0	54.9	Tr	Tr	Tr	Tr	Tr	Tr	Tr	6.4	0.7	37.2	0.5	9.3	0.4	0.3	0.1	Tr
124103	蛏子	0.3	0.2	0.1	0.0	0.1	0.0	43.3	Tr	Tr	Tr	Tr	0.1	Tr	Tr	6.1	1.2	26.4	0.3	8.4	0.6	Tr	Tr	Tr
124104	蛏干 [蛏子缢,蛏青子]	4.9	3.4	2.3	0.3	0.7	0.1	68.4	Tr	Tr	Tr	Tr	Tr	Tr	Tr	9.3	1.4	45.9	1.9	9.4	Tr	0.5	Tr	Tr
124105	赤贝	0.6	0.4	0.2	0.1	0.1	0.0	59.4	Tr	Tr	Tr	Tr	Tr	Tr	Tr	8.0	0.1	25.8	2.4	17.0	Tr	5.9	0.2	Tr
124106	河蚌	0.8	0.6	0.1	0.1	0.3	0.1	15.3	Tr	Tr	Tr	Tr	Tr	Tr	Tr	Tr	Tr	7.4	Tr	6.2	Tr	1.7	Tr	Tr
124107	河蚬 [蚬子]	1.4	1.0	0.5	0.4	0.2	0.0	47.5	Tr	Tr	Tr	Tr	Tr	Tr	Tr	10.2	2.2	28.7	Tr	4.6	1.2	0.6	Tr
124108	牡蛎 [海蛎子]	2.1	1.5	0.6	0.3	0.5	0.1	37.2	Tr	Tr	Tr	Tr	Tr	0.4	Tr	5.4	0.7	22.7	1.6	4.6	0.4	1.8	0.2	Tr
124109	生蚝	1.5	1.1	0.5	0.2	0.3	0.1	42.0	Tr	Tr	Tr	Tr	Tr	Tr	0.0	4.5	1.1	29.5	Tr	6.5	Tr	0.2	Tr	Tr
124112	蝎贝（干）[干贝]	2.4	1.7	0.5	1.0	0.2	0.0	31.7	Tr	Tr	Tr	1.3	1.3	2.0	Tr	7.1	0.5	18.8	2.2	7.6	Tr	1.3	0.6	Tr
124113	鲜贝	0.5	0.4	0.2	0.1	0.1	0.0	47.1	Tr	Tr	Tr	Tr	Tr	Tr	0.2	1.5	1.0	23.7	0.8	10.6	2.6	0.6	0.2	Tr
124114	银贝 [蚶子]	1.4	1.0	0.3	0.2	0.4	0.3	32.4	Tr	Tr	Tr	Tr	Tr	0.3	0.0	8.7	0.3	16.0	2.2	9.8	Tr	1.3	0.2	Tr
124115	贻贝（鲜）[淡菜,壳菜]	1.7	1.2	0.6	0.3	0.4	0.0	52.0	0.1	Tr	Tr	Tr	Tr	0.3	0.8	8.7	0.8	33.9	0.4	5.8	0.4	1.7	Tr	Tr
124119	牡蛎（肉）	1.5	1.1	0.6	0.1	0.4	0.0	51.7	0.1	Tr	Tr	Tr	Tr	0.0	0.0	5.0	1.1	31.8	4.7	8.5	—	0.1	0.1	0.2
124120	鲍鱼	0.6	0.4	0.2	0.0	0.2	0.0	50.5	0.2	Tr	Tr	Tr	Tr	0.0	0.2	6.1	2.3	31.1	2.9	7.7	—	0.0	Tr	Tr

食物脂肪酸含量
Fatty acid content of foods

食物编码 Food code	食物名称 Food name	单不饱和脂肪酸 MUFA/总脂肪酸 Total（%）									多不饱和脂肪酸 PUFA/总脂肪酸 Total（%）													未知 （%）	备注 Remark
		Total	14:1	15:1	16:1	17:1	18:1	20:1	22:1	24:1	Total	16:2	18:2	18:3	18:4	20:2	20:3	20:4	20:5	22:3	22:4	22:5	22:6		
123003	锯缘青蟹 [青蟹]	23.2	Tr	Tr	8.9	Tr	14.3	Tr	Tr	Tr	40.7	Tr	3.1	5.1	—	Tr	Tr	3.0	16.7	Tr	Tr	0.8	12.0	6.0	福建
123004	梭子蟹	38.2	Tr	Tr	11.7	1.2	21.4	3.5	0.4	Tr	29.7	Tr	1.1	0.3	—	0.8	1.2	0.5	10.0	1.2	0.7	2.1	13.0	4.9	
123005	蟹肉	27.4	Tr	Tr	9.8	Tr	15.8	Tr	1.8	Tr	31.7	Tr	1.8	2.1	—	Tr	Tr	4.2	12.2	Tr	Tr	Tr	11.4	6.8	广东
123006	海蟹（小）	54.9	Tr	Tr	9.0	Tr	45.9	Tr	Tr	Tr	15.8	Tr	14.6	1.2	—	0.6	0.4	7.9	26.0	—	—	—	—	0.0	浙江
123012	红星梭子蟹（熟）	16.5	0.0	Tr	5.4	0.2	10.3	0.4	Tr	0.2	55.5	—	1.1	0.4	—	0.4	0.4	10.0	22.5	—	—	—	19.1	0.2	深圳
123013	锯缘青蟹（熟）	16.9	Tr	Tr	5.3	0.2	10.8	0.2	0.4	0.0	52.1	—	2.5	0.8	—	0.4	0.0	10.0	22.5	—	—	—	15.5	0.0	深圳
123014	花蟹（熟）	17.5	Tr	Tr	7.0	0.0	10.5	Tr	Tr	Tr	42.7	—	1.6	0.4	—	0.4	0.0	5.9	22.7	—	—	—	11.7	7.0	深圳
123301	蟹足棒	29.0	Tr	Tr	Tr	Tr	29.0	Tr	Tr	Tr	35.6	Tr	Tr	35.6	—	Tr	Tr	Tr	Tr	—	—	—	—	0.0	浙江
贝																									
124101	鲍鱼 [杂色鲍]	19.1	Tr	0.1	3.9	0.6	14.2	Tr	Tr	Tr	22.5	Tr	2.0	5.6	—	1.4	1.5	0.8	4.1	2.3	2.2	0.2	2.4	3.5	山东
124103	蛏子	18.5	Tr	0.1	8.7	Tr	7.0	2.7	Tr	Tr	33.6	1.1	1.3	3.9	—	1.2	3.1	0.4	10.2	1.8	4.0	1.9	4.7	4.6	
124104	蛏干 [蛏子缢、蛏青子]	9.0	Tr	—	6.5	1.7	2.5	Tr	Tr	Tr	21.5	Tr	1.6	2.2	—	Tr	Tr	0.3	10.4	Tr	Tr	2.1	4.9	1.1	福建
124105	赤贝	20.8	Tr	0.6	8.7	Tr	6.7	Tr	4.8	Tr	13.9	Tr	1.2	5.2	—	Tr	Tr	1.3	1.4	Tr	Tr	1.5	3.3	5.9	山东
124106	河蚌	17.8	Tr	Tr	2.1	Tr	10.3	Tr	5.4	Tr	57.6	Tr	4.1	37.1	—	Tr	Tr	16.4	Tr	Tr	Tr	Tr	Tr	9.3	
124107	河蚬 [蚬子]	35.3	1.0	Tr	19.1	Tr	13.6	Tr	2.6	Tr	16.4	Tr	2.2	7.3	—	Tr	Tr	1.9	3.0	Tr	Tr	1.2	0.8	0.8	福州
124108	牡蛎 [海蛎子]	21.9	Tr	0.1	6.2	1.7	10.8	3.1	Tr	Tr	34.6	Tr	2.1	7.8	—	1.7	0.2	1.1	10.4	Tr	4.3	1.5	3.8	6.3	广东
124109	生蚝	18.6	Tr	Tr	5.3	Tr	12.5	Tr	0.8	Tr	27.6	Tr	2.9	8.3	—	Tr	Tr	0.8	8.7	Tr	Tr	Tr	6.9	11.8	
124112	扇贝（干）[干贝]	56.9	Tr	Tr	3.2	2.5	38.6	2.1	10.5	Tr	8.5	Tr	6.3	0.9	—	Tr	1.3	Tr	Tr	Tr	Tr	Tr	Tr	2.9	
124113	鲜贝	35.7	Tr	Tr	3.4	0.3	31.0	Tr	Tr	Tr	17.1	Tr	8.5	Tr	—	Tr	Tr	Tr	8.6	Tr	Tr	Tr	0.1	0.1	
124114	银蚶 [蚶子]	19.8	Tr	Tr	6.0	0.8	5.2	7.8	Tr	Tr	22.6	Tr	1.9	1.1	—	0.1	Tr	Tr	9.9	1.0	1.1	1.1	6.4	25.2	浙江
124115	贻贝（鲜）[淡菜、壳菜]	27.2	Tr	Tr	17.6	0.1	6.6	2.2	0.7	Tr	19.0	Tr	2.1	3.0	—	0.2	Tr	0.4	7.5	0.2	0.1	0.5	5.0	1.8	
124119	牡蛎（肉）	10.3	0.0	2.7	4.0	0.3	3.1	0.2	Tr	0.0	38.1	—	1.8	1.8	—	0.1	0.3	4.8	16.8	—	—	—	12.5	0.0	深圳
124120	鲍鱼	9.3	Tr	Tr	1.6	Tr	6.8	0.9	Tr	Tr	40.3	—	1.6	0.9	—	0.0	0.0	20.7	17.1	—	—	—	0.0	0.0	深圳

食物脂肪酸含量

Fatty acid content of foods

食物编码	食物名称	脂肪 Fat	脂肪酸 Fatty acid (g/100g 可食部)				饱和脂肪酸 SFA/总脂肪酸 Total (%)														
Food code	Food name	g	Total	饱和 SFA	单不饱和 MUFA	多不饱和 PUFA	未知 Un_k	Total	4:0	6:0	8:0	10:0	11:0	12:0	13:0	14:0	15:0	16:0	17:0	18:0	19:0	20:0	22:0	24:0
124121	泥蚶	0.2	0.2	0.1	0.0	0.1	0.0	56.3	0.6	Tr	Tr	Tr	Tr	0.0	Tr	4.7	0.6	32.0	3.6	14.8	—	0.0	0.0	Tr
124122	扇贝(鲜)	0.3	0.2	0.1	0.0	0.1	0.0	36.7	0.0	Tr	Tr	Tr	Tr	0.0	Tr	1.3	0.4	20.4	3.1	11.1	—	0.4	0.0	0.0
124123	海蚌[西施舌]	0.4	0.2	0.1	0.0	0.1	0.0	45.3	0.3	Tr	Tr	Tr	Tr	0.0	Tr	1.2	0.9	29.3	2.5	10.2	—	0.9	0.0	0.0
124201x	蛤蜊(代表值)	1.1	0.8	0.2	0.1	0.4	0.0	27.0	Tr	Tr	Tr	Tr	Tr	0.0	Tr	1.2	0.7	22.4	Tr	2.7	Tr	Tr	Tr	Tr
124202	蛤蜊(花蛤蜊)	0.6	0.4	0.2	0.1	0.1	0.1	47.3	Tr	Tr	Tr	Tr	Tr	0.0	Tr	7.9	Tr	30.1	1.0	8.3	—	0.8	0.0	Tr
124203	蛤蜊(毛蛤蜊)	1.0	0.7	0.4	0.2	0.1	0.1	61.1	Tr	Tr	Tr	0.7	Tr	1.7	Tr	9.4	0.6	29.6	2.4	16.7	—	Tr	Tr	0.3
124207	花蛤(花甲)	0.4	0.4	0.2	0.0	0.2	0.0	40.3	0.3	Tr	Tr	Tr	Tr	0.0	Tr	2.0	0.8	23.3	3.1	9.7	—	0.8	0.0	0.2
124208	文蛤	0.9	0.7	0.3	0.1	0.3	0.0	44.9	0.2	Tr	Tr	Tr	Tr	0.0	0.0	5.8	0.6	26.2	3.1	8.1	—	0.5	0.2	0.2
124209	牛角江珧蛤	0.5	0.3	0.1	0.0	0.2	0.0	35.6	0.3	Tr	Tr	Tr	Tr	0.0	Tr	0.5	0.8	20.6	4.2	8.9	—	0.3	0.0	0.0
124210	白蛤	0.3	0.2	0.1	0.0	0.1	0.0	40.8	0.0	Tr	Tr	Tr	Tr	0.0	Tr	1.4	0.5	21.9	5.5	10.0	—	0.5	0.5	0.5
124302	红螺	0.9	0.6	0.2	0.1	0.3	0.0	25.8	Tr	Tr	Tr	Tr	Tr	0.0	Tr	1.5	0.8	12.5	2.5	7.2	0.3	1.0	Tr	Tr
124305	石螺	0.7	0.5	0.2	0.1	0.0	0.1	46.4	Tr	Tr	Tr	Tr	Tr	0.0	Tr	3.0	3.5	23.9	Tr	11.2	Tr	Tr	Tr	Tr
124307	香海螺	3.5	2.5	1.0	1.2	0.3	0.0	40.9	Tr	Tr	Tr	Tr	Tr	0.0	Tr	1.5	0.2	30.2	0.4	8.6	—	Tr	Tr	4.8
124315	六角螺(鲜)	0.5	0.4	0.1	0.0	0.1	0.2	29.1	Tr	Tr	Tr	Tr	Tr	0.0	Tr	2.9	0.3	13.8	2.5	9.6	—	0.5	Tr	Tr
124316	海螺肉(干)	0.5	0.5	0.2	0.0	0.1	0.2	35.0	Tr	Tr	Tr	Tr	Tr	0.0	Tr	2.5	0.6	13.6	2.6	9.7	—	0.4	Tr	5.6
124317	象牙凤螺	0.3	0.2	0.1	0.0	0.1	0.0	45.9	0.4	Tr	Tr	Tr	Tr	0.0	0.0	3.8	0.8	23.3	3.4	13.0	—	0.4	0.4	0.4
124601	文蛤丸	9.2	8.3	3.1	3.6	1.7	0.0	37.1	Tr	Tr	Tr	Tr	Tr	0.5	Tr	1.4	Tr	23.4	0.3	11.2	—	0.3	Tr	0.4

其他

食物编码	食物名称	Fat g	Total	SFA	MUFA	PUFA	Un_k	Total	4:0	6:0	8:0	10:0	11:0	12:0	13:0	14:0	15:0	16:0	17:0	18:0	19:0	20:0	22:0	24:0
129004	海蜇皮	0.3	0.2	0.1	0.1	0.0	0.0	69.9	Tr	Tr	Tr	Tr	Tr	1.7	Tr	5.6	1.2	43.8	1.6	15.8	—	0.2	Tr	Tr
129005	海蜇头	0.3	0.2	0.1	0.1	0.0	0.0	68.8	Tr	Tr	Tr	Tr	Tr	0.1	Tr	3.5	0.6	47.2	1.2	16.0	—	0.2	Tr	Tr
129006	墨鱼(鲜,曼氏无针乌贼)	0.9	0.6	0.3	0.1	0.3	0.0	44.6	Tr	Tr	Tr	Tr	Tr	0.0	Tr	2.2	0.2	32.2	0.6	7.6	—	1.6	0.2	Tr
129009	鱿鱼(干,中国枪乌贼)	4.6	3.2	3.2	0.0	0.0	0.0	100.0	Tr	Tr	Tr	Tr	Tr	0.0	Tr	Tr	Tr	76.6	Tr	23.4	—	Tr	Tr	Tr
129010	鱿鱼(水浸)	0.8	0.6	0.4	0.2	0.0	0.0	59.4	Tr	Tr	Tr	Tr	Tr	0.0	Tr	3.1	Tr	43.8	Tr	12.5	—	Tr	Tr	Tr

食物脂肪酸含量

Fatty acid content of foods

食物编码 Food code	食物名称 Food name	单不饱和脂肪酸 MUFA/总脂肪酸 Total (%)								多不饱和脂肪酸 PUFA/总脂肪酸 Total (%)												未知 (%)	备注 Remark
		Total	14:1	15:1	16:1	17:1	18:1	20:1	22:1	24:1	Total	16:2	18:2	18:3	18:4	20:2	20:3	20:4	20:5	22:3	22:4	22:5	22:6		
124121	泥蚶	13.7	Tr	Tr	7.7	1.2	3.0	1.2	Tr	0.6	30.2	—	1.8	1.2	—	Tr	Tr	4.1	15.4	—	—	—	7.7	Tr	深圳
124122	扇贝 (鲜)	6.6	Tr	Tr	2.2	Tr	3.1	0.9	0.4	Tr	56.3	—	1.3	0.4	—	0.0	0.4	7.1	14.7	—	—	—	32.4	0.0	深圳
124123	海蚌 [西施舌]	11.2	Tr	Tr	3.1	Tr	5.6	2.5	Tr	Tr	43.6	—	0.3	0.6	—	1.9	0.6	10.2	16.7	—	—	—	13.3	0.0	深圳
124201x	蛤蜊 (代表值)	19.4	Tr	Tr	1.4	Tr	18.0	Tr	Tr	Tr	54.2	Tr	45.3	8.9	—	Tr	Tr	Tr	Tr	Tr	Tr	Tr	Tr	0.0	
124202	蛤蜊 (花蛤蜊)	14.5	Tr	Tr	7.7	Tr	5.2	Tr	1.6	Tr	23.9	Tr	5.9	4.8	—	Tr	Tr	1.5	5.5	—	—	2.9	3.3	14.3	福建
124203	蛤蜊 (毛蛤蜊)	27.0	Tr	Tr	6.5	1.5	19.0	Tr	Tr	Tr	11.2	Tr	3.3	7.9	—	Tr	Tr	Tr	Tr	—	—	Tr	Tr	0.7	青岛
124207	花蛤 (花甲)	10.9	Tr	Tr	5.6	0.0	3.8	1.5	0.0	Tr	48.8	—	0.5	0.8	—	2.3	0.5	4.3	15.6	—	—	—	24.8	0.0	深圳
124208	文蛤	16.6	0.2	Tr	11.3	0.2	4.4	0.5	Tr	Tr	38.4	—	0.6	1.5	—	1.2	0.8	5.5	17.5	—	—	—	11.3	0.2	深圳
124209	牛角江珧蛤	4.7	Tr	Tr	0.5	Tr	1.6	2.6	Tr	Tr	60.0	—	0.5	0.8	—	0.3	Tr	6.0	18.8	—	—	—	33.6	0.0	深圳
124210	白蛤	12.0	Tr	Tr	3.7	Tr	7.8	0.5	Tr	Tr	47.6	—	0.5	0.9	—	1.4	0.5	8.7	12.3	—	—	—	23.3	0.0	深圳
124302	红螺	13.0	0.5	Tr	3.8	3.0	5.7	Tr	Tr	Tr	53.2	Tr	1.9	20.2	—	3.2	1.6	Tr	6.6	13.3	4.6	1.8	Tr	8.0	山东
124305	石螺	23.0	Tr	Tr	7.9	Tr	15.1	Tr	Tr	Tr	3.0	Tr	3.0	Tr	—	Tr	Tr	Tr	Tr	Tr	Tr	Tr	Tr	27.6	广东
124307	香海螺	48.4	Tr	Tr	3.7	Tr	44.7	Tr	Tr	Tr	10.6	Tr	8.0	2.6	—	Tr	Tr	Tr	Tr	—	—	—	Tr	0.1	青岛
124315	六角螺 (鲜)	0.0	Tr	Tr	Tr	Tr	0.0	Tr	Tr	Tr	29.5	Tr	4.3	0.0	—	Tr	0.0	25.2	Tr	—	—	—	Tr	41.4	三沙
124316	海螺肉 (干)	4.0	Tr	Tr	0.4	Tr	3.0	0.6	Tr	Tr	23.6	—	2.9	0.0	—	0.8	0.0	19.9	Tr	—	—	—	Tr	37.5	三沙
124317	象牙凤螺	10.0	Tr	Tr	3.1	Tr	6.1	0.8	Tr	Tr	44.4	—	2.7	0.8	—	0.4	Tr	11.8	9.2	—	—	—	19.5	0.0	深圳
124601	文蛤丸	42.9	Tr	Tr	2.2	Tr	39.5	1.2	Tr	Tr	20.0	—	17.8	1.2	—	Tr	Tr	Tr	0.2	—	—	0.3	0.5	0.0	台北
	其他																								
129004	海蜇皮	28.2	Tr	Tr	10.8	1.4	15.3	0.7	Tr	Tr	0.5	Tr	0.5	Tr	Tr	Tr	Tr	Tr	Tr	—	—	Tr	Tr	1.4	
129005	海蜇头	26.6	Tr	Tr	3.6	0.7	21.6	0.7	Tr	Tr	1.8	Tr	0.4	Tr	Tr	Tr	Tr	Tr	Tr	—	—	Tr	1.4	2.8	
129006	墨鱼 (鲜, 曼氏无针乌贼)	9.6	Tr	Tr	0.6	0.1	6.4	1.1	1.4	Tr	42.7	Tr	0.7	4.4	—	0.1	Tr	1.4	9.7	0.1	0.4	1.1	24.8	3.1	
129009	鱿鱼 (干, 中国枪乌贼)	Tr	Tr	Tr	Tr	Tr	Tr	Tr	Tr	Tr	Tr	Tr	Tr	Tr	—	Tr	Tr	Tr	Tr	Tr	Tr	Tr	Tr	0.0	
129010	鱿鱼 (水浸)	40.7	Tr	Tr	Tr	Tr	40.7	Tr	Tr	Tr	Tr	Tr	Tr	Tr	—	Tr	Tr	Tr	Tr	Tr	Tr	Tr	Tr	0.0	

食物脂肪酸含量 Fatty acid content of foods

食物编码 Food code	食物名称 Food name	脂肪 Fat g	脂肪酸 Fatty acid (g/100g 可食部) Total	SFA	MUFA	PUFA	Un_k	饱和脂肪酸 SFA/总脂肪酸 Total (%) Total	4:0	6:0	8:0	10:0	11:0	12:0	13:0	14:0	15:0	16:0	17:0	18:0	19:0	20:0	22:0	24:0
129014	甲鱼蛋	7.3	6.1	1.2	4.1	0.8	0.0	19.4	Tr	Tr	Tr	Tr	Tr	Tr	Tr	1.3	Tr	14.7	Tr	2.5	Tr	0.9	Tr	Tr
129018	鱼翅(干)	0.9	0.3	0.2	0.1	0.0	Tr	62.4	Tr	Tr	Tr	Tr	Tr	Tr	Tr	0.1	Tr	24.9	Tr	37.5	—	—	—	—
129021	梅花参(泡发)	0.9	0.8	0.4	0.2	0.1	0.1	55.8	Tr	Tr	Tr	Tr	Tr	0.1	0.1	6.2	0.6	23	1.0	10.4	—	1.6	1.2	11.6
129022	墨鱼(干)	1.1	1.1	0.5	0	0.5	0.1	47.1	Tr	Tr	Tr	Tr	Tr	Tr	Tr	1.0	0.2	18.4	1.4	9.7	—	0.9	0.2	15.5
129023	鱿鱼	0.6	0.6	0.2	0.0	0.4	0.0	37.0	0.0	Tr	0.6	Tr	Tr	0.0	0.0	2.2	0.7	24.1	1.8	7.6	Tr	0.2	0.2	0.2
129301	墨鱼圈	2.2	2.0	1.3	0.5	0.3	0.0	62.8	Tr	Tr	Tr	Tr	Tr	Tr	Tr	2.9	0.2	53.5	Tr	5.6	Tr	Tr	Tr	Tr
129302	墨鱼丸	4.7	4.2	1.9	1.8	0.4	0.0	45.8	Tr	Tr	0.1	Tr	Tr	0.1	Tr	2.1	0.2	39.2	Tr	4.1	Tr	Tr	Tr	Tr

油脂类 动物油脂

食物编码	食物名称	Fat g	Total	SFA	MUFA	PUFA	Un_k	Total	4:0	6:0	8:0	10:0	11:0	12:0	13:0	14:0	15:0	16:0	17:0	18:0	19:0	20:0	22:0	24:0
191001	牛油(板油)	92.0	88.0	54.4	29.9	4.0	0.0	61.8	Tr	Tr	Tr	Tr	Tr	0.1	Tr	3.9	1.6	25.3	1.5	28.6	Tr	0.6	0.2	Tr
191003	鸭油(炼)	99.7	95.3	27.9	53.1	14.3	0.0	29.3	Tr	Tr	Tr	Tr	Tr	Tr	Tr	0.4	Tr	21.6	Tr	7.3	—	1.3	0.8	0.8
191004	羊油(板油)	88.0	84.1	48.2	30.4	4.5	1.1	57.3	Tr	Tr	Tr	Tr	Tr	Tr	Tr	2.0	0.7	18.2	Tr	35.9	Tr	1.1	0.2	Tr
191007	猪油(炼)	99.6	95.2	41.1	45.6	8.5	0.0	43.2	Tr	Tr	Tr	Tr	Tr	Tr	Tr	1.2	0.3	26.0	0.3	15.7	—	0.5	0.5	Tr

其他

食物编码	食物名称	Fat g	Total	SFA	MUFA	PUFA	Un_k	Total	4:0	6:0	8:0	10:0	11:0	12:0	13:0	14:0	15:0	16:0	17:0	18:0	19:0	20:0	22:0	24:0
219028	鸡内金	1.3	1.3	0.7	0.6	0.1	Tr	52.8	Tr	Tr	Tr	Tr	Tr	0.1	Tr	Tr	Tr	29.2	1.5	20.7	—	Tr	0.2	2.9
219029	乌梢蛇	2.0	1.6	0.7	0.6	0.4	Tr	41.4	Tr	Tr	Tr	Tr	Tr	Tr	Tr	0.4	Tr	19.9	Tr	18.6	—	1.3	0.8	0.8
219030	团鱼鱼青	6.7	6.2	1.0	3.2	1.9	0.1	15.4	Tr	Tr	Tr	Tr	Tr	Tr	Tr	0.5	Tr	9.5	Tr	4.1	—	1.1	0.2	Tr
219031	阿胶	5.8	5.4	1.4	1.4	2.6	Tr	26.4	Tr	Tr	Tr	Tr	Tr	Tr	Tr	0.9	Tr	17.9	Tr	6.6	—	0.5	0.5	Tr
219034	马鹿胎(粉)	10.8	10.2	5.6	3.4	1.3	Tr	54.5	Tr	Tr	0.1	Tr	Tr	0.4	Tr	3.6	0.9	31.1	0.9	16.6	—	0.3	0.3	0.3
219035	蛤蚧	11.0	12.7	4.4	6.2	2.1	Tr	34.6	Tr	Tr	Tr	Tr	Tr	0.2	Tr	0.9	0.2	23.8	0.6	8.2	—	0.4	0.2	0.1
219038	蛤蟆油	1.9	1.3	0.4	0.4	0.5	0.1	32.3	Tr	Tr	Tr	Tr	Tr	Tr	Tr	0.8	Tr	24.0	Tr	6.3	—	Tr	1.2	Tr
219040	刺猬皮	5.6	7.0	2.2	3.9	0.9	Tr	31.9	Tr	Tr	Tr	Tr	Tr	0.3	Tr	2.0	0.6	21.8	0.4	5.7	—	0.4	0.3	0.4
219041	蜂王浆	—	0.0	0.0	0.0	0.0	0.0	33.3	Tr	Tr	Tr	Tr	Tr	Tr	Tr	Tr	Tr	33.3	Tr	Tr	—	Tr	Tr	Tr

食物脂肪酸含量
Fatty acid content of foods

食物编码 Food code	食物名称 Food name	单不饱和脂肪酸 MUFA/总脂肪酸 Total (%)									多不饱和脂肪酸 PUFA/总脂肪酸 Total (%)												未知 (%)	备注 Remark
		Total	14:1	15:1	16:1	17:1	18:1	20:1	22:1	24:1	Total	16:2	18:2	18:3	18:4	20:2	20:3	20:4	20:5	22:3	22:4	22:5	22:6		
129014	甲鱼蛋	67.4	Tr	Tr	15.0	0.5	51.9	Tr	Tr	Tr	12.8	Tr	8.2	0.8	—	0.7	Tr	1.3	Tr	Tr	Tr	1.8	Tr	0.4	北京
129018	鱼翅（干）	24.9	Tr	Tr	Tr	Tr	24.9	Tr	Tr	Tr	12.6	—	Tr	Tr	—	Tr	Tr	12.6	Tr	—	—	—	Tr	Tr	
129021	梅花参（泡发）	19.9	Tr	Tr	13.9	Tr	3.6	0.3	0.1	2.0	12.8	—	1.3	1.0	—	0.5	0.2	9.0	0.1	—	—	—	0.7	11.6	三沙
129022	墨鱼（干）	3.8	Tr	Tr	0.2	Tr	2.4	1.2	Tr	Tr	42.2	—	0.7	0.0	—	0.5	0.0	13.1	Tr	—	—	—	27.9	6.9	三沙
129023	鱿鱼	4.6	Tr	Tr	0.7	Tr	2.2	1.2	0.3	0.2	58.6	—	0.2	0.0	—	0.2	0.0	8.6	10.6	—	—	—	39.0	0.0	深圳
129301	墨鱼圈	23.2	Tr	Tr	Tr	Tr	23.2	Tr	Tr	Tr	14.0	Tr	6.7	7.3	—	Tr	Tr	Tr	Tr	Tr	Tr	Tr	Tr	0.0	浙江
129302	墨鱼丸	43.7	Tr	Tr	Tr	Tr	43.7	Tr	Tr	Tr	10.6	—	10.6	Tr	—	Tr	Tr	Tr	Tr	—	—	—	Tr	0.0	

油脂类

动物油脂

191001	牛油（板油）	34.0	1.1	0.4	3.4	0.3	28.8	Tr	Tr	Tr	4.5	1.6	1.9	1.0	—	Tr	Tr	Tr	Tr	Tr	Tr	Tr	Tr	0.0	北京
191003	鸭油（炼）	55.7	Tr	Tr	3.6	0.0	51.6	0.5	1.0	8.0	15.0	Tr	14.2	0.8	—	Tr	Tr	Tr	Tr	Tr	Tr	Tr	Tr	0.0	北京
191004	羊油（板油）	36.1	Tr	Tr	3.1	Tr	33.0	0.2	Tr	Tr	5.3	Tr	2.9	2.4	—	Tr	Tr	Tr	Tr	Tr	Tr	Tr	Tr	1.3	北京
191007	猪油（炼）	47.9	Tr	Tr	2.3	0.3	44.2	0.3	Tr	Tr	8.9	Tr	8.9	Tr	—	Tr	Tr	Tr	Tr	Tr	Tr	Tr	Tr	0.0	

其他

219028	鸡内金	42.9	Tr	Tr	2.0	Tr	40.9	Tr	Tr	Tr	4.5	—	4.5	—	—	Tr	Tr	Tr	Tr	Tr	Tr	Tr	Tr	Tr	
219029	乌梢蛇	34.8	Tr	Tr	1.1	0.0	22.9	1.8	1.0	8.0	23.6	—	14.6	1.1	—	Tr	Tr	7.9	Tr	—	—	—	Tr	Tr	
219030	团鱼蜡	52.0	Tr	Tr	6.9	Tr	44.9	0.2	Tr	Tr	31.3	—	21.2	8.9	—	Tr	Tr	1.2	Tr	—	—	—	Tr	1.2	
219031	阿胶	26.4	Tr	Tr	1.2	Tr	24.9	0.3	Tr	Tr	47.3	—	39.1	8.2	—	Tr	Tr	Tr	Tr	—	—	—	Tr	Tr	
219034	马鹿胎（粉）	32.9	0.4	0.1	Tr	Tr	31.6	0.4	0.1	0.3	12.6	—	11.1	0.3	—	0.1	0.1	1.1	Tr	—	—	—	Tr	Tr	
219035	蛤蚧	48.8	Tr	0.1	2.0	Tr	46.0	0.3	0.0	0.4	16.7	—	12.5	1.8	—	0.1	0.1	2.2	Tr	—	—	—	Tr	Tr	
219038	蛤蟆油	28.0	Tr	Tr	2.8	Tr	25.2	Tr	Tr	Tr	39.7	—	24.8	5.5	—	Tr	Tr	9.4	Tr	Tr	Tr	Tr	Tr	Tr	
219040	刺猬皮	55.7	0.1	Tr	9.2	Tr	46.1	0.3	Tr	Tr	12.4	—	11.1	0.9	—	Tr	Tr	0.4	Tr	—	—	—	Tr	Tr	
219041	蜂王浆	33.3	Tr	Tr	Tr	Tr	33.3	Tr	Tr	Tr	33.3	—	Tr	33.3	—	Tr	Tr	Tr	33.3	Tr	Tr	Tr	Tr	Tr	

食物脂肪酸含量   Fatty acid content of foods

食物编码 Food code	食物名称 Food name	脂肪 Fat g	脂肪酸 Fatty acid (g/100g 可食部)				饱和脂肪酸 SFA / 总脂肪酸 Total (%)														
			Total	饱和 SFA	单不饱和 MUFA	多不饱和 PUFA	未知 Un_k	Total	4:0	6:0	8:0	10:0	11:0	12:0	13:0	14:0	15:0	16:0	17:0	18:0	19:0	20:0	22:0	24:0
219042	裙边（干）	1.3	0.5	0.3	0.1	0.1	Tr	60.5	Tr	Tr	Tr	Tr	Tr	Tr	Tr	4.7	Tr	37.2	Tr	18.6	—	Tr	Tr	Tr
219043	鱼肚（干）	1.0	0.3	0.3	0.0	0.0	Tr	100.0	Tr	Tr	Tr	Tr	Tr	Tr	Tr	Tr	Tr	57.1	Tr	42.9	—	Tr	Tr	Tr
219044	鱼唇（干）	1.6	0.4	0.3	0.1	0.1	Tr	72.6	Tr	Tr	Tr	Tr	Tr	Tr	Tr	9.1	Tr	22.6	0.0	40.9	—	Tr	Tr	Tr

食物脂肪酸含量　Fatty acid content of foods

食物编码	食物名称	单不饱和脂肪酸 MUFA/总脂肪酸 Total（%）									多不饱和脂肪酸 PUFA/总脂肪酸 Total（%）											未知	备注
Food code	Food name	Total	14:1	15:1	16:1	17:1	18:1	20:1	22:1	24:1	Total	16:2	18:2	18:3	18:4	20:2	20:3	20:4	20:5	22:3	22:4	22:5	22:6	(%)	Remark
219042	裙边（干）	28.0	Tr	Tr	4.7	Tr	23.3	Tr	Tr	Tr	11.7	—	4.7	Tr	—	Tr	Tr	7.0	Tr	—	—	—	Tr	Tr	
219043	鱼肚（干）	0.0	Tr	Tr	Tr	Tr	Tr	Tr	Tr	Tr	0.0	—	Tr	Tr	—	Tr	Tr	Tr	Tr	—	—	—	Tr	Tr	
219044	鱼唇（干）	13.7	Tr	Tr	Tr	Tr	13.7	Tr	Tr	Tr	13.7	—	9.1	Tr	—	Tr	Tr	4.6	Tr	—	—	—	Tr	Tr	

Notes

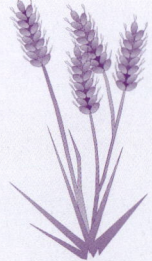

表四 常见食物碘含量
Table 4 Iodine Content of Common Foods

食物中的碘

碘是人类乃至各种生物所必需的微量元素。碘在土壤中的含量因地方而异，在土壤碘含量低下的地区，人们可能无法从食物中摄取到足够的碘。缺碘可能引起碘缺乏症（iodine deficiency disorders，IDD），在许多国家，碘缺乏症是可预防的公共营养疾病之一。

本书包括了17类405种食物中碘含量的数据。在《中国食物成分表》（第5版）发布的食物碘含量数据基础上，得到大幅度补充。数据主要来自本实验室食物成分监测项目和2015—2016年国家食品安全风险评估项目的研究及成果。为了更好地研究代表性食物碘含量分布状况，说明不同地域食物品种碘含量水平，根据水碘水平分别组织在北京、河北、新疆、甘肃、宁夏、河南、江苏、湖南、广州等省市自治区采集当地主产及居民常消费的食物样品。每个地区选择不少于3个市县级集贸市场的3个摊位进行采样，同一食品经匀质化混合制成代表性检测样品。另外，分别在广州、舟山、龙口等海鲜集散市场采集应季海产品，在大型超市/连锁店采集加工食品（主要包括肉制品、含藻类原料的即食食品），保证每个样品不少于3个摊位或批次（k≥3），并匀质化混合为检测样品。所有样品冷链运输至实验室，由国家碘缺乏病参比实验室徐菁团队的李秀维、马巍、张莹统一采用砷铈接触法完成食物碘含量的定量测定。测定结果汇总统计，以均值或中位数表示。

国家食品安全标准《食用盐碘含量》（GB26878-2011）于2012年3月15日在全国统一实施。该标准规定食盐常规采用三个盐碘浓度，分别为20mg/kg、25mg/kg、30mg/kg，由各省、自治区、直辖市根据当地人群实际碘营养水平从中选择盐碘含量作为当地标准，因此本书未包括食用盐的碘含量。

考虑到食物碘含量数据少，为方便读者，在此一并列出植物性食物和动物性食物碘含量。

常见食物碘含量 / Iodine content of common foods

(μg/100g 可食部)

食物类 Food group	食物名称 Food name	碘含量 Iodine	备注（采样地/产地、采样时间） Note
谷类及制品			
（序号）1	小麦粉（代表值）	1.5	河北，宁夏，北京
2	小麦粉	2.9	2002
3	小麦仁（代表值）	2.4	河南、甘肃、湖南
4	芽面	7.1	甘肃
5	大米（代表值）	1.4	安徽、河北、河南、宁夏、湖南、北京
6	大米	2.3	2002
7	糙米	4.0	甘肃
8	糙米（有机）	14.5	安徽、甘肃
9	胚芽米	8.4	甘肃
10	贡米	1.4	宁夏
11	糯米	2.0	湖南
12	糯米（紫）	3.8	北京
13	香米（黑）	20.6	甘肃
14	香米（红）	4.1	甘肃
15	玉米（代表值）	1.1	河北、甘肃、宁夏、河南
16	玉米（鲜）	Tr	河北
17	玉米（干）	1.6	河北
18	玉米（甜）	Tr	甘肃
19	玉米（黏）	Tr	甘肃
20	玉米（珍珠）	1.1	甘肃
21	玉米（旱地）	1.5	宁夏
22	玉米（水地）	0.9	宁夏
23	玉米粒（干）	2.1	河南
24	玉米糁（代表值）	4.2	安徽、甘肃
25	玉米面（代表值）	0.7	安徽、河北、北京
26	玉米面	Tr	2002
27	小米（代表值）	0.8	河北、北京、甘肃
28	小米	3.7	2002
29	小米（有机，白）	6.5	甘肃
30	青稞	4.0	甘肃
31	青稞仁	14.3	甘肃
32	高粱米（有机）	7.0	甘肃
33	荞麦面	6.8	甘肃
34	燕麦米	3.9	甘肃
35	莜麦	1.4	宁夏

常见食物碘含量 Iodine content of common foods

(μg/100g 可食部)

食物类 Food group	食物名称 Food name	碘含量 Iodine	备注（采样地/产地、采样时间） Note
薯类、淀粉及制品			
	36 马铃薯（代表值）[土豆]	1.2	安徽、甘肃、河北、宁夏、新疆、北京
	37 甘薯（红）	0.5	安徽、北京、甘肃
	38 甘薯（紫）	2.5	北京
干豆类及制品			
	39 黄豆（代表值）[大豆]	5.2	安徽、甘肃、北京
	40 黄豆	9.7	2002
	41 黄豆面（代表值）	5.7	河北、甘肃
	42 黑豆（有机）	6.1	甘肃
	43 豆腐	4.4	河北
	44 豆腐	7.7	北京
	45 豆腐	36.9	江苏
	46 豆腐干	46.2	北京
	47 豆腐皮	4.8	河北
	48 绿豆	5.0	甘肃
	49 绿豆面	12.7	甘肃
	50 赤小豆（代表值）	4.0	甘肃、安徽等
	51 赤小豆[红小豆]	7.8	2002
	52 赤小豆粉	11.0	北京
	53 芸豆	4.7	北京
	54 蚕豆	1.3	甘肃
	55 豌豆（代表值，干）	6.0	宁夏、甘肃
	56 扁豆子	4.8	甘肃
蔬菜类及制品			
	57 白萝卜（代表值）[莱菔]	1.4	安徽、河南、河北、湖南、江苏、北京
	58 变萝卜（红皮萝卜）	0.7	江苏
	59 红萝卜（代表值）	2.2	江苏、河北
	60 心里美萝卜（绿皮红心）	0.8	河北
	61 青白萝卜	Tr	新疆
	62 胡萝卜	1.2	河南、宁夏、河北、甘肃、广东等
	63 胡萝卜[金笋，丁香萝卜]	Tr	北京
	64 胡萝卜（脱水）	7.2	北京
	65 黄萝卜	1.2	新疆
	66 扁豆（代表值）	1.4	湖南、甘肃、北京
	67 扁豆	2.2	2002
	68 豆角（代表值）	1.2	河南、宁夏、河北、广东、北京
	69 豆角（圆）	1.3	河北

常见食物碘含量 Iodine content of common foods

(μg/100g 可食部)

食物类 Food group	食物名称 Food name	碘含量 Iodine	备注（采样地/产地、采样时间） Note
70	豆角（代表值，长）	2.0	宁夏、河北、北京
71	花豆角	1.8	广东
72	荷兰豆	1.4	广东
73	荚豆	0.7	甘肃
74	豇豆（代表值）	1.3	安徽、甘肃、宁夏、广东、江苏
75	毛豆（去皮）	1.8	安徽
76	四季豆（代表值）	0.8	安徽、湖南
77	豌豆	0.9	2002
78	扁豆芽	1.4	宁夏
79	黄豆芽（代表值）	10.6	河南、河北、
80	绿豆芽（代表值）	2.9	安徽、河南、河北
81	茄子（代表值）	0.8	河南、江苏、河北、湖南、宁夏、甘肃、北京
82	茄子（圆）	0.8	河北
83	茄子（代表值，长）	0.8	宁夏、河北、安徽
84	番茄（代表值）	0.7	河北、河南、江苏、宁夏、北京
85	番茄	2.5	2002
86	辣椒（代表值）[尖椒]	0.8	甘肃、河北
87	辣椒（代表值，青）	0.7	河北、安徽、江苏
88	辣椒（干，红）	6.0	河北
89	柿子椒（代表值）[青椒]	1.1	宁夏、甘肃、河北、河南、湖南、北京
90	柿子椒[青椒]	9.6	北京
91	柿子椒[红圆椒]	Tr	宁夏
92	野山椒	Tr	北京
93	甜椒[灯笼椒]	1.2	河北
94	瓠子	Tr	安徽
95	瓠瓜[葫芦]	2.4	湖南
96	葫芦	Tr	甘肃
97	西葫芦（代表值）	0.8	河南、湖南、河北、安徽、北京
98	西葫芦	0.4	2002
99	黄瓜（代表值）	1.0	河北、湖南、安徽、宁夏
100	黄瓜	0.2	2002
101	丝瓜	1.4	河北
102	苦瓜	1.7	河北
103	南瓜（代表值）	0.7	河北、江苏、宁夏、安徽
104	冬瓜（代表值）	1.7	河南、河北、江苏
105	八棱瓜	1.7	广东
106	大蒜	1.7	2002

常见食物碘含量 Iodine content of common foods

(μg/100g 可食部)

食物类 Food group		食物名称 Food name	碘含量 Iodine	备注（采样地/产地、采样时间） Note
	107	蒜薹	0.6	河北
	108	大葱（代表值）	1.3	宁夏、北京
	109	青葱	3.5	广东
	110	沙葱	6.3	甘肃
	111	香葱（红头）	3.0	广东
	112	洋葱	1.2	安徽、河北、湖南、宁夏、甘肃、北京
	113	韭菜	3.0	宁夏、甘肃、河北
	114	大白菜（代表值）	2.4	河南、河北、北京、江苏、宁夏
	115	小白菜（代表值）	5.0	甘肃、河南、河北、安徽、江苏、北京
	116	小白菜	10.0	2002
	117	娃娃菜	Tr	河北
	118	奶白菜[抖白菜]	3.7	广东
	119	甘蓝（代表值，绿）[圆白菜]	0.4	安徽、甘肃、河北宁夏、湖南、北京
	120	甘蓝[圆白菜]	Tr	2002
	121	甘蓝（代表值，紫）	Tr	安徽、甘肃
	122	结球甘蓝（绿）	1.2	北京
	123	结球甘蓝（紫）	1.6	北京
	124	油菜（代表值）	4.7	甘肃、河北、广东
	125	菜心[菜苔]	2.8	广东
	126	油麦菜（代表值）	3.1	广东、北京、湖南、河北
	127	苤蓝[切莲]	Tr	甘肃
	128	芥菜[雪里蕻、雪菜]	3.5	广东
	129	芥蓝（代表值）[甘蓝菜、盖蓝菜]	1.3	甘肃、北京、广东、北京
	130	菠菜（代表值）[赤根菜]	4.6	甘肃、河北、河南、江苏、广东
	131	菠菜（脱水）	24.0	北京
	132	冬寒菜[冬苋菜、冬葵]	4.1	湖南
	133	萝卜缨	7.2	湖南、安徽
	134	落葵[木耳菜]	2.3	北京
	135	芹菜（代表值）	1.3	宁夏、甘肃、河北、北京
	136	芹菜	0.7	2002
	137	芹菜茎（代表值）	2.5	北京、河北
	138	芹菜叶	4.0	北京
	139	西芹	2.3	广东
	140	香芹（代表值）	9.9	广东、江苏
	141	香芹（代表值，茎）	6.4	北京、江苏
	142	香芹（叶）	5.7	北京
	143	水芹	9.3	安徽

常见食物碘含量 Iodine content of common foods

(μg/100g 可食部)

食物类 Food group	食物名称 Food name	碘含量 Iodine	备注（采样地/产地、采样时间） Note
	144 生菜（代表值）	3.4	甘肃、河北、河南、北京
	145 香菜（代表值）	4.6	河北、北京、广东
	146 香菜	1.5	2002
	147 苋菜（绿）	7.0	安徽、北京
	148 冬苋	4.1	2002
	149 茴香（代表值）	12.4	北京、河北
	150 空心菜（代表值）	4.5	甘肃、河北
	151 莴笋	Tr	安徽
	152 莴笋叶	2.9	北京
	153 茼蒿（代表值）	3.8	甘肃、广东
	154 苦苣	4.3	2002
	155 苦菊	8.0	河北
	156 豆瓣菜	14.3	广东
	157 菜花（代表值）[花椰菜]	Tr	安徽、河北、河南、湖南、北京
	158 西兰花	Tr	甘肃
	159 莲藕	9.5	北京
	160 藕	2.4	2002
	161 山药	3.6	北京
	162 葛根（粉葛）	3.4	广东
	163 生姜	4.3	广东
	164 地瓜秧	2.1	安徽
	165 苜蓿	2.3	2002
	166 香椿	1.7	2002
菌藻类			
	167 口蘑	1.6	河南
	168 蘑菇	1.3	河南
	169 金针菇（代表值）	0.4	河北、北京
	170 金针菇	Tr	2002
	171 姬菇	2.0	河南
	172 平菇（代表值，鲜）	1.9	河南、北京、湖南、江苏
	173 杏鲍菇（代表值）	1.2	河北、江苏、湖南、北京
	174 香菇（代表值）	2.1	北京、河北
	175 香菇（代表值，鲜）	Tr	河南、湖南
	176 蟹味菇[蛋白菇]	0.6	北京
	177 木耳（代表值，黑，鲜）[云耳]	13.5	江苏、湖南、安徽、河北、河南、安徽
	178 木耳（黑，干）	59.3	河北
	179 银耳	3.0	河北

常见食物碘含量 Iodine content of common foods

(μg/100g 可食部)

食物类 Food group		食物名称 Food name	碘含量 Iodine	备注（采样地/产地、采样时间） Note
	180	海带（深海、冷鲜）	4.21×10^3	北京
	181	海带丝（鲜）	1.69×10^3	北京
	182	海带（鲜）	114	2002
	183	海带（干）	3.62×10^4	2002
	184	海带结（干）	1.35×10^4	北京
	185	海带丝（干）	1.22×10^4	北京禾绿
	186	海带（干）	1.32×10^5	浙江舟山
	187	紫菜（干）	1.71×10^5	甘肃
	188	紫菜（干）	6.60×10^3	北京
	189	紫菜（干）	4.32×10^3	2002
	190	紫菜（干）	2.73×10^3	浙江
	191	紫菜（素食）	15.5	浙江
	192	海苔（美好时光）	842	北京
	193	海苔（波力）	2.44×10^3	北京
	194	海苔	2.43×10^3	浙江舟山
	195	海苔（素食）	17.7	浙江
	196	苔菜	3.49×10^3	浙江舟山
	197	海草	1.60×10^4	浙江舟山
	198	螺旋藻	3.83×10^3	浙江舟山
水果类及制品				
	199	苹果（代表值）	Tr	北京、深圳、陕西
	200	青苹果	0.8	北京
	201	红玫瑰苹果	1.7	北京
	202	梨	0.7	2002
	203	梨	Tr	北京
	204	水晶梨	Tr	北京
	205	红果[山里红]	Tr	2002
	206	山楂	1.3	北京
	207	桃	Tr	2002
	208	李子	Tr	2002
	209	柿子	6.3	2002
	210	橙子	0.9	2002
	211	橘子	5.3	2002
	212	菠萝	4.1	2002
	213	香蕉	2.5	2002
	214	香蕉（国产）	Tr	北京
	215	冬枣	3.2	北京

常见食物碘含量 Iodine content of common foods

(μg/100g 可食部)

食物类 Food group		食物名称 Food name	碘含量 Iodine	备注（采样地/产地、采样时间） Note
坚果、种子类				
	216	核桃	10.4	2002
	217	开心果	10.3	2002
	218	松子仁	12.3	2002
	219	杏仁（生）	8.4	2002
	220	榛子仁	6.3	2002
	221	花生米	2.7	2002
	222	黑芝麻	1.2	安徽
畜肉类及制品				
	223	猪肉（代表值，瘦）	1.9	河北、河南、北京、安徽、江苏、广东
	224	猪肉（代表值，五花肉）	2.9	北京、广东
	225	猪肘（酱）	12.3	2002
	226	五香肘子	60.1	北京
	227	猪肠	30.7	河南
	228	猪肚（代表值）	5.1	湖南、河南
	229	猪心	1.8	湖南
	230	猪肝（代表值）	4.0	湖南、河南、河北
	231	猪肝（卤）	16.4	北京
	232	猪肝粉	10.7	北京
	233	猪肾（代表值）[腰子]	7.4	河北、湖南、江苏
	234	熟肉制品	31.2	北京
	235	培根切片	53.0	北京
	236	火腿肠（代表值）	50.3	北京
	237	火腿（罐头）	1.9	2002
	238	广式香肠（代表值）	74.7	北京
	239	小香肠（广式）	91.6	2002
	240	蒜肠（代表值）	41.8	北京
	241	热狗肠（代表值）	37.5	北京
	242	五香小肚	33.1	北京
	243	松仁小肚（代表值）	37.5	北京
	244	肉松	37.7	2002
	245	午餐肉（罐头）	1.3	2002
	246	牛肉（瘦，代表值）	4.1	河南、湖南、河北、新疆、甘肃、北京
	247	牛腱子肉（代表值）	2.1	广东、河北
	248	羊肉（瘦，代表值）	2.9	河北、新疆、河南、江苏、广东、甘肃、北京
	249	羊肉（山羊）	2.3	广东
	250	羊肚	9.6	河北

常见食物碘含量 Iodine content of common foods

(μg/100g 可食部)

食物类 Food group	食物名称 Food name	碘含量 Iodine	备注（采样地/产地、采样时间） Note
	251 羊肝（代表值）	9.4	河北、河南、江苏
	252 羊肝（卤）	19.1	北京
	253 羊肾（河南）	9.5	河南
	254 羊肾（河北）	108	河北
禽肉类及制品			
	255 鸡肉（代表值）	2.2	河北、河南、江苏
	256 鸡肉	12.4	2002
	257 鸡胸脯肉（代表值）	3.2	河北、河南、湖南
	258 鸡腿肉（黄鸡）	4.5	广州江村
	259 鸡胗	22.7	河北
	260 鸡肝（代表值）	4.5	河北、河南、北京
	261 鸭腿肉（绿头鸭）	3.0	广东
乳类及制品			
	262 牛奶（消毒）	1.9	2002
	263 舒化奶（伊利）	32.4	北京
	264 酸奶	0.9	2002
	265 风味酸牛奶（安慕希）	19.3	北京
	266 风味酸牛奶（蒙牛）	35.4	北京
蛋类及制品			
	267 鸡蛋（代表值）	22.5	湖南、河南、江苏、北京、广东
	268 乌鸡蛋	5.3	北京
	269 松花蛋（鸭蛋）	6.8	北京
	270 鸭蛋（代表值）	34.2	河北、河南、江苏、湖南
	271 鸭蛋（茶色）	98.6	河北
	272 鸭蛋（熟）	132	河北
	273 鹌鹑蛋（代表值）	233	河南、河北、江苏、北京
	274 鹅蛋	59.7	
鱼虾蟹贝类			
	275 草鱼 [白鲩、草包鱼]	6.4	2002
	276 胡子鲶（代表值）	5.8	广东
	277 黄骨鱼 [黄颡鱼]	9.5	广东南雄
	278 金丝鱼	40.9	浙江舟山
	279 鲤鱼 [鲤拐子]	4.7	2002
	280 毛花鱼	298	安徽
	281 青鱼 [青皮鱼、青混]	6.5	2002
	282 乌鳢 [黑鱼]	6.5	2002
	283 巴鱼 [鲅鱼、马鲛鱼]	3.5	2002

常见食物碘含量 Iodine content of common foods

(μg/100g 可食部)

食物类 Food group		食物名称 Food name	碘含量 Iodine	备注（采样地/产地、采样时间） Note
	284	巴鱼（咸）	7.8	2002
	285	比目鱼[鲽鱼]	7.5	浙江舟山
	286	鲳鱼[平鱼]	7.7	2002
	287	大黄鱼（养殖）	14.9	浙江舟山
	288	带鱼	5.5	2002
	289	带鱼	40.8	浙江舟山
	290	多宝鱼	33.4	广东博罗
	291	海鲈鱼	7.9	浙江舟山
	292	海鳗	11.3	浙江舟山
	293	海蜓	96.8	浙江舟山
	294	海杂鱼（咸）	296	2002
	295	红娘鱼	17.7	浙江舟山
	296	金线鱼	71.0	广东茂名
	297	龙利鱼	22.9	广州
	298	罗非鱼鱼背	9.1	广东博罗
	299	马哈鱼（咸）[大马哈鱼]	6.7	2002
	300	墨鱼（曼氏无针乌贼）	13.9	2002
	301	墨鱼	91.1	浙江舟山
	302	青占鱼	37.9	浙江舟山
	303	沙丁鱼（代表值）	28.5	浙江舟山、广东茂名
	304	梭鱼	28.2	广东阳西
	305	小黄鱼	19.0	广东
	306	小黄鱼（养殖）	11.6	浙江舟山
	307	小黄鱼（野生）	16.1	浙江舟山
	308	黄花鱼（小）	5.8	2002
	309	鳕鱼	36.9	广东
	310	银鲳鱼	10.9	浙江舟山
	311	鱿鱼	12.3	广东
	312	鱿鱼丝	9.7	山东
	313	鱼肚	9.6	广东
	314	烤鱼片	13.6	山东
	315	豆豉鱼（罐头）	24.1	2002
	316	豆豉鲮鱼（罐头）	7.3	2002
	317	茄汁沙丁鱼（罐头）	22.0	2002
	318	基围虾（代表值）	16.1	浙江舟山、江门
	319	濑尿虾（代表值）	36.1	广东江门、阳西
	320	南美白对虾	12.5	浙江舟山

常见食物碘含量　Iodine content of common foods

(μg/100g 可食部)

食物类 Food group		食物名称 Food name	碘含量 Iodine	备注（采样地/产地、采样时间） Note
	321	海米（代表值，干）	394	浙江、山东
	322	虾米（小对虾，干）	983	广东
	323	虾米	82.5	2002
	324	虾皮	489	浙江舟山
	325	虾皮	265	2002
	326	虾酱	176	山东龙口
	327	虾酱	21.0	2002 烟台
	328	河蟹（公）	27.8	广东博罗
	329	花蟹（母）	45.4	广东江门
	330	梭子蟹（代表值）	33.2	山东，浙江
	331	铁甲蟹	22.1	山东龙口
	332	蟹黄	48.4	广东南雄
	333	鲍鱼（鲜）	102	广东
	334	蛏子	65.4	浙江舟山
	335	赤贝	162	广东
	336	蛤蜊	39.3	浙江舟山
	337	花蛤[花甲]	62.2	广东江门
	338	河蚬	43.1	广东
	339	花螺	37.9	广东江门
	340	牡蛎	66.0	浙江、广东
	341	扇贝（焯）	48.5	广东
	342	贻贝（代表值）[淡菜]	91.4	浙江、广东
	343	贻贝[淡菜]	346	2002
	344	海参（养殖）	20.3	山东龙口
	345	海参（野生，大）	28.1	山东龙口
	346	海参（野生，小）	48.0	山东龙口
	347	象拔蚌	2.93×10^3	广东
小吃、甜饼				
	348	苔条	5.88×10^3	浙江
	349	苔条梗	315	浙江
	350	苔条脆条	462	浙江
	351	苔条饼	112	浙江
	352	海苔麻花	221	浙江
	353	观音卷（海苔味）	191	浙江
	354	观音酥（海苔味）	32.8	浙江
	355	观音卷（紫菜味）	77.6	浙江
	356	散装糕点（海苔味）	164	浙江

常见食物碘含量 Iodine content of common foods

(μg/100g 可食部)

食物类 Food group	食物名称 Food name	碘含量 Iodine	备注（采样地/产地、采样时间） Note	
速食食品				
	357 方便面	8.4	2002	
饮料类				
	358 纯净水（怡宝）	Tr	北京	
	359 矿泉水（怡宝）	Tr	北京	
	360 杏仁露（露露）	5.3	2002	
	361 草莓汁（蓝源）	61.9	2002	
	362 桃汁（蓝源）	87.4	2002	
	363 中华可乐	68.4	2002	
	364 海藻饮料	185	2002	
油脂类				
	365 色拉油	Tr	2002	
调味品类				
	366 酱油	2.4	2002	
	367 酱油	2.9	北京	
	368 生抽	1.3	北京	
	369 草菇老抽	1.9	北京	
	370 米醋	2.1	2002	
	371 香醋（三利熏）	23.2	北京	
	372 味蚝鲜蚝油	2.9	北京	2017
	373 蚝油	13.1	北京	
	374 蚝油（李锦记）	5.0	北京	
	375 蚝油（海天）	14.0	北京	
	376 味极鲜	Tr	北京	
	377 牛肉辣酱	32.5	2002	
	378 黄酱	19.8	2002	
	379 甜面酱	9.6	2002	
	380 芥末酱	55.9	2002	
	381 鱼香海带酱	296	2002	
	382 番茄酱	527	北京	
	383 爽口乳瓜	1.3	2002	
	384 宫廷黄瓜	1.0	2002	
	385 八宝菜	3.8	2002	
	386 乌江美味萝卜	5.8	北京	
	387 香辣下饭菜	13.0	北京	
	388 麻仁金丝	1.6	2002	
	389 高酱甘醇	5.3	2002	

常见食物碘含量 Iodine content of common foods

(μg/100g 可食部)

食物类 Food group	食物名称 Food name	碘含量 Iodine	备注（采样地/产地、采样时间） Note
390	杏仁咸菜	275	2002
391	碎米芽菜	64.8	2002
392	榨菜	1.5	北京
393	鱼泉榨菜	2.6	北京
394	鲜嫩榨菜丝	4.2	北京
395	冬菜	Tr	2002
396	红油豇豆	2.4	2002
397	芝麻海带丝	642	浙江
398	花椒粉	13.7	2002
399	白胡椒粉	8.2	2002
400	生姜粉	134	2002
401	香菇粉	9.2	2002
402	味精	Tr	北京
403	鸡精（家乐）	6.2	北京
404	鸡精（太太乐）	560	北京
405	鸡精粉	26.7	北京

表五 食物维生素含量

Table 5 Special Interest Databases on Vitamins

Notes

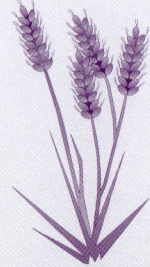

食物中维生素含量

食物中已知的必需维生素有 14 种，包括水溶性维生素和脂溶性维生素。维生素在人体内的含量很少，但在人体生长、代谢、发育过程中却发挥着重要的作用。

在本书"表一 能量和食物一般营养成分"中已经包含了食物中常见的 6 种维生素：维生素 A、维生素 B_1、维生素 B_2、烟酸、维生素 C 和维生素 E。但由于条件和能力所限，尚有一些维生素未能包括在内。

本表食物中叶酸、胆碱、生物素、泛酸 4 种维生素含量是在第 5 版《中国食物成分表（2004）》基础上完成的，包括了植物和动物部分的数据。

表 5-1 常见食物中叶酸含量

本表共包含了十八类食物的 327 种食物的叶酸含量。全部由本实验室和国内研究者完成。

表 5-2 部分食物胆碱、生物素、泛酸含量

本表共包含了五类食物的 162 种食物的胆碱、生物素、泛酸含量。分析方法采用国标方法，全部由本实验室完成。食物编码与本书"表一 能量和食物一般营养成分"保持一致。

表 5-3 常见食物胆碱含量（USDA）

借用美国农业部食物成分数据库（USDA 第 2 版）数据，包括了畜肉类及制品、禽肉类及制品、鱼虾蟹贝类、乳类及制品、蛋类及制品五大类食物的 98 种食物胆碱含量。

胆碱是人体必需的营养成分，主要存在于植物性和动物性食物中。在生物体内，胆碱可以游离态存在，也可以结合态存在。比较常见的有甘油磷酸胆碱（GPC）、磷酸胆碱（Pcho）、卵磷脂（Ptdcho，又称磷脂酰胆碱）、神经鞘磷脂（SM，由鞘氨醇、脂酸、磷酸胆碱构成）。而作为甲基供体，胆碱又可以与另一种生物碱——甜菜碱及蛋氨酸三者之间发挥相互替代的作用。本书特别借用 USDA 胆碱数据以供研究和教学参考之用。

表 5-1 常见食物叶酸含量
Table 5-1 Folic Acid Content of Common Foods

(μg/100g 可食部)

食物类 Food group	食物名称 Food name	叶酸 Folic acid	食物类 Food group	食物名称 Food name	叶酸 Folic acid
谷类及制品				33 大米(潜山)	49.8
(序号) 1	小麦粉[面粉]	20.7		34 糙米	22.9
2	小麦粉(青海)	52.7		35 贡米(宁夏)	1.9
3	小麦粉(红芒)	19.5		36 糯米[江米]	18.7
4	小麦粉(中式)	113.7		37 糯米(长)	39.6
5	小麦粉(中式,细纤)	47.4		38 糯米粉	23.1
6	小麦粉(小磨)	51.9		39 香米(长)	3.9
7	小麦粉(烘焙)	24.2		40 香米(黑)	54.2
8	小麦粉(烘焙,中高筋)	21.9		41 红米	76.1
9	小麦粉(烘焙,高筋)	46.9		42 红米(香)	52.7
10	小麦粉(黑,中式)	135.7		43 胚芽米(有机)	50.4
11	小麦粉(黑,中式,高筋)	47.4		44 米饭	3.4
12	小麦粉(黑,烘焙)	125.1		45 米饭(籼米)	6.9
13	小麦粉(黑,烘焙,高筋)	29.6		46 米线(沙博士)	4.8
14	全麦粉(整粒,中式细纤)	65.9		47 米粥(籼米)	1.6
15	全麦粉(整粒,烘焙,中高筋)	49.5		48 豆粥	3.4
16	全麦粉(黑,整粒,中式,高筋)	46.3		49 糌粑	51.0
17	全麦粒(黑,整粒,烘焙,高筋)	20.8		50 糟米	16.7
18	麦仁粉	38.9		51 醪糟	11.2
19	麦芽面	102.5		52 玉米	31.9
20	挂面	20.1		53 玉米(棒)	14.5
21	挂面(精制龙须面)	16.6		54 玉米(糁)	7.0
22	馒头	5.0		55 玉米面	45.1
23	馒头(精制面粉)	8.7		56 小米	29.6
24	面条(富强粉,煮)	2.1		57 小米(沁州黄)	44.5
25	龙须面	8.9		58 小米(白,有机)	19.5
26	龙须面(鸡蛋)	12.9		59 小米饼	5.1
27	煎饼(山东)	22.6		60 小米麸皮	74.6
28	卷饼(法式)	17.7		61 燕麦粒(有机)	42.0
29	藏饼	8.4		62 燕麦仁	23.5
30	大米	23.7		63 燕麦片	30.1
31	大米(特级)	6.8		64 燕麦片(有机)	62.4
32	大米(东北)	13.6		65 青稞	61.0

常见食物叶酸含量
Folic acid content of common foods

(μg/100g 可食部)

食物类 Food group		食物名称 Food name	叶酸 Folic acid
	66	青稞米	98.3
	67	青稞仁	97.7
	68	高粱米	20.4
	69	高粱米（新疆）	20.3
	70	高粱米（有机，广西）	19.9
	71	荞麦米	70.2
	72	荞麦面	29.1
	73	苦荞面	52.1
	74	莜麦（宁夏）	31.7
	75	莜面	22.4
	76	南美藜	101.6
	77	藜麦（山西）	186.6
	78	藜麦粒（青海）	247.2
	79	藜麦粉	127.8
	80	鸡爪谷（西藏天麦力）	16.4
薯类及制品			
	81	马铃薯[土豆]	15.7
	82	土豆淀粉	5.5
	83	甘薯[山芋]	8.3
干豆类及制品			
	84	黄豆[大豆]	210.1
	85	黄豆（野生，黑河）[大豆]	403.1
	86	黄豆（小粒）	260.2
	87	黄豆面	130.5
	88	黄豆粉	392.2
	89	大豆粕	316.0
	90	黑豆[黑大豆]	186.4
	91	黑豆（洮南）[青仁乌]	297.5
	92	黑豆（有机）	161.8
	93	青豆[青大豆]	28.1
	94	绿黄豆	176.3
	95	豆腐（北）[北豆腐]	39.8
	96	豆腐（南）[南豆腐]	25.8
	97	豆腐皮	90.2
	98	豆浆	39.4
	99	豆腐干（白）	54.2

食物类 Food group		食物名称 Food name	叶酸 Folic acid
	100	油豆腐	8.6
	101	腐竹	147.6
	102	豆奶	46.1
	103	绿豆	286.2
	104	绿豆面	278.0
	105	绿豆（小）	171.8
	106	赤小豆	151.9
	107	豇豆	110.4
	108	麻豇豆	267.5
	109	粉豇豆	280.7
	110	花豇豆	273.6
	111	花腰豇豆	202.1
	112	黄豇豆	197.6
	113	猫眼豇豆（洮南）	399.1
	114	扁豆	49.6
	115	扁豆面	111.4
	116	香豆（黑）	111.3
	117	蚕豆	21.5
	118	芸豆（白）	152.4
	119	芸豆（大）	204.2
	120	芸豆（黑）	287.2
	121	芸豆（红）	104.4
	122	芸豆（红，花）	181.3
	123	芸豆（紫花）	116.5
	124	奶花芸豆（吉林）	90.1
	125	豌豆（甘肃）	13.8
	126	豌豆（吉林）	29.4
	127	豌豆（宁夏）	55.5
	128	豌豆粉	113.7
蔬菜类及制品			
	129	小萝卜	22.5
	130	白萝卜[莱菔]	27.0
	131	胡萝卜[金笋、丁香萝卜]	20.4
	132	豌豆（鲜）[回回豆]	82.6
	133	黄豆芽	10.0
	134	绿豆芽	24.8

常见食物中叶酸含量
Folic acid content of common foods

(μg/100g 可食部)

食物类 Food group	食物名称 Food name	叶酸 Folic acid
135	茄子	12.2
136	西红柿［番茄］	8.3
137	甜椒［灯笼椒］	10.9
138	辣椒	69.4
139	辣椒（精制）［剁椒］	8.2
140	青椒	21.5
141	黄瓜	9.1
142	南瓜［倭瓜、番瓜］	10.9
143	冬瓜	9.4
144	丝瓜	8.3
145	西葫芦	7.2
146	大葱	13.6
147	洋葱［葱头］	15.6
148	葱叶	35.0
149	小葱	25.5
150	蒜苗	90.9
151	韭菜	61.2
152	白菜	18.5
153	大白菜（北京）	25.9
154	大白菜（鲜）	7.3
155	小白菜	43.6
156	圆白菜［甘蓝、卷心菜］	20.9
157	菜花［花椰菜］	29.9
158	菠菜［赤根菜］	87.9
159	菠菜［赤根菜］	169.4
160	油菜	107.6
161	芹菜［旱芹、药芹］	28.6
162	芹菜（西芹）	13.6
163	香菜［芫荽］	148.8
164	雪菜	4.8
165	茼蒿［蓬蒿菜、艾菜］	114.3
166	茴香［小茴香］	120.9
167	生菜	31.6
168	雪里蕻［芥菜、雪菜］	82.6
169	蕹菜［空心菜、藤藤菜］	14.9
170	绿苋菜	330.6

食物类 Food group	食物名称 Food name	叶酸 Folic acid
171	红苋菜	419.8
172	甜菜	24.0
173	荠菜［蓟菜、菱角菜］	60.6
174	竹笋	2.9
175	竹笋（干）	95.8
176	芦笋［石刁柏、龙须菜］	18.2
177	茭白［茭笋、茭粑］	6.0
178	百合（干）	62.9
179	藕［莲藕］	30.7
180	芋头［芋艿、毛芋］	9.0
181	山药［薯芋］	7.8
182	姜	3.5
183	苜蓿［草头、金花菜］	28.0
184	黄花菜［金针菜］	841.3
菌藻类		
185	蘑菇（干）	110.0
186	香菇（干）	135.0
187	香菇片	11.9
188	肥鳞伞［黄伞、黄柳菇、柳蘑、黄蘑］	180.0
189	香菇	41.3
190	木耳（黑）	81.6
191	海带	32.3
192	紫菜	116.7
193	螺旋藻粉	60.0
194	裙带菜	20.3
195	海草	35.7
196	海苔（菜）	854.1
水果类及制品		
197	苹果	6.3
198	梨	8.8
199	糖梨	1.1
200	红果［山里红、山楂］	24.8
201	桃	3.0
202	李子	8.3
203	杏	8.2
204	枣（干）	48.7

常见食物叶酸含量
Folic acid content of common foods

(μg/100g 可食部)

食物类 Food group		食物名称 Food name	叶酸 Folic acid	食物类 Food group		食物名称 Food name	叶酸 Folic acid
	205	樱桃	9.9		239	猪血	15.4
	206	葡萄	9.9		240	猪肉脯	3.5
	207	柿	1.6		241	火腿	1.0
	208	草莓 [洋莓]	31.8		242	叉烧肉（太湖）	Tr
	209	柑橙	26.4		243	牛肉	3.6
	210	橘	52.9		244	牛肉（里脊）	4.6
	211	香蕉	20.2		245	牛肉（腱子）	2.8
	212	菠萝 [凤梨、地菠萝]	25.0		246	牛肉（胸）	4.0
	213	荔枝	4.1		247	牛肉（前腿，腰窝）	3.6
	214	木瓜（野）	2.6		248	牛肉（白板）	3.4
	215	西瓜	4.0		249	牛肉（上脑）	3.8
坚果、种子类					250	牛肉（牦牛）	16.7
	216	核桃	102.6		251	牛肉（炖）	3.1
	217	栗子 [板栗]	3.6		252	酱牛肉	5.5
	218	木瓜籽	12.1		253	清香牛肉	8.7
	219	杏仁（生）	32.6		254	羊肉	3.7
	220	杏仁（熟）	23.4		255	青羊肉	2.3
	221	巴旦木	8.6		256	寒羊肉	1.5
	222	花生米	107.5		257	烧羊肉	5.0
	223	开心果	34.5		258	羊肝	226.5
	224	莲子	88.4	禽肉类及制品			
	225	腰果	26.9		259	鸡肉	6.5
	226	夏威夷果	16.4		260	鸡肉（清炖）	3.0
	227	芝麻	66.1		261	鸡肝	1172.2
	228	芝麻（黑）	163.5		262	鸡心	1.7
畜肉类及制品					263	脱骨扒鸡	6.9
	229	猪肉	10.9		264	劲爆鸡米花	2.8
	230	猪肉（里脊）	8.3		265	烤鸭	55.2
	231	猪肉（瘦）	8.1		266	腊鹅（百禽）	24.1
	232	猪肉（肥瘦）	4.3		267	烧乳鸽	150.9
	233	猪排	4.8	乳及乳制品			
	234	猪排（红烧）	2.1		268	牛奶	3.5
	235	猪排骨（无锡）	10.0		269	牛奶（消毒）	5.5
	236	猪心	1.7		270	牛奶（牦牛）	6.7
	237	猪肝（代表值）	353.4		271	酸奶	4.1
	238	猪肾	49.6		272	炼乳	7.8

常见食物中叶酸含量
Folic acid content of common foods

(μg/100g 可食部)

食物类 Food group		食物名称 Food name	叶酸 Folic acid
	273	炼乳（全脂，甜）	13.1
蛋类及制品			
	274	鸡蛋	113.3
	275	鸭蛋	125.4
	276	松花蛋（鸭蛋）	13.4
	277	碘蛋	36.6
鱼虾蟹贝类			
	278	草鱼 [白鲩、草包鱼]	19.8
	279	黄花鱼（小）	25.1
	280	鲫鱼 [喜头鱼、海附鱼]	23.2
	281	鲤鱼 [鲤拐子]	36.4
	282	青鱼 [青皮鱼、青混]	34.5
	283	三文鱼	4.8
	284	鲳鱼 [平鱼]	40.7
	285	鲢鱼 [白鲢]	3.3
	286	鳙鱼 [胖头鱼、摆佳鱼、花鲢鱼]	2.3
	287	鳊鱼 [武昌鱼]	1.9
	288	乌鳢 [黑鱼]	2.3
	289	带鱼（白带鱼，刀鱼）	2.0
	290	虾	26.4
	291	虾皮	20.7
	292	虾米 [海米、虾仁]	43.5
	293	海参	1.7
	294	海参（浙江）	6.3
	295	墨鱼（曼氏无针乌贼）	7.2
	296	丁香鱼	5.7
	297	海蟹（去壳，冷冻）	15.5
	298	鲤鱼（黄河）	9.2
	299	鲢鱼	27.4
	300	毛花鱼	112.5
	301	裙边	5.7
	302	三文鱼	2.6
	303	太湖熏鱼	4.2
	304	熏鱼（太湖）	4.4
	305	鱼翅	0.7
	306	鱼唇	Tr
	307	鱼肚	Tr
速食食品			
	308	麦片	9.1
	309	方便面	3.6
	310	面包	22.5
	311	榆皮包	12.1
	312	凉粉	2.0
饮料类			
	313	咖啡豆	1.9
	314	咖啡豆（阿拉伯）	10.1
	315	咖啡豆（阿拉伯，焙烤前）	20.7
	316	咖啡豆（阿拉伯，焙烤后）	8.1
	317	咖啡豆（罗巴斯塔，焙烤前）	53.7
	318	咖啡豆（罗巴斯塔，焙烤后）	11.3
含酒精饮料			
	319	白酒	6.0
	320	啤酒	8.3
糖、果脯和蜜饯、蜂蜜类			
	321	蜂王浆	1.9
	322	蜂蜜	52.6
	323	木瓜脯	Tr
油脂类			
	324	色拉油	Tr
	325	芝麻酱	1.9
调味品类			
	326	豆腐乳（中州）	12.2
	327	鸡粉	19.2

表 5-2 部分食物胆碱、生物素、泛酸含量
Table 5-2 Choline, Biotin, Pantothenic Acid Content of Selected Foods

(以每 100g 可食部计)

食物编码 Food code	食物名称 Food name	胆碱 Choline mg	生物素 Biotin μg	泛酸 Pantothenic acid mg
	畜肉类及制品			
081121	猪肉（前臀尖，杜长大猪）	63.2	2.9	—
081122	猪肉（前臀尖，良杂猪）	55.2	4.4	—
081123	猪肉（后臀尖，杜长大猪）	70.5	5.1	—
081124	猪肉（后臀尖，良杂猪）	61.4	—	—
081125	猪肉（硬肋，杜长大猪）	51.6	7.1	—
081126	猪肉（硬肋，良杂猪）	51.6	3.7	—
081127	猪肉（通脊，杜长大猪）	59.6	2.9	—
081128	猪肉（通脊，良杂猪）	53.2	1.8	—
081129	猪肉（里脊）	59.9	2.4	—
081130	猪皮	44.2	2.9	—
081131	猪小排（杜长大猪）	45.2	5.4	—
081132	猪小排（良杂猪）	42.6	3.6	—
081213	猪肚	—	6.2	—
081214	猪肝	359.4	61.9	—
081215	猪舌［口条］	143.4	8.8	—
081216	猪肾（fat 2g）［猪腰子］	171.6	—	—
081318	火腿心全精肉（雪舫蒋牌）	32.8	1.6	—
081319	火腿心肉（生，金云牌）	72.0	3.6	—
081321	叉烧肉	—	0.5	—
081322	酱排骨	—	2.6	—
081323	猪肉罐头（香糟块肉）	—	7.0	—
081324	猪里脊（熏烤小里脊）	70.0	—	—
081325	猪肉脯	18.5	5.3	—
081326	肉酥	—	2.0	—
081327	猪肉松	86.8	3.7	—
081423	脆皮肠	26.4	—	—
081424	热狗肠	31.0	—	—
081425	火腿肠（双汇牌）	39.1	—	—
081426	火腿（fat 3g）	—	1.5	—

部分食物胆碱、生物素、泛酸含量
Choline, biotin, pantothenic acid content of selected foods

(以每100g可食部计)

食物编码 Food code	食物名称 Food name	胆碱 Choline mg	生物素 Biotin μg	泛酸 Pantothenic acid mg
081428	三明治火腿	37.7	1.6	—
081429	午餐肉（上海梅林牌）	—	2.7	—
082111	牛肉（背部肉）[上脑]	38.9	0.7	—
082112	牛肉（里脊肉）[牛柳]	24.6	0.8	—
082113	牛肉（臀部肉）[紫盖、白板]	27.4	0.9	—
082114	牛肉（肩部肉）[肩肉]	26.2	0.7	—
082115	牛肉（胸部肉）[牛胸]	26.1	0.9	—
082116	牛肉（腹部肉）[牛腩]	30.6	0.6	—
082117	牛肉（膝圆肉）[和尚头]	25.0	0.8	—
082118	牛肉（股内肉）[针扒、米龙、黄瓜条]	24.0	0.7	—
082119	牛肉（小腿肉）[牛展、牛腱子]	25.1	1.3	—
082210	牛百叶（黑）	32.6	1.4	—
082307	牛肉（酱，五香）	60.0	2.0	—
082308	牛肉（清香）	50.6	1.5	—
082309	牛腱子（香叶）	62.2	2.7	—
082310	牛肉干（长富牌）	178.5	—	—
083309	烧羊肉（五香）	—	1.3	—
083310	羊肉串（生）	—	2.0	—
084304	驴肉（五香）	138.5	2.6	—
089006	鹿肉（养殖梅花鹿）	26.6	—	—
	禽肉类及制品			
091112	鸡胸脯肉	13.8	1.5	—
091113	鸡腿	12.4	1.6	—
091114	鸡翅	12.6	4.7	—
091115	鸡块（带浆粉）	—	2.3	—
091116	野山鸡	32.1	2.8	—
091309	烤鸡	—	3.3	—
091310	童子鸡（熟）	25.2	2.6	—
092307	烤鸭（老唐牌）	—	5.8	—
093302	腊鹅	63.5	5.0	—
094301	火鸡腿（熟）	—	5.9	—
099003	乳鸽	—	1.5	—
099004	乳鸽（红烧）	—	2.7	—
	乳类及制品			
101105	纯牛奶（全脂，光明牌）	22.2	1.2	—

部分食物胆碱、生物素、泛酸含量
Choline, biotin, pantothenic acid content of selected foods

(以每 100g 可食部计)

食物编码 Food code	食物名称 Food name	胆碱 Choline mg	生物素 Biotin μg	泛酸 Pantothenic acid mg
101106	纯牛奶（全脂，乐百氏牌）	21.9	2.8	—
101107	纯牛奶（全脂，帕玛拉特牌）	27.8	2.7	—
101108	纯牛奶（全脂，三元牌）	26.6	2.4	—
101109	纯牛奶（全脂，完达山牌）	29.0	1.4	—
101110	纯牛奶（全脂，龙丹牌）	23.0	2.4	—
101111	纯牛奶（全脂，蒙牛牌）	35.2	4.5	—
101112	纯牛奶（全脂，新南洋牌）	25.9	3.3	—
101113	纯牛奶（全脂，帕玛拉特）	15.0	2.8	—
101114	纯牛奶（全脂，伊利牌）	—	3.2	—
101152	纯牛奶（低脂，帕玛拉特）	—	2.3	—
101161	纯牛奶（脱脂，帕玛拉特）	—	2.2	—
101167	调制乳（全脂，草莓味，卡夫牌）	31.5	1.8	—
101168	调制乳（全脂，巧克力味，卡夫牌）	31.5	1.9	—
101169	调制乳（全脂，巧克力味，三元牌）	18.3	2.0	—
101181	调制乳（低脂，强化锌、钙，帕玛拉特）	15.0	2.9	—
102131	全脂甜奶粉	—	—	—
102132	全脂甜奶粉（伊利牌）	—	—	—
102152	低脂奶粉（高钙高铁，伊利牌）	—	—	—
102302	儿童配方奶粉（安儿健 A+，美赞臣）	64.0	16.7	3.10
102303	儿童配方奶粉（适体健，美赞臣）	32.0	10.0	2.50
102304	儿童配方奶粉（惠氏）	—	5.4	1.40
102305	儿童配方奶粉（可淇牌）	—	—	—
102306	儿童配方奶粉（完达山牌）	—	—	—
102308	儿童配方奶粉（多美滋优阶儿童配方奶粉）	125.0	7.0	2.42
102309	儿童配方奶粉（惠氏金装学儿乐学龄前儿童配方奶粉）	135.1	9.0	1.22
102310	儿童配方奶粉（美素佳儿GOLD金装儿童配方奶粉）	115.0	5.0	2.00
102311	儿童配方奶粉（美赞臣安儿健儿童配方奶粉）	105.0	13.0	1.50
102312	儿童配方奶粉（明治珍爱童儿童配方奶粉）	60.0	12.0	2.00
102313	儿童配方奶粉（欧世蒙牛金装佳智学龄前儿童特殊配方奶粉 4 阶段）	—	—	1.39
102314	儿童配方奶粉（雀巢能恩全进口奶源儿童配方奶粉 4)	—	7.6	—
102315	儿童配方奶粉（三元爱益儿童成长配方奶粉）	100.0	—	—
102316	儿童配方奶粉（完达山 4 段儿童奶粉）	80.7	—	2.54
102317	儿童配方奶粉（完达山金装元乳 4 段儿童奶粉）	100.4	—	3.13
102320	儿童配方奶粉（雅培金装喜康宝儿童配方奶粉）	89.0	13.6	1.70

部分食物胆碱、生物素、泛酸含量
Choline, biotin, pantothenic acid content of selected foods

(以每100g可食部计)

食物编码 Food code	食物名称 Food name	胆碱 Choline mg	生物素 Biotin μg	泛酸 Pantothenic acid mg
102321	儿童配方奶粉（雅士利儿童奶粉）	100.0	—	1.38
102322	儿童配方奶粉（伊利儿童配方奶粉）	—	—	1.00
102323	儿童配方奶粉（伊利金领冠儿童配方奶粉）	140.0	—	3.20
102324	儿童配方奶粉（伊利金装儿童配方奶粉）	140.0	—	3.20
102502	孕产妇配方奶粉（惠氏）	—	122.0	5.30
102503	孕产妇配方奶粉（美赞臣）	—	120.0	4.00
102504	孕产妇配方奶粉（贝因美冠军宝贝孕妈咪配方奶粉）	210.0	—	2.50
102505	孕产妇配方奶粉（贝因美金装爱+孕妈咪配方奶粉）	210.0	—	2.50
102507	孕产妇配方奶粉（多美滋优阶妈妈孕产妇配方奶粉）	330.0	10.0	4.00
102508	孕产妇配方奶粉（飞帆孕产妇配方乳粉）	—	—	3.30
102509	孕产妇配方奶粉（合生元金装妈妈配方奶粉）	300.0	—	6.50
102510	孕产妇配方奶粉（亨氏超金妈妈孕产妇奶粉）	—	—	4.50
102511	孕产妇配方奶粉（惠氏爱儿乐妈妈孕产妇奶粉）	—	—	5.30
102512	孕产妇配方奶粉（美素佳儿GOLD金装妈妈孕产妇配方奶粉）	200.0	—	3.20
102513	孕产妇配方奶粉（美赞臣安婴妈妈孕产妇配方奶粉）	330.0	12.0	2.40
102514	孕产妇配方奶粉（雀巢妈妈孕产妇奶粉）	200.0	—	—
102515	孕产妇配方奶粉（雀巢妈妈孕产妇营养配方奶粉）	200.0	—	—
102516	孕产妇配方奶粉（三元爱力优妈妈配方奶粉）	170.0	—	2.50
102517	孕产妇配方奶粉（圣元优博妈咪孕产妇配方奶粉）	280.0	—	5.30
102518	孕产妇配方奶粉（完达山妈咪配方奶粉）	—	—	5.00
102519	孕产妇配方奶粉（雅培妈妈喜康素金装孕产妇配方奶粉）	210.0	9.3	8.20
102520	孕产妇配方奶粉（雅士利能慧金装孕产妇奶粉）	—	—	2.50
102521	孕产妇配方奶粉（伊利金领冠妈妈配方奶粉）	—	—	4.00
102522	孕产妇配方奶粉（伊利孕妇奶粉）	—	—	4.00
102803	中老年配方奶粉（雀巢）	—	—	1.85
102804	中老年配方奶粉（森永牌）	—	—	—
103007	酸奶（调味）	—	0.9	—
103008	酸奶（果粒）	6.1	2.0	—
104012	奶酪（光明牌）	Tr	2.3	—
104014	低脂奶酪	9.4	3.8	—
104015	硬质干酪	—	3.0	—
105008	奶油	—	1.4	—
109004	全脂甜炼乳（雀巢）	—	3.4	—

部分食物胆碱、生物素、泛酸含量
Choline, biotin, pantothenic acid content of selected foods

(以每100g可食部计)

食物编码 Food code	食物名称 Food name	胆碱 Choline mg	生物素 Biotin μg	泛酸 Pantothenic acid mg
	蛋类及制品			
111109	鸡蛋（红皮）	124.4	9.4	—
111111	鸡蛋（乌鸡蛋，绿皮）	222.9	41.4	—
112104	海鸭蛋	183.3	—	—
112203	鸭蛋（咸鸭蛋，煮）	179.3	17.1	—
	鱼虾蟹贝类			
121131	草鱼 [白鲩、草包鱼]	16.6	0.6	—
121132	鲢鱼 [白鲢、胖子、连子鱼]	16.0	3.0	—
121133	鲫鱼 [喜头鱼、海附鱼]	14.3	1.3	—
121241	带鱼（切段）	107.9	2.2	—
121242	黄鱼（小黄花鱼）	110.8	1.8	—
121243	金鲳鱼	31.0	—	—
121304	鱼排	33.3	—	—
121305	鱼丸	19.8	—	—
121306	鱼子酱	58.6	6.3	—
121401	草鱼（熏）	—	0.7	—
121402	丁香鱼（香辣味）	—	5.8	—
121403	凤尾鱼（熟）	—	6.4	—
121404	箭鱼（炸）	—	2.2	—
121405	金枪鱼（盐水浸）	—	2.0	—
121406	金枪鱼（油浸）	—	3.0	—
121407	鲮鱼（豆豉，熟）	—	6.7	—
121408	鳗鱼（红烧）	—	1.1	—
121417	沙丁鱼（茄汁，熟）	—	5.7	—
121418	沙丁鱼（盐水浸）	—	10.0	—
121419	沙丁鱼（油浸）	—	5.0	—
121420	午餐鱼（香辣味）	—	1.7	—
121421	鳕鱼（烤）	—	1.0	—
121422	鳕鱼（炸）	—	3.0	—
122203	虾酱	108.2	11.7	—
122204	虾仁（红）	59.4	0.5	—
123006	海蟹（小）	75.4	2.7	—
123301	蟹足棒	17.6	—	—
129017	金鲨鱼翅（干）	108.7	Tr	—
129301	墨鱼圈	53.0	5.2	—

表 5-3 常见食物胆碱含量
Table 5-3 Choline Content of Common Foods (USDA)

(mg/100g 可食部)

序号 Number	食物名称 Food name	甜菜碱 Betaine	游离胆碱 Free choline	甘油磷酸胆碱 GPC	磷酸胆碱 Pcho	卵磷脂 Ptdcho	神经鞘磷脂 SM	总胆碱 Total choline
	畜肉类及制品 Pork products							
CI001	猪肉（预制，肥瘦，熟）Pork, fresh, enhanced, separable fat, cooked	2.0	1.3	8.0	0.5	28.0	8.5	46.0
CI002	猪肉（预制，肥瘦）Pork, fresh, enhanced, separable fat, raw	1.7	2.0	6.9	0.6	19.0	5.5	34.0
CI003	猪肉（肥瘦）Pork, fresh, separable fat, raw	2.4	1.5	5.7	0.6	14.0	3.6	25.0
CI004	猪肉（肥瘦，熟）Pork, fresh, separable fat, cooked	1.9	1.6	6.0	0.4	20.0	5.2	33.0
CI005	猪肉（里脊）Pork, fresh, loin, tenderloin, separable lean only, raw	3.0	1.6	24.0	0.6	49.0	6.1	81.0
CI006	猪肉（里脊，烤）Pork, fresh, loin, tenderloin, separable lean only, cooked, roasted	4.3	1.8	17.0	0.7	62.0	7.6	89.0
CI007	猪肉（上肩，瘦）Pork, fresh, shoulder, (Boston butt), blade (steaks), separable lean only, raw	4.1	5.4	11.0	1.0	55.0	6.0	79.0
CI008	猪肉（上肩，瘦，炖）Pork, fresh, shoulder, (Boston butt), blade (steaks), separable lean only, cooked, braised	3.5	5.5	9.1	0.7	85.0	9.0	110.0
CI009	猪肉（上腰，去骨）Pork, fresh, loin, top loin (chops), boneless, separable lean only, raw	3.1	1.2	14.0	0.8	38.0	5.3	60.0
CI0010	猪肉（上腰，去骨，烤）Pork, fresh, loin, top loin (chops), boneless, separable lean only, cooked, broiled	2.8	1.1	12.0	0.6	57.0	7.5	78.0
CI011	猪肉馅 Pork, fresh, ground, raw	3.7	3.1	15.0	0.8	45.0	5.9	69.0
CI012	猪肉馅（熟）Pork, fresh, ground, cooked	4.7	3.0	16.0	0.7	59.0	8.2	87.0
CI013	猪蹄（腌）Pork, pickled pork hocks	1.1	1.2	3.5	0.3	34.0	18.0	58.0

常见食物胆碱含量

Choline content of common foods (USDA)

(mg/100g 可食部)

序号 Number	食物名称 Food name		甜菜碱 Betaine	游离胆碱 Free choline	甘油磷酸胆碱 GPC	磷酸胆碱 Pcho	卵磷脂 Ptdcho	神经鞘磷脂 SM	总胆碱 Total choline
CI014	牛排（颈脊肉，烤）	Beef, chuck, shoulder clod, shoulder tender, medallion, separable lean and fat, trimmed to 0" fat, choice, cooked, grilled	14.0	0.7	5.5	1.5	84.0	11.0	100.0
CI015	牛排（颈脊肉）	Beef, chuck, shoulder clod, shoulder tender, medallion, separable lean and fat, trimmed to 0" fat, choice, raw	12.0	1.0	6.1	1.5	59.0	7.2	75.0
CI016	牛肉馅（喂草）	Beef, grass-fed, ground, raw	7.8	1.0	3.2	0.9	55.0	6.7	67.0
CI017	牛腰肉（喂草，瘦，烤）	Beef, grass-fed, short loin, top loin, separable lean only, 0" trim, raw	7.6	0.6	3.4	0.6	54.0	6.3	65.0
CI018	羊肉（烤）	Mutton, roasted from mutton sandwich	34.0	1.7	9.9	0.6	81.0	7.9	100.0
	禽肉类及制品	**Chicken and Turkey**							
CI019	鸡肉（带皮，生）	Chicken, broilers and fryers, meat and skin, raw	7.8	6.0	1.0	3.6	41.0	8.5	60.0
CI020	鸡肉（去皮，烤）	Chicken, broilers and fryers, meat only, roasted	5.7	5.7	1.1	3.7	54.0	15.0	79.0
CI021	鸡背肉（去皮，烤）	Chicken, broilers or fryers, back, meat only, cooked, rotisserie	6.6	5.8	0.8	2.8	44.0	11.0	64.0
CI022	鸡胸肉（去皮，烤）	Chicken, broilers or fryers, breast, meat only, cooked, rotisserie	6.4	3.2	1.6	2.1	46.0	8.9	62.0
CI023	鸡小腿肉（去皮，烤）	Chicken, broilers or fryers, drumstick, meat only, cooked, rotisserie	12.0	6.0	1.1	3.0	62.0	12.0	84.0
CI024	鸡大腿肉（去皮，烤）	Chicken, broilers or fryers, thigh, meat only, cooked, rotisserie	8.4	5.8	0.8	2.8	46.0	9.7	65.0
CI025	鸡翅肉（烤）	Chicken, broilers or fryers, wing, meat only, cooked, rotisserie	5.7	4.9	0.9	2.2	49.0	11.0	68.0
CI026	鸡皮（熟）	Chicken, broilers or fryers, skin only, cooked, rotisserie	6.1	5.1	1.4	1.8	25.0	13.0	46.0
CI027	鸡肉块（冷冻，熟）	Chicken nuggets, frozen, (cooked)	18.0	5.8	1.3	1.1	28.0	5.2	41.0

常见食物胆碱含量

Choline content of common foods (USDA)

(mg/100g 可食部)

序号 Number	食物名称 Food name		甜菜碱 Betaine	游离胆碱 Free choline	甘油磷酸胆碱 GPC	磷酸胆碱 Pcho	卵磷脂 Ptdcho	神经鞘磷脂 SM	总胆碱 Total choline
CI 028	嫩鸡肉（冷冻，熟）	Chicken tenders, frozen, (cooked)	29.0	3.8	1.4	1.1	28.0	5.0	39.0
CI 029	鸡肝	Chicken, liver, all classes, raw	17.0	49.0	16.0	4.1	120.0	4.7	190.0
CI 030	鸡肝（煎）	Chicken, liver, all classes, cooked, pan-fried	21.0	69.0	7.7	6.0	210.0	32.0	330.0
CI 031	鸡肝（炖）	Chicken, liver, all classes, cooked, simmered	13.0	48.0	8.8	4.9	210.0	15.0	290.0
CI 032	鸡翅（蜜炙，烤肉风味）	Chicken, wings, frozen, barbecue flavored, glazed, raw	13.0	4.6	1.4	1.6	48.0	14.0	70.0
CI 033	鸡翅（蜜炙，烤肉风味，传统烹调）	Chicken, wings, frozen, barbecue flavored, glazed, conventional	14.0	4.0	1.5	1.7	55.0	15.0	77.0
CI 034	鸡翅（蜜炙，烤肉风味，微波烹调）	Chicken, wings, frozen, barbecue flavored, glazed, microwaved	17.0	5.7	1.4	1.5	52.0	14.0	74.0
CI 035	鸡肉块（冷冻）	Frozen chicken nuggets (uncooked)	23.0	5.5	2.1	1.5	32.0	4.9	46.0
CI 036	鸡胗（火鸡）	Turkey, gizzard, all classes, raw	2.0	41.0	0.3	5.0	24.0	19.0	90.0
CI 037	鸡胗（火鸡，炖）	Turkey, gizzard, all classes, cooked, simmered	1.8	9.5	3.1	3.6	41.0	25.0	82.0
CI 038	鸡心（火鸡）	Turkey, heart, all classes, raw	3.3	25.0	0.9	3.7	84.0	14.0	130.0
CI 039	鸡心（火鸡，炖）	Turkey, heart, all classes, cooked, simmered	3.1	3.9	1.4	3.4	140.0	22.0	170.0
CI 040	鸡肝（火鸡）	Turkey, liver, all classes, raw	3.0	64.0	17.0	2.1	120.0	16.0	220.0
CI 041	鸡肝（火鸡，炖）	Turkey, liver, all classes, cooked, simmered	2.5	9.7	13.0	2.9	170.0	26.0	220.0
鱼虾蟹贝类		**Finfish and Shellfish Products**							
CI 042	鱼（鱼块或鱼排，预熟，冷冻）	Fish, fish portions and sticks, frozen, preheated	45.0	7.7	13.0	0.7	13.0	1.7	36.0
CI 043	虾（罐头）	Crustacean, shrimp, mixed species, canned	23.0	1.5	4.9	0.8	67.0	6.6	81.0
CI 044	蟹（罐头）	Crustaceans, crab, blue canned	13.0	0.1	2.5	0.3	26.0	4.4	34.0
CI 045	鳕鱼（大西洋，干燥加热）	Fish, cod, Atlantic, cooked, dry heat	9.7	18.0	30.0	1.6	33.0	1.4	84.0
CI 046	鲂鱼（深海，桔色，干燥加热）	Fish, roughy, orange, cooked, dry heat	3.1	18.0	9.3	2.3	17.0	2.4	49.0

常见食物胆碱含量
Choline content of common foods (USDA)

(mg/100g 可食部)

序号 Number	食物名称 Food name	甜菜碱 Betaine	游离胆碱 Free choline	甘油磷酸胆碱 GPC	磷酸胆碱 Pcho	卵磷脂 Ptdcho	神经鞘磷脂 SM	总胆碱 Total choline
Cl047	鲈鱼（深海，桔色）	Fish, roughy, orange, raw	2.1	14.0	3.6	2.2	13.0	1.8	35.0
Cl048	鲑鱼（大西洋，养殖，干燥加热）	Fish, salmon, Atlantic, farmed, cooked, dry heat	1.8	7.8	41.0	1.2	37.0	3.4	91.0
Cl049	鲑鱼（大西洋，养殖）	Fish, salmon, Atlantic, farmed, raw	3.0	9.9	43.0	1.0	22.0	3.0	79.0
Cl050	鲑鱼（粉红色，带骨，罐头）	Fish, salmon, pink, canned, drained solids with bone	9.0	4.3	28.0	0.6	52.0	2.5	88.0
Cl051	大马哈鱼（红大马哈鱼，带骨，罐头）	Fish, salmon, sockeye, canned, drained solids with bone	3.7	4.0	31.0	0.8	44.0	2.1	83.0
Cl052	大马哈鱼（红大马哈鱼，干燥加热）	Fish, salmon, sockeye, cooked, dry heat	2.1	8.6	5.9	1.1	48.0	1.8	66.0
Cl053	罗非鱼（干燥加热）	Fish, tilapia, cooked, dry heat	25.0	21.0	1.2	2.5	54.0	4.1	83.0
Cl054	罗非鱼	Fish, tilapia, raw	22.0	8.1	0.7	1.4	30.0	2.7	43.0
Cl055	金枪鱼（罐头）	Fish, tuna, light, canned in water, drained solids	2.7	2.1	5.9	0.0	18.0	2.9	29.0
Cl056	大比目鱼（带皮烹调，阿拉斯加天然）	Fish, halibut, cooked, with skin (Alaska Native)	5.2	5.5	23.0	0.9	30.0	4.4	64.0
Cl057	大比目鱼（阿拉斯加天然）	Fish, halibut, raw, with skin (Alaska Native)	9.2	8.6	25.0	0.4	13.0	4.1	50.0
Cl058	大马哈鱼（干制，阿拉斯加天然）	Fish, salmon, chum, dried (Alaska Native)	11.0	64.0	100.0	2.4	45.0	15.0	230.0
Cl059	大马哈鱼（阿拉斯加天然）	Fish, salmon, chum, raw (Alaska Native)	2.9	23.0	41.0	0.9	23.0	1.5	90.0
Cl060	大马哈鱼（银大马哈鱼，阿拉斯加天然）	Fish, salmon, coho (silver), raw (Alaska Native)	5.4	31.0	39.0	1.5	22.0	1.3	94.0
Cl061	大马哈鱼（鲑鱼，阿拉斯加天然）	Fish, salmon, king (chinook), raw (Alaska Native)	5.2	20.0	50.0	1.4	23.0	1.8	96.0
Cl062	大马哈鱼（鲑鱼，熏制，阿拉斯加天然）	Fish, salmon, king, kippered, raw	4.3	9.6	32.0	2.5	45.0	18.0	110.0
Cl063	大马哈鱼（鲑鱼，带皮熏制，阿拉斯加天然）	Fish, salmon, king, with skin, kippered, (Alaska Native)	3.6	8.8	33.0	2.6	40.0	14.0	99.0
Cl064	大马哈鱼（红，烟熏，罐头，阿拉斯加天然）	Fish, salmon, red, (sockeye), canned, smoked (Alaska Native)	6.8	46.0	130.0	1.8	35.0	11.0	220.0

常见食物胆碱含量
Choline content of common foods (USDA)

(mg/100g 可食部)

序号 Number	食物名称	Food name	甜菜碱 Betaine	游离胆碱 Free choline	甘油磷酸胆碱 GPC	磷酸胆碱 Pcho	卵磷脂 Ptdcho	神经鞘磷脂 SM	总胆碱 Total choline
CI065	大马哈鱼（红、罐头、烟熏、阿拉斯加天然）	Fish, salmon, red, (sockeye), canned, smoked (Alaska Native)	5.0	12.0	42.0	2.8	39.0	12.0	110.0
CI066	大马哈鱼（红、熏制、阿拉斯加天然）	Fish, salmon, red, (sockeye), kippered (Alaska Native)	4.2	12.0	24.0	3.2	39.0	11.0	88.0
CI067	大马哈鱼（红、罐头、去骨、阿拉斯加天然）	Fish, salmon, red, canned, bones removed (Alaska Native)	3.3	7.1	29.0	2.0	35.0	8.7	82.0
CI068	大马哈鱼（红、阿拉斯加天然）	Fish, salmon, sockeye (red), raw (Alaska Native)	4.3	20.0	53.0	1.5	24.0	1.4	99.0
CI069	银白鱼（干制、阿拉斯加天然）	Fish, smelt, dried (Alaska Native)	15.0	170.0	0.1	3.5	96.0	25.0	300.0
CI070	虹鳟鱼（煮、罐头、阿拉斯加天然）	Fish, steelhead trout, boiled, canned (Alaska Native)	2.5	2.6	46.0	1.7	38.0	2.2	90.0
CI071	虹鳟鱼（干制、Shoshone Bannock）	Fish, steelhead trout, dried, flesh (Shoshone Bannock)	38.0	15.0	190.0	4.1	46.0	4.2	260.0
CI072	白鲑（干制、阿拉斯加天然）	Fish, whitefish, dried (Alaska Native)	88.0	50.0	41.0	3.0	80.0	32.0	210.0
CI073	白鲑鱼籽（阿拉斯加天然）	Fish, whitefish, eggs (Alaska Native)	8.2	12.0	5.1	1.8	220.0	13.0	250.0
	乳类及制品	Milk and Milk products							
CI074	全脂牛奶（3.25%乳脂）	Milk, whole, 3.25% milkfat	0.6	3.7	7.5	1.9	0.6	0.7	14.0
CI075	低脂牛奶（2%乳脂、添加维生素A）	Milk, reduced fat, fluid, 2% milkfat, with added vitamin A	0.9	2.8	10.0	1.6	1.2	0.9	16.0
CI076	低脂牛奶（1%乳脂、添加维生素A）	Milk, lowfat, fluid, 1% milkfat, with added vitamin A	0.6	4.0	9.8	1.9	1.2	0.7	18.0
CI077	脱脂牛奶（添加维生素A）	Milk, nonfat, fluid, with added vitamin A (fat free or skim)	1.9	2.8	9.7	1.7	0.8	0.7	16.0
CI078	巧克力牛奶（低脂）	Milk, chocolate, fluid, commercial, reduced fat	0.7	5.4	8.2	1.1	1.7	0.8	17.0
CI079	脱脂水果酸奶	Yogurt, fruit variety, nonfat	0.7	3.3	7.8	2.0	1.9	1.4	16.0
CI080	低脂水果酸奶（每8盎司含10g蛋白质）	Yogurt, fruit, low fat, 10 grams protein per 8 ounce	0.8	2.1	7.8	1.6	1.5	1.1	14.0

常见食物胆碱含量

Choline content of common foods (USDA)

(mg/100g 可食部)

序号 Number	食物名称 Food name	甜菜碱 Betaine	游离胆碱 Free choline	甘油磷酸胆碱 GPC	磷酸胆碱 Pcho	卵磷脂 Ptdcho	神经鞘磷脂 SM	总胆碱 Total choline
C1081	低脂纯酸奶（每8盎司含12g蛋白质） Yogurt, plain, low fat, 12 grams protein per 8 ounce	0.9	2.3	9.1	1.7	1.0	1.1	15.0
C1082	黄油（含盐） Butter, with salt	0.3	0.6	1.2	0.7	11.0	5.4	19.0
C1083	奶酪（瑞士） Cheese, swiss	0.6	4.5	0.6	0.0	6.3	4.2	16.0
C1084	切达奶酪 Cheese, cheddar	0.7	1.6	2.3	0.6	7.4	4.6	17.0
C1085	农家奶油干酪 Cheese, cottage, creamed, large or small curd	0.7	3.6	8.4	1.3	2.5	2.5	18.0
C1086	农家干酪（低脂，含2%乳脂） Cheese, cottage, lowfat, 2% milk fat	0.6	2.9	8.1	1.3	2.0	2.0	16.0
C1087	农家干酪（无奶油，脱脂，大或小块） Cheese, cottage, nonfat, uncreamed, dry, large or small curd	0.9	3.7	9.2	1.6	1.6	1.8	18.0
C1088	奶油奶酪 Cheese, cream	0.7	3.6	9.3	1.5	7.3	5.6	27.0
C1089	马苏里拉奶酪（部分脱脂，低水分含量） Cheese, mozzarella, part skim milk, low moisture	0.7	2.3	2.7	1.0	5.2	3.0	14.0
C1090	稀奶油（液态，对半） Cream, fluid, half and half	0.7	3.9	9.0	1.1	2.6	2.1	19.0
C1091	稀奶油（对半，脱脂） Cream, half and half, fat free	0.7	4.0	8.0	1.2	0.9	1.0	15.0
C1092	奶油（酸，人工培制） Cream, sour, cultured	0.6	3.9	7.6	1.2	3.7	2.7	19.0
C1093	奶油代用品（粉末状） Cream substitute, powdered	0.1	0.5	1.4	0.0	0.1	0.3	2.3
	蛋类及制品 Eggs and Egg products							
C1094	蛋白（生） Egg, white, raw, fresh	0.3	0.2	0.6	0.0	0.3	0.0	1.1
C1095	鸡蛋（煎） Egg, whole, cooked, fried	0.7	0.7	0.6	0.7	250.0	17.0	270.0
C1096	鸡蛋（煮） Egg, whole, cooked, hard boiled	0.6	0.7	0.5	0.5	210.0	14.0	230.0
C1097	鸡蛋（生） Egg, whole, raw, fresh	0.6	0.6	0.6	0.6	240.0	11.0	250.0
C1098	蛋黄（生） Egg, yolk, raw, fresh	0.9	1.3	0.9	1.0	630.0	45.0	680.0

注：序号"Cl"为choline。

Notes

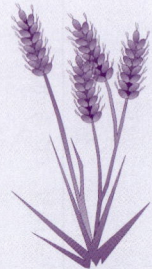

表六 常见食物嘌呤含量
Table 6 Purine Content of Common Foods

食物中的嘌呤

嘌呤（purine）为有机化合物，是生物体内的一种重要碱基，由嘧啶环与咪唑环并合而成。嘌呤在人体内氧化成尿酸，人体内的尿酸可来源于含嘌呤高的食物，这部分约占20%；另一部分由体内氨基酸、核苷酸及其他小分子化合物合成和核酸分解代谢产生，约占80%。尽管高尿酸血症主要由内源性代谢紊乱所致，但是高嘌呤饮食可使血尿酸浓度升高，甚至诱发痛风性关节炎的急性发作，因此控制膳食中嘌呤的摄入可以在一定程度上控制血尿酸水平，降低高尿酸血症患者血尿酸浓度，减小痛风患者急性发作的风险。

本书包括了十七类490种食物中嘌呤含量的数据。数据主要来自哈尔滨医科大学潘洪志团队的达能膳食营养与宣教基金项目的研究及成果。为了更好地研究代表性食物嘌呤含量分布状况，说明不同地域食物含量水平，分别在黑龙江、北京、浙江、广东等省市采集当地主产及居民常消费的食物样品。所有样品由哈尔滨医科大学潘洪志教授团队荣胜忠、张广腾等采用高效液相色谱法完成食物嘌呤含量的定量检测，测定结果汇总统计后，以均值表示，供读者参考。

参考文献

1. Rong S, Zou L, Zhang Y, et al. Determination of purine contents in different parts of pork and beef by high performance liquid chromatography. Food Chem. 2015, 170: 303-307.
2. 潘洪志, 荣胜忠, 邹立娜, 等. 中国常见动物性食品中嘌呤的含量. 营养学报, 2012, 3（1）: 74-78.
3. 荣胜忠, 邹立娜, 王朝旭, 等. 中国常见植物性食品中嘌呤的含量. 卫生研究, 2012, 41（1）: 92-95, 101.
4. 荣胜忠, 叶红婷, 关红军, 等. 不同种类鲜菌、干菌食品中嘌呤含量的比较研究. 中国食物与营养, 2014, 20（3）: 62-64.
5. 荣胜忠, 邹立娜, 王国栋, 等. 涮火锅过程中肉、虾和汤中嘌呤含量变化研究. 卫生研究, 2012, 41（6）: 1014-1016.
6. 荣胜忠, 张艳男, 王栋, 等. 常见干豆类及豆制品中嘌呤含量研究. 中国食物与营养, 2014, 20（6）: 61-63.
7. 荣胜忠, 叶红婷, 关红军, 等. 不同种类鲜菌、干菌食品中嘌呤含量的比较研究. 中国食物与营养, 2014, 20（3）: 62-64.
8. 荣胜忠, 邹立娜, 崔新宇, 等. 中国居民膳食嘌呤摄入量评估. 营养学报, 2015, 37（3）: 226-228.

常见食物嘌呤含量 / Purine content of common foods

(mg/100g 可食部)

食物类 Food group		食物名称 Food name	鸟嘌呤 Guanine	腺嘌呤 Adenine	次黄嘌呤 Hypoxanthine	黄嘌呤 Xanthine	总嘌呤含量 Purine	采样地 Sampling site
谷类及制品								
	1	面包（带皮）	24.8	22.7	0.9	2.5	51	黑龙江
	2	面包（去皮）	24.4	23.1	0.6	1.5	50	黑龙江
	3	花卷	21.6	22.8	0.4	0.2	45	黑龙江
	4	全麦粉	20.7	20.9	0.3	0.3	42	黑龙江
	5	麻花	18.6	18.2	0.7	1.9	39	黑龙江
	6	富强粉	17.0	17.2	0.8	1.6	37	黑龙江
	7	煎饼（大米味）	17.3	16.4	0.5	1.3	36	黑龙江
	8	馒头	14.5	12.5	0.3	0.1	27	黑龙江
	9	油饼	14.5	12.4	Tr	0.1	27	黑龙江
	10	烧饼	13.0	13.4	0.1	0.2	27	黑龙江
	11	北大荒饺子粉	12.4	13.2	0.1	0.7	26	黑龙江
	12	面粉	13.7	11.2	0.2	0.7	26	黑龙江
	13	小麦粉（绍兴）	12.0	11.5	0.7	1.3	25	浙江
	14	小麦粉（杭州）	10.4	10.4	0.2	1.2	22	浙江
	15	挂面	11.6	9.3	0.2	0.3	21	黑龙江
	16	高筋粉	17.8	0.4	Tr	2.6	21	黑龙江
	17	油条	9.4	10.0	Tr	0.1	19	黑龙江
	18	雪花粉（润良牌）	8.9	8.5	0.2	0.9	18	黑龙江
	19	饺子粉（鹤泉牌）	7.8	8.2	0.2	1.1	17	黑龙江
	20	虎皮糕	6.4	6.2	Tr	Tr	13	黑龙江
	21	长白糕	5.8	6.7	Tr	Tr	13	黑龙江
	22	黑米	41.8	19.7	1.2	Tr	63	黑龙江
	23	糯米	22.1	20.4	Tr	7.9	50	广东
	24	江米	32.3	14.0	1.1	0.5	48	黑龙江
	25	大米	21.4	19.5	0.1	3.1	44	广东
	26	稻花香米	20.6	19.4	0.1	0.7	41	黑龙江
	27	五常香米	16.1	10.1	3.8	4.4	34	黑龙江
	28	六三九米	18.3	16.8	0.1	Tr	35	黑龙江
	29	普通大米	18.0	16.4	0.1	Tr	35	黑龙江
	30	糙米	18.8	13.8	1.2	0.9	35	黑龙江
	31	红米	18.4	11.9	1.3	1.3	33	黑龙江
	32	粳米	16.1	14.6	Tr	0.4	31	浙江
	33	油炸糕	10.0	10.2	0.4	Tr	21	黑龙江
	34	肉粽子	9.9	6.4	0.7	0.8	18	黑龙江
	35	薏米	8.6	6.1	0.2	Tr	15	黑龙江
	36	粽子	7.8	3.9	0.3	Tr	12	黑龙江

常见食物嘌呤含量 / Purine content of common foods

(mg/100g 可食部)

食物类 Food group		食物名称 Food name	鸟嘌呤 Guanine	腺嘌呤 Adenine	次黄嘌呤 Hypoxanthine	黄嘌呤 Xanthine	总嘌呤含量 Purine	采样地 Sampling site
	37	煎饼（玉米味）	24.6	20.4	0.1	0.6	46	黑龙江
	38	玉米面发糕	8.6	9.5	0.4	0.2	19	黑龙江
	39	玉米面	5.4	5.8	0.1	0.3	12	黑龙江
	40	小馇子	4.2	4.8	0.1	0.7	10	黑龙江
	41	大馇子	3.5	3.9	0.1	0.4	8	黑龙江
	42	大麦	21.8	19.0	6.1	Tr	47	黑龙江
	43	八家子小米	9.7	9.7	0.1	0.7	20	黑龙江
	44	小米	9.6	9.6	Tr	0.9	20	黑龙江
	45	黄米	8.7	7.4	0.2	0.2	16	黑龙江
	46	燕麦	29.5	28.4	0.8	Tr	59	黑龙江
	47	荞麦	16.8	15.9	0.5	0.6	34	黑龙江
	48	雪饼	14.7	12.7	0.2	Tr	28	黑龙江
	49	高粱米	9.3	5.6	0.2	Tr	15	黑龙江
薯类、淀粉及制品								
	50	甘薯（紫心，杭州）	7.9	11.6	Tr	4.5	24	浙江
	51	甘薯（红心，杭州）	6.4	8.2	0.4	3.7	19	浙江
	52	地瓜	5.2	6.6	0.2	1.5	13	浙江
	53	马铃薯	6.0	6.3	0.2	0.5	13	黑龙江
	54	红薯（红心、杭州）	4.6	5.9	Tr	1.5	12	浙江
	55	木薯	2.8	5.3	1.1	1.3	10	广东
	56	土豆淀粉	1.2	1.7	0.1	2.1	5	黑龙江
	57	拉皮	0.2	1.5	1.0	0.8	3	黑龙江
	58	粉条	1.1	1.0	0.1	Tr	2	黑龙江
	59	番薯粉干	0.5	1.5	0.1	0.2	2	浙江
干豆类及制品								
	60	干豆腐（南豆腐）	54.4	38.7	0.3	0.4	94	黑龙江
	61	黄豆	101.7	113.3	0.3	2.9	218	黑龙江
	62	黄豆	89.2	94.6	0.7	1.5	186	广东
	63	黑豆	77.6	84.3	0.7	7.9	170	黑龙江
	64	豆粉	80.6	83.9	1.0	2.1	167	黑龙江
	65	腐竹	63.1	93.0	0.9	2.8	160	黑龙江
	66	豆皮	74.1	77.0	0.3	5.8	157	北京
	67	纳豆	41.9	39.4	8.6	20.5	110	北京
	68	豆腐渣	64.1	43.7	0.3	1.0	109	黑龙江
	69	内酯豆腐	54.3	44.2	0.3	1.3	100	黑龙江
	70	豆制品	39.8	47.3	0.3	1.7	89	北京
	71	水豆腐（北豆腐）	39.2	26.1	0.8	1.6	68	黑龙江

常见食物嘌呤含量 / Purine content of common foods

(mg/100g 可食部)

食物类 Food group		食物名称 Food name	鸟嘌呤 Guanine	腺嘌呤 Adenine	次黄嘌呤 Hypoxanthine	黄嘌呤 Xanthine	总嘌呤含量 Purine	采样地 Sampling site
	72	生豆浆（20%，无糖）	31.7	25.0	3.4	3.0	63	黑龙江
	73	生豆浆（15%，无糖）	25.5	18.4	1.9	Tr	46	黑龙江
	74	生豆浆（10%，无糖）	16.4	11.4	1.2	Tr	29	黑龙江
	75	熟豆浆（甜）	15.0	10.3	1.3	2.3	29	黑龙江
	76	生豆浆（5%，无糖）	10.3	7.0	0.9	Tr	18	黑龙江
	77	生豆浆（2.5%，无糖）	4.7	3.5	0.3	Tr	8	黑龙江
	78	绿豆	88.9	102.5	0.5	3.8	196	黑龙江
	79	红小豆	64.7	80.3	0.1	11.2	156	黑龙江
	80	白芸豆	52.4	65.5	3.5	3.5	125	黑龙江
	81	花芸豆	48.7	64.8	0.3	4.2	118	黑龙江
	82	蚕豆	132.2	161.6	7.9	5.4	307	黑龙江
	83	微豆	75.9	89.4	0.3	9.0	175	广东
蔬菜类及制品	84	胡萝卜	6.5	5.7	1.8	3.0	17	黑龙江
	85	水萝卜	5.4	5.2	0.8	2.1	14	黑龙江
	86	红萝卜	5.4	4.5	1.0	2.3	13	黑龙江
	87	白萝卜	3.4	3.1	1.8	2.8	11	黑龙江
	88	白萝卜	3.7	3.8	1.0	0.7	9	广东
	89	豌豆	40.6	35.4	0.9	9.2	86	黑龙江
	90	豇豆角	24.6	19.6	0.2	1.1	45	黑龙江
	91	豆角	21.8	16.1	0.2	1.7	40	黑龙江
	92	黄豆芽	18.2	9.6	0.4	0.5	29	黑龙江
	93	四季豆	11.0	10.1	0.1	2.1	23	广东
	94	绿豆芽	5.3	3.8	0.3	1.7	11	黑龙江
	95	南瓜	8.3	15.1	0.6	5.5	29	黑龙江
	96	蛇瓜	8.0	9.2	2.3	3.2	23	黑龙江
	97	西葫芦	7.8	9.8	0.2	2.5	20	黑龙江
	98	番茄[西红柿]	5.2	8.9	1.9	0.9	17	黑龙江
	99	倭瓜	5.2	7.7	2.5	Tr	15	黑龙江
	100	丝瓜	4.9	5.9	2.0	1.5	14	黑龙江
	101	茄子（紫皮，长）	6.0	4.0	1.4	2.0	13	黑龙江
	102	苦瓜	3.9	4.2	1.3	2.7	12	黑龙江
	103	黄瓜	4.6	4.6	1.7	0.2	11	黑龙江
	104	木瓜	2.2	2.2	0.3	2.4	7	广东
	105	尖椒	2.6	1.0	1.9	0.6	6	黑龙江
	106	青椒	2.2	1.2	1.6	0.6	6	黑龙江
	107	冬瓜	0.3	0.3	0.1	0.4	1	黑龙江

常见食物嘌呤含量 Purine content of common foods (mg/100g 可食部)

食物类 Food group		食物名称 Food name	鸟嘌呤 Guanine	腺嘌呤 Adenine	次黄嘌呤 Hypoxanthine	黄嘌呤 Xanthine	总嘌呤含量 Purine	采样地 Sampling site
	108	大葱	12.2	15.0	Tr	3.4	31	黑龙江
	109	香葱	8.9	11.4	1.0	3.6	25	黑龙江
	110	西兰花[绿菜花]	13.4	12.8	3.7	28.2	58	黑龙江
	111	菜花[花椰菜]	12.4	13.2	3.1	12.3	41	黑龙江
	112	香椿	7.3	9.4	4.1	19.2	40	黑龙江
	113	茴香	8.8	12.4	1.0	16.2	38	黑龙江
	114	黄花菜（干）	4.8	20.9	1.2	5.6	32	黑龙江
	115	茭白	6.0	6.2	1.7	9.4	23	黑龙江
	116	空心菜	10.5	10.1	1.2	0.4	22	黑龙江
	117	香菜	8.1	11.1	0.3	1.5	21	黑龙江
	118	芥蓝	6.5	7.6	1.0	3.9	19	黑龙江
	119	酸白菜[酸菜]	3.6	4.0	0.9	8.7	17	黑龙江
	120	菜心	6.7	6.3	1.1	3.0	17	黑龙江
	121	油菜	7.3	7.8	0.4	1.1	17	黑龙江
	122	生菜	4.8	5.0	2.7	4.1	16	黑龙江
	123	茼蒿	6.1	5.6	3.3	Tr	15	黑龙江
	124	黄花菜（鲜）	5.6	7.2	1.2	0.1	14	黑龙江
	125	大白菜	6.2	4.4	2.2	1.2	14	黑龙江
	126	油麦菜	5.7	4.9	1.6	1.3	13	黑龙江
	127	竹笋	5.1	5.2	1.3	1.8	13	黑龙江
	128	莴笋	1.7	1.1	2.7	6.3	12	黑龙江
	129	大头菜	4.4	4.8	0.5	Tr	10	黑龙江
	130	菠菜	2.8	1.4	2.3	1.4	8	黑龙江
	131	芹菜（茎）	1.6	1.8	0.4	1.3	5	黑龙江
	132	莲藕	2.7	5.8	0.1	1.7	10	广东
	133	莲藕	2.7	5.1	0.1	2.2	10	黑龙江
	134	香芋（生）	6.1	11.4	1.0	2.5	21	黑龙江
	135	芋头（生）	6.1	6.7	0.9	1.8	15	广东
	136	山药（生）	4.8	7.8	1.9	0.7	15	黑龙江
	137	香芋（熟）	1.1	3.2	1.1	6.6	12	黑龙江
菌藻类								
	138	鲍鱼菇（干）	194.0	206.2	18.9	4.5	424	黑龙江
	139	榆黄蘑（干）	196.1	211.3	2.8	5.1	415	黑龙江
	140	香菇（干，金钱菇）	152.8	240.3	3.0	8.8	405	黑龙江
	141	香菇（干，花菇）	141.4	208.4	3.3	3.7	357	黑龙江
	142	茶树菇（干）	129.9	155.8	5.0	2.1	293	黑龙江
	143	竹荪（干）	139.7	133.8	9.3	2.5	285	黑龙江

常见食物嘌呤含量 / Purine content of common foods

(mg/100g 可食部)

食物类 Food group		食物名称 Food name	鸟嘌呤 Guanine	腺嘌呤 Adenine	次黄嘌呤 Hypoxanthine	黄嘌呤 Xanthine	总嘌呤含量 Purine	采样地 Sampling site
	144	元蘑（干）	126.4	136.9	3.0	1.1	267	黑龙江
	145	姬松茸（干）	77.7	127.7	10.3	10.8	226	黑龙江
	146	滑子蘑（干）	129.6	42.7	26.9	6.1	205	黑龙江
	147	白灵菇（干）	69.9	124.2	5.7	0.8	201	黑龙江
	148	榛蘑（干）	109.4	35.5	32.7	8.5	186	黑龙江
	149	猴头菇（干）	72.3	103.0	2.0	0.4	178	黑龙江
	150	木耳（干）	68.9	87.5	6.1	3.8	166	黑龙江
	151	银耳（干）	54.9	67.9	0.2	1.0	124	黑龙江
	152	杏鲍菇（鲜）	45.0	40.5	7.5	0.9	94	黑龙江
	153	平菇（鲜）	36.3	50.6	1.2	0.5	89	黑龙江
	154	滑子蘑（鲜，熟）	36.6	42.4	4.3	0.2	84	黑龙江
	155	滑子蘑（鲜）	24.5	46.9	1.2	0.4	73	黑龙江
	156	鸡腿蘑（干）	49.9	9.9	4.3	4.1	68	黑龙江
	157	金针菇（鲜）	15.9	36.4	5.4	0.9	59	黑龙江
	158	白玉茹（鲜）	23.7	30.0	2.3	0.4	56	黑龙江
	159	猴头菇（鲜）	23.5	29.9	0.1	Tr	53	黑龙江
	160	黄蘑（鲜）	22.7	4.1	23.4	1.7	52	黑龙江
	161	口蘑（鲜）	8.7	12.5	24.2	5.2	50	黑龙江
	162	猴头菇（鲜，熟）	19.8	25.6	4.1	Tr	50	黑龙江
	163	茶树菇（鲜）	19.3	11.7	15.3	1.5	48	黑龙江
	164	白灵菇（鲜）	11.7	24.5	2.6	0.2	39	黑龙江
	165	木耳（发后）	18.3	15.3	2.5	1.8	38	黑龙江
	166	香菇（鲜）	14.1	12.3	9.7	0.8	37	黑龙江
	167	榛蘑（鲜）	9.1	8.4	4.2	0.8	23	黑龙江
	168	鸡腿蘑（鲜）	3.6	17.3	0.2	0.3	21	黑龙江
	169	紫菜（干）	170.1	196.8	47.7	0.7	415	黑龙江
	170	海苔	107.4	100.9	30.5	10.1	249	黑龙江
	171	裙带菜（干）[海芥菜]	65.0	70.1	0.6	0.3	136	黑龙江
	172	海木耳（干）	45.4	43.8	0.3	0.2	90	黑龙江
	173	海带根	11.7	4.8	0.9	Tr	17	黑龙江
水果类及制品								
	174	香梨	1.6	1.6	0.7	0.7	5	黑龙江
	175	大头梨	2.2	1.5	0.1	0.2	4	黑龙江
	176	苹果	0.5	0.4	0.4	Tr	1	黑龙江
	177	桃	5.7	4.6	2.6	0.6	14	黑龙江
	178	大枣	1.6	5.9	1.3	4.4	13	黑龙江
	179	樱桃	4.0	3.5	1.8	1.4	11	黑龙江

常见食物嘌呤含量 / Purine content of common foods

(mg/100g 可食部)

食物类 Food group		食物名称 Food name	鸟嘌呤 Guanine	腺嘌呤 Adenine	次黄嘌呤 Hypoxanthine	黄嘌呤 Xanthine	总嘌呤含量 Purine	采样地 Sampling site
	180	杨梅	4.0	4.7	0.4	0.4	10	黑龙江
	181	油桃	2.8	2.4	0.2	0.2	5	黑龙江
	182	李子	2.0	2.4	0.9	Tr	5	黑龙江
	183	杏	1.4	2.3	0.7	0.3	5	黑龙江
	184	菇娘	7.2	12.6	4.2	0.6	25	黑龙江
	185	提子	1.5	1.9	2.0	4.0	9	黑龙江
	186	巨峰葡萄	3.3	2.8	1.4	0.9	8	黑龙江
	187	马奶葡萄	2.7	2.0	1.4	0.9	7	黑龙江
	188	蜜橘	1.5	2.1	Tr	5.3	9	广东
	189	胡柚（杭州，衢州，常山）	1.8	2.7	Tr	Tr	4	浙江
	190	砂糖橘	1.9	1.8	0.1	0.8	5	黑龙江
	191	橘子	1.6	1.8	0.1	0.8	4	广东
	192	荔枝（干）	12.2	6.4	1.3	0.3	20	黑龙江
	193	火龙果 [仙蜜果、红龙果]	4.9	5.7	0.1	1.8	13	黑龙江
	194	大芒果	1.6	3.1	1.1	6.8	12	黑龙江
	195	小芒果	6.4	4.0	0.8	0.3	11	黑龙江
	196	菠萝	2.3	2.6	0.3	6.3	11	黑龙江
	197	龙眼（干）[桂圆]	3.4	2.2	0.1	1.1	7	黑龙江
	198	香蕉	3.2	3.1	0.4	Tr	7	黑龙江
	199	木瓜	1.3	2.8	0.1	0.1	4	黑龙江
	200	香瓜	0.6	5.2	0.9	0.2	7	黑龙江
	201	伊丽莎白瓜	3.5	3.2	Tr	Tr	7	黑龙江
	202	西瓜	3.1	2.2	0.4	0.2	6	黑龙江
坚果、种子类								
	203	野生榛子（熟）	36.5	32.8	0.7	6.5	76	黑龙江
	204	松子（熟）	33.9	40.1	0.7	Tr	75	黑龙江
	205	开心果（熟）	31.7	34.8	0.4	2.7	70	黑龙江
	206	腰果（熟）	29.9	35.1	10.1	5.3	80	黑龙江
	207	大杏仁（熟）	16.7	21.6	0.1	6.3	45	黑龙江
	208	开口大榛子（熟）	19.1	18.9	0.6	2.9	42	黑龙江
	209	核桃（熟）	12.8	15.0	0.2	12.4	40	黑龙江
	210	香榧（熟，干，绍兴诸暨枫桥）	8.7	20.8	0.5	7.2	37	浙江
	211	栗子（熟）	12.3	21.5	0.3	0.6	35	黑龙江
	212	小野杏（熟）	15.5	17.5	0.7	0.6	34	黑龙江
	213	杏仁（熟）	13.7	16.2	0.4	1.9	32	黑龙江
	214	碧根果（熟）	14.9	13.9	0.4	2.7	32	黑龙江
	215	夏威夷果（熟）	11.0	12.4	0.3	2.4	26	黑龙江

常见食物嘌呤含量 Purine content of common foods

(mg/100g 可食部)

食物类 Food group	食物名称 Food name	鸟嘌呤 Guanine	腺嘌呤 Adenine	次黄嘌呤 Hypoxanthine	黄嘌呤 Xanthine	总嘌呤含量 Purine	采样地 Sampling site
	216 鲍鱼果（熟）	7.4	6.4	0.1	1.8	16	黑龙江
	217 花生（熟）	31.2	37.7	0.1	16.5	85	黑龙江
	218 白芝麻（熟）	30.8	33.4	0.1	1.6	66	黑龙江
	219 南瓜子（熟）	28.8	27.2	0.1	4.6	61	黑龙江
	220 黑芝麻（熟）	19.5	20.9	0.2	2.2	43	黑龙江
	221 葵花子（熟）	11.7	14.3	0.1	1.4	27	黑龙江
畜肉类及制品							
	222 猪肥肠（熟）	144.5	113.2	36.8	2.0	296	黑龙江
	223 猪肝	134.0	89.8	18.7	32.7	275	黑龙江
	224 猪肺	139.1	88.6	18.8	25.9	272	黑龙江
	225 猪肚（熟）	138.9	98.6	10.5	4.0	252	黑龙江
	226 猪肾	132.8	83.2	19.0	4.3	239	黑龙江
	227 猪胰	110.2	89.5	22.0	12.3	234	黑龙江
	228 干肠（秋林）	42.9	48.4	123.9	0.2	215	黑龙江
	229 猪舌（熟）	120.0	44.4	19.5	1.9	186	黑龙江
	230 猪心	106.4	51.2	6.7	5.6	170	黑龙江
	231 猪肉（熟，散养）	14.5	40.1	112.1	2.6	169	黑龙江
	232 猪肉	19.9	22.4	95.0	0.6	138	黑龙江
	233 猪手（熟）	45.1	56.2	32.2	0.6	134	黑龙江
	234 金锣猪肉肠	23.9	20.7	85.9	0.4	131	黑龙江
	235 叉烧肉（熟）	22.8	39.8	60.9	0.9	124	黑龙江
	236 猪耳朵（熟）	46.5	33.6	33.0	1.3	114	黑龙江
	237 火腿罐头	11.9	18.0	73.5	Tr	103	黑龙江
	238 秋林红肠	14.4	16.7	61.8	1.2	94	黑龙江
	239 午餐肉罐头	14.5	18.6	60.0	0.6	94	黑龙江
	240 双汇火腿肠	20.2	16.9	42.4	0.3	80	黑龙江
	241 猪肉松	28.3	33.5	6.7	7.8	76	黑龙江
	242 猪血	10.5	19.6	10.0	0.1	40	黑龙江
	243 牛肝	129.8	76.3	23.7	20.8	251	黑龙江
	244 牛肉干	20.2	25.4	77.5	4.3	127	黑龙江
	245 牛肉	11.6	17.7	67.9	7.4	105	黑龙江
	246 牛肉火腿肠	11.3	18.6	48.0	6.7	85	黑龙江
	247 牛肉松	26.9	32.1	4.6	7.5	71	黑龙江
	248 牛肉汤	7.6	15.7	42.3	3.9	70	黑龙江
	249 牛骨头汤（火锅后）	10.9	11.1	30.8	0.3	53	黑龙江
	250 牛蹄肉筋	16.3	12.9	10.9	0.2	40	黑龙江
	251 牛骨头汤（火锅前）	1.8	0.6	1.2	Tr	4	黑龙江

常见食物嘌呤含量 Purine content of common foods

(mg/100g 可食部)

食物类 Food group		食物名称 Food name	鸟嘌呤 Guanine	腺嘌呤 Adenine	次黄嘌呤 Hypoxanthine	黄嘌呤 Xanthine	总嘌呤含量 Purine	采样地 Sampling site
	252	羊肝（生）	105.8	82.2	20.7	19.2	228	黑龙江
	253	羊肝（熟）	111.5	77.7	19.5	17.9	227	黑龙江
	254	羊肉串（熟）	39.1	88.3	87.9	7.7	223	黑龙江
	255	羊肉（生）	22.9	24.2	53.9	8.1	109	黑龙江
	256	驴肉（熟）	18.7	40.1	52.3	6.3	117	黑龙江
	257	兔肉（熟）	29.2	46.9	69.5	2.8	148	黑龙江
	258	狗肉（熟）	47.3	55.2	43.2	0.5	146	黑龙江
	259	梅花鹿肉（熟）	19.6	32.4	44.8	2.3	99	黑龙江
	260	牛蛙腿肉	12.7	50.7	25.4	2.8	92	黑龙江
	261	鸡肝	150.7	90.0	38.7	37.6	317	黑龙江
	262	鸡肚（熟）	118.0	90.2	20.0	1.3	229	黑龙江
	263	鸡胗	95.5	69.8	48.3	4.7	218	黑龙江
	264	鸡肉（鸡胸）	32.4	30.3	144.1	1.2	208	黑龙江
	265	烧鸡（熟）	34.0	31.4	122.2	0.9	188	黑龙江
	266	金锣鸡肉肠（肉粒多）	19.4	26.1	129.8	Tr	175	黑龙江
	267	乌鸡肉（生）	18.5	37.4	116.4	0.2	173	黑龙江
	268	鸡心	50.8	45.9	62.3	9.5	168	黑龙江
	269	乌鸡肉（熟）	23.1	26.2	108.9	0.4	159	黑龙江
	270	鸭肝（熟）（北京）	175.0	135.3	14.0	73.6	398	北京
	271	鸭肠（熟）	171.3	158.2	7.5	9.2	346	黑龙江
	272	鸭胗（熟）	127.0	143.6	23.7	21.9	316	黑龙江
	273	鸭脑（熟）	119.4	96.9	8.2	3.0	227	黑龙江
	274	烧鸭（熟）	23.4	25.0	31.4	8.0	88	黑龙江
	275	烧鸭（熟，北京）	24.0	21.4	32.1	8.8	86	北京
	276	鹅肝（熟）	211.3	130.9	17.7	47.7	408	黑龙江
	277	鹅肝	174.5	122.8	21.8	57.9	377	黑龙江
	278	鹅心（熟）	99.9	84.0	34.6	40.4	259	黑龙江
	279	鹅胗（熟）	73.2	65.9	25.9	16.6	182	黑龙江
	280	鹅胗（生）	49.5	46.3	23.3	49.5	169	黑龙江
	281	鹅脑（熟）	65.1	44.4	19.9	10.8	140	黑龙江
	282	烧鹅	23.2	15.2	38.6	12.5	89	黑龙江
乳类及制品	283	牛奶（蒙牛）	Tr	0.7	0.1	Tr	1	黑龙江
	284	牛奶（完达山）	0.4	0.3	Tr	Tr	1	黑龙江
	285	奶粉	1.7	2.3	0.2	Tr	4	黑龙江
	286	酸奶（万家宝酸奶）	2.5	2.7	1.2	1.4	8	黑龙江
	287	酸奶（娃哈哈营养快线）	Tr	Tr	0.3	0.6	1	黑龙江

常见食物嘌呤含量 Purine content of common foods (mg/100g 可食部)

食物类 Food group		食物名称 Food name	鸟嘌呤 Guanine	腺嘌呤 Adenine	次黄嘌呤 Hypoxanthine	黄嘌呤 Xanthine	总嘌呤含量 Purine	采样地 Sampling site
	288	酸奶（小洋人妙恋乳）	Tr	0.2	Tr	Tr	Tr	黑龙江
	289	奶酪	0.9	1.3	Tr	Tr	2	黑龙江
	290	植物黄油（光明牌）	Tr	Tr	Tr	Tr	Tr	黑龙江
蛋类及制品								
	291	鸡蛋（熟）	1.2	0.1	0.1	Tr	1	黑龙江
	292	松花蛋（熟，鸭蛋，皮蛋）	Tr	0.3	0.2	Tr	1	黑龙江
	293	咸鸭蛋（熟）	0.2	Tr	Tr	Tr	Tr	黑龙江
	294	鹅蛋（熟）	0.3	0.2	0.2	0.2	1	黑龙江
	295	鹌鹑蛋（熟）	2.1	1.3	2.7	1.2	7	黑龙江
鱼虾蟹贝类								
	296	鲅鱼（烤）	208.7	38.6	203.8	0.6	452	黑龙江
	297	面条鱼（干）	150.9	100.6	121.2	10.2	383	黑龙江
	298	鲭鱼	211.4	26.3	60.7	Tr	298	黑龙江
	299	凤尾鱼（香辣）	169.8	37.9	55.3	0.3	263	黑龙江
	300	泥鳅鱼	60.6	117.0	68.7	0.4	247	黑龙江
	301	鳕鱼（烤）	86.9	66.0	77.1	0.3	230	黑龙江
	302	海鲈鱼	124.7	19.4	82.1	0.3	227	黑龙江
	303	鲅鱼	40.2	21.4	151.6	1.3	214	黑龙江
	304	黑鱼（熟）	52.0	66.7	94.9	Tr	214	黑龙江
	305	鸦片鱼	73.9	52.4	84.7	Tr	211	黑龙江
	306	鲟鱼（熟）	76.4	48.0	77.3	0.3	202	黑龙江
	307	红头鱼	86.4	31.6	76.4	0.1	195	黑龙江
	308	鲫鱼（熟）	63.5	72.2	54.0	0.7	190	黑龙江
	309	鱼片（烤）	75.0	39.8	72.5	0.3	188	黑龙江
	310	鲶鱼	48.1	45.4	92.9	0.2	187	黑龙江
	311	鱼肝	102.7	52.7	26.8	2.6	185	黑龙江
	312	深海鲍鱼（酱汁）	119.4	16.2	43.1	Tr	179	黑龙江
	313	鲽鱼	44.6	39.5	90.8	Tr	175	黑龙江
	314	鱼翅（干）	143.3	10.3	20.2	0.4	174	黑龙江
	315	虹鳟鱼	52.4	16.9	100.6	1.8	172	黑龙江
	316	鱼片	61.6	27.6	66.9	13.4	169	黑龙江
	317	黑鱼	42.6	33.5	92.7	Tr	169	黑龙江
	318	三文鱼	51.2	25.8	90.7	0.3	168	黑龙江
	319	海鲈鱼（熟）	53.7	27.0	84.4	0.2	165	黑龙江
	320	黄花鱼	13.2	98.8	51.8	1.4	165	黑龙江
	321	河鲈鱼（熟）	59.7	52.6	52.4	0.5	165	黑龙江
	322	草鱼（熟）	49.5	38.2	72.3	2.2	162	黑龙江

常见食物嘌呤含量 Purine content of common foods

(mg/100g 可食部)

食物类 Food group	食物名称 Food name	鸟嘌呤 Guanine	腺嘌呤 Adenine	次黄嘌呤 Hypoxanthine	黄嘌呤 Xanthine	总嘌呤含量 Purine	采样地 Sampling site
	323 刀鱼	113.4	30.1	14.7	2.7	161	黑龙江
	324 白鱼（熟）	66.5	33.4	58.9	1.2	160	黑龙江
	325 鲫鱼	37.0	39.5	75.3	2.4	154	黑龙江
	326 白鱼	63.1	31.1	57.9	1.1	153	黑龙江
	327 棒棒鱼	85.8	19.8	42.8	0.5	149	黑龙江
	328 怀头鱼	42.6	23.5	80.3	0.7	147	黑龙江
	329 大马哈鱼（熏熟）	21.9	3.2	121.4	0.4	147	黑龙江
	330 金鳟鱼	51.1	15.4	77.3	1.8	146	黑龙江
	331 鲢鱼	24.6	43.5	72.8	0.4	141	黑龙江
	332 棒棒鱼（熟）	60.3	21.0	55.9	0.7	138	黑龙江
	333 梭鱼	58.6	12.8	63.6	2.1	137	黑龙江
	334 红线鱼	51.4	20.9	63.4	0.2	136	黑龙江
	335 象鱼	35.5	18.9	80.4	0.2	135	黑龙江
	336 草鱼	37.2	14.2	81.7	1.3	134	黑龙江
	337 比目鱼（熟）	27.9	20.4	84.9	0.3	134	黑龙江
	338 河鲈鱼	46.8	32.1	53.6	Tr	133	黑龙江
	339 鱼肉松	73.2	35.6	21.1	0.6	131	黑龙江
	340 金昌鱼	44.7	22.3	62.4	0.5	130	黑龙江
	341 金枪鱼（美味）	36.7	25.8	66.8	0.2	130	黑龙江
	342 河豚	54.2	23.7	49.6	1.5	129	黑龙江
	343 武昌鱼	40.5	12.5	73.4	1.3	128	黑龙江
	344 鳝鱼	41.5	35.3	48.9	0.9	127	黑龙江
	345 罗非鱼	48.9	11.8	58.8	6.2	126	黑龙江
	346 鲤鱼	39.5	17.4	58.8	6.2	122	黑龙江
	347 桂鱼	24.1	12.1	80.6	4.2	121	黑龙江
	348 编织鱼	37.2	19.8	61.7	Tr	119	黑龙江
	349 鳗鱼	49.3	26.0	41.7	0.3	117	黑龙江
	350 大马哈鱼	29.6	18.0	68.7	0.5	117	黑龙江
	351 熏鲨鱼翅（俄式）	45.1	17.1	53.5	0.8	116	黑龙江
	352 章鱼片	37.5	31.9	46.4	Tr	116	黑龙江
	353 鲟鱼	28.3	21.2	64.6	Tr	114	黑龙江
	354 桂鱼（熟）	43.2	10.7	52.6	4.3	111	黑龙江
	355 甲鱼	39.0	28.9	41.8	0.7	110	黑龙江
	356 比目鱼	22.2	19.4	61.6	0.8	104	黑龙江
	357 鲽鱼（熟）	17.2	8.6	58.7	0.2	85	黑龙江
	358 沙丁鱼	16.3	11.4	54.5	0.2	82	黑龙江
	359 河豚（熟）	43.8	26.0	6.7	1.3	78	黑龙江

常见食物嘌呤含量 / Purine content of common foods

(mg/100g 可食部)

食物类 Food group		食物名称 Food name	鸟嘌呤 Guanine	腺嘌呤 Adenine	次黄嘌呤 Hypoxanthine	黄嘌呤 Xanthine	总嘌呤含量 Purine	采样地 Sampling site
	360	鳕鱼	30.7	7.9	32.0	0.9	71	黑龙江
	361	多宝鱼	18.7	14.3	36.3	1.1	70	黑龙江
	362	银鳕鱼	14.5	16.3	33.9	Tr	65	黑龙江
	363	晶鱼	2.0	5.9	47.1	2.6	58	黑龙江
	364	鱼翅（发后）	28.6	1.3	6.6	Tr	36	黑龙江
	365	银鱼	18.9	1.2	2.2	1.1	23	黑龙江
	366	大马哈鱼籽	75.8	29.1	30.6	0.0	136	黑龙江
	367	烤虾	105.3	103.3	174.8	5.7	389	黑龙江
	368	干对虾	91.3	104.8	147.2	5.4	349	黑龙江
	369	鲜对虾	45.2	43.2	12.8	0.3	101.5	黑龙江
	370	干虾仁	25.6	70.6	175.7	72.8	345	黑龙江
	371	江虾（熟）	92.0	76.5	79.6	16.4	265	黑龙江
	372	皮皮虾（生）	109.9	66.3	64.2	13.5	254	黑龙江
	373	江虾（生）	95.2	57.6	41.7	37.0	231	黑龙江
	374	海米（小虾米）	93.5	64.1	31.5	31.1	220	黑龙江
	375	皮皮虾（熟）	84.6	59.6	12.1	43.7	200	黑龙江
	376	基围虾（生）	55.7	69.3	25.2	37.3	187	黑龙江
	377	青虾	68.9	57.9	14.0	39.1	180	黑龙江
	378	基围虾（熟）	49.6	69.8	10.9	43.6	174	黑龙江
	379	小龙虾	64.9	60.1	17.4	31.2	174	黑龙江
	380	龙虾（澳洲）	64.6	60.3	13.3	24.8	163	黑龙江
	381	河蟹黄（熟）	68.0	109.3	4.1	0.2	182	黑龙江
	382	河蟹黄（生）	51.1	117.9	6.3	4.8	180	黑龙江
	383	河蟹肉（生）	38.2	122.2	6.3	0.2	167	黑龙江
	384	河蟹（生）	18.2	119.7	9.0	Tr	147	黑龙江
	385	河蟹肉（熟）	28.9	112.6	2.4	Tr	144	黑龙江
	386	冬蟹（熟）	34.9	97.4	4.0	0.4	137	黑龙江
	387	大闸蟹（熟）	26.7	92.6	1.2	0.2	121	黑龙江
	388	贻贝	187.5	122.1	91.6	12.3	414	黑龙江
	389	毛蚶（熟）	132.7	150.4	56.7	3.4	343	黑龙江
	390	生蚝	93.7	105.6	82.2	0.4	282	黑龙江
	391	缢蛏（小人仙）	44.0	166.8	65.2	0.2	276	黑龙江
	392	海兔	73.0	95.9	95.6	1.4	266	黑龙江
	393	牡蛎	87.2	63.3	90.2	1.1	242	黑龙江
	394	扇贝	37.4	124.7	72.0	0.8	235	黑龙江
	395	蚬子（熟）	52.2	99.6	53.9	Tr	206	黑龙江
	396	鸳鸯贝	72.7	53.3	72.9	3.0	202	黑龙江

常见食物嘌呤含量 Purine content of common foods (mg/100g 可食部)

食物类 Food group		食物名称 Food name	鸟嘌呤 Guanine	腺嘌呤 Adenine	次黄嘌呤 Hypoxanthine	黄嘌呤 Xanthine	总嘌呤含量 Purine	采样地 Sampling site
	397	干贝	19.5	164.0	9.6	0.4	193	黑龙江
	398	蛏子（熟）	34.5	117.5	40.4	0.4	193	黑龙江
	399	牡蛎（熟）	64.6	77.2	50.6	0.4	193	黑龙江
	400	蚬子	58.8	85.6	31.3	4.6	180	黑龙江
	401	干鲍鱼	36.6	99.8	32.4	2.1	171	黑龙江
	402	鲜贝	15.6	79.1	71.7	0.4	167	黑龙江
	403	蛏子	17.0	30.7	100.6	0.9	149	黑龙江
	404	鲜鲍鱼（熟）	27.8	74.5	8.0	1.6	112	黑龙江
	405	即食鲍鱼	34.1	66.1	10.1	Tr	110	黑龙江
	406	鲜鲍鱼	32.4	41.4	26.3	2.1	102	黑龙江
	407	大海螺	26.1	21.2	46.0	1.4	95	黑龙江
	408	小海螺	27.0	36.6	30.5	3.1	97	黑龙江
	409	干鲍鱼（发后）	4.1	3.9	0.9	Tr	9	黑龙江
	410	鱿鱼	7.5	12.8	196.2	27.9	244	黑龙江
	411	八爪鱼	22.8	23.7	94.5	57.4	198	黑龙江
	412	鱿鱼丝	18.5	30.9	55.9	0.2	106	黑龙江
	413	干海参（发后）	6.4	6.4	5.3	0.2	18	黑龙江
	414	燕窝	4.1	3.0	1.0	2.0	10	黑龙江
	415	海蜇丝	3.7	3.5	1.2	1.0	9	黑龙江
	416	鲜海参	3.0	3.9	1.0	0.2	8	黑龙江
速食食品								
	417	水饺（三鲜馅）	40.6	33.4	67.8	3.0	145	黑龙江
	418	饺子（猪肉芹菜）	20.7	16.3	15.0	3.7	56	黑龙江
	419	黑芝麻糊	20.1	20.2	6.6	Tr	47	黑龙江
	420	饺子（猪肉香菇馅）	13.1	9.4	17.0	2.2	42	黑龙江
	421	方便面	18.6	16.8	0.2	Tr	36	黑龙江
	422	包子（羊肉萝卜馅）	11.3	9.0	14.7	Tr	35	黑龙江
	423	饼干	4.4	6.3	0.8	Tr	11	黑龙江
	424	米旗月饼（豆沙）	28.2	38.0	15.5	3.6	85	黑龙江
	425	锅巴	30.8	22.2	11.4	8.9	73	黑龙江
	426	绿豆糕	22.8	26.6	1.3	5.5	56	黑龙江
	427	薯片	11.8	12.6	5.9	1.5	32	黑龙江
	428	月饼	7.7	19.2	0.5	1.2	29	黑龙江
	429	薯片	12.1	12.0	3.7	0.2	28	黑龙江
	430	爆米花	9.2	10.9	Tr	0.4	20	黑龙江

常见食物嘌呤含量 / Purine content of common foods

(mg/100g 可食部)

食物类 Food group		食物名称 Food name	鸟嘌呤 Guanine	腺嘌呤 Adenine	次黄嘌呤 Hypoxanthine	黄嘌呤 Xanthine	总嘌呤含量 Purine	采样地 Sampling site
饮料类								
	431	百事可乐	0.6	0.4	Tr	0.1	1	黑龙江
	432	雪碧	Tr	Tr	Tr	0.5	1	黑龙江
	433	可乐	Tr	Tr	Tr	Tr	Tr	黑龙江
	434	芒果味果肉果汁	1.3	1.2	Tr	0.4	3	黑龙江
	435	山楂汁	0.6	0.3	Tr	1.4	2	黑龙江
	436	菠萝汁	Tr	Tr	Tr	2.2	2	黑龙江
	437	杏仁露	1.1	0.3	Tr	Tr	1	黑龙江
	438	橙汁	0.8	Tr	Tr	0.2	1	黑龙江
	439	沙棘汁	0.5	0.3	Tr	0.2	1	黑龙江
	440	C柚汁	Tr	0.2	Tr	0.8	1	黑龙江
	441	苹果汁	0.1	0.3	Tr	0.4	1	黑龙江
	442	椰汁	0.2	0.2	Tr	Tr	Tr	黑龙江
	443	南瓜汁	1.7	1.3	Tr	Tr	3	黑龙江
	444	承德露露	Tr	Tr	Tr	0.2	Tr	黑龙江
	445	绿茶	0.4	0.4	Tr	0.1	1	黑龙江
	446	冰红茶	Tr	Tr	Tr	0.6	1	黑龙江
	447	凉茶（王老吉）	Tr	Tr	Tr	Tr	Tr	黑龙江
	448	南国速溶椰子粉	0.6	0.8	0.2	0.2	2	黑龙江
	449	弱碱水	Tr	Tr	Tr	0.2	Tr	黑龙江
含酒精饮料								
	450	佳士伯啤酒	5.4	3.3	0.2	0.8	10	黑龙江
	451	燕京黑啤	4.3	1.5	0.9	2.5	9	北京
	452	青岛啤酒	3.9	1.8	0.3	0.8	7	黑龙江
	453	百威啤酒	3.6	2.2	0.2	0.7	7	黑龙江
	454	五星金麦啤酒	2.6	3.2	0.4	0.2	6	黑龙江
	455	蓝带啤酒	2.9	2.7	0.3	0.4	6	黑龙江
	456	哈啤小麦王	2.7	2.3	0.7	0.6	6	黑龙江
	457	黄酒	1.6	2.6	1.8	Tr	6	黑龙江
	458	新三星干啤	2.5	2.9	0.1	0.6	6	黑龙江
	459	北京啤酒	2.2	2.8	0.3	0.7	6	黑龙江
	460	雪花啤酒	2.9	1.8	0.4	0.7	6	黑龙江
	461	雪花全麦啤酒	2.6	1.0	0.4	1.4	5	北京
	462	北京纯生啤酒	3.2	1.2	0.2	0.8	5	北京
	463	哈尔滨啤酒	2.2	2.3	0.2	0.5	5	黑龙江
	464	五星啤酒	1.7	2.3	0.2	0.6	5	黑龙江

常见食物嘌呤含量 Purine content of common foods (mg/100g 可食部)

食物类 Food group		食物名称 Food name	鸟嘌呤 Guanine	腺嘌呤 Adenine	次黄嘌呤 Hypoxanthine	黄嘌呤 Xanthine	总嘌呤含量 Purine	采样地 Sampling site
	465	葡萄酒	0.3	4.0	0.2	0.2	5	黑龙江
	466	10°雪花清爽啤酒	2.1	2.1	0.3	0.4	5	黑龙江
	467	10°雪花啤酒	1.8	2.3	0.2	0.3	5	黑龙江
	468	燕京啤酒	2.6	0.7	0.5	0.9	5	北京
	469	干红	Tr	0.1	Tr	Tr	Tr	黑龙江
	470	白酒	0.4	1.3	0.3	Tr	2	黑龙江
糖、果脯和蜜饯、蜂蜜类								
	471	红塘	0.6	3.7	0.8	Tr	5	黑龙江
	472	白糖	Tr		0.1	Tr		黑龙江
	473	蜂蜜	Tr	Tr	0.2	Tr	Tr	黑龙江
油脂类								
	474	蚝油	0.4	3.6	2.3	Tr	6	黑龙江
	475	大豆油	1.6	0.2	1.2	1.1	1.6	黑龙江
调味品类								
	476	海鲜酱油	26.1	18.0	9.2	5.0	58	黑龙江
	477	正阳酱油	2.0	1.8	15.2	8.9	28	黑龙江
	478	镇江香醋	3.5	8.8	3.1	5.4	21	黑龙江
	479	山西陈醋	1.4	5.3	1.6	3.5	12	黑龙江
	480	3.5度米醋	0.5	0.4	1.7	0.5	3	黑龙江
	481	9度米醋	0.4	0.8	0.5	0.2	2	黑龙江
	482	豆瓣酱	38.6	33.1	2.8	2.7	77	黑龙江
	483	葱味虾酱	13.5	1.8	22.3	7.9	45	黑龙江
	484	颗粒花生酱	16.1	13.1	5.0	6.4	41	黑龙江
	485	甜面酱	1.5	0.3	6.9	0.9	10	黑龙江
	486	番茄酱	0.5	0.6	5.5	Tr	7	黑龙江
	487	沙拉酱	0.8	1.9	0.1	Tr	3	黑龙江
	488	鸡精（太太乐）	237.1	3.3	275.1	2.1	518	黑龙江
	489	鸡精（家乐）	83.8	14.9	231.7	19.8	350	黑龙江
	490	酵母（安琪，干）	96.3	199.9	19.4	19.5	335	黑龙江

表七 部分食用鱼及虾贝类中DHA和EPA含量
Table 7 DHA and EPA Content of Selected Food Fishes

Notes

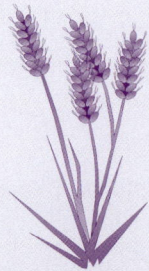

部分食用鱼及虾贝类中 DHA 和 EPA 含量

二十二碳六烯酸（docosahexaenoic acid，DHA）和二十碳五烯酸（eicosapentanenoic acid，EPA）属于 n-3 长链多不饱和脂肪酸。DHA 是脑、神经组织及视网膜中含量最高的脂肪酸，海洋食品（如鱼、微藻及一些甲壳类动物）是人类膳食 DHA 和 EPA 最重要的食物来源。

研究数据来源于 Bimal PM，Miguel ÁR 团队实验室。分析测定了不同来源的鱼及虾贝类中 DHA 和 EPA 含量及饱和脂肪酸、单不饱和脂肪酸、多不饱和脂肪酸的含量。样品主要为印度和智利两国常见的食用鱼类。印度食用鱼均采自鱼产地，包括印度本地小型鱼和其他体重在 500～800g 的鱼类样品，每个检测样品最多包含了 100 条单体样本。智利食用鱼样品于 2017 年 3 月采集于智利 Coquimbo 地区，由当地渔民提供，每个检测样品由 4 份样品去皮加工混匀制成，脂肪酸检测采用气相色谱-氢火焰离子检测器（GC-FID）、气相色谱串联质谱（GC-MS）等方法。我们初步将这些研究汇集于此，供读者参考。

参考文献

1. Bimal PM, Satabdi G, Arabinda M, et al. DHA and EPA content and fatty acid profile of 39 food fishes from India [J]. *BioMed Res. Int.*, 2016, (2016): 1-14.
2. Miguel ÁR, Valeria G, Rodrigo V, et al. Profile and distribution of fatty acids in edible parts of commonly consumed marine fishes in Chile [J]. *Food Chemistry*, 2019, (274): 123-129.

部分食用鱼及贝类中 DHA 和 EPA 含量
DHA and EPA content of selected food fishes

序号 Number	食物名称 Food name	科学名称 Scientific name	脂肪酸（g/100g 可食部）			脂肪酸/总脂肪酸（%）					备注 Remark
			二十二碳六烯酸 DHA	二十碳五烯酸 EPA	二十碳五烯酸+ 二十二碳六烯酸 EPA+DHA	二十二碳六烯酸 DHA	二十碳五烯酸 EPA	二十碳五烯酸+ 二十二碳六烯酸 EPA+DHA	饱和脂肪酸 SFA	单不饱和脂肪酸 MUFA	多不饱和脂肪酸 PUFA	
	鱼类 Fish											
	淡水 Freshwater											
DE001	巴基斯坦艾利	*Ailia coila*	0.18	Tr	0.18	9.3	Tr	9.3	51.9	9.1	36.6	印度，野生
DE002	磨齿鲃齿鱼	*Amblypharyngodon mola*	0.13	0.09	0.23	3.1	2.2	5.3	2.2	73.3	24.8	印度，野生
DE003	斑尾小鲃鱼	*Puntius sophore*	0.16	0.30	0.47	3.3	6.2	9.5	20.0	37.1	42.9	印度，野生
DE004	卡特拉鲃	*Catla catla*	—	—	—	4.7	6.8	11.5	20.6	47.3	31.9	养殖
DE005	月尾鲮鱼	*Sperata seenghala*	0.05	0.04	0.08	6.2	4.4	10.6	36.0	28.4	35.5	野生
DE006	云鲥	*Tenualosa ilisha*	0.93	0.30	1.24	8.9	2.9	11.8	42.8	35.0	22.0	野生
DE007	异齿颌针鱼	*Xenentodon cancila*	0.07	Tr	0.07	0.1	0.4	0.5	86.9	9.1	2.6	印度，野生
DE008	印度小鳞鲥	*Gudusia chapra*	0.34	Tr	0.34	6.0	Tr	6.0	51.9	6.5	31.8	印度，野生
DE009	攀鲈鱼	*Anabas testudineus*	—	—	—	2.7	0.4	3.1	66.3	10.4	23.7	印度，野生
DE010	胡子鲶	*Clarias batrachus*	—	—	—	0.5	Tr	0.5	21.0	53.5	25.5	野生
DE011	印度囊鳃鲶	*Heteropneustes fossilis*	—	—	—	2.2	1.5	3.7	63.1	22.7	14.2	野生
DE012	印度鲮鱼	*Cirrhinus mrigala*	—	—	—	Tr	1.5	1.5	30.4	26.0	43.5	养殖
DE013	南亚野鲮鱼	*Labeo rohita*	—	—	—	0.4	0.9	1.3	73.3	10.4	22.5	养殖
DE014	丽塔鲶	*Rita rita*	—	—	—	5.0	3.8	8.8	23.3	65.2	11.4	野生
	冷水 Cold water											
DE015	鲤鱼	*Cyprinus carpio*	0.15	Tr	0.15	5.1	Tr	5.1	46.2	31.0	23.7	野生
DE016	墨脱四须鲃	*Neolissochilus hexagonolepis*	0.21	0.30	0.41	5.2	7.4	12.6	44.3	23.9	31.2	野生
DE017	虹鳟鱼	*Oncorhynchus mykiss*	0.22	0.08	0.31	6.4	2.3	8.7	34.5	34.7	31.4	养殖
DE018	理氏裂腹鱼	*Schizothorax richardsonii*	0.09	0.24	0.34	3.8	9.6	13.4	42.5	37.3	19.4	野生
DE019	黄鳍结鱼	*Tor putitora*	0.12	0.20	0.32	2.7	4.7	7.4	53.0	28.1	18.3	野生

部分食用鱼及虾贝类中 DHA 和 EPA 含量
DHA and EPA content of selected food fishes

序号 Number	食物名称 Food name	科学名称 Scientific name	脂肪酸 (g/100g 可食部) DHA 二十二碳六烯酸	脂肪酸 (g/100g 可食部) EPA 二十碳五烯酸	脂肪酸 (g/100g 可食部) EPA+DHA	DHA 二十二碳六烯酸	EPA 二十碳五烯酸	EPA+DHA 二十碳五烯酸+二十二碳六烯酸	饱和脂肪酸 SFA	单不饱和脂肪酸 MUFA	多不饱和脂肪酸 PUFA	备注 Remark
		Brackish water 微咸水										
DE020	绿腹丽鱼	Etroplus suratensis	0.19	0.12	0.30	6.0	3.7	9.7	35.7	25.6	20.7	野生
DE021	尖吻鲈鱼	Lates calcarifer	0.13	0.16	0.28	5.1	6.3	11.4	35.6	27.8	25.5	野生
DE022	鲻鱼	Mugil cephalus	—	—	—	6.1	5.8	11.9	32.5	19.7	17.9	野生
		Marine water 海水										
DE023	石斑鱼	Epinephelus spp.	0.11	0.05	0.16	8.2	3.6	11.8	45.2	26.9	19.7	野生
DE024	巴鲣鱼	Euthynnus affinis	—	—	—	5.0	3.0	8.0	63.8	18.1	12.7	野生
DE025	龙头鱼	Harpadon nehereus	—	—	—	20.3	7.9	7.9	36.4	24.1	38.1	野生
DE026	鲣鱼	Katsuwonus pelamis	Tr	0.10	0.10	Tr	5.1	5.1	41.3	21.6	12.3	野生
DE027	黑边鲾鱼	Leiognathus splendens	0.23	0.22	0.45	7.2	7.1	14.3	42.8	25.3	23.1	野生
DE028	日本金线鱼	Nemipterus japonicus	—	—	—	26.5	6.6	33.1	40.2	19.5	39.8	野生
DE029	羽鳃鲐鱼	Rastrelliger kanagurta	—	—	—	28.5	5.2	33.7	39.9	19.9	40.1	野生
DE030	长头小沙丁鱼	Sardinella longiceps	0.53	0.94	1.47	6.9	12.3	19.2	39.4	24.1	26.8	野生
DE031	康氏小公鱼	Stolephorus commersonii	—	—	—	5.8	1.6	7.4	72.3	14.6	13.1	野生
DE032	魏氏小公鱼	Stolephorus waitei	—	—	—	23.2	5.6	28.8	44.3	15.7	39.5	野生
DE033	黄鳍金枪鱼	Thunnus albacares	—	—	—	8.3	3.0	11.3	50.9	20.5	28.4	野生
DE034	白带鱼	Trichiurus lepturus	0.57	0.20	0.77	12.2	4.4	16.6	42.1	28.7	23.3	野生
DE035	秘鲁唇䲁鲈	Peruvian morwong	0.30	0.14	0.44	—	—	—	—	—	—	
DE036	太平洋鲳鱼	Pacific pomfret	0.26	0.02	0.28	—	—	—	—	—	—	
DE037	智利鳕鱼	Chilean hake	0.15	0.07	0.22	—	—	—	—	—	—	
DE038	太平洋拟鲈	Pacific sandperch	0.17	0.14	0.31	—	—	—	—	—	—	
DE039	智利竹夹鱼	Chilean jack mackerel	0.28	0.06	0.34	—	—	—	—	—	—	
DE040	东海鲐鱼	Chub mackerel	0.23	0.05	0.28	—	—	—	—	—	—	

部分食用鱼及虾贝类中 DHA 和 EPA 含量

DHA and EPA content of selected food fishes

序号 Number	食物名称 Food name	科学名称 Scientific name	脂肪酸（g/100g 可食部）			脂肪酸/总脂肪酸（%）				备注 Remark
			二十二碳 六烯酸 DHA	二十碳五 烯酸 EPA	二十碳五烯酸+ 二十二碳六烯酸 EPA+DHA	二十二碳 六烯酸 DHA	二十碳五 烯酸 EPA	二十碳五烯酸+ 二十二碳六烯酸 EPA+DHA	饱和脂肪 酸 SFA	单不饱和 脂肪酸 MUFA	多不饱和 脂肪酸 PUFA	
DE041	多斑牙鲆	*Fine flounder*	0.17	0.03	0.20	—	—	—	—	—	—	—
	对虾类	**Prawns**										
	海水	**Marine water**										
DE042	罗氏沼虾	*Macrobrachium rosenbergii*	—	—	—	Tr	7.4	7.4	35.2	29.6	35.2	野生
	微咸水	**Brackish water**										
DE043	印度明对虾	*Fenneropenaeus indicus*	0.08	0.08	0.17	10.0	10.6	20.6	35.4	16.5	35.6	野生
DE044	斑节对虾	*Penaeus monodon*	0.05	0.11	0.16	6.4	12.8	19.2	39.1	22.7	38.4	野生
	软体动物类	**Molluscs**										
	海水	**Marine water**										
DE045	牡蛎	*Crassostrea Madrasensis*	0.38	0.38	0.76	7.4	7.3	14.7	47.1	23.8	28.8	野生
DE046	翡翠贻贝	*Perna viridis*	0.16	0.17	0.33	9.5	10.2	19.7	34.9	23.4	28.6	野生

注：Tr 表示未检出；— 表示未检测；序号"DE"为 DHA&EPA

附 录
Appendices

附 录
Appendices

附录 1	食物名称中英文对照表
附录 2	食物名称中拉文对照表
附录 3	酒精相对密度与质量分数、体积分数关系表（15℃）
附录 4	中国居民膳食营养素参考摄入量
附录 5	国民营养计划（2017—2030 年）
附录 6	《中国食物成分表》出版史

附录 1
Appendix 1

食物名称中英文对照表
Chinese-English Food Names

食物编码 Food code	食物名称 Food name	食物英文名称 Food English name	页码 Pages*
	畜肉类及制品	MEAT and MEAT PRODUCTS	51-69
	猪	**PIG**	
081101x	猪肉（肥瘦）	Pork, lean and fat	
081102	猪肉（肥）	Pork, fatty	
081103	猪肉（后臀尖）	Pork, rump	
081104	猪肉（后肘）	Pork, rear hock	
081105	猪肉（肋条肉）	Pork, spare ribs（meat only）	
081106	猪肉（里脊）	Pork, tenderloin	
081107	猪肉（奶脯）[软五花、猪夹心]	Pork, side bacon	
081108	猪肉（奶面）[硬五花]	Pork, belly bacon	
081109	猪肉（前肘）	Pork, shoulder	
081110	猪肉（瘦）	Pork, lean	
081111	猪肉（腿）	Pork, ham	
081112	猪肉（猪脖）	Pork, neck	
081113	猪大肠	Pork, large intestine	
081114	猪大排	Pork, spare ribs	
081115	猪耳	Pork, ear	
081116	猪蹄	Pork, trotter	
081117	猪蹄筋	Pork, tendon	
081118	猪头皮	Pork, head skin	
081119	猪小排	Pork, baby back ribs	
081120	猪肘棒	Pork, hock	
081201	猪肝	Pork, liver	
081202	猪肚	Pork, maw	
081203	猪肺	Pork, lung	
081204	猪肝	Pork, liver	
081205	猪脑	Pork, brain	
081206	猪脾	Pork, spleen	
081207	猪舌[猪口条]	Pork, tongue	
081208	猪肾[猪腰子]	Pork, kidney	

注：此处页码是指该类食物在"表一　能量和食物一般营养成分表"中的页码范围

食物编码 Food code	食物名称 Food name	食物英文名称 Food English name
081210	猪小肠	Pork, small intestine
081211	猪心	Pork, heart
081212	猪血	Pork, blood
081301	叉烧肉	Pork, Chinese style BBQ, Char Siu
081302	宫爆肉丁（罐头）	Pork, diced meat, with chili and peanuts, canned
081303	酱汁肉	Pork, cooked with soy sauce
081304	腊肉（培根）	Pork, bacon
081305	腊肉（生）	Pork, cured meat, salted and smoked
081306	卤猪杂	pork, offal, cooked in spices and soy sauce
081307	午餐肉	Pork, Luncheon meat
081308	咸肉	Pork, cured meat, salted
081309	猪肉罐头（珍珠里脊丝，罐头）	Pork, tenderloin strips and glutinous rice, canned
081310	猪肝（卤煮）	Pork, liver, stewed with spices and soy sauce
081311	猪肉（清蒸）	Pork, steamed with salt and ginger
081312	猪蹄（熟）	Pork, trotter, cooked
081313	猪肘棒（熟）	Pork, hock, cooked
081314x	猪肉松	Pork floss, with salt, soy sauce and sugar
081315	福建式肉松	Pork floss, Fujian style, with salt, soy sauce and sugar
081316	老年保健肉松	Pork floss, for the elderly, with soy sauce and sugar
081317	太仓肉松	Pork floss, *Taicang*, with salt, soy sauce and sugar
081401	茶肠	Pork sausage, *tea sausage*, lightly spiced and salted
081402	大腊肠	Pork sausage, lean and fat, smoked, large
081403	大肉肠	Pork sausage, lean and fat, large
081404	蛋清肠	Pork sausage, lean meat mixed with egg-white
081405	儿童肠	Pork sausage, for children
081406	风干肠	Pork sausage, air-dried
081407	广东香肠	Pork sausage, Canton style, light and sweet
081408	红果肠	Pork sausage, hawthorn flavored
081409	火腿肠	Pork, ham sausage
081410	腊肠	Pork sausage, cured sausage, Canton style, small
081411	松江肠	Pork sausage, *Songjiang* brand
081412	蒜肠	Pork sausage, garlic flavored
081413	香肠	Pork sausage, lightly spiced and sweetened, small
081414	香肠（罐头）	Pork sausage, lightly spiced and sweetened, canned
081415	火腿肠（小红肠）	Pork ham sausage, finely ground filling, red-skinned
081416	火腿肠（小泥肠）	Pork ham sausage, with minced meat filling
081417	午餐肠	Pork sausage, luncheon sausage
081418	午餐肚	Pork sausage, Luncheon, maw filled with ground pork

食物编码 Food code	食物名称 Food name	食物英文名称 Food English name	页码 Pages
081419	方腿	Pork, luncheon, shaped into large squares	
081420	火腿	Pork, ham	
081421	金华火腿	Pork, Jinhua ham	
081422	火腿肠（圆腿）	Pork, luncheon	
	牛	**CATTLE**	
082101x	牛肉（肥瘦）	Beef, lean and fat	
082102	牛肉（肋条）	Beef, short rib	
082103	牛肉（后腿）	Beef, round	
082104	牛肉（后腱）	Beef, hind shank	
082105	牛肉（里脊）[牛柳]	Beef, tenderloin	
082106	牛肉（前腿）	Beef, fore leg	
082107	牛肉（前腱）	Beef, shoulder	
082108x	牛肉（瘦）	Beef, lean	
082109	牛蹄筋（生）	Beef, tendon, raw	
082110	牛蹄筋（泡发）	Beef, tendon, soaked in water	
082201	牛鞭（泡发）	Beef, penis, soaked in water	
082202	牛大肠	Beef, large intestine	
082203	牛肚	Beef, tripe	
082204	牛肺	Beef, lung	
082205	牛肝	Beef, liver	
082206	牛脑	Beef, brain	
082207	牛舌	Beef, tongue	
082208	牛肾	Beef, kidney	
082209	牛心	Beef, heart	
082301	酱牛肉	Beef, lean and fat, spiced, cooked with soy sauce	
082302	煨牛肉（罐头）	Beef, stewed, lean and fat, canned	
082303	牛肉干	Beef, dried	
082304	咖喱牛肉干	Beef, curried, dried	
082305	牛肉松	Beef floss, with salt, soy sauce and sugar	
082306	牛蹄筋（熟）	Beef, tendon, cooked	
	羊	**SHEEP and GOAT**	
083101x	羊肉（肥瘦）	Lamb, lean and fat	
083102	羊肉（冻）	Lamb, frozen	
083103	羊肉（后腿，带骨）	Lamb, leg, with bone	
083104	羊肉（颈）	Lamb, neck	
083105	羊肉（里脊）	Lamb, tenderloin	
083106	羊肉（前腿）	Lamb, Shoulder	
083107	羊肉（青羊）	Lamb, "Green" sheep breed	

食物编码 Food code	食物名称 Food name	食物英文名称 Food English name
083108	羊肉（瘦）	Lamb, lean
083109	羊肉（胸脯）	Lamb, breast
083110	山羊肉（生）	Goat, meat, raw
083111	羊蹄筋（生）	Lamb, Tendon, raw
083112	羊蹄筋（泡发）	Lamb, Tendon, soaked in water
083201	羊大肠	Lamb, large intestine
083202	羊肚	Lamb, tripe
083203	羊肺	Lamb, lung
083204	羊肝	Lamb, liver
083205	羊脑	Lamb, brain
083206	羊舌	Lamb, tongue
083207	羊肾	Lamb, kidney
083208	羊心	Lamb, heart
083209	羊血	Lamb, blood
083301	腊羊肉	Lamb, salted and smoked
083302	羊肉（熟）	Lamb, cooked
083303	羊肉串（电烤）	Lamb, skewers, roasted in electric grill or oven
083304	羊肉串（烤）	lamb, skewers, grilled over fire
083305	羊肉串（炸）	Lamb, skewers, deep-fried
083306	羊肉干	Lamb, dried
083307	羊肉（羊肉手抓）	Lamb, boiled in large chunks and shredded with hands
083308	山羊肉（酱）	Lamb, spiced, cooked with soy sauce
	驴	DONKEY
084101	驴肉（瘦）	Donkey meat, lean
084201	驴鞭	Donkey penis
084301	驴肉（酱）	Donkey meat, spiced, with soy sauce
084302	驴肉（卤）	Donkey meat, stewed
084303	驴肉（煮）	Donkey meat, cooked
	马	HORSE
085101	马肉	Horse meat
085201	马心	Horse heart
085301	马肉（卤）	Horse meat, stewed
	其他	OTHERS
089001	狗肉	Dog meat
089002	骆驼蹄	Camel leg
089003	骆驼掌	Camel hoof
089004	兔肉	Rabbit meat
089005	兔肉（野）	Hare meat, wild

Food code	Food name	Food English name	Pages
	禽肉类及制品	**POULTRY and POULTRY PRODUCTS**	71-79
	鸡	CHICKEN	
091101x	鸡	Chicken, whole	
091102	鸡（土鸡，家养）	Chicken, free range, whole	
091103	母鸡（一年内）	Chicken, young hen, whole	
091104	肉鸡（肥）	Chicken, broiler, whole	
091105	华青鸡	Chicken, "Huaqing", whole	
091106	沙鸡	Sandgrouse, whole	
091107	鸡（乌骨鸡）	Black boned chicken, hole	
091108	鸡胸脯肉	Chicken, breast	
091109	鸡翅	Chicken, wing	
091110	鸡腿	Chicken, leg	
091111	鸡爪	Chicken, feet	
091201	鸡肝	Chicken, liver	
091202	鸡肝（肉鸡）	Chicken, liver, broiler	
091203	鸡心	Chicken, heart	
091204	鸡血	Chicken, blood	
091205	鸡肫［鸡胗］	Chicken, gizzard	
091301	扒鸡	Chicken, braised, whole	
091302	烤鸡	Chicken, roasted, whole	
091303	炸鸡块［肯德基］	Chicken, "Kentucky", fried	
091304	卤煮鸡	Chicken, stewed with soy sauce and sugar, whole	
091305	瓦罐鸡汤（肉）	Chicken soup, meat, cooked in clay pot	
091306	瓦罐鸡汤（汤）	Chicken soup, broth, cooked in clay pot	
091307	鸡肉松	Chicken, floss, with salt, soy sauce and sugar	
	鸭	DUCK	
092101x	鸭	Duck, whole	
092102	公麻鸭	Duck, drake, whole	
092103	母麻鸭	Duck, hen, whole	
092104	鸭胸脯肉	Duck, breast	
092105	鸭皮	Duck, skin	
092106	鸭翅	Duck, wing	
092107	鸭掌	Duck, feet	
092201	鸭肠	Duck, intestine	
092202	鸭肝	Duck, liver	
092203	鸭肝（公麻鸭）	Duck, liver, drake	
092204	鸭肝（母麻鸭）	Duck, liver, hen	
092205	鸭舌［鸭条］	Duck, tongue	

Food code	Food name	Food English name	Pages
092206	鸭心	Duck, heart	
092207	鸭血（白鸭）	Beijing white duck, blood	
092208	鸭血（公麻鸭）	Duck, blood, drake	
092209	鸭血（母麻鸭）	Duck, blood, hen	
092210	鸭胰	Duck, pancreas	
092211	鸭肫	Duck, gizzard	
092212	鸭肫（公麻鸭）	Duck, gizzard, drake	
092213	鸭肫（母麻鸭）	Duck, gizzard, hen	
092301	北京烤鸭	Beijing white duck, roasted, whole	
092302	北京填鸭	Beijing white duck, fatty, force-fed, whole	
092303	红烧鸭（罐头）	Duck, stewed in soy sauce, canned	
092304	酱鸭	Duck, cooked with soy sauce and spices, whole	
092305	酱鸭（加梅菜，罐头）	Duck, braised, with fermented cabbage, canned	
092306	盐水鸭（熟）	Duck, boiled in salted water, whole	
	鹅	**GOOSE**	
093101	鹅	Goose, whole	
093201	鹅肝	Goose, liver	
093202	鹅肫	Goose, gizzard	
093301	烧鹅	Goose, stewed in soy sauce, whole	
	火鸡	**TURKEY**	
094101	火鸡腿肉	Turkey, leg meat	
094102	火鸡胸脯肉	Turkey, breast	
094201	火鸡肝	Turkey, liver	
094202	火鸡肫	Turkey, gizzard	
	其他	**OTHERS**	
099001	鸽	Pigeon, whole	
099002	鹌鹑	Quail, whole	
	乳类及制品	**MILK and MILK PRODUCTS**	81-109
	液态乳	**LIQUID MILK**	
101101x	纯牛奶	Milk, pasteurized	
101102	纯牛奶（全脂，美国牛）	Milk, full fat, American breed	
101103	纯牛奶（强化 VA，VD）	Milk, fortified with vitamins A and D	
101104	纯牛奶（全脂，德国牛）	Milk, full fat, German breed	
101201	鲜羊乳	Goat milk	
101301	人乳	Breast milk	
	奶粉	**MILK POWDER**	
102101	全脂奶粉（多维奶粉）	Whole milk powder, fortified with vitamin	
102102	全脂加糖奶粉	Whole milk powder, sugar added	

食物编码 Food code	食物名称 Food name	食物英文名称 Food English name	页码 Pages*
102103	全脂奶粉	Whole milk powder	
102104	全脂奶粉（速溶）	Whole milk powder, instant	
102201	全脂羊乳粉	Goat whole milk powder	
	酸奶	**YOGURT**	
103001x	酸奶（全脂）	Yogurt, full fat	
103002	酸奶（高蛋白）	Yogurt, high protein	
103003	酸奶（脱脂）	Yogurt, skimmed	
103004	酸奶（低脂）	Yogurt, low-skimmed	
103005	酸奶（果料）	*Fruit* yogurt, whole milk, with fruits	
103006	酸奶（橘味，脱脂）	*Orange flavor* yogurt, skimmed	
	奶酪	**CHEESE**	
104001	奶酪［干酪］	Cheese, white, semisoft	
104002	奶豆腐（脱脂）	Milk curd, skimmed	
104003	奶豆腐（鲜）	Milk curd, fresh	
104004	奶疙瘩［奶酪干、干酸奶］	Cheese, milk lump, sour, dried	
104005	乳酪（契达干酪，普通）	Cheese, Cheddar, ordinary	
104006	乳酪（契达干酪，脱脂）	Cheese, Cheddar, reduced fat	
104007	曲拉（家制粗奶酪，西北牧区）	Qula, Cheddar, homemade, crude product	
104008	全脂软酪	Full fat soft cheese	
104009	酸酪蛋	Cottage cheese	
104010	羊乳酪	Feta	
104011	中脂软酪	Medium fat soft cheese	
	奶油	**BUTTER**	
105001	奶油	Cream	
105002	奶油（焦克）	Cream	
105003	奶油（食品工业）	Cream, for food industry use	
105004	黄油	Butter	
105005	黄油渣	Butter residue, milk solids	
105006	白脱（食品工业）［牛油、黄油］	Butter, for food industry use	
105007	酥油	Shortening	
	其他	**OTHERS**	
109001	炼乳（甜，罐头）	Condensed milk, pasteurized, sweetened, canned	
109002	奶皮子	Milk skin, fresh	
109003	奶片	Milk tablet, sugar added	
	蛋类及制品	**EGGS and EGG PRODUCTS**	111-115
	鸡蛋	**CHICKEN EGG**	
111101x	鸡蛋	Chicken, egg	
111102	鸡蛋（白皮）	Chicken, egg, white shell, whole	

食物编码 Food code	食物名称 Food name	食物英文名称 Food English name	页码 Pages*
111103	鸡蛋（红皮）	Chicken，egg，brown shell，whole	
111104	鸡蛋（土鸡）	Chicken，egg，free range chicken，whole	
111105	鸡蛋白	Chicken，egg white	
111106	鸡蛋白（乌骨鸡）	Chicken，egg white，black-boned chicken	
111107	鸡蛋黄	Chicken，egg yolk	
111108	鸡蛋黄（乌骨鸡）	Chicken，egg yolk，black boned chicken	
111201	鸡蛋粉［全蛋粉］	Chicken，egg powder，whole	
111202	鸡蛋黄粉	Chicken，egg yolk powder	
111203	松花蛋（鸡蛋）	*Chicken, century egg，preserved in lime	
	鸭蛋	DUCK EGG	
112101	鸭蛋	Duck，egg，whole	
112102	鸭蛋白	Duck，egg white	
112103	鸭蛋黄	Duck，egg yolk	
112201	松花蛋（鸭蛋）［皮蛋］	Duck, century egg，preserved in powdered lime	
112202	鸭蛋（咸鸭蛋，生）	Duck，egg，whole，preserved in salt，raw	
	鹅蛋	GOOSE EGG	
113101	鹅蛋	Goose egg，whole	
113102	鹅蛋白	Goose egg white	
113103	鹅蛋黄	Goose egg yolk	
	鹌鹑蛋	PARTRIDGE EGG	
114101	鹌鹑蛋	Quail egg，whole	
114201	鹌鹑蛋（五香罐头）	Quail egg，whole，flavored with five spice，canned	
	鱼虾蟹贝类	FISH，SHELLFISH and MOLLUSC	117-141
	鱼	FISH	
121101	白条鱼（裸鱼）	Wild carp	
121102	草鱼［白鲩、草包鱼］	Grass carp	
121103	赤眼鳟［金目鱼］	Eastern barb，freshwater shark	
121104	鳡鱼［猴鱼］	Sheltostsher carp，freshwater	
121105	胡子鲇［塘虱（鱼）］	Whiskered catfish，freshwater	
121106	黄颡鱼［戈牙鱼、黄鳍鱼］	Yellowhead catfish	
121107	黄鳝［鳝鱼］	Rice eel, swamp eel	
121108	黄鳝丝	Rice eel, swamp eel, strips	
121109	尖嘴白	Silver gar，freshwater	
121110	口头鱼	Goldfish carp，freshwater	
121111	鲤鱼［鲤拐子］	Common carp	
121112	罗非鱼	Tilapia	
121113	罗非鱼（莫桑比克）［非洲黑鲫鱼］	Tilapia	
121114	泥鳅	Oriental loach	

食物编码 Food code	食物名称 Food name	食物英文名称 Food English name	页码 Pages
121115	青鱼 [青皮鱼、青鳞鱼、青混]	Black carp	
121116	乌鳢 [黑鱼、乌鱼、生鱼]	Snakehead	
121117	银鱼 [面条鱼]	Icefish, noodlefish	
121118	湟鱼 [裸鲤鱼]	Naked carp	
121119	湟鱼（裸鱼）	Naked carp	
121120	鲇鱼 [胡子鲇、鲢胡、旺虾]	Catfish	
121121	鲒花	Goldfish carp, freshwater	
121122	鲢鱼 [白鲢、胖子、连子鱼]	Silver carp	
121123	鲫鱼 [喜头鱼、海附鱼]	Goldfish carp, freshwater	
121124	鲮鱼 [雪鲮]	Mud carp	
121125	鲮鱼（罐头）	Mud carp, canned	
121126	鳊鱼 [鲂鱼、武昌鱼]	Bream	
121127	鳗鲡 [鳗鱼、河鳗]	River eel	
121128	鳙鱼 [胖头鱼、摆佳鱼、花鲢鱼]	Bighead carp	
121129	鳜鱼 [桂鱼、花鲫鱼]	Chinese perch	
121130	鳟鱼 [红鳟鱼]	Rainbow trout	
121201	白姑鱼 [白米子（鱼）]	White croaker	
121202	鲹鱼 [蓝圆鲹、边鱼]	Round scad	
121203	带鱼 [白带鱼、刀鱼]	Belt fish	
121204	堤鱼	Japanese anchovy, marine	
121205	丁香鱼（干）	Anchovy, dried	
121206	狗母鱼 [大头狗母鱼]	Lizardfish	
121207	海鲫鱼 [九九鱼]	Perch	
121208	海鳗 [鲫勾]	Pike eel	
121209	红娘鱼 [翼红娘鱼]	Gurnards	
121210	黄姑鱼 [黄婆鸡（鱼）]	Yellow spotted maigre, marine	
121211	黄鱼（大黄花鱼）	Yellow croaker, large	
121212	黄鱼（小黄花鱼）	Yellow croaker, small	
121213	黄鲂 [赤虹、老板鱼]	John Dory	
121214	金线鱼 [红三鱼]	Golden threadfish bream	
121215	绿鳍马面鲀 [面包鱼、橡皮鱼]	Filefish	
121216	梅童鱼 [大头仔鱼、丁珠鱼]	Japanese lion fish, drum fish, marine	
121217	沙丁鱼 [沙鲻]	Sardine	
121218	沙钻鱼 [多鳞鱚、沙梭鱼、麦穗鱼]	Sand smelt	
121219	蛇鲻 [沙梭鱼]	Mullet, marine, estuarine	
121220	舌鳎 [花纹舌头、舌头鱼]	Tonguefish	
121221	油抒 [香梭鱼]	Barracuda	
121222	颚针鱼 [针量鱼]	Needlefish	
121223	鲅鱼 [马鲛鱼、燕鲅鱼、巴鱼]	Spanish mackerel	

食物编码 Food code	食物名称 Food name	食物英文名称 Food English name	页码 Pages*
121224	鲅鱼（咸）[咸马胶]	Spanish mackerel, preserved in brine	
121225	鲆 [片口鱼、比目鱼]	Flatfish	
121226	鲈鱼 [鲈花]	Sea bass	
121227	鲐鱼 [青鲐鱼、鲐巴鱼、青砖鱼]	Chub mackerel	
121228	鲑鱼 [大马哈鱼]	Chum salmon	
121229	鲑鱼籽酱 [大马哈鱼籽酱、三文鱼籽酱]	Caviar, chum salmon	
121230	鲚鱼（大）[大凤尾鱼]	*Phoenix* anchovy, large, anadromous	
121231	鲚鱼（小）[小凤尾鱼]	*Phoenix* anchovy, small, anadromous	
121232	鲨鱼（真鲨、白斑角鲨）	Shark	
121233	鲳鱼（银鲳鱼）[平鱼]	Pomfret	
121234	鲷 [黑鲷、铜盆鱼、大目鱼]	Sea bream	
121235	鲻鱼 [白眼棱鱼]	Mullet	
121236	鲽 [比目鱼、凸眼鱼]	Flounder	
121237	鳐鱼 [夫鱼]	Rays	
121238	鳓鱼 [快鱼、力鱼]	Chinese herring or shad	
121239	鳕鱼 [鳕狭、明太鱼]	Pacific cod	
121240	鮸鱼 [鳖鱼]	Brown croaker, marine	
121301	鱼片干	Fish jerky, meat only, cooked, dried	
121302	鱼奇油 [鱼露、虾油]	*Yuqiyou*, fermented fishes and shrimps with salt	
	虾	**SHRIMP**	
122101	白米虾 [水虾米]	*White rice* shrimp	
122102	斑节对虾 [草虾]	Giant tiger prawn	
122103	长毛对虾 [大虾、白露虾]	*Long feeler* prawn	
122104	蝲蛄 [刺蛄、大头虾]	Procambarus clarkia	
122105	东方对虾 [中国对虾]	Chinese white shrimp	
122106	对虾	Penaeid shrimp	
122107	海虾	Shrimp, marine	
122108	河虾	Shrimp, freshwater	
122109	基围虾	Sand shrimp, greasyback shrimp	
122110	江虾 [沼虾]	Shrimp, freshwater	
122111	龙虾	Lobster	
122112	明虾	Prawn, freshwater	
122113	塘水虾 [草虾]	Shrimp, small, freshwater	
122114	虾虎（皮皮虾）	Mantis shrimp	
122115	虾皮	*Hairy* shrimp, dried, marine	
122116	螯虾（刺蛄，南方）	Crawfish, Procambarus clarkia	
122201	虾米 [海米、虾仁]	Shrimp, small to medium, dried	
122202	虾脑酱	Shrimp head paste	

食物编码 Food code	食物名称 Food name	食物英文名称 Food English name	页码 Pages
	蟹	**CRAB**	
123001	蟹（海蟹）	Crab, marine	
123002	蟹（河蟹）	Crab, freshwater	
123003	锯缘青蟹［青蟹］	Mangrove crab, mud crab	
123004	梭子蟹	Blue crab	
123005	蟹肉	Crab meat	
	贝	**SHELLFISH**	
124101	鲍鱼［杂色鲍］	Abalone	
124102	鲍鱼（干）	Abalone, dried	
124103	蛏子	Razor clam	
124104	蛏干［蛏子缢、蛏青子］	Razor clam, dried	
124105	赤贝	Arkshell clam	
124106	河蚌	Swan mussel	
124107	河蚬［蚬子］	Asian clam	
124108	牡蛎［海蛎子］	Oyster	
124109	生蚝	Oyster	
124110	泥蚶［血蚶、珠蚶］	Blood cockle	
124111	扇贝（鲜）	Scallop, fresh	
124112	扇贝（干）［干贝］	Scallop, dried	
124113	鲜贝	Scallop	
124114	银蚶［蚶子］	Silver cockle	
124115	贻贝（鲜）［淡菜、壳菜］	Mussel, fresh	
124116	贻贝（干）［淡菜、壳菜］	Mussel, dried	
124201x	蛤蜊	clam	
124202	蛤蜊（花蛤蜊）	Clam, Venus clam	
124203	蛤蜊（毛蛤蜊）	Clam, Blood clam	
124204	蛤蜊（秋蛤蜊）	Clam, *Autumn* surf clam	
124205	蛤蜊（沙蛤蜊）	Clam, Surf clam, marine	
124206	杂色蛤蜊	Clam, *Multicolor* surf clam, marine	
124301x	螺	Sea snail	
124302	红螺	Red sea snail	
124303	黄螺［东风螺］	Spotted babylon	
124304	螺蛳	River snail, mystery snail	
124305	石螺	Stone snail	
124306	田螺	*Rice-paddy field* snail, globular, freshwater	
124307	香海螺	*Fragrant* sea snail, marine	
	其他	**OTHERS**	
129001	海参	Sea cucumber, fresh	
129002	海参（干）	Sea cucumber, dried	

食物编码 Food code	食物名称 Food name	食物英文名称 Food English name	页码 Pages*
129003	海参（水浸）	Sea cucumber, soaked in water	
129004	海蜇皮	Jellyfish, bell	
129005	海蜇头	Jellyfish, arm	
129006	墨鱼（鲜，曼氏无针乌贼）	Cuttlefish, fresh	
129007	墨鱼（干，曼氏无针乌贼）	Cuttlefish, dried	
129008	鱿鱼（鲜，中国枪乌贼）[枪乌贼]	Squid, fresh	
129009	鱿鱼（干，中国枪乌贼）	Squid, dried	
129010	鱿鱼（水浸）	Squid, soaked in water	
129011	乌鱼蛋	Cuttlefish roe	
129012	章鱼[真蛸]	Octopus ocellatus	
129013	章鱼（八爪鱼）[八角鱼]	Octopus, Octopodidae	
	婴幼儿食品	**INFANT FOODS**	**143-173**
	婴幼儿配方粉	INFANT FORMULA	
131001	母乳化奶粉	Infant formula, simulated breast milk	
131002	婴儿奶粉	Infant formula	
	婴幼儿补充食品	SUPPLEMENTARY FOOD	
133001	豆奶粉	Soy milk powder, mixture of soy and cow's milk	
133002	钙质糕粉	Calcium fortified formula, mixture of rice, wheat, sugar	
133003	健儿粉	Infant formula, mixture of rice, wheat and sugar	
133004	莲子健儿粉	"Lotus" infant formula, mixture of rice, wheat, lotus seed	
133005	乳儿糕	Infant formula, mixture of rice, wheat and sugar	
133006	婴儿奶糕	Infant formula, mixture of rice flour and milk powder	
133007	婴儿营养粉[婴宝*5410*]	*5410 formula*, mixture of rice, wheat, soybean, egg yolk	
133008	营养乳儿糕	Nutrient enriched infant formula	
	油脂类	**FATS and OILS**	**175-177**
	动物油脂	ANIMAL FAT	
191001	牛油	Beef tallow	
191002	牛油（炼）	Beef tallow, rendered	
191003	鸭油（炼）	Duck fat, rendered	
191004	羊油（板油）	Sheep fat, unrendered, leaf fat	
191005	羊油（炼）	Sheep fat, rendered	
191006	猪油（板油）	Lard (leaf lard), unrendered	
191007	猪油（炼）	Lard, rendered	

附录 2
Appendix 2

食物名称中拉文对照表
Chinese-Latin Food Names

食物名称 Food name	主要食品系或类型 Variety	别名或地方名称 Vernacular name	科学名称 Scientific name	科别 Family
畜类				
狗			*Canis familiars*	犬科
牦牛			*Bos(Poephagus)grunniens*	牛科
黄牛	普通牛		*Bos taurus domestica*	牛科
家山羊	山羊属		*Capra hircus*	牛科
驴			*Equus asinus*	马科
骆驼			*Camelus spp.*	骆驼科
马			*Equus caballus*	马科
绵羊	绵羊属		*Ovis aries*	牛科
穴兔	穴兔属 家兔		*Oryctolagus cuniculus domestica*	兔科
印度水牛			*Bubalus buffelus*	牛科
猪	猪属		*Sus domestica*	猪科
禽类				
鹌鹑	鹑属		*Coturnix coturnix*	雉科
大嘴鸦		乌鸦 老鸦 大嘴乌鸦	*Corvus macrorhynchos*	鸦科
鸽	鸽属		*Columba domestica*	鸠鸽科
鸡	家鸡 原鸡属		*Gallus domestic*	雉科
家鹅	雁属		*Anser domestica*	鸭科
家鸭	河鸭族		*Anas platyrhynchos domesticus*	鸭科
山斑鸠		雉鸠 麒麟鸟	*Streptopelia orientalis*	鸠鸽科
野鸡	环颈鸡	山鸡 雉鸡	*Phasianus colchrcus*	雉科
鱼虾蟹贝类				
鲅鱼	蓝点马鲛	尖头马加 巴鱼 马脚 马鲛鱼	*Scomberomorus niphonius*	鲅科
	康氏马鲛	花交 马交	*Scomberomorus commersoni*	鲅科
八角鱼		八爪鱼	*Agonus cataphractus*	八角鱼科
白姑鱼		白米子	*Argyrosomus argentatus*	石首鱼科
斑乌鳢		生鱼	*Ophiocephalus maculatus*	乌鲤科
比目鱼 *				
鳊	长春鳊	鳊花 黑龙江白鳊 鲂鱼 扁鱼	*Parabramis pekinensis*	鲤科
鲨	鲨条	鲹鲦 鲹子 白条 白漂子 青鳞子	*Hemiculter leucisculus*	鲤科

食物名称 Food name	主要食品系或类型 Variety	别名或地方名称 Vernacular name	科学名称 Scientific name	科别 Family
草鱼		混子 草青 白鲩 草根 草包鱼	Ctenopharyngodon idellus	鲤科
鲳	银鲳	平鱼 镜鱼 鲳扁鱼	Stromateoides argenteus	鲳科
	刺鲳	肉鲫 蛇鲳 肉鱼 瓜核 海仓	Psenopsis anomala	鲳科
大黄鱼		大黄花鱼 黄鱼 大鲜 黄瓜	Pseudosciaena crocea	石首鱼科
大麻哈鱼	大麻哈鱼属	大马哈鱼 大发哈鱼	Oncorhynchus keta	鲑科
带鱼		白鱼 白带鱼 牙带 青宗带 刀鱼	Trichiurus haumela	带鱼科
鲷	花尾胡椒鲷	铜盆鱼 加吉鱼 班加吉	Plectorhinchus cinctus	石鲈科
	黑鲷	海鲋鱼 黑立 黑加吉	Sparus macrocephalus	鲷科
	短尾大眼鲷	红目猴 大目 大眼鸡	Priacanthus macrocanthus	大眼鲷科
	红鳍笛鲷	红糟 红鱼	Lutianus erythopterus	笛鲷科
鲽	木叶鲽	鼓眼 比目鱼	Pleuronichthys cornutus	鲽科
颚针鱼	尖嘴扁颚针鱼	针量鱼	Ablennes anastomella	颚针鱼科
鲂	团头鲂	武昌鱼 草鳊 团头鳊	Megalobrama amblycephala	鲤科
狗母鱼	大头狗母鱼	公奎龙	Trachinocephalus myops	狗母鱼科
海鳗	海鳗鲡	门鳝 即勾 狼牙鳝 勾鱼 狼牙	Muraenesox cinereus	鳗鲡科
魟	赤魟	黄鲂 老板鱼 平鱼	Dasyatis akajei	魟科
黄姑鱼		黄婆鸡	Nibea albiflora	石首鱼科
鲚	凤鲚	（大）凤尾鱼 靠子鱼 子鲚	Coilia mystus	鳀科
	刀鲚	刀鱼 野毛鱼 毛花鱼 （小）凤尾鱼	Coilia ectenes	鳀科
鲫	鲫鱼	喜头 鲋鱼	Carassius auratus	鲤科
金线鱼		红三鱼 吊三	Nemipterus virgatus	金线鱼科
鲥		快鱼 鲙鱼 力鱼 白鳞鱼 鲞鱼	Ilisha elongata	鲱科
鲤	鲤属	鲤拐子 鲤子 拐子	Cyprinus carpio	鲤科
	大头鲤	大头鱼 碌鱼	Cyprinus pellegrir	鲤科
鲢		白鲢 鲢子 洋胖子 胖子 扁鱼	Hypopthalmichthys motitrix	鲤科
		苦鲢子		
鲮鱼		土鲮鱼 鲮公 雪鲮 雪鱼 雪鲮	Cirrhina molitorella	鲤科
鲈	花鲈鱼	鲈花 鲈鱼 花寨	Lateolabrax japoincus	鮨科
罗非鱼	越南鱼	莫桑比克罗非鱼 非洲鲫鱼	Tilapia mossambica	丽鱼科
鳗鲡		河鳗 鳗鱼 青鳝 白鳝	Anguilla japonica	鳗鲡科
梅童鱼	棘头梅童鱼	大头仔 丁珠 梅子鱼	Collichthys lucidus	石首鱼科
鳡鱼	鳡	猴鱼 竿鱼 水老虎 黄颊鱼	Elopichthys bambusa	鲤科
尼罗罗非鱼		尼罗非洲鲫鱼	Tilapia nilotica	丽鱼科
鲶	蟾胡子鲶	塘虱 塘角 土虱 土萨	Clarias batrachus	胡子鲶科

续表

食物名称 Food name	主要食品系或类型 Variety	别名或地方名称 Vernacular name	科学名称 Scientific name	科别 Family
	鲶	鲶巴郎 鲶鱼 土鲶	*Parasilurus asotus*	鲶科
鲆	牙鲆	偏口 比目鱼 鲆左口	*Paralichthys olivaceus*	鲆科
青鱼		乌鲭 黑鲩 螺蛳青 黑鱼	*Mylopharyngodon piceus*	鲤科
青鳞鱼		青皮鱼 柳叶青	*Harengula zunasi*	鲱科
鳅	花鳅	泥鳅	*Cobitis taenia*	鳅科
	泥鳅		*Misgurnus anguillicaudatus*	鳅科
沙丁鱼	沙丁鱼属	大西洋沙丁鱼	*Sardinops melanosticte*	鲱科
鲨鱼	扁头哈那鲨	鲨鱼 哈那 花七鳃鲨	*Notorynchus platycephalus*	六鳃鲨科
	阔口真鲨		*Carcharhinus latisiomus*	真鲨科
	角鲨		*Squalus acanthias*	角鲨科
鳝	黄鳝	鳝鱼	*Monopterus albus*	合鳃科
蛇鲻	长体蛇鲻	沙梭 狗棍 神仙梭	*Saurida elongata*	狗母鱼科
鲹	大甲鲹	铁甲 甘贡 硬尾提	*Megalaspis cordyla*	鲹科
	蓝圆	池鱼 巴浪 棍子鱼 边鱼	*Decapterus maruadsi*	鲹科
石斑鱼	赤点石斑鱼	红过鱼 花鱼 花斑	*Epinephelus akaara*	鳍科
鳎	焦氏舌鳎	海贴沙 牛舌	*Cynoglossus joyneri*	舌鳎科
	半滑舌鳎	舌头鱼 牛舌	*Cynoglossus semilaevis*	舌鳎科
鲐鱼		青鲇鱼 油筒鱼 鲐巴鱼	*Pneumatophorus japonicus*	鲭科
鳀	日本鳀	抽条 离水澜 海蜒（干品）老眼尿	*Engraulis japonicus*	鳀科
鲀	绿鳍马面鲀	马面鲀 剥皮鱼 橡皮鱼 面包鱼	*Cantherinus modestus*	革鲀科
乌鳢		财（才）鱼 生鱼 蛇头鱼	*Ophiocephalus argus*	乌鳢科
乌原鲤		乌钩 乌鲤 乌鲫 墨鲤	*Procypris merus*	鲤科
鱚	多鳞鱚	沙钻 船丁鱼 麦穗 沙尖	*Sillago sihama*	鱚科
小黄鱼		小黄花鱼 黄花鱼 花鱼 小鲜	*Pseudosciaena polyactis*	石首鱼科
鳕	狭鳕	明太鱼	*Theragra chalcogramma*	鳕科
鳐	中国团扇鳐	夫鱼 团扇 黄点睿 皮郎鼓	*Platyrhina sinensis*	团扇鳐科
魣	油魣	香梭	*Sphyraena pinguis*	魣科
翼红娘鱼			*Lepidotrigla alata*	鲂鮄科
	红娘鱼	红娘子 红头雨	*Lepidotrigla microptera*	鲂鮄科
银鱼	尖头银鱼		*Salanx curieri*	银鱼科
鳙		花鲢 黑鲢 黄鲢 胖头鱼 大鱼	*Aristichthys nobilis*	鲤科
鲬		牛尾鱼 竹甲鱼 摆佳鱼	*Platycephalus indicus*	鲬科
鲻		白眼梭鱼	*Mugil cephalus*	鲻科
鳟	虹鳟鱼	鳟鱼	*Salmo irideus*	鲑科
	赤眼鳟	金目鱼 野草鱼 火烧草鱼 红眼棒	*Squaliobarbus curriculus*	鲤科
白虾	脊尾白虾	海虾 青虾 绒虾	*Palaemon (Exopalaemon) carinicauda*	长臂虾科

食物名称中拉文对照表　383

食物名称 Food name	主要食品系或类型 Variety	别名或地方名称 Vernacular name	科学名称 Scientific name	科别 Family
对虾	中国对虾	明虾　大虾　青虾（雌）	Penaeus orientalis	对虾科
	长毛对虾	大虾　红虾　白露虾	Penaeus penicillatus	对虾科
	斑节对虾	草虾	Penaeus monodon	对虾科
龙虾			Panulirus spp.	龙虾科
毛虾	中国毛虾	虾皮（熟干虾）小白虾　水虾	Acetes chinensis	樱虾科
米虾	中华新米虾	草虾	Neocaridina denticulata sinensis	匙指虾科
	中华小长臂虾	河虾　糠虾　花腰虾	Palaemonetes sinensis	长臂虾科
青虾	日本沼虾	河虾　沼虾	Macrobrachium nipponensis	长臂虾科
锯缘青蟹		青蟹朝蟹蝤蛑	Scylla serrata	蝤蛑科
海蟹	三疣梭子蟹	海螃蟹　梭子蟹	Portunus trituberculatus	蝤蛑科
	日本鲟	海蟹　海鲟	Charybdis japonica	蝤蛑科
河蟹	中华绒螯蟹	河螃蟹　毛蟹　湖蟹　清水蟹	Eriocheia sinensis	方蟹科
蚌	背角无齿蚌	河蚌	Anodonta woodiana	蚌科
	褶纹冠蚌		Cristatia plicata	蚌科
鲍	杂色鲍	鲍鱼	Haliotis diversicolor	鲍科
	皱纹盘鲍	盘大鲍	Haliotis discus haunai	鲍科
	耳鲍		Haliotis asinina	鲍科
蛏干	缢蛏	蛏子　青子	Sinonovacula constricta	竹蛏科
淡菜	贻贝	壳菜　海虹	Mytilus edulis	贻贝科
干贝	栉孔扇贝	干贝蛤	Chlamys farreri	扇贝科
	日月贝	日本日月贝飞螺	Amussium japonica	扇贝科
蛤	杂色蛤仔	沙蚬子	Venerupis(Amygdala) variegata	帘蛤科
	文蛤	花蛤　海蛤	Meretrix meretrix	帘蛤科
蛤蜊	四角蛤蜊		Mactra veneriformis	蛤蜊科
	中国蛤蜊		Mactra chinensis	蛤蜊科
海参	刺参	沙巽	Stichopus japonicus	刺参科
	黑怪参	黑参，黑狗参	Holothuria atra	海参科
海蜇蚶	沙海蜇	水母	Rhopilema esculenta	根口科
蚶	泥蚶	珠蚶　血蚶　银蚶	Arca(anadara)granosa	蚶科
	毛蚶	毛蛤蜊	Anadara subcrenata	蚶科
	魁蚶	鲜赤贝　魁蛤　血贝	Arca inflata	蚶科
江珧柱	栉江珧		Pinna pectinata	江珧科
	司氏江珧		Pinna strangei	江珧科
	紫江珧		Pinna atropurpurea	江珧科
螺	田螺	中华圆田螺	Cipangopaludina chinensis	田螺科
	螺蛳		Margarya melanoides	田螺科
	方斑东风螺	黄螺	Babylonia areolata	蛾螺科

续表

食物名称 Food name	主要食品系或类型 Variety	别名或地方名称 Vernacular name	科学名称 Scientific name	科别 Family
	节蝾螺	香海螺 流螺	*Turbo articulatus*	蝾螺科
牡蛎	近江牡蛎	蚝	*Ostrea rivularis*	牡蛎科
	长牡蛎	蛎子蚝	*Ostrea gigas*	牡蛎科
墨鱼	曼氏无针乌贼	目鱼 墨鱼	*Sepiella maindroni*	乌贼科
	虎斑乌贼		*Sepia tigris*	乌贼科
	金墨贼	墨斗鱼 乌鱼 乌贼鱼	*Sepia esculenta*	乌贼科
蚬	河蚬	沙蚬 金蚶 扁螺 黄蚬	*Corbicula fluminea*	蚬科
鱿鱼	中国枪乌贼		*Loligo chinensis*	松乌贼科
		鱿鱼 钡管 竹快子	*Loligo formosana*	枪乌贼科
真蛸		章鱼	*Octopus vulgaris*	章鱼科

注：* 鲽形目鱼类的总称，包括鳎、鲽、鲆、鳎、舌鳎等各种鱼类

附录 3
Appendix 3

酒精相对密度与质量分数、体积分数关系表（15℃）
Relative Density of Alcohol and the Concentration of Alcohol Expressed by Percentages（15℃）

相对密度	质量分数 /%	体积分数 /%	100ml 中的质量 /g	相对密度	质量分数 /%	体积分数 /%	100ml 中的质量 /g
1.000	0.00	0.00	0.00	0.969	22.10	26.96	21.40
0.999	0.53	0.67	0.53	0.968	22.87	27.87	22.12
0.998	1.06	1.34	1.06	0.967	23.63	28.76	22.82
0.997	1.61	2.02	1.60	0.966	24.37	29.64	23.52
0.996	2.17	2.72	2.16	0.965	25.09	30.49	24.19
0.995	2.73	3.42	2.72	0.964	25.81	31.32	24.85
0.994	3.31	4.14	3.29	0.963	26.51	32.14	25.50
0.993	3.90	4.88	3.87	0.962	27.19	32.93	26.13
0.992	4.51	5.63	4.47	0.961	27.86	33.71	26.75
0.991	5.13	6.40	5.08	0.960	28.52	34.47	27.36
0.990	5.76	7.18	5.70	0.959	29.17	35.22	27.95
0.989	6.41	7.99	6.34	0.958	29.81	35.95	28.53
0.988	7.08	8.81	6.99	0.957	30.43	36.67	29.10
0.987	7.77	9.66	7.66	0.956	31.05	37.37	29.66
0.986	8.48	10.52	8.35	0.955	31.66	38.06	30.21
0.985	9.20	11.41	9.06	0.954	32.25	38.74	30.74
0.984	9.94	12.32	9.78	0.953	32.84	39.40	31.27
0.983	10.71	13.25	10.52	0.952	33.42	40.60	31.79
0.982	11.48	14.20	11.27	0.951	33.99	40.70	32.30
0.981	12.28	15.16	12.03	0.950	34.56	41.33	32.80
0.980	13.08	16.14	12.81	0.949	35.11	41.95	33.30
0.979	13.90	17.14	13.60	0.948	35.66	42.57	33.78
0.978	14.73	18.14	14.39	0.947	36.21	43.17	34.26
0.977	15.56	19.14	15.19	0.946	36.75	43.77	34.73
0.976	16.40	20.15	15.99	0.945	37.28	44.35	35.20
0.975	17.23	21.16	16.79	0.944	37.80	44.93	35.66
0.974	18.07	22.16	17.58	0.943	38.32	45.50	36.11
0.973	18.89	23.14	18.37	0.942	38.84	46.07	36.56
0.972	19.71	24.12	19.14	0.941	39.35	46.63	37.00
0.971	20.52	25.08	19.91	0.940	39.86	47.18	37.44
0.970	21.32	26.03	20.66	0.939	40.37	47.72	37.87

续表

相对密度	质量分数 /%	体积分数 /%	100ml 中的质量 /g	相对密度	质量分数 /%	体积分数 /%	100ml 中的质量 /g
0.938	40.87	48.26	38.03	0.899	58.71	66.45	52.74
0.937	41.36	48.80	38.72	0.898	59.15	66.87	53.07
0.936	41.85	49.33	39.14	0.897	59.58	67.29	53.40
0.935	42.34	49.85	39.56	0.896	60.02	67.70	53.73
0.934	42.83	50.37	39.97	0.895	60.45	68.12	54.05
0.933	43.31	50.88	40.38	0.894	60.88	68.53	54.38
0.932	43.79	51.39	40.78	0.893	61.51	68.94	54.71
0.931	44.27	51.89	41.18	0.892	61.75	69.34	55.03
0.930	44.75	52.39	41.58	0.891	62.18	69.75	55.35
0.929	45.22	52.89	41.97	0.890	62.61	70.16	55.67
0.928	45.69	53.39	42.37	0.889	63.04	70.56	55.99
0.927	46.16	53.88	42.76	0.888	63.47	70.96	56.31
0.926	46.63	54.36	43.14	0.887	63.90	71.36	56.63
0.925	47.09	54.84	43.52	0.886	64.33	71.76	56.94
0.924	47.55	55.32	43.90	0.885	64.75	72.15	57.26
0.923	48.01	55.80	44.28	0.884	65.18	72.55	57.57
0.922	48.47	56.27	44.65	0.883	65.61	72.94	57.88
0.921	48.93	56.74	45.03	0.882	66.04	73.33	58.19
0.920	49.39	57.21	45.40	0.881	66.46	73.72	58.50
0.919	49.84	57.67	45.76	0.880	66.89	74.11	58.81
0.918	50.29	58.13	46.13	0.879	67.31	74.49	59.12
0.917	50.75	58.59	46.49	0.878	67.74	74.88	59.42
0.916	51.20	59.05	46.86	0.877	68.16	75.26	59.73
0.915	51.65	59.50	47.22	0.876	68.58	75.64	60.03
0.914	52.09	59.95	47.57	0.875	69.01	76.02	60.33
0.913	52.54	60.40	47.93	0.874	69.43	76.40	60.63
0.912	52.99	60.84	48.28	0.873	69.85	76.78	60.93
0.911	53.43	61.29	48.64	0.872	70.27	77.15	61.23
0.910	53.88	61.73	48.99	0.871	70.70	77.53	61.52
0.909	54.32	62.17	49.33	0.870	71.12	77.90	61.82
0.908	54.76	62.61	49.68	0.869	71.54	78.27	62.11
0.907	55.20	63.04	50.03	0.868	71.95	78.64	62.40
0.906	55.65	63.47	50.37	0.867	72.37	79.00	62.69
0.905	56.09	63.91	50.71	0.866	72.79	79.37	62.98
0.904	56.52	64.34	51.06	0.865	73.21	79.73	63.27
0.903	56.96	64.76	51.39	0.864	73.63	80.09	63.56
0.902	57.40	65.19	51.73	0.863	74.04	80.45	63.85
0.901	57.84	65.61	52.07	0.862	74.46	80.81	64.13
0.900	58.27	66.03	52.40	0.861	74.87	81.17	64.41

酒精相对密度与质量分数、体积分数关系表（15℃）

相对密度	质量分数 /%	体积分数 /%	100ml 中的质量 /g	相对密度	质量分数 /%	体积分数 /%	100ml 中的质量 /g
0.860	75.29	81.52	64.69	0.826	88.88	92.44	73.66
0.859	75.70	81.87	64.97	0.825	89.26	92.72	73.58
0.858	76.12	82.23	65.25	0.824	89.64	93.00	73.80
0.857	76.53	82.57	65.53	0.823	90.02	93.28	74.02
0.856	76.94	82.92	65.81	0.822	90.39	93.55	74.24
0.855	77.35	83.27	66.08	0.821	90.76	93.82	74.45
0.854	77.76	83.61	66.36	0.820	91.13	94.09	74.66
0.853	78.17	83.96	66.63	0.819	91.50	94.35	74.87
0.852	78.58	84.30	66.90	0.818	91.87	94.61	75.08
0.851	78.99	84.64	67.16	0.817	92.23	94.87	75.29
0.850	79.40	84.97	67.43	0.816	92.59	95.13	75.49
0.849	79.81	85.31	67.70	0.815	92.96	95.38	75.69
0.848	80.21	85.64	67.96	0.814	93.31	95.63	75.89
0.847	80.62	85.97	68.23	0.813	93.67	95.88	76.09
0.846	81.02	86.30	68.49	0.812	94.03	96.13	76.29
0.845	81.43	86.63	68.75	0.811	94.38	96.37	76.48
0.844	81.83	86.95	69.00	0.810	94.73	96.61	76.67
0.843	82.23	87.28	69.26	0.809	95.08	96.85	76.86
0.842	82.63	87.60	69.52	0.808	95.43	97.08	77.04
0.841	83.03	87.92	69.77	0.807	95.77	97.31	77.22
0.840	83.43	88.23	70.02	0.806	96.11	97.54	77.40
0.839	83.83	88.55	70.27	0.805	96.46	97.76	77.58
0.838	84.22	88.86	70.52	0.804	96.79	97.99	77.76
0.837	84.62	89.18	70.77	0.803	97.13	98.20	77.93
0.836	85.01	89.48	71.01	0.802	97.47	98.42	78.10
0.835	85.41	89.79	71.26	0.801	97.80	98.63	78.27
0.834	85.80	90.09	71.50	0.800	98.13	98.84	78.44
0.833	86.19	90.40	71.74	0.799	98.46	99.05	78.61
0.832	86.58	90.70	71.97	0.798	98.79	99.26	78.77
0.831	86.97	90.99	72.21	0.797	99.11	99.46	78.93
0.830	87.35	91.29	72.44	0.796	99.44	99.66	79.08
0.829	87.74	91.58	72.67	0.795	99.76	99.86	79.24
0.828	88.12	91.87	72.90	0.79425	100.00	100.00	79.36
0.827	88.50	92.15	73.13				

摘自：杨桂馥主编．软饮料工业手册．北京：中国轻工业出版社，2002

附录 4
Appendix 4

中国居民膳食营养素参考摄入量
Chinese Dietary Reference Intakes（DRIs）

（中国营养学会 2013 年 6 月发布）

膳食营养素参考摄入量（DRIs）是为了保证人体合理摄入营养素而设定的每日平均膳食营养素摄入量的一组参考值。由中国营养学会 2013 年修订并发布，包括 7 项内容：平均需要量（EAR）、推荐摄入量（RNI）、适宜摄入量（AI）和可耐受最高摄入量（UL），以及宏量营养素可接受范围（AMDR）、预防非传染性慢性疾病的建议摄入量（RI-NCD）和特定建议值 SPL。

一、平均需要量（estimated average requirement，EAR）

EAR 是某一特定性别、年龄及生理状况群体中对某营养素需要量的平均值。摄入量达到 EAR 水平时可以满足群体中半数个体对该营养素的需要，而不能满足另外半数个体的需要。

EAR 是 RNI 的基础，如果个体摄入量呈常态分布，一个人群的 RNI=EAR+2SD。针对人群，EAR 可以用于评估群体中摄入量不足的发生率。针对个体，可以检查其摄入不足的可能性。

二、推荐摄入量（recommended nutrient intake，RNI）

RNI 可以满足某一特定群体中绝大多数（97%～98%）个体的需要。长期摄入 RNI 水平，可以维持组织中有适当的储备和机体健康。

RNI 是健康个体的膳食营养素摄入量目标，个体摄入量低于 RNI 时并不一定表明该个体未达到适宜营养状态。如果某个体的平均摄入量达到或超过了 RNI，可以认为该个体没有摄入不足的危险。

三、适宜摄入量（adequate intake，AI）

AI 是通过观察或实验获得的健康人群某种营养素的摄入量。AI 应能满足目标人群中几乎所有个体的需要。AI 的准确性远不如 RNI，可能显著高于 RNI。

AI 主要用作个体的营养素摄入目标，同时用作限制过多摄入的标准。当健康个体摄入量达到 AI 时，出现营养缺乏的危险性很小。如长期摄入超过 AI，则有可能产生毒副作用。

四、可耐受最高摄入量（tolerable upper intake level，UL）

UL 是平均每日可以摄入该营养素的最高量。这个量对一般人群中的几乎所有个体似不致于损害健康。

UL 的主要用途是检查个体摄入量过高的可能，避免发生中毒。当摄入量超过 UL 时，发生毒副作用的危险性会增加。在大多数情况下，UL 包括膳食、强化食物和添加剂等各种来源的营养素之和。

五、宏量营养素可接受范围（acceptable macronutrient distribution ranges，AMDR）

AMDR 指脂肪、蛋白质和碳水化合物理想的摄入量范围，常用能量摄入量的百分比表示。

六、预防非传染性慢性病的摄入量（proposed intakes for preventing non-communicable chronic diseases，PI-NCD）

PI-NCD 以非传染性慢性病的一级预防为目标，提出的每日摄入量。目前仅有 Na、K 和维生素 C。

七、特定建议值（specific proposed levels，SPL）

表 4-1 中国居民膳食能量需要量（EER）

人群	能量 /(MJ/d)						能量 /(kcal/d)					
	身体活动水平（轻）		身体活动水平（中）		身体活动水平（重）		身体活动水平（轻）		身体活动水平（中）		身体活动水平（重）	
	男	女	男	女	男	女	男	女	男	女	男	女
0岁~	—a	—	0.38MJ/(kg·d)	0.38MJ/(kg·d)	—	—	90kcal/(kg·d)	90kcal/(kg·d)	—	—	—	—
0.5岁~	—	—	0.33MJ/(kg·d)	0.33MJ/(kg·d)	—	—	80kcal/(kg·d)	80kcal/(kg·d)	—	—	—	—
1岁~	—	—	3.77	3.35	—	—	900	800	—	—	—	—
2岁~	—	—	4.60	4.18	—	—	1100	1000	—	—	—	—
3岁~	—	—	5.23	5.02	—	—	1250	1200	—	—	—	—
4岁~	—	—	5.44	5.23	—	—	1300	1250	—	—	—	—
5岁~	—	—	5.86	5.44	—	—	1400	1300	—	—	—	—
6岁~	5.86	5.23	6.69	6.07	7.53	6.90	1400	1250	1600	1450	1800	1650
7岁~	6.28	5.65	7.11	6.49	7.95	7.32	1500	1350	1700	1550	1900	1750
8岁~	6.90	6.07	7.74	7.11	8.79	7.95	1650	1450	1850	1700	2100	1900
9岁~	7.32	6.49	8.37	7.53	9.41	8.37	1750	1550	2000	1800	2250	2000
10岁~	7.53	6.90	8.58	7.95	9.62	9.00	1800	1650	2050	1900	2300	2150
11岁~	8.58	7.53	9.83	8.58	10.88	9.62	2050	1800	2350	2050	2600	2300
14岁~	10.46	8.37	11.92	9.62	13.39	10.67	2500	2000	2850	2300	3200	2550
18岁~	9.41	7.53	10.88	8.79	12.55	10.04	2250	1800	2600	2100	3000	2400
50岁~	8.79	7.32	10.25	8.58	11.72	9.83	2100	1750	2450	2050	2800	2350
65岁~	8.58	7.11	9.83	8.16	—	—	2050	1700	2350	1950	—	—
80岁~	7.95	6.28	9.20	7.32	—	—	1900	1500	2200	1750	—	—
孕妇（早）	—	+0b	—	+0	—	+0	—	+0	—	+0	—	+0
孕妇（中）	—	+1.26	—	+1.26	—	+1.26	—	+300	—	+300	—	+300
孕妇（晚）	—	+1.88	—	+1.88	—	+1.88	—	+450	—	+450	—	+450
乳母	—	+2.09	—	+2.09	—	+2.09	—	+500	—	+500	—	+500

注：a："—"表示未制定参考值者用；
b："+"表示在同龄人群参考值基础上额外增加量

表 4-2 中国居民膳食蛋白质和碳水化合物参考摄入量（DRIs）

人群	蛋白质 EAR (g/d) 男	蛋白质 EAR (g/d) 女	蛋白质 RNI (g/d) 男	蛋白质 RNI (g/d) 女	总碳水化合物 (g/d) EAR/AI	总碳水化合物 I%E^c	添加糖 /%E
0 岁~	—^{a}	—	9 (AI)	9 (AI)	60 (AI)	—	—
0.5 岁~	15	15	20	20	85 (AI)	—	—
1 岁~	20	20	25	25	120	50~65	—
2 岁~	20	20	25	25	120	50~65	—
3 岁~	25	25	30	30	120	50~65	—
4 岁~	25	25	30	30	120	50~65	<10
5 岁~	25	25	30	30	120	50~65	<10
6 岁~	25	25	35	35	120	50~65	<10
7 岁~	30	30	40	40	120	50~65	<10
8 岁~	30	30	40	40	120	50~65	<10
9 岁~	40	40	45	45	120	50~65	<10
10 岁~	40	40	50	50	120	50~65	<10
11 岁~	50	45	60	55	150	50~65	<10
14 岁~	60	50	75	60	150	50~65	<10
18 岁~	60	50	65	55	120	50~65	<10
50 岁~	60	50	65	55	120	50~65	<10
65 岁~	60	50	65	55	—	50~65	<10
80 岁~	60	50	65	55	—	50~65	<10
孕妇（早）	—	+0^b	—	+0	130	50~65	<10
孕妇（中）	—	+10	—	+15	130	50~65	<10
孕妇（晚）	—	+25	—	+30	130	50~65	<10
乳母	—	+20	—	+25	160	50~65	<10

注：a：未制定参考值者用"—"表示；
b："+"表示在同龄人群参考值基础上额外增加量；
c：%E 为占能量的百分比

表 4-3 中国居民膳食脂肪和脂肪酸参考摄入量（DRIs）

人群	总脂肪 AMDR /%E[c]	饱和脂肪酸 U-AMDR /%E	n-6 多不饱和脂肪酸 /%E	n-3 多不饱和脂肪酸 /%E	EPA+DHA / (g/d)
0 岁~	48 (AI)	—[a]	—	—	0.10[d]
0.5 岁~	40 (AI)	—	—	—	0.10[d]
1 岁~	35 (AI)	—	—	—	0.10[d]
4 岁~	20~30	<8	—	—	—
7 岁~	20~30	<8	—	—	—
11 岁~	20~30	<8	—	—	—
14 岁~	20~30	<8	—	—	—
18 岁~	20~30	<10	2.5~9.0	0.5~2.0	0.25~2.0
50 岁~	20~30	<10	2.5~9.0	0.5~2.0	0.25~2.0
65 岁~	20~30	<10	2.5~9.0	0.5~2.0	0.25~2.0
80 岁~	20~30	<10	2.5~9.0	0.5~2.0	0.25~2.0
孕妇（早）	20~30	<10	2.5~9.0	0.5~2.0	0.25 (0.20[d])
孕妇（中）	20~30	<10	2.5~9.0	0.5~2.0	0.25 (0.20[d])
孕妇（晚）	20~30	<10	2.5~9.0	0.5~2.0	0.25 (0.20[d])
乳母	20~30	<10	2.5~9.0	0.5~2.0	0.25 (0.20[d])

注：a：未制定参考值者用"—"表示；
c：%E 为占能量的百分比；
d：DHA

表 4-4 中国居民膳食**维生素**推荐摄入量（RNI）或适宜摄入量（AI）

人群	维生素 A /(μgRAE/d)[e] RNI 男	维生素 A /(μgRAE/d)[e] RNI 女	维生素 D /(μg/d) RNI	维生素 E /(mgα-TE/d)[f] AI	维生素 K /(μg/d) AI	维生素 B$_1$ /(mg/d) RNI 男	维生素 B$_1$ /(mg/d) RNI 女	维生素 B$_2$ /(mg/d) RNI 男	维生素 B$_2$ /(mg/d) RNI 女	维生素 B$_6$ /(mg/d) RNI	维生素 B$_{12}$ /(μg/d) RNI	泛酸 /(mg/d) AI	叶酸 /(μgDFE/d)[g] RNI	烟酸 /(mg NE/d)[h] RNI 男	烟酸 /(mg NE/d)[h] RNI 女	胆碱 /(mg/d) AI 男	胆碱 /(mg/d) AI 女	生物素 /(μg/d) AI	维生素 C /(mg/d) RNI
0 岁~	300 (AI)	300 (AI)	10 (AI)	3	2	0.1 (AI)	0.1 (AI)	0.4 (AI)	0.4 (AI)	0.2 (AI)	0.3 (AI)	1.7	65 (AI)	2 (AI)	2 (AI)	120	120	5	40 (AI)
0.5 岁~	350 (AI)	350 (AI)	10 (AI)	4	10	0.3 (AI)	0.3 (AI)	0.5 (AI)	0.5 (AI)	0.4 (AI)	0.6 (AI)	1.9	100 (AI)	3 (AI)	3 (AI)	150	150	9	40 (AI)
1 岁~	310	310	10	6	30	0.6	0.6	0.6	0.6	0.6	1.0	2.1	160	6	6	200	200	17	40
4 岁~	360	360	10	7	40	0.8	0.8	0.7	0.7	0.7	1.2	2.5	190	8	8	250	250	20	50
7 岁~	500	500	10	9	50	1.0	1.0	1.0	1.0	1.0	1.6	3.5	250	11	10	300	300	25	65
11 岁~	670	630	10	13	70	1.3	1.1	1.3	1.1	1.3	2.1	4.5	350	14	12	400	400	35	90
14 岁~	820	630	10	14	75	1.6	1.3	1.5	1.2	1.4	2.4	5.0	400	16	13	500	400	40	100
18 岁~	800	700	10	14	80	1.4	1.2	1.4	1.2	1.4	2.4	5.0	400	15	12	500	400	40	100
50 岁~	800	700	10	14	80	1.4	1.2	1.4	1.2	1.6	2.4	5.0	400	14	12	500	400	40	100
65 岁~	800	700	15	14	80	1.4	1.2	1.4	1.2	1.6	2.4	5.0	400	14	11	500	400	40	100
80 岁~	800	700	15	14	80	1.4	1.2	1.4	1.2	1.6	2.4	5.0	400	13	10	500	400	40	100
孕妇（早）	—[a]	+0[b]	+0	+0	+0	—	+0	—	+0	+0.8	+0.5	+1.0	+200	—	+0	—	+20	+0	+0
孕妇（中）	—	+70	+0	+0	+0	—	+0.2	—	+0.2	+0.8	+0.5	+1.0	+200	—	+0	—	+20	+0	+15
孕妇（晚）	—	+70	+0	+0	+0	—	+0.3	—	+0.3	+0.8	+0.5	+1.0	+200	—	+0	—	+20	+0	+15
乳母	—	+600	+0	+3	+5	—	+0.3	—	+0.3	+0.3	+0.8	+2.0	+150	—	+3	—	+120	+10	+50

注：a：未制定参考值者用"—"表示；
b："+"表示在同龄人群参考值基础上额外增加量；
e：视黄醇活性当量（RAE, μg）= 膳食或补充剂来源全反式视黄醇（μg）+ 1/2 补充剂纯品全反式 β-胡萝卜素（μg）+ 1/12 膳食全反式 β-胡萝卜素（μg）+ 1/24 其他膳食维生素 A 原类胡萝卜素（μg）；
f：α-生育酚当量（α-TE），膳食中总 α-TE 当量（mg）= 1×α-生育酚（mg）+ 0.5×β-生育酚（mg）+ 0.1×γ-生育酚（mg）+ 0.02×δ-生育酚（mg）+ 0.3×α-三烯生育酚（mg）；
g：膳食叶酸当量（DFE, μg）= 天然食物来源叶酸（μg）+1.7×合成叶酸（μg）
h：烟酸当量（NE, mg）= 烟酸（mg）+1/60 色氨酸（mg）

表 4-5　中国居民膳食矿物质推荐摄入量（RNI）或适宜摄入量（AI）

人群	钙 /(mg/d) RNI	磷 /(mg/d) RNI	钾 /(mg/d) AI	钠 /(mg/d) AI	镁 /(mg/d) RNI	氯 /(mg/d) AI	铁 /(mg/d) RNI 男	铁 /(mg/d) RNI 女	碘 /(μg/d) RNI	锌 /(mg/d) RNI 男	锌 /(mg/d) RNI 女	硒 /(μg/d) RNI	铜 /(mg/d) RNI	氟 /(mg/d) AI	铬 /(μg/d) AI	锰 /(mg/d) AI	钼 /(μg/d) RNI
0 岁~	200 (AI)	100 (AI)	350	170	20 (AI)	260	0.3 (AI)		85 (AI)	2.0 (AI)		15 (AI)	0.3 (AI)	0.01	0.2	0.01	2 (AI)
0.5 岁~	250 (AI)	180 (AI)	550	350	65 (AI)	550	10		115 (AI)	3.5		20 (AI)	0.3 (AI)	0.23	4.0	0.7	15 (AI)
1 岁~	600	300	900	700	140	1100	9		90	4.0		25	0.3	0.6	15	1.5	40
4 岁~	800	350	1200	900	160	1400	10		90	5.5		30	0.4	0.7	20	2.0	50
7 岁~	1000	470	1500	1200	220	1900	13		90	7.0		40	0.5	1.0	25	3.0	65
11 岁~	1200	640	1900	1400	300	2200	15	18	110	10	9.0	55	0.7	1.3	30	4.0	90
14 岁~	1000	710	2200	1600	320	2500	16	18	120	11.5	8.5	60	0.8	1.5	35	4.5	100
18 岁~	800	720	2000	1500	330	2300	12	20	120	12.5	7.5	60	0.8	1.5	30	4.5	100
50 岁~	1000	720	2000	1400	330	2200	12	12	120	12.5	7.5	60	0.8	1.5	30	4.5	100
65 岁~	1000	700	2000	1400	320	2200	12	12	120	12.5	7.5	60	0.8	1.5	30	4.5	100
80 岁~	1000	670	2000	1300	310	2000	12	12	120	12.5	7.5	60	0.8	1.5	30	4.5	100
孕妇（早）	+0[b]	+0	+0	+0	+40	+0	—[a]	+0	+110	—	+2.0	+5	+0.1	+0	+1.0	+0.4	+10
孕妇（中）	+200	+0	+0	+0	+40	+0	—	+4	+110	—	+2.0	+5	+0.1	+0	+4.0	+0.4	+10
孕妇（晚）	+200	+0	+0	+0	+40	+0	—	+9	+110	—	+2.0	+5	+0.1	+0	+6.0	+0.4	+10
乳母	+200	+0	+400	+0	+0	+0	—	+4	+120	—	+4.5	+18	+0.6	+0	+7.0	+0.3	+3

注：a: 未制定参考值者用 "—" 表示；
b: "+" 表示在同龄人群参考值基础上额外增加量

表 4-6　中国居民膳食微量营养素可耐受最高摄入量（UL）

人群	钙 /(mg/d)	磷 /(mg/d)	铁 /(mg/d)	碘 /(μg/d)	锌 /(mg/d)	硒 /(μg/d)	铜 /(mg/d)	氟 /(mg/d)	锰 /(mg/d)	钼 /(μg/d)	维生素 A[j] /(μg RAE/d)[e]	维生素 D /(μg/d)	维生素 E /(mgα-TE/d)[f]	维生素 B₆ /(mg/d)	叶酸[i] /(μg/d)	烟酸 /(mg NE/d)[h]	烟酰胺 /(mg/d)	胆碱 /(mg/d)	维生素 C /(mg/d)
0 岁 ~	1000	—[a]	—	—	—	55	—	—	—	—	600	20	—	—	—	—	—	—	—
0.5 岁 ~	1500	—	—	—	—	80	—	—	—	—	600	20	—	—	—	—	—	—	—
1 岁 ~	1500	—	25	—	8	100	2	0.8	—	200	700	20	150	20	300	10	100	1000	400
4 岁 ~	2000	—	30	200	12	150	3	1.1	3.5	300	900	30	200	25	400	15	130	1000	600
7 岁 ~	2000	—	35	300	19	200	4	1.7	5.0	450	1500	45	350	35	600	20	180	1500	1000
11 岁 ~	2000	—	40	400	28	300	6	2.5	8.0	650	2100	50	500	45	800	25	240	2000	1400
14 岁 ~	2000	—	40	500	35	350	7	3.1	10	800	2700	50	600	55	900	30	280	2500	1800
18 岁 ~	2000	3500	42	600	40	400	8	3.5	11	900	3000	50	700	60	1000	35	310	3000	2000
50 岁 ~	2000	3500	42	600	40	400	8	3.5	11	900	3000	50	700	60	1000	35	310	3000	2000
65 岁 ~	2000	3000	42	600	40	400	8	3.5	11	900	3000	50	700	60	1000	30	300	3000	2000
80 岁 ~	2000	3000	42	600	40	400	8	3.5	11	900	3000	50	700	60	1000	30	280	3000	2000
孕妇（早）	2000	3500	42	600	40	400	8	3.5	11	900	3000	50	700	60	1000	35	310	3000	2000
孕妇（中）	2000	3500	42	600	40	400	8	3.5	11	900	3000	50	700	60	1000	35	310	3000	2000
孕妇（晚）	2000	3500	42	600	40	400	8	3.5	11	900	3000	50	700	60	1000	35	310	3000	2000
乳母	2000	3500	42	600	40	400	8	3.5	11	900	3000	50	700	60	1000	35	310	3000	2000

注：a：未制定参考值者用"—"表示。有些营养素未制定可耐受最高摄入量，主要是因为研究资料不充分，并不表示过量摄入没有健康风险；
e：视黄醇活性当量（RAE, μg）＝膳食或补充剂来源全反式视黄醇（μg）＋1/2 补充剂纯品全反式 β-胡萝卜素（μg）＋1/12 膳食全反式 β-胡萝卜素（μg）＋1/24 其他膳食维生素 A 原类胡萝卜素（μg）；
f：α-生育酚当量（α-TE），膳食中总 α-TE 当量（mg）＝1×α-生育酚（mg）＋0.5×β-生育酚（mg）＋0.1×γ-生育酚（mg）＋0.02×δ-生育酚（mg）＋0.3×α-三烯生育酚（mg）；
h：烟酸当量（NE, mg）＝烟酸（mg）＋1/60 色氨酸（mg）；
i：指合成叶酸摄入量上限，不包括天然食物来源的叶酸；
j：不包括来自膳食维生素 A 原类胡萝卜素的 RAE

表 4-7 中国成人其他膳食成分特定建议值（SPL）和可耐受最高摄入量（UL）

其他膳食成分	SPL	UL
膳食纤维 / (g/d)	25（AI）	—[a]
植物甾醇 / (g/d)	0.9	2.4
植物甾醇酯 / (g/d)	1.5	3.9
番茄红素 / (mg/d)	18	70
叶黄素 / (mg/d)	10	40
原花青素 / (mg/d)	—	800
大豆异黄酮[k] / (mg/d)	55	120
花色苷 / (mg/d)	50	—
氨基葡萄糖 / (mg/d)	1000	—
硫酸或烟酸氨基葡萄糖 / (mg/d)	1500	—
姜黄素 / (mg/d)	—	720

注：a：未制订参考值者用"—"表示；
k：指绝经后妇女

附录 5
Appendix 5　National Nutrition Plan（2017—2030）

国民营养计划（2017—2030 年）

国办发〔2017〕60 号

营养是人类维持生命、生长发育和健康的重要物质基础，国民营养事关国民素质提高和经济社会发展。近年来，我国人民生活水平不断提高，营养供给能力显著增强，国民营养健康状况明显改善。但仍面临居民营养不足与过剩并存、营养相关疾病多发、营养健康生活方式尚未普及等问题，成为影响国民健康的重要因素。为贯彻落实《"健康中国 2030"规划纲要》，提高国民营养健康水平，制定本计划。

一、总体要求

（一）指导思想

全面贯彻党的十八大和十八届三中、四中、五中、六中全会精神，深入贯彻习近平总书记系列重要讲话精神和治国理政新理念新思想新战略，紧紧围绕统筹推进"五位一体"总体布局和协调推进"四个全面"战略布局，认真落实党中央、国务院决策部署，牢固树立和贯彻落实新发展理念，坚持以人民健康为中心，以普及营养健康知识、优化营养健康服务、完善营养健康制度、建设营养健康环境、发展营养健康产业为重点，立足现状，着眼长远，关注国民生命全周期、健康全过程的营养健康，将营养融入所有健康政策，不断满足人民群众营养健康需求，提高全民健康水平，为建设健康中国奠定坚实基础。

（二）基本原则

坚持政府引导。注重统筹规划、整合资源、完善制度、健全体系，充分发挥市场在配置营养资源和提供服务中的作用，营造全社会共同参与国民营养健康工作的政策环境。

坚持科学发展。探索把握营养健康发展规律，充分发挥科技引领作用，加强适宜技术的研发和应用，提高国民营养健康素养，提升营养工作科学化水平。

坚持创新融合。以改革创新驱动营养型农业、食品加工业和餐饮业转型升级，丰富营养健康产品供给，促进营养健康与产业发展融合。

坚持共建共享。充分发挥营养相关专业学术团体、行业协会等社会组织，以及企业、个人在实施国民营养计划中的重要作用，推动社会各方良性互动、有序参与、各尽其责，使人人享有健康福祉。

（三）主要目标

到 2020 年，营养法规标准体系基本完善；营养工作制度基本健全，省、市、县营养工作体系逐步完善，基层营养工作得到加强；食物营养健康产业快速发展，传统食养服务日益丰富；营养健康信息化水平逐步提升；重点人群营养不良状况明显改善，吃动平衡的健康生活方式进一步普及，居民营养健康素养得到明显提高。实现以下目标：

——降低人群贫血率。5 岁以下儿童贫血率控制在 12% 以下；孕妇贫血率下降至 15% 以下；老年人群贫血率下降至 10% 以下；贫困地区人群贫血率控制在 10% 以下。

——孕妇叶酸缺乏率控制在 5% 以下；0~6 个月婴儿纯母乳喂养率达到 50% 以上；5 岁以下儿童生长迟缓率控制在 7% 以下。

——农村中小学生的生长迟缓率保持在 5% 以下，缩小城乡学生身高差别；学生肥胖率上升趋势减缓。

——提高住院病人营养筛查率和营养不良住院病人的营养治疗比例。

——居民营养健康知识知晓率在现有基础上提高 10%。

到2030年，营养法规标准体系更加健全，营养工作体系更加完善，食物营养健康产业持续健康发展，传统食养服务更加丰富，"互联网+营养健康"的智能化应用普遍推广，居民营养健康素养进一步提高，营养健康状况显著改善。实现以下目标：

——进一步降低重点人群贫血率。5岁以下儿童贫血率和孕妇贫血率控制在10%以下。

——5岁以下儿童生长迟缓率下降至5%以下；0～6个月婴儿纯母乳喂养率在2020年的基础上提高10%。

——进一步缩小城乡学生身高差别；学生肥胖率上升趋势得到有效控制。

——进一步提高住院病人营养筛查率和营养不良住院病人的营养治疗比例。

——居民营养健康知识知晓率在2020年的基础上继续提高10%。

——全国人均每日食盐摄入量降低20%，居民超重、肥胖的增长速度明显放缓。

二、完善实施策略

（一）完善营养法规政策标准体系

推动营养立法和政策研究。开展营养相关立法的研究工作，进一步健全营养法规体系。研究制定临床营养管理、营养监测管理等规章制度。制定完善营养健康相关政策。研究建立各级营养健康指导委员会，加强营养健康法规、政策、标准等的技术咨询和指导。

完善标准体系。加强标准制定的基础研究和措施保障，提高标准制修订能力。科学、及时制定以食品安全为基础的营养健康标准。制修订中国居民膳食营养素参考摄入量、膳食调查方法、人群营养不良风险筛查、糖尿病人膳食指导、人群营养调查工作规范等行业标准。研究制定老年人群营养食品通则、餐饮食品营养标识等标准，加快修订预包装食品营养标签通则、食品营养强化剂使用标准、婴儿配方食品等重要食品安全国家标准。

（二）加强营养能力建设

加强营养科研能力建设。加快研究制定基于我国人群资料的膳食营养素参考摄入量，改变依赖国外人群研究结果的现状，优先研究铁、碘等重要营养素需要量。研究完善食物、人群营养监测与评估的技术与方法。研究制定营养相关疾病的防控技术及策略。开展营养与健康、营养与社会发展的经济学研究。加强国家级营养与健康科研机构建设，以国家级和省级营养专业机构为基础，建立3～5个区域性营养创新平台和20～30个省部级营养专项重点实验室。

加强营养人才培养。强化营养人才的专业教育和高层次人才培养，推进对医院、妇幼保健机构、基层医疗卫生机构的临床医生、集中供餐单位配餐人员等的营养培训。开展营养师、营养配餐员等人才培养工作，推动有条件的学校、幼儿园、养老机构等场所配备或聘请营养师。充分利用社会资源，开展营养教育培训。

（三）强化营养和食品安全监测与评估

定期开展人群营养状况监测。定期开展具有全国代表性的人群营养健康状况、食物消费状况监测，收集人群食物消费量、营养素摄入量、体格测量、实验室检测等信息。针对区域特点，根据需要逐步扩大监测地区和监测人群。

加强食物成分监测工作。拓展食物成分监测内容，定期开展监测，收集营养成分、功能成分、与特殊疾病相关成分、有害成分等数据。持续更新、完善国家食物成分数据库。建立实验室参比体系，强化质量控制。

开展综合评价与评估工作。抢救历史调查资料，及时收集、系统整理各类监测数据，建立数据库。开展人群营养健康状况评价、食物营养价值评价。开展膳食营养素摄入、污染物等有害物质暴露的风险—受益评估，为制定科学膳食指导提供依据。

强化碘营养监测与碘缺乏病防治。持续开展人群尿碘、水碘、盐碘监测以及重点食物中的碘调查，逐步扩大覆盖地区和人群，建立中国居民碘营养状况数据库。研究制定人群碘营养状况科学评价技术与指标。制定差异化碘干预措施，实施精准补碘。

（四）发展食物营养健康产业

加大力度推进营养型优质食用农产品生产。编制食用农产品营养品质提升指导意见，提升优质农产品的营养水平，将"三品一标"（无公害农产品、绿色食品、有机农产品和农产品地理标志）在同类农产品中总体占比提高至80%以上。创立营养型农产品推广体系，促进优质食用农产品的营养升级扩版，推动广大贫困地区安全、营养的农产品走出去。研究与建设持续滚动的全国农产品营养品质数据库及食物营养供需平衡决策支持系统。

规范指导满足不同需求的食物营养健康产业发展。开发利用我国丰富的特色农产品资源，针对不同人群的健康需求，着力发展保健食品、营养强化食品、双蛋白食物等新型营养健康食品。加强产业指导，规范市场秩序，科学引导消费，促进生产、消费、营养、健康协调发展。

开展健康烹饪模式与营养均衡配餐的示范推广。加强对传统烹饪方式的营养化改造，研发健康烹饪模式。结合人群营养需求与区域食物资源特点，开展系统的营养均衡配餐研究。创建国家食物营养教育示范基地，开展示范健康食堂和健康餐厅建设，推广健康烹饪模式与营养均衡配餐。

强化营养主食、双蛋白工程等重大项目实施力度。继续推进马铃薯主食产品研发与消费引导，以传统大众型、地域特色型、休闲及功能型产品为重点，开展营养主食的示范引导。以优质动物、植物蛋白为主要营养基料，加大力度创新基础研究与加工技术工艺，开展双蛋白工程重点产品的转化推广。

加快食品加工营养化转型。优先研究加工食品中油、盐、糖用量及其与健康的相关性，适时出台加工食品中油、盐、糖的控制措施。提出食品加工工艺营养化改造路径，集成降低营养损耗和避免有毒有害物质产生的技术体系。研究不同贮运条件对食物营养物质等的影响，控制食物贮运过程中的营养损失。

（五）大力发展传统食养服务

加强传统食养指导。发挥中医药特色优势，制定符合我国现状的居民食养指南，引导养成符合我国不同地区饮食特点的食养习惯。通过多种形式促进传统食养知识传播，推动传统食养与现代营养学、体育健身等有效融合。开展针对老年人、儿童、孕产妇及慢性病人群的食养指导，提升居民食养素养。实施中医药治未病健康工程，进一步完善适合国民健康需求的食养制度体系。

开展传统养生食材监测评价。建立传统养生食材监测和评价制度，开展食材中功效成分、污染物的监测及安全性评价，进一步完善我国既是食品又是中药材的物品名单。深入调研，筛选一批具有一定使用历史和实证依据的传统食材和配伍，对其养生作用进行实证研究。建设养生食材数据库和信息化共享平台。

推进传统食养产品的研发以及产业升级换代。将现代食品加工工业与传统食养产品、配方等相结合，推动产品、配方标准化，推进产业规模化，形成一批社会价值和经济价值较大的食养产品。建立覆盖全国养生食材主要产区的资源监测网络，掌握资源动态变化，为研发、生产、消费提供及时的信息服务。

（六）加强营养健康基础数据共享利用

大力推动营养健康数据互通共享。依托现有信息平台，加强营养与健康信息化建设，完善食物成分与人群健康监测信息系统。构建信息共享与交换机制，推动互联互通与数据共享。协同共享环境、农业、食品药品、医疗、教育、体育等信息数据资源，建设跨行业集成、跨地域共享、跨业务应用的基础数据平台。建立营养健康数据标准体系和电子认证服务体系，切实提高信息安全能力。积极推动"互联网＋营养健康"服务和促进大数据应用试点示范，带动以营养健康为导向的信息技术产业发展。

全面深化数据分析和智能应用。建立营养健康数据资源目录体系，制定分级授权、分类应用、安全审查的管理规范，促进数据资源的开放共享，强化数据资源在多领域的创新应用。推动多领域数据综合分析与挖掘，开展数据分析应用场景研究，构建关联分析、趋势预测、科学预警、决策支持模型，推动整合型大数据驱动的服务体系，支持业务集成、跨部门协同、社会服务和科学决策，实现政府精准管理和高效服务。

大力开展信息惠民服务。发展汇聚营养、运动和健康信息的可穿戴设备、移动终端（APP），推动"互联网＋"、大数据前沿技术与营养健康融合发展，开发个性化、差异化的营养健康电子化产品，如营养计算器、膳食营养、运动健康指导移动应用等，提供方便可及的健康信息技术产品和服务。

（七）普及营养健康知识

提升营养健康科普信息供给和传播能力。围绕国民营养、食品安全科普宣教需求，结合地方食物资源和饮食习惯，结合传统食养理念，编写适合于不同地区、不同人群的居民膳食指南等营养、食品安全科普宣传资料，使科普工作更好落地。创新科普信息的表达形式，拓展传播渠道，建立免费共享的国家营养、食品安全科普平台。采用多种传播方式和渠道，定向、精准地将科普信息传播到目标人群。加强营养、食品安全科普队伍建设。发挥媒体的积极作用，坚决反对伪科学，依法打击和处置各种形式的谣言，及时发现和纠正错误营养宣传，避免营养信息误导。

推动营养健康科普宣教活动常态化。以全民营养周、全国食品安全宣传周、"5·20"全国学生营养日、"5·15"全国碘缺乏病防治日等为契机，大力开展科普宣教活动，带动宣教活动常态化。推动将国民营养、食品安全知识知晓率纳入健康城市和健康村镇考核指标。建立营养、食品安全科普示范工作场所，如营养、食品安全科普小屋等。定期开展科普宣传的效果评价，及时指导调整宣传内容和方式，增强宣传工作的针对性和有效性。开展舆情监测，回应社会关注，合理引导舆论，为公众解疑释惑。

三、开展重大行动

（一）生命早期 1000 天营养健康行动

开展孕前和孕产期营养评价与膳食指导。推进县级以上妇幼保健机构对孕妇进行营养指导，将营养评价和膳食指导纳入我国孕前和孕期检查。开展孕产妇的营养筛查和干预，降低低出生体重儿和巨大儿出生率。建立生命早期 1000 天营养咨询平台。

实施妇幼人群营养干预计划。继续推进农村妇女补充叶酸预防神经管畸形项目，积极引导围孕期妇女加强含叶酸、铁在内的多种微量营养素补充，降低孕妇贫血率，预防儿童营养缺乏。在合理膳食基础上，推动开展孕妇营养包干预项目。

提高母乳喂养率，培养科学喂养行为。进一步完善母乳喂养保障制度，改善母乳喂养环境，在公共场所和机关、企事业单位建立母婴室。研究制定婴幼儿科学喂养策略，宣传引导合理辅食喂养。加强对婴幼儿腹泻、营养不良病例的监测预警，研究制定并实施婴幼儿食源性疾病（腹泻等）的防控策略。

提高婴幼儿食品质量与安全水平，推动产业健康发展。加强婴幼儿配方食品及辅助食品营养成分和重点污染物监测，及时修订完善婴幼儿配方食品及辅助食品标准。提高研发能力，持续提升婴幼儿配方食品和辅助食品质量。

（二）学生营养改善行动

指导学生营养就餐。鼓励地方因地制宜制定满足不同年龄段在校学生营养需求的食谱指南，引导学生科学营养就餐。制定并实施集体供餐单位营养操作规范。

学生超重、肥胖干预。开展针对学生的"运动+营养"的体重管理和干预策略，对学生开展均衡膳食和营养宣教，增强学生体育锻炼。加强对校园及周边食物售卖的管理。加强对学生超重、肥胖情况的监测与评价，分析家庭、学校和社会等影响因素，提出有针对性的综合干预措施。

开展学生营养健康教育。推动中小学加强营养健康教育。结合不同年龄段学生的特点，开展形式多样的课内外营养健康教育活动。

（三）老年人群营养改善行动

开展老年人群营养状况监测和评价。依托国家老年医学研究机构和基层医疗卫生机构，建立健全中国老年人群营养筛查与评价制度，编制营养健康状况评价指南，研制适宜的营养筛查工具。试点开展老年人群的营养状况监测、筛查与评价工作并形成区域示范，逐步覆盖全国 80% 以上老年人群，基本掌握我国老年人群营养健康状况。

建立满足不同老年人群需求的营养改善措施，促进"健康老龄化"。依托基层医疗卫生机构，为居家养老人群提供膳食指导和咨询。出台老年人群的营养膳食供餐规范，指导医院、社区食堂、医养结合机构、养老机构营养配餐。开发适合老年人群营养健康需求的食品产品。对低体重高龄老人进行专项营养干预，逐步提高老年人群的整体健康水平。

建立老年人群营养健康管理与照护制度。逐步将老年人群营养健康状况纳入居民健康档案，实现无缝对接与有效管理。依托现有工作基础，在家庭保健服务中纳入营养工作内容。推进多部门协作机制，实现营养工作与医养结合服务内容的有效衔接。

（四）临床营养行动

建立、完善临床营养工作制度。通过试点示范，进一步全面推进临床营养工作，加强临床营养科室建设，使临床营养师和床位比例达到 1∶150，增加多学科诊疗模式，组建营养支持团队，开展营养治疗，并逐步扩大试点范围。

开展住院患者营养筛查、评价、诊断和治疗。逐步开展住院患者营养筛查工作，了解患者营养状况。建立以营养筛查—评价—诊断—治疗为基础的规范化临床营养治疗路径，依据营养阶梯治疗原则对营养不良的住院患者进行营养治疗，并定期对其效果开展评价。

推动营养相关慢性病的营养防治。制定完善高血压、糖尿病、脑卒中及癌症等慢性病的临床营养干预指南。对营养相关慢性病的住院患者开展营养评价工作，实施分类指导治疗。建立从医院、社区到家庭的营养相关慢性病患者长期营养管理模式，开展营养分级治疗。

推动特殊医学用途配方食品和治疗膳食的规范化应用。进一步研究完善特殊医学用途配方食品标准，细化产品分类，促进特殊医学用途配方食品的研发和生产。建立统一的临床治疗膳食营养标准，逐步完善治疗膳食的配方。加强医护人员相关知识培训。

（五）贫困地区营养干预行动

将营养干预纳入健康扶贫工作，因地制宜开展营养和膳食指导。试点开展各类人群营养健康状况、食物消费模式、食物中主要营养成分和污染物监测。因地制宜制定膳食营养指导方案，开展区域性的精准分类指导和宣传教育。针对改善居民营养状况和减少特定污染物摄入风险，研究农业种植养殖和居民膳食结构调整的可行性，提出解决办法和具体措施，并在有条件的地区试点先行。

实施贫困地区重点人群营养干预。继续推进实施农村义务教育学生营养改善计划和贫困地区儿童营养改善项目，逐步覆盖所有国家扶贫开发工作重点县和集中连片特困地区县。鼓励贫困地区学校结合本地资源、因地制宜开展合理配餐，并改善学生在校就餐条件。持续开展贫困地区学生营养健康状况和食品安全风险监测与评估。针对贫困地区人群营养需要，制定完善营养健康政策、标准。对营养干预产品开展监测，定期评估改善效果。

加强贫困地区食源性疾病监测与防控，减少因食源性疾病导致的营养缺乏。加强贫困地区食源性疾病监测网络和报告系统建设，了解贫困地区主要食源性疾病病种、流行趋势、对当地居民营养和健康状况的影响，重点加强腹泻监测及溯源调查，掌握食品污染来源、传播途径。针对食源性疾病发生的关键点，制定防控策略。开展营养与健康融合知识宣传教育。

（六）吃动平衡行动

推广健康生活方式。积极推进全民健康生活方式行动，广泛开展以"三减三健"（减盐、减油、减糖、健康口腔、健康体重、健康骨骼）为重点的专项行动。推广应用《中国居民膳食指南》指导日常饮食，控制食盐摄入量，逐步量化用盐用油，同时减少隐性盐摄入。倡导平衡膳食的基本原则，坚持食物多样、谷类为主的膳食模式，推动国民健康饮食习惯的形成和巩固。宣传科学运动理念，培养运动健身习惯，加强个人体重管理，对成人超重、肥胖者进行饮食和运动干预。定期修订和发布居民膳食指南、成年人身体活动指南等。

提高运动人群营养支持能力和效果。建立运动人群营养网络信息服务平台，构建运动营养处方库，推进运动人群精准营养指导，降低运动损伤风险。及时修订运动营养食品相关国家标准和行业标准，提升运动营养食品技术研发能力，推动产业发展。

推进体医融合发展。调查糖尿病、肥胖、骨骼疾病等营养相关慢性病人群的营养状况和运动行为，构建以预防为主、防治结合的营养运动健康管理模式。研究建立营养相关慢性病运动干预路径。构建体医融合模式，发挥运动干预在营养相关慢性病预防和康复等方面的积极作用。

四、加强组织实施

（一）强化组织领导

地方各级政府要结合本地实际，强化组织保障，统筹协调，制定实施方案，细化工作措施，将国民营养计划实施情况纳入政府绩效考评，确保取得实效。各级卫生计生部门要会同有关部门明确职责分工，加强督查评估，将各项工作任务落到实处。

（二）保障经费投入

要加大对国民营养计划工作的投入力度，充分依托各方资金渠道，引导社会力量广泛参与、多元化投入，并加强资金监管。

（三）广泛宣传动员

要组织专业机构、行业学会、协会以及新闻媒体等开展多渠道、多形式的主题宣传活动，增强全社会对国民营养计划的普遍认知，争取各方支持，促进全民参与。

（四）加强国际合作

加强与国际组织和相关国家营养专业机构的交流，通过项目合作、教育培训、学术研讨等方式，提升我国在营养健康领域的国际影响力。

附录 6
Appendix 6
《中国食物成分表》出版史
Publishing History of China FCD

名 称	主要作者和出版年代	内容简况
《营养概论》《食物成分表》	吴宪先生 商务印书馆，1929 年，1940 年	首次完成了中国 400 多种常用食物的热量、蛋白质、脂肪、水、糖、粗纤维和 61 种食物的钙、磷和铁的含量，以及 74 种食物的用加减号表示的 4 种维生素的相对含量
第 1 版		
《食物成分表》	中央卫生实验研究院 周启源先生、杨恩孚先生 商务印书馆，1952 年初版	我国第一部真正意义上的食物成分表，是中央卫生实验研究院营养系在 1949—1951 年期间完成的工作。包括了 293 种主要食物中热量、蛋白质、脂肪、水分、糖、粗纤维和 6 种维生素的含量；引用了吴宪先生的食物水分含量。1952 年版是横排，定价：10 000 元
《食物成分表》	中央卫生实验研究院 周启源先生 商务印书馆，1955 年修订版，1957 年修订版	对上版进行了修订和补充。食物条目增加到 444 种；特别是加入了野菜、藏族食物。增加了 4 种矿物质的含量（镁、钾、钠、氯）。食物烹调中 3 种营养素变化也被包括在本书。1957 年版竖排，精装，印刷 4 次，累计发行 27 800 册
第 2 版		
《食物成分表》	中国医学科学院劳动卫生环境卫生与营养卫生研究所 编著 周启源先生 人民卫生出版社，1963 年	单位更名为中国医学科学院。该版增加了我国四大海产经济鱼类（黄鱼、鳓鱼、鲐鱼及带鱼）以及四大淡水养殖鱼类（青鱼、草鱼、鲢鱼、鳙鱼）的维生素 B 族的测定结果。增加了 13 种谷类食物和 8 种豆类食物的必需氨基酸含量
《食物成分表》	中国医学科学院卫生研究所 编著 周启源先生 人民卫生出版社，1977 年	增加了胆固醇含量，发酵豆制品中维生素 B_{12} 含量以及部分食物及油脂中脂肪酸含量。增加了食物的鉴别资料和食物普通名称和学名（即拉丁名称）对照表 32 开本 / 468 页。印刷 4 次，发行 658 000 册
第 3 版		
《食物成分表》	中国医学科学院卫生研究所 编著 沈治平先生 人民卫生出版社，1981 年	该版修改了不恰当的数据；补充了食物的别名；重新设计了版面的格式，黄色封面 从 1981 年到 1989 年 3 月共 8 次印刷，发行 122 720 册
《食物成分表》（日文版）	中国医学科学院卫生研究所 编著 由刘志诚、于守洋教授等翻译成日文 株式会社雄晖社出版，1982 年	内容同上。定价 3800 日元

续表

名 称	主要作者和出版年代	内容简况
第 4 版		
《食物成分表》（全国代表值）	中国预防医学科学院营养与食品卫生研究所 编著 主　编：王光亚 主　审：沈治平 人民卫生出版社，1991 年	新数据来源于国家自然科学基金项目。该版包括了 28 大类、1358 种食物的 26 种一般营养素成分含量，400 余种食物的氨基酸、脂肪酸及胆固醇含量。定价：18.5 元，印刷 10 次，累计发行 10 万余册。绿色封面
《食物成分表》（全国分省值）	中国预防医学科学院营养与食品卫生研究所 编著 主　编：王光亚 主　审：沈治平 人民卫生出版社，1992 年	各省分析结果的集锦包括 28 大类 3282 食物的 24 种一般营养素成分含量，1388 种食物的氨基酸含量，932 种食物脂肪酸含量，962 种食物胆固醇含量。定价：12.2 元。红色封面
The Composition of Chinese Foods（英文版）	主 编：王光亚　Banoo Parpia　闻芝梅 ILSI Press, Washington DC, 1997	内容同 1991 年版全国代表值。国外销售
第 5 版		
《中国食物成分表 2002》（第一册） 《中国食物成分表 2009》（第一册）2009 年修订版	中国疾病预防控制中心营养与食品安全所 编著 主　编：杨月欣　王光亚　潘兴昌 北京大学医学出版社，2002 年	在第 4 版基础上，增加了部分新数据。新数据来源于在国家科技部科技项目支持。该版共有 21 类 1506 种食物的 31 种营养成分（含胆固醇）数据，657 食物的 18 种氨基酸数据，32 种脂肪酸数据、170 余条食物叶酸数据，130 条食物碘数据，114 条食物大豆异黄酮数据，208 条食物血糖生成指数据。增加了部分食物图片，全书中英文对照。定价：148 元。发行 10 万余册
电子版	中国疾病预防控制中心营养与食品安全所 编著 主　编：杨月欣 北京协和医学音像出版社，2002 年	内容同《中国食物成分表 2002》书，中文、英文版，用于对外交流
《中国食物成分表 2004》（第二册）	中国疾病预防控制中心营养与食品安全所 编著 主　编：杨月欣 北京大学医学出版社，2005 年	本书数据全部来自国家科技部、北京市自然科学基金支持等。共包含新项目完成的 757 条食物和加工食品，有 36 种营养成分，20 种氨基酸，38 种脂肪酸、维生素 D、生物素、泛酸、胆碱、维生素 B_6、叶酸、维生素 B_{12}、维生素 K 的成分数据。此外，还增加了可溶性和不溶性膳食纤维、维生素、食物蛋白质等数据，第一次给出了详细的食物样品描述，并附有食物图片与中英文编码，中英文对照。定价：148 元，发行 3 万余册
第 6 版		
《中国食物成分表》（标准版）（第一册）植物性食物	中国疾病预防控制中心营养与健康所 编著 主　编：杨月欣 北京大学医学出版社，2018 年	本书以植物性食物为主，共有人类 3300 余个食物条目。其中 862 条为植物性食物的一般营养成分含量，增加了 230 条脂肪酸数据，增加了 960 余种食物中胆碱、花青素、大豆异黄酮、植物甾醇等植物化合物数据，增加了 740 余条维生素和碘的数据。修订了维生素 A 数据，修订了食物图片与食物编码，修订了食物英文名称
《中国食物成分表》（标准版）（第二册）动物性食物	中国疾病预防控制中心营养与健康所 编著 主　编：杨月欣 北京大学医学出版社，2019 年	本书以动物性食物为主，共有人类 3600 余个食物条目。其中 1005 条为动物性食物的一般营养成分含量，增加了 192 条食品数据，490 条食物嘌呤含量，47 条鱼类 DHA 和 EPA 以及胆碱、碘等数据，关联了食物含量。新增数据超过上版 50%。修订了维生素 A 数据，修订了食物图片与食物编码，关联了食物图片，关联了食物英文名称
《中国食物成分表》（标准版）（第三册）	待出版	加工食品

Notes

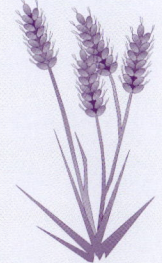

Notes

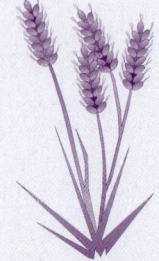

食物图片
Food Images

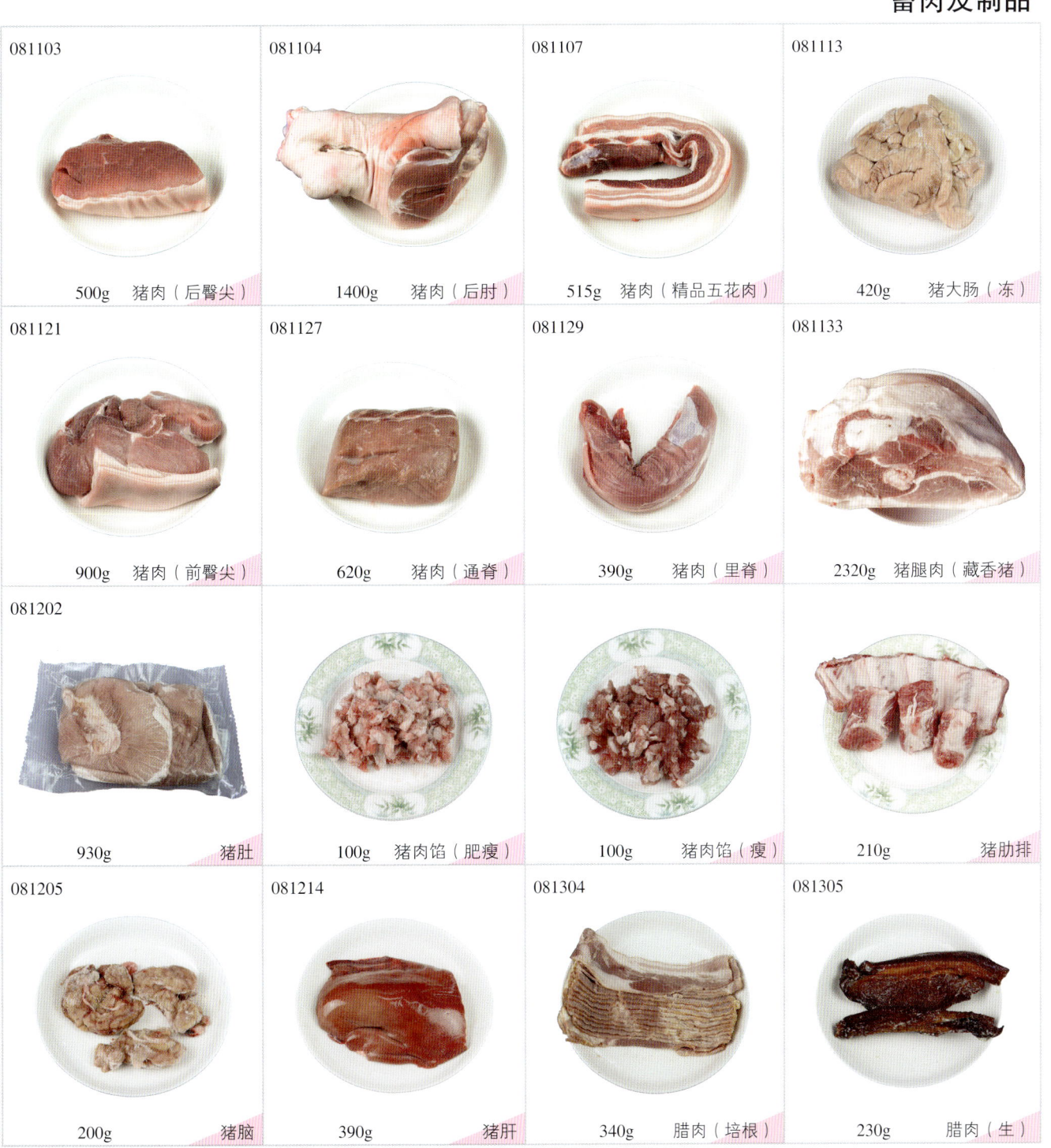

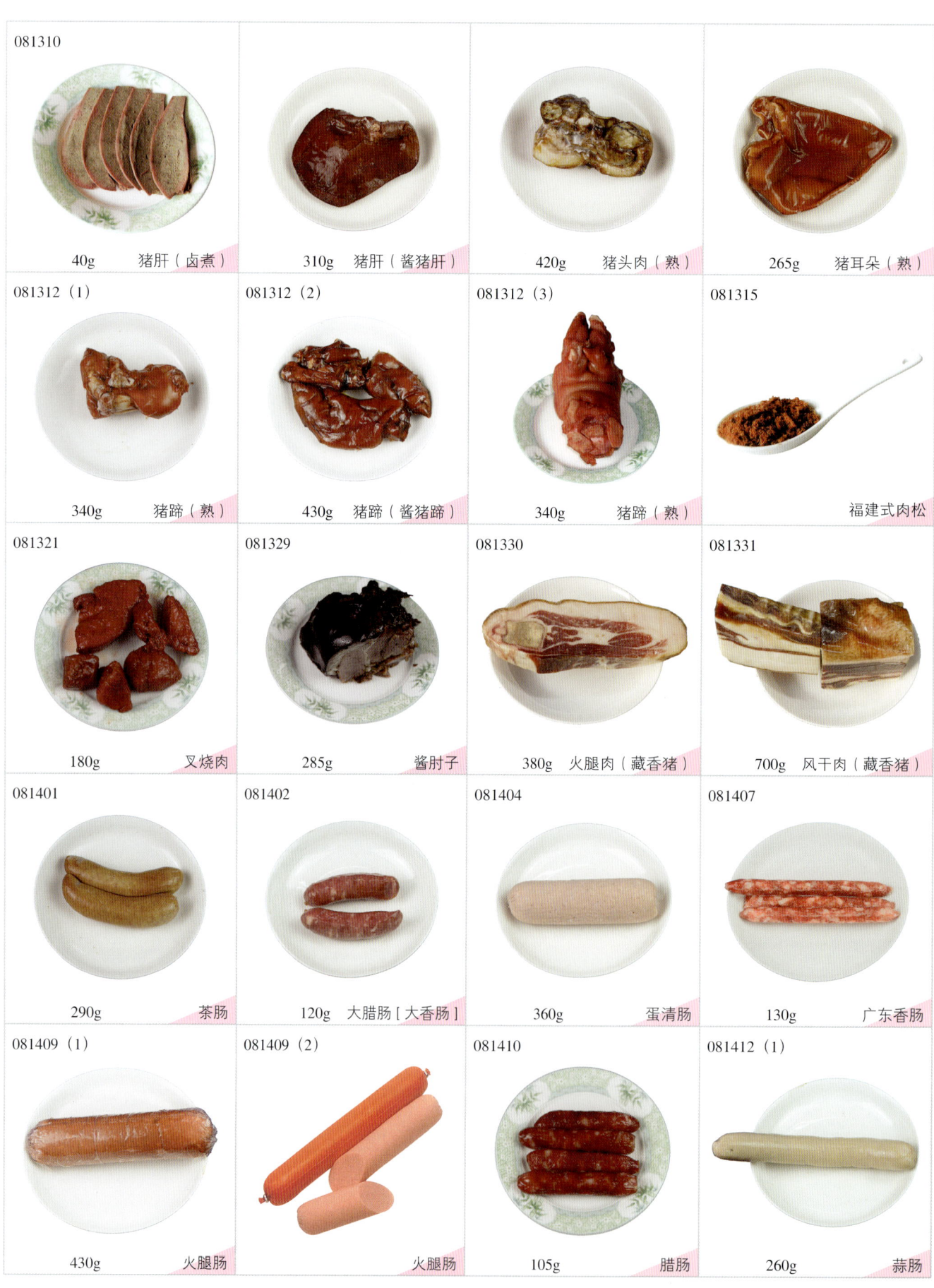

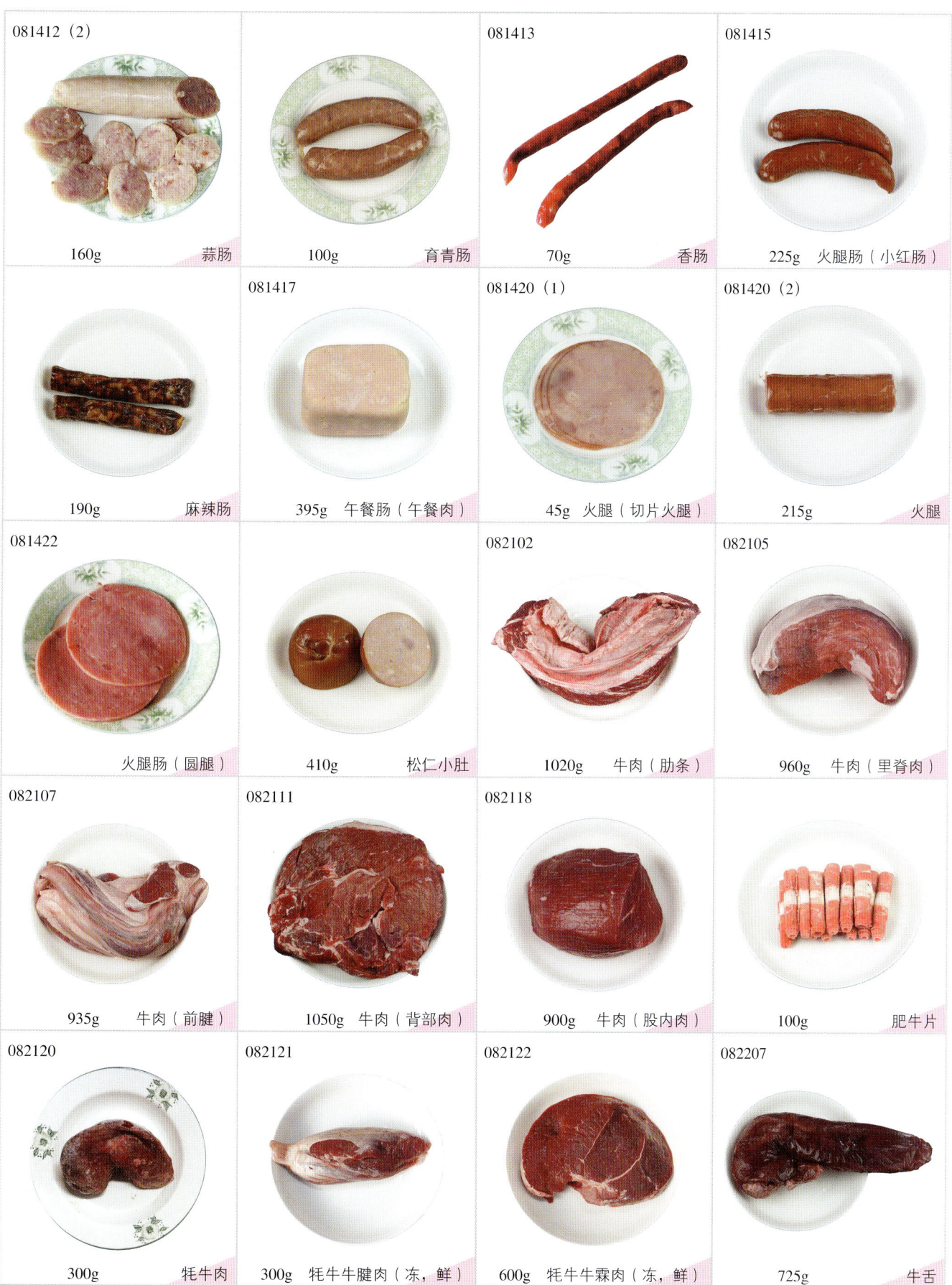

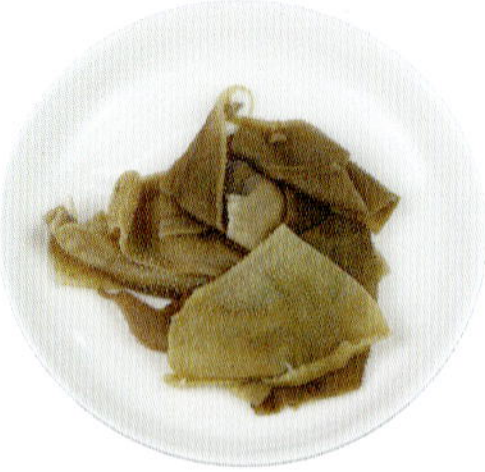

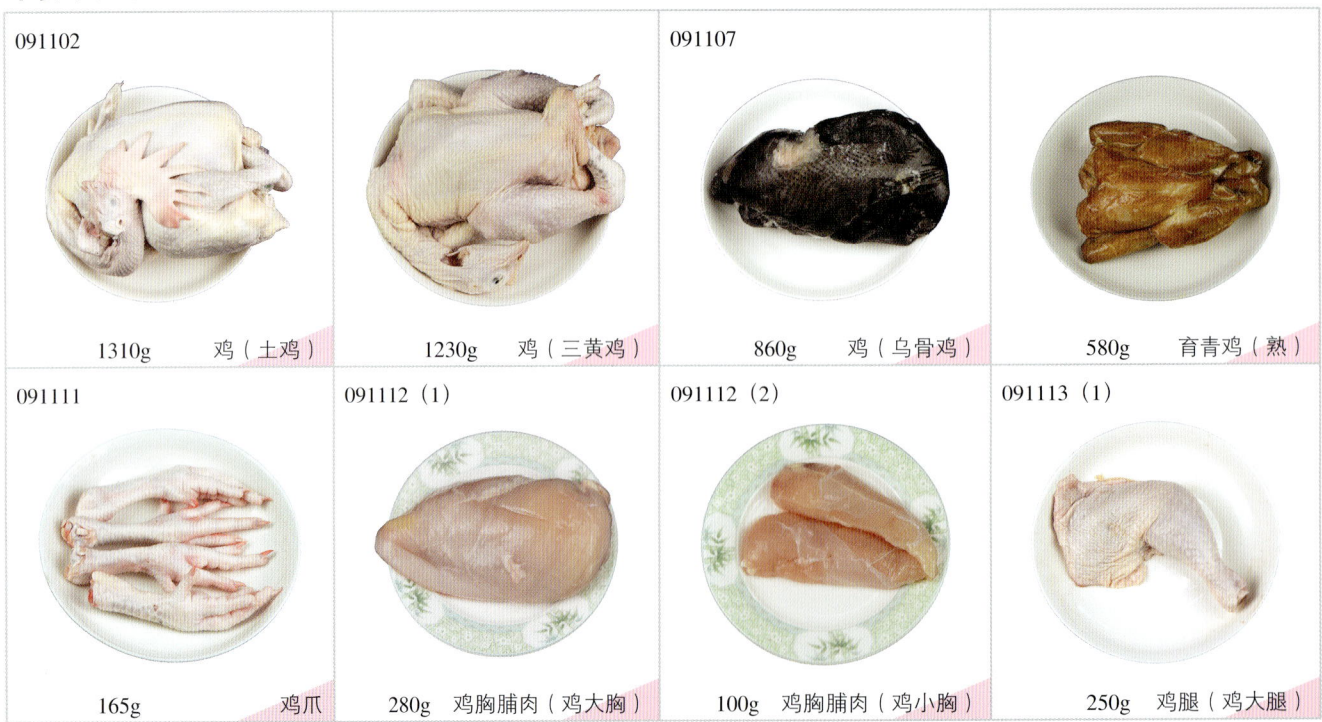

禽肉及制品

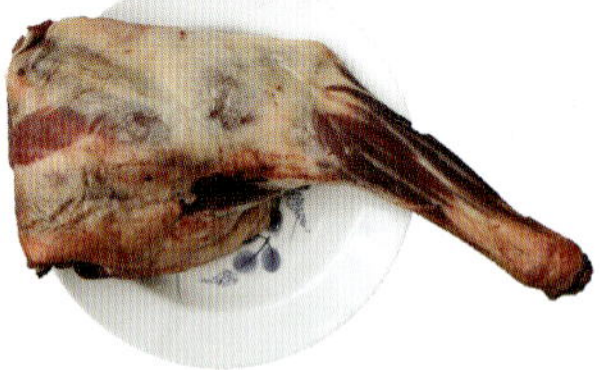

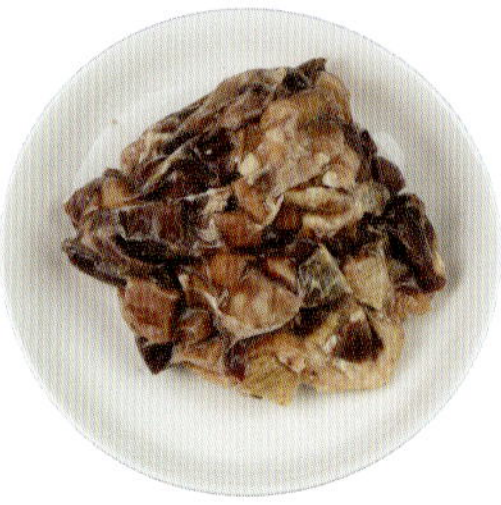

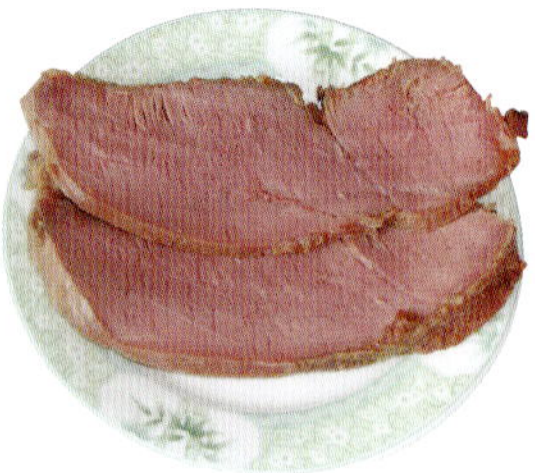

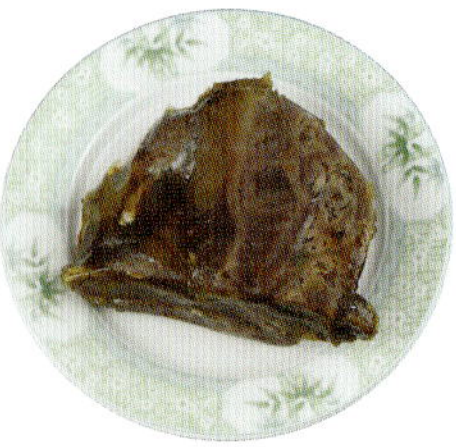

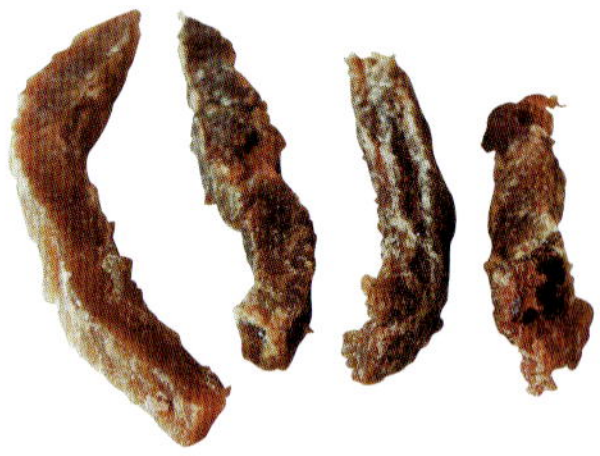

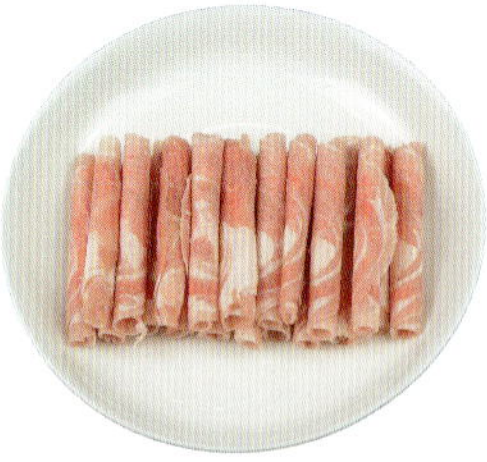

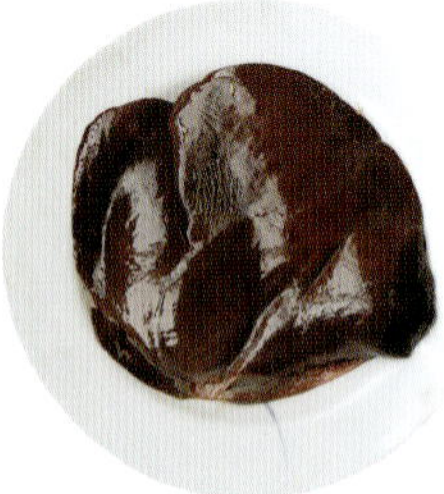

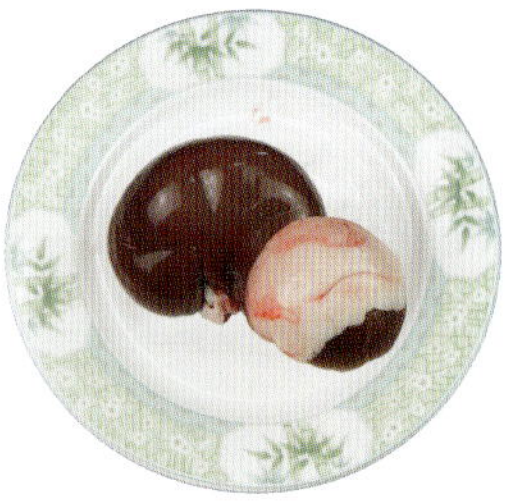

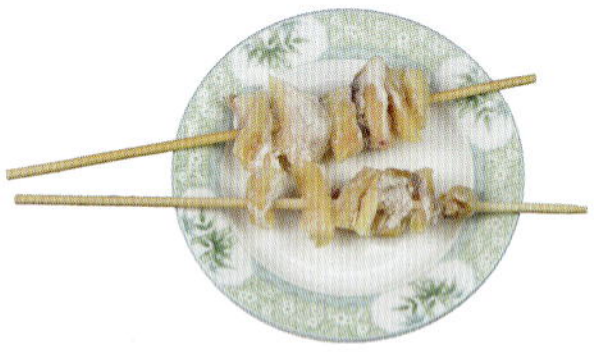

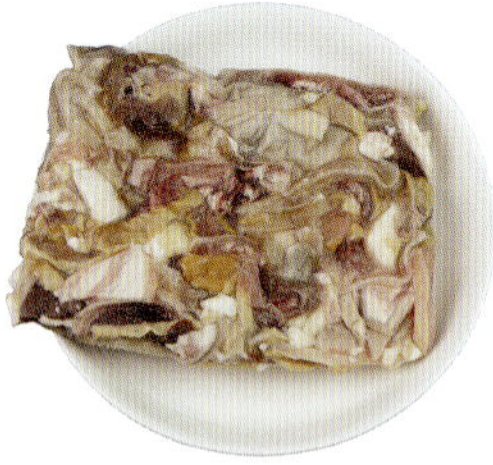

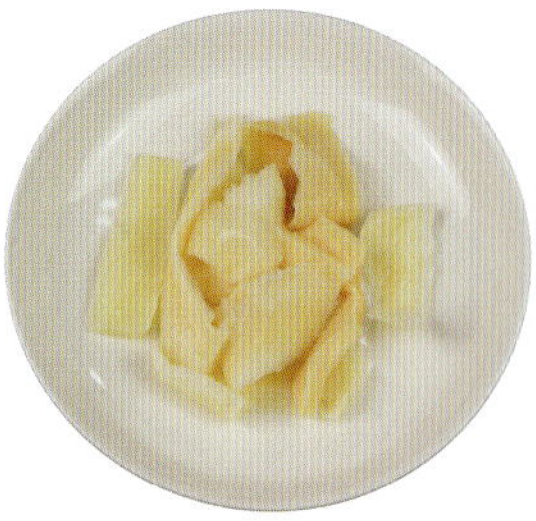

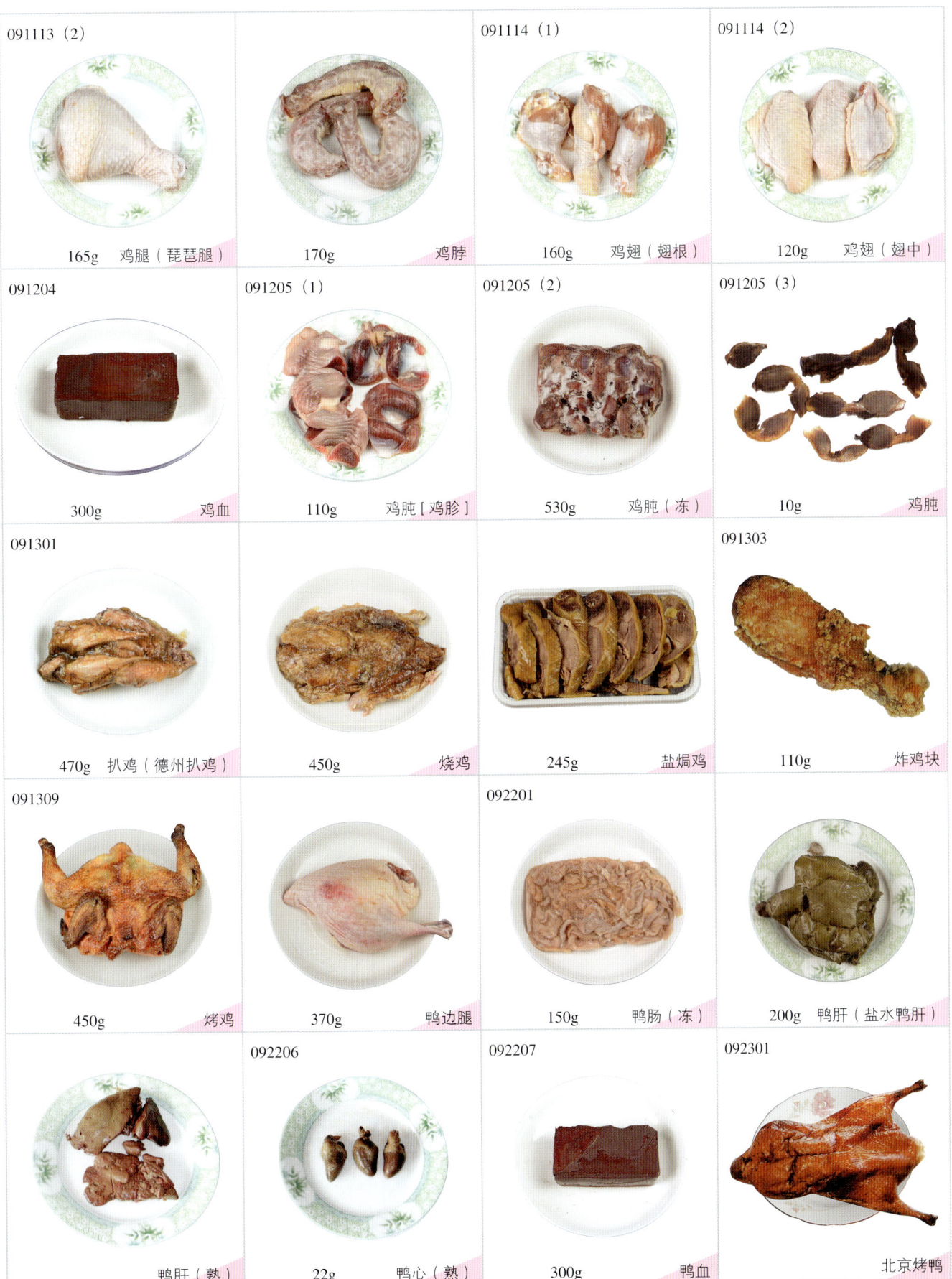

092301	092304	092306	
20g 烤鸭片	220g 酱鸭	210g 盐水鸭（熟）	210g 樟茶鸭（熟）
70g 麻辣鸭翅	573g 鹅腿	094301 550g 火鸡腿（熟）	75g 鹌鹑（熟）

乳类及制品

101187	103007	104001	
200g 鲜牛奶	125g 酸奶	20g 奶酪［干酪］	20g 奶酪棒
120g 新鲜奶酪	104007 曲拉（家庭制作干酪）	70g 法式芝士奶冻	105001 200g 奶油
250g 奶油（人造奶油）	105009 75g 酥油	105010 30g 酥油茶（原味）	109009 150g 奶渣

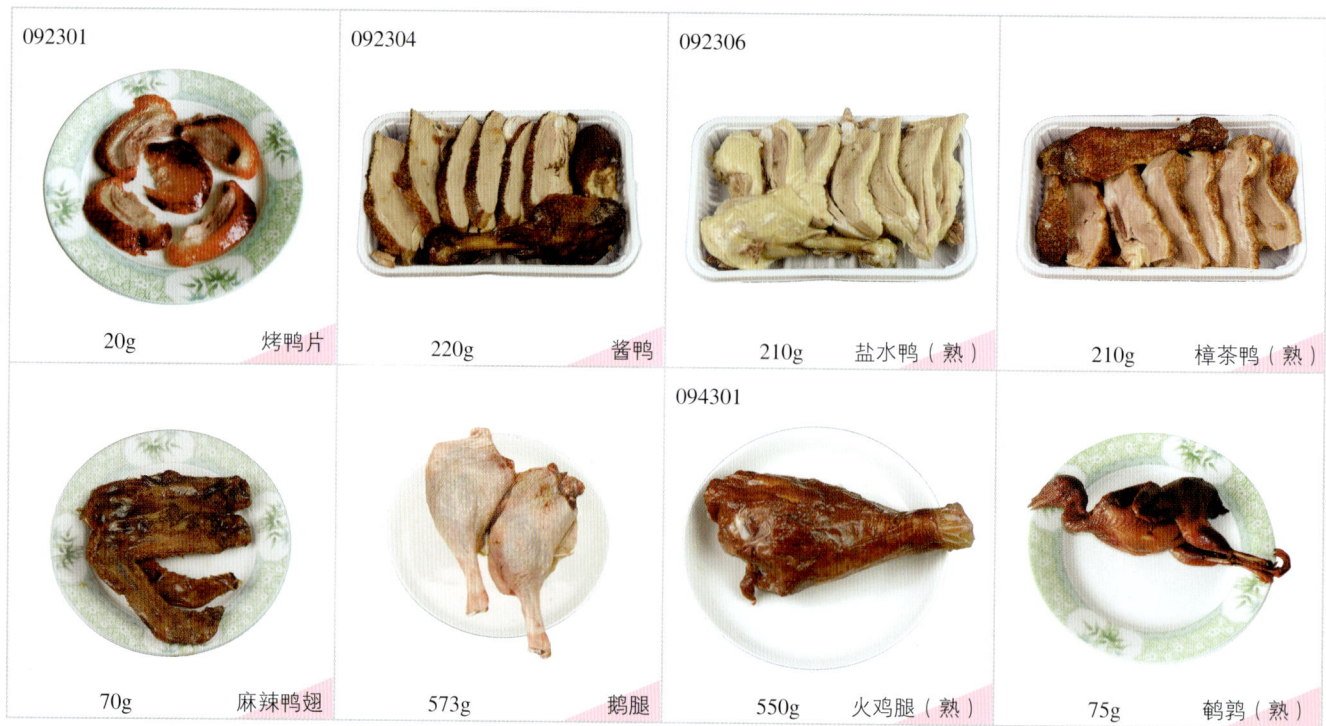

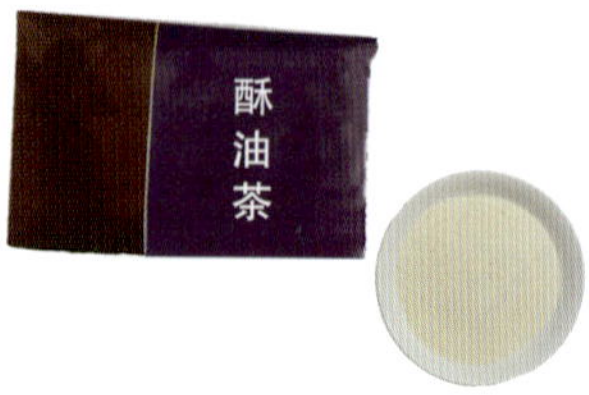

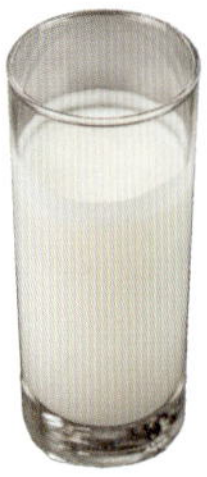

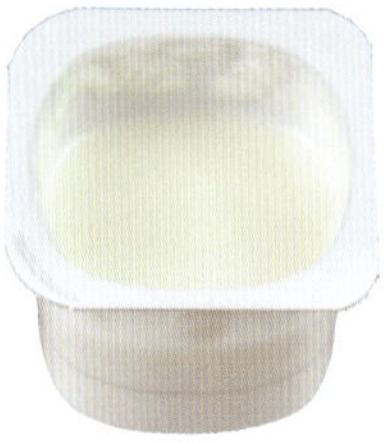

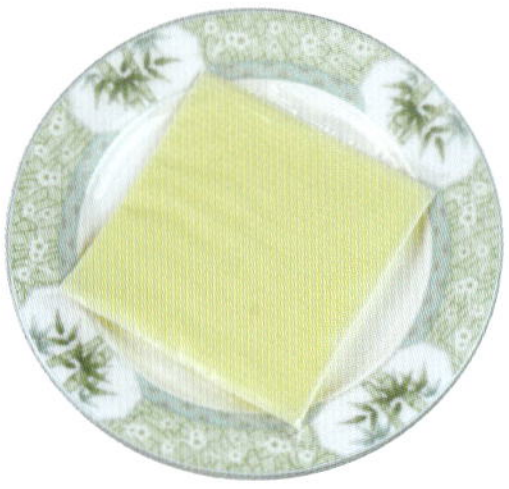

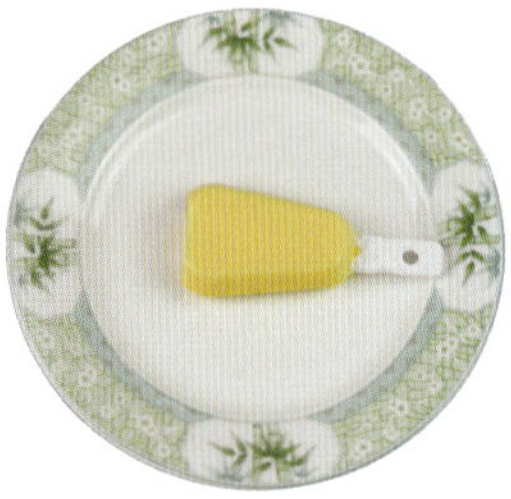

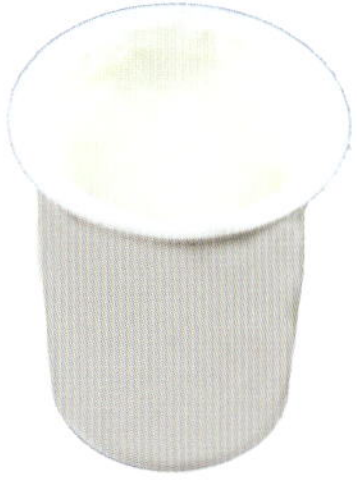

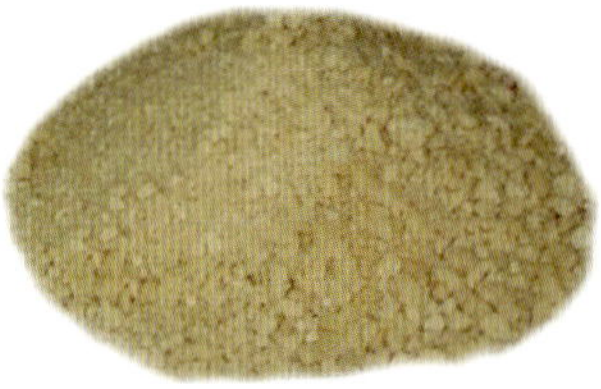

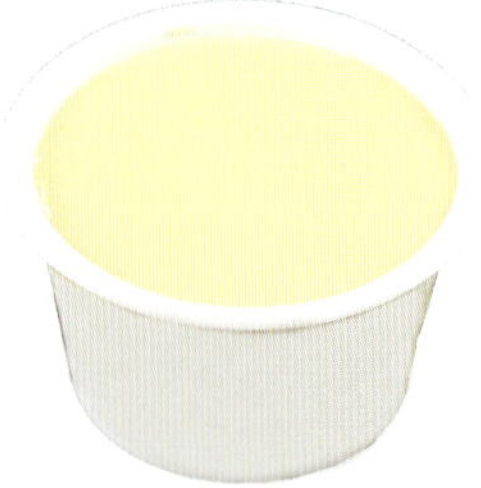

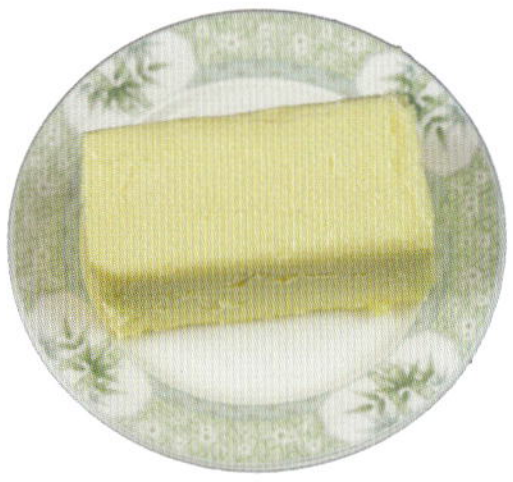

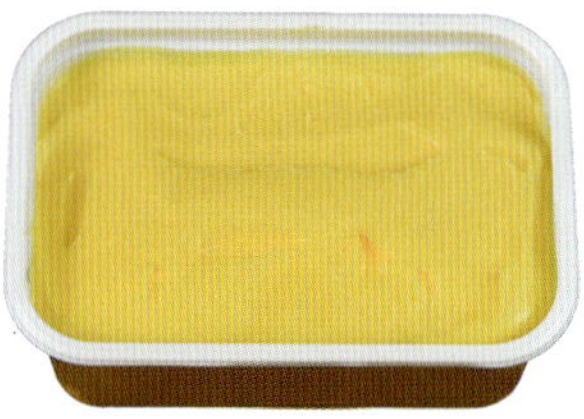

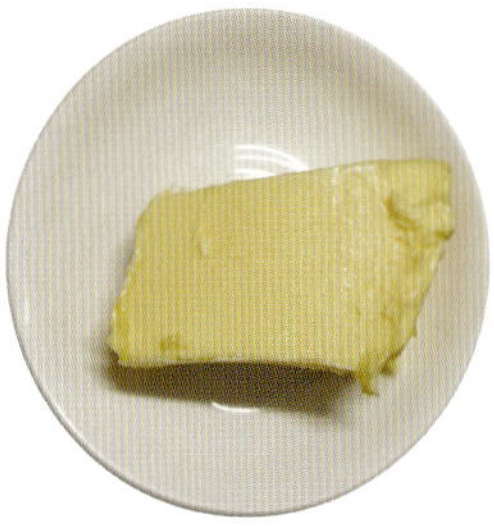

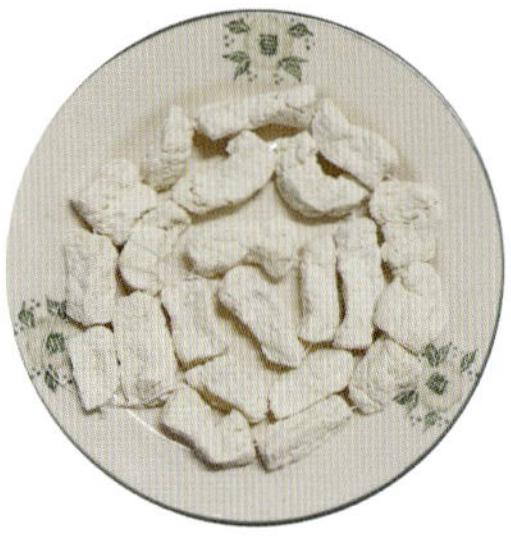

蛋类及制品

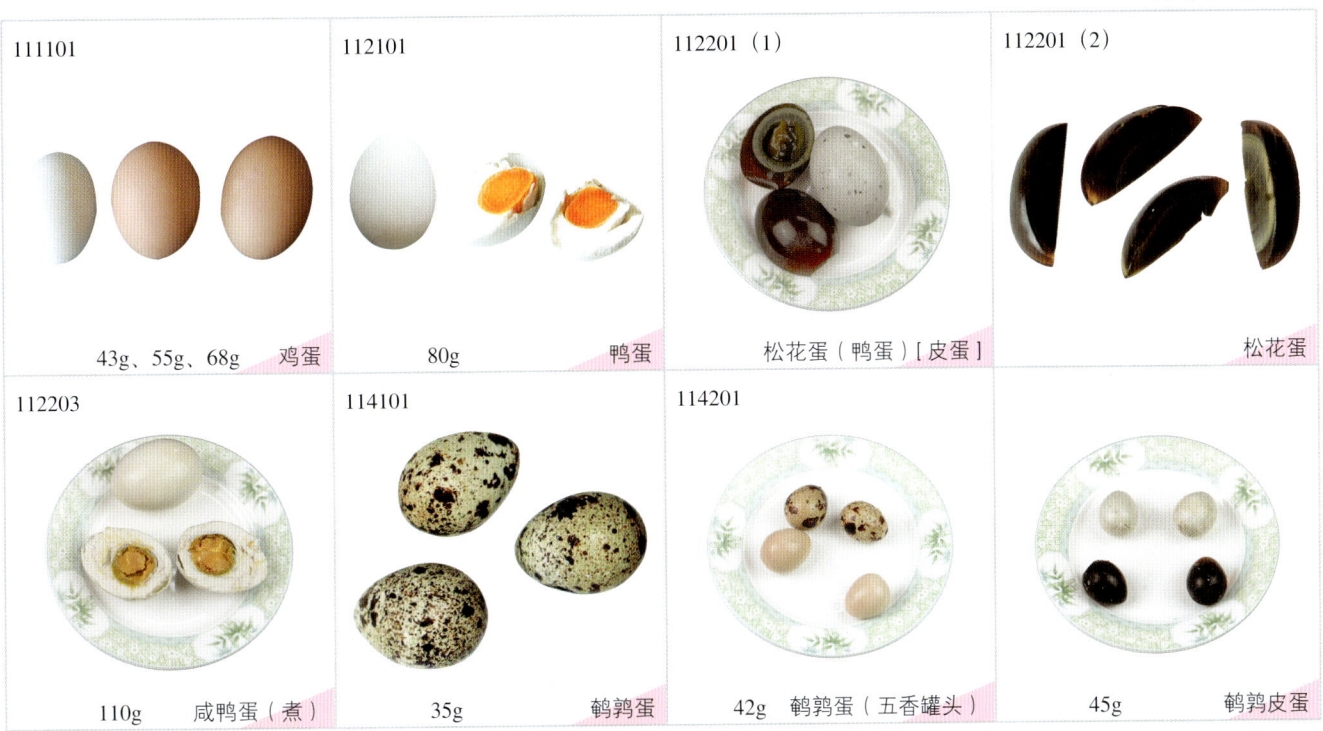

鱼虾蟹贝类

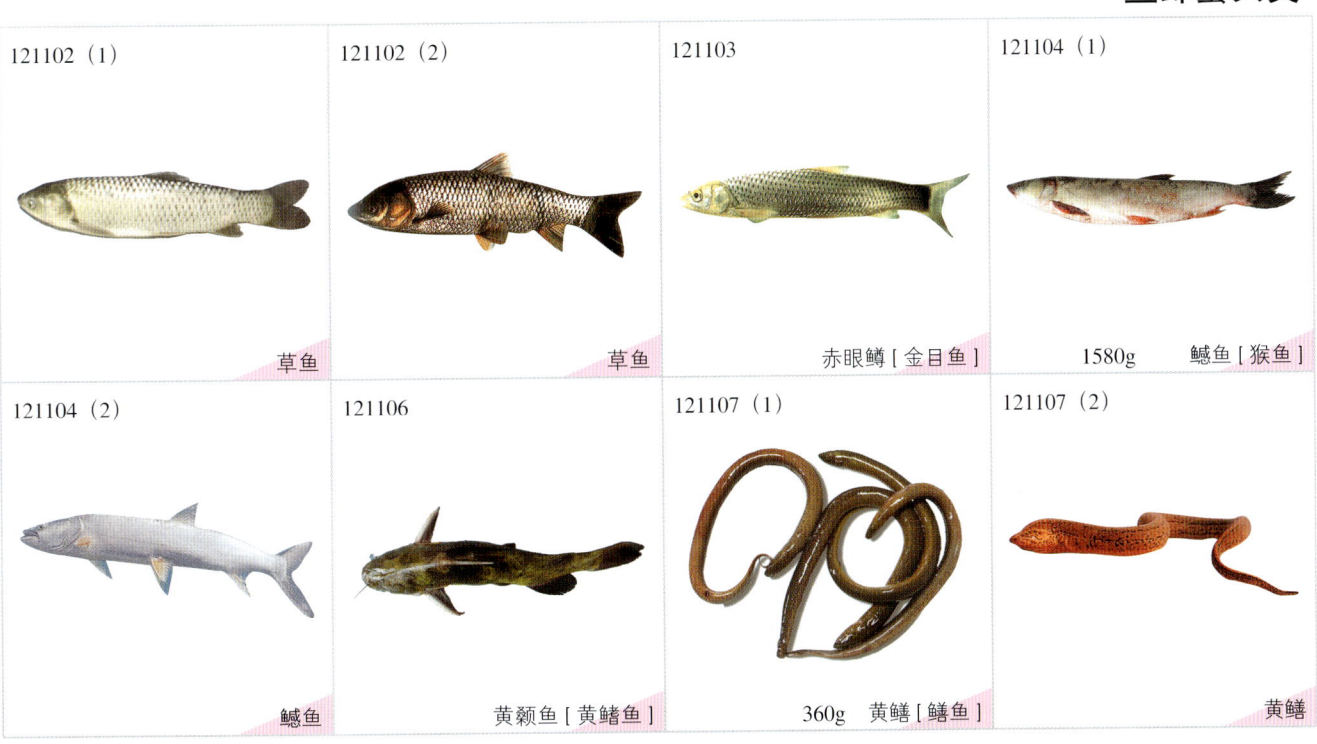

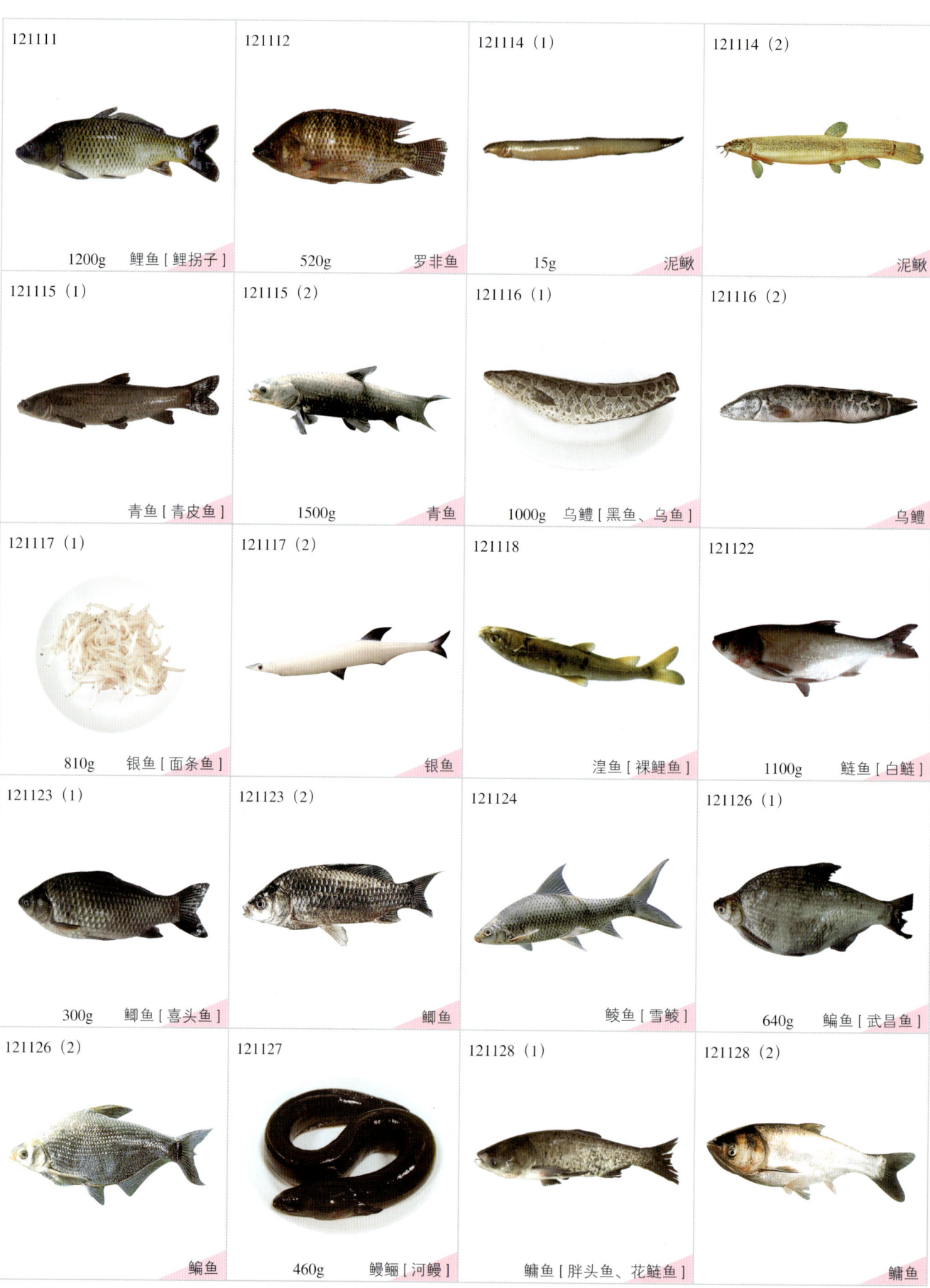

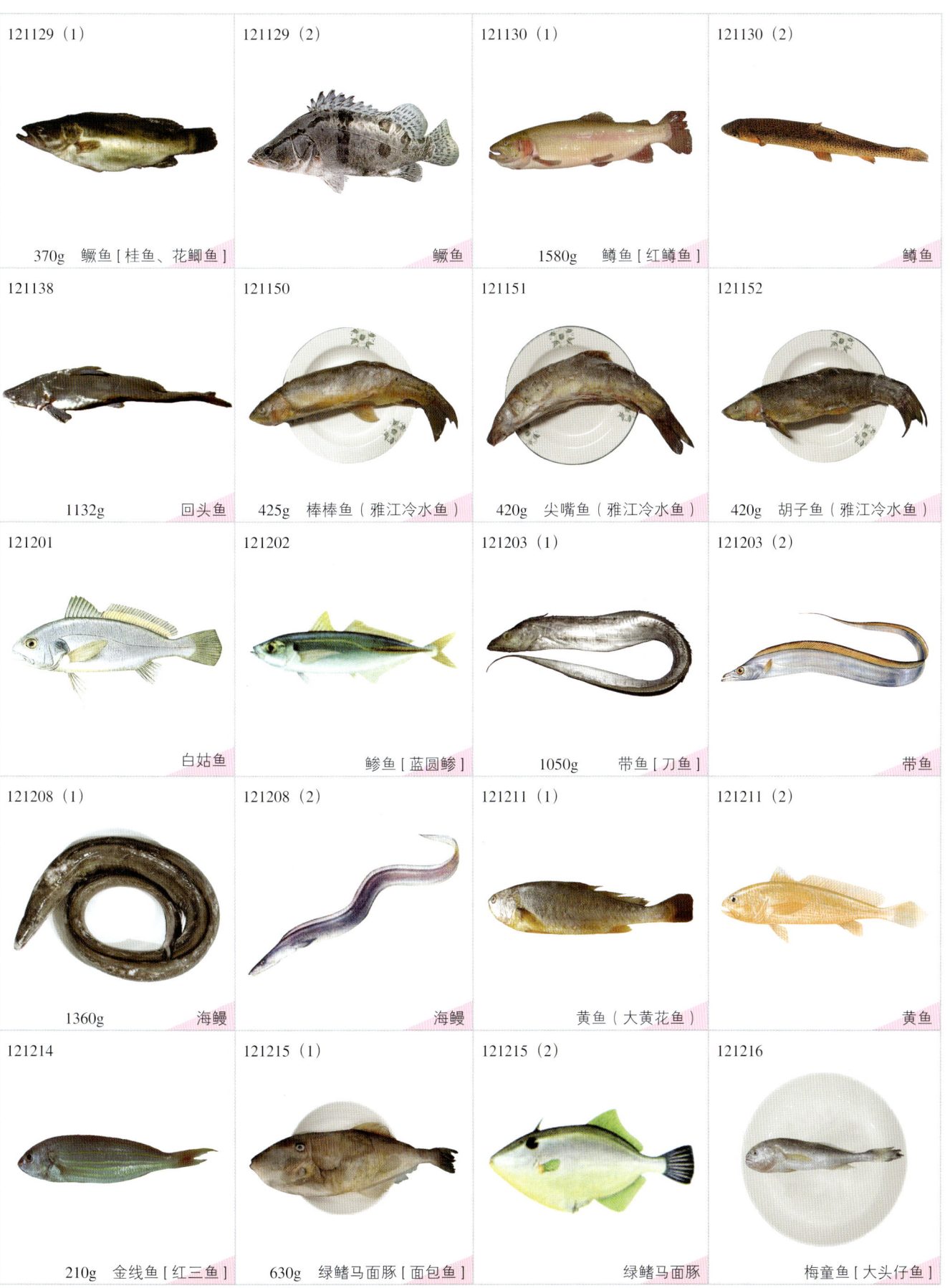

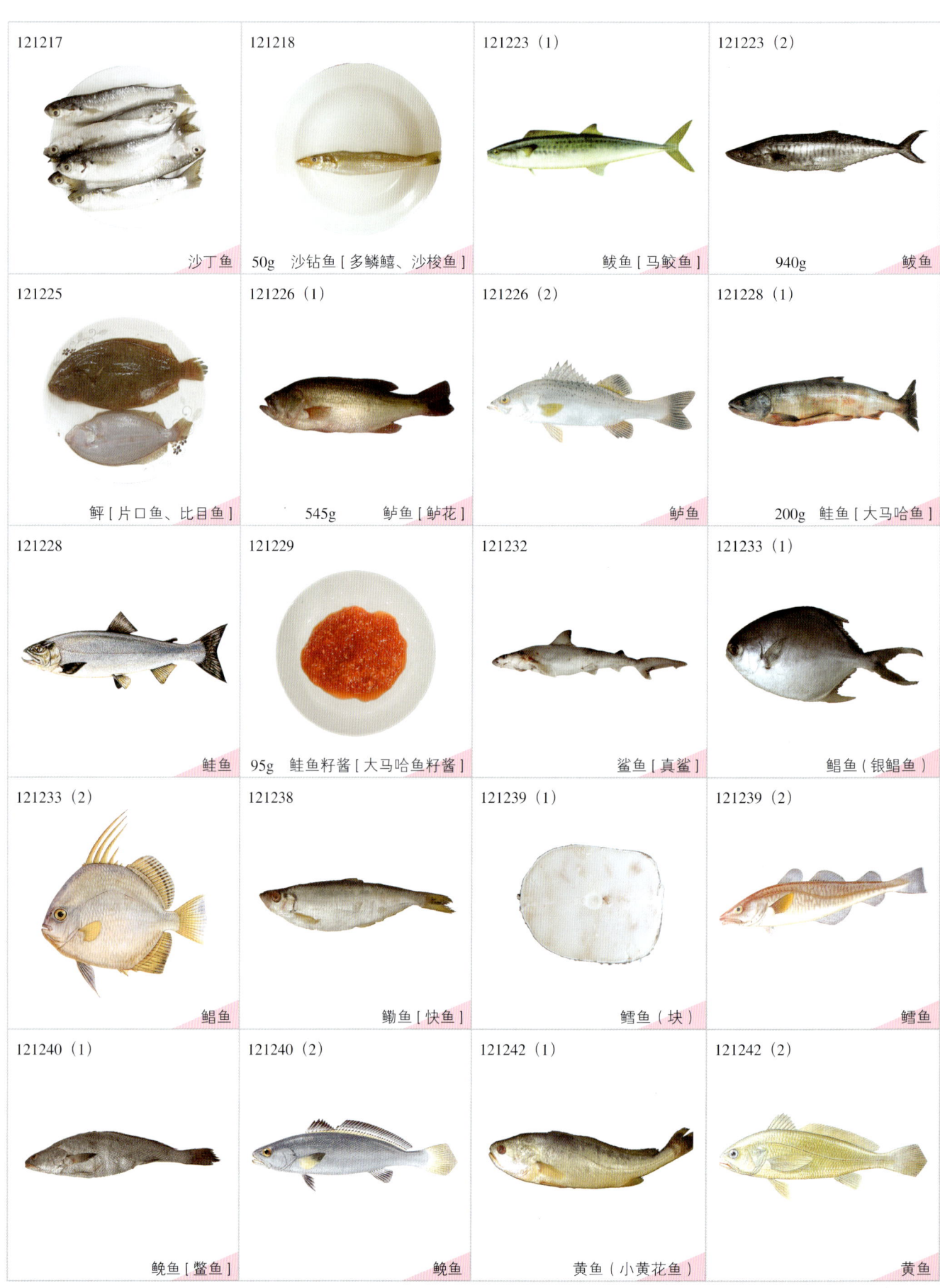

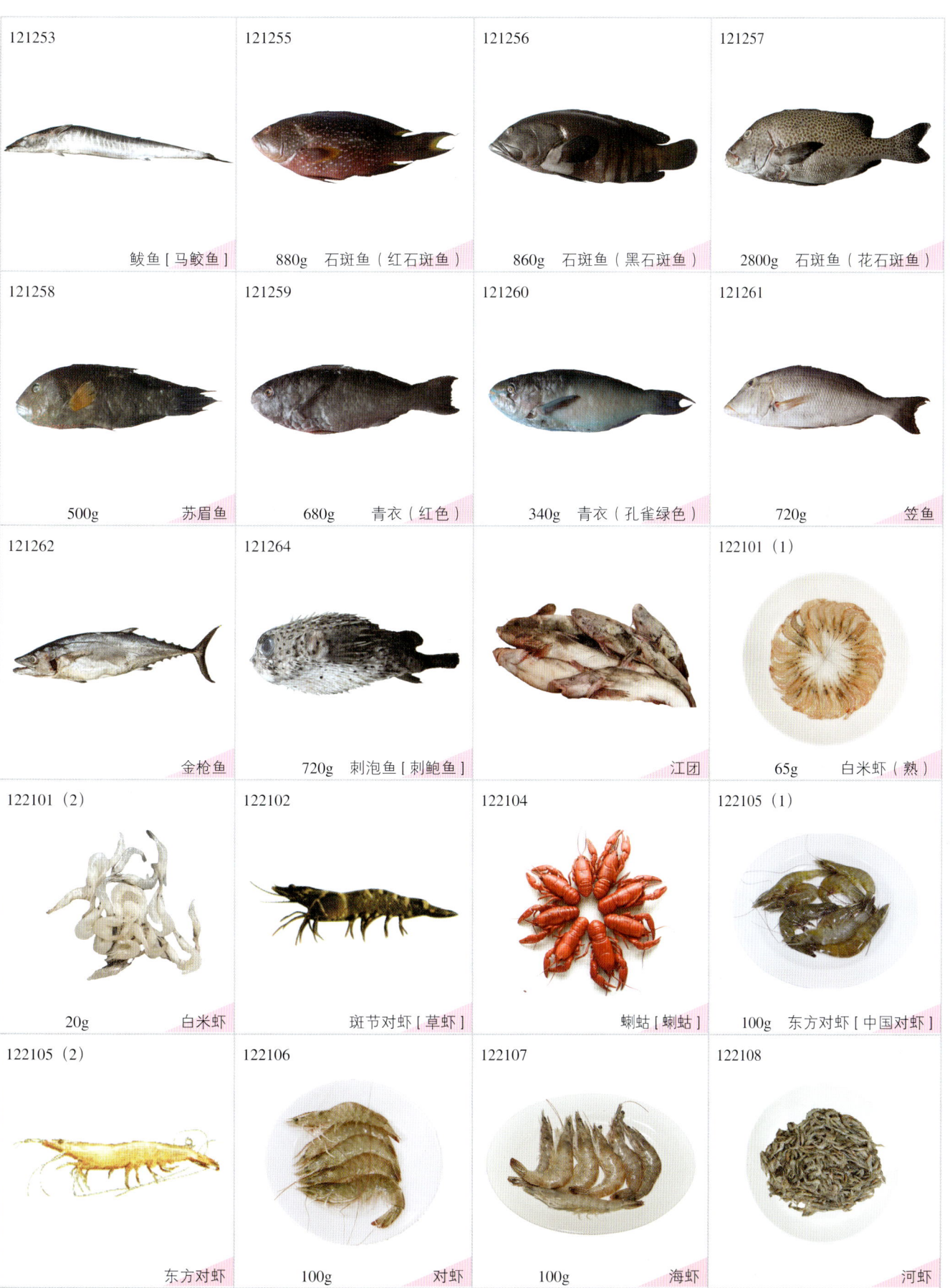

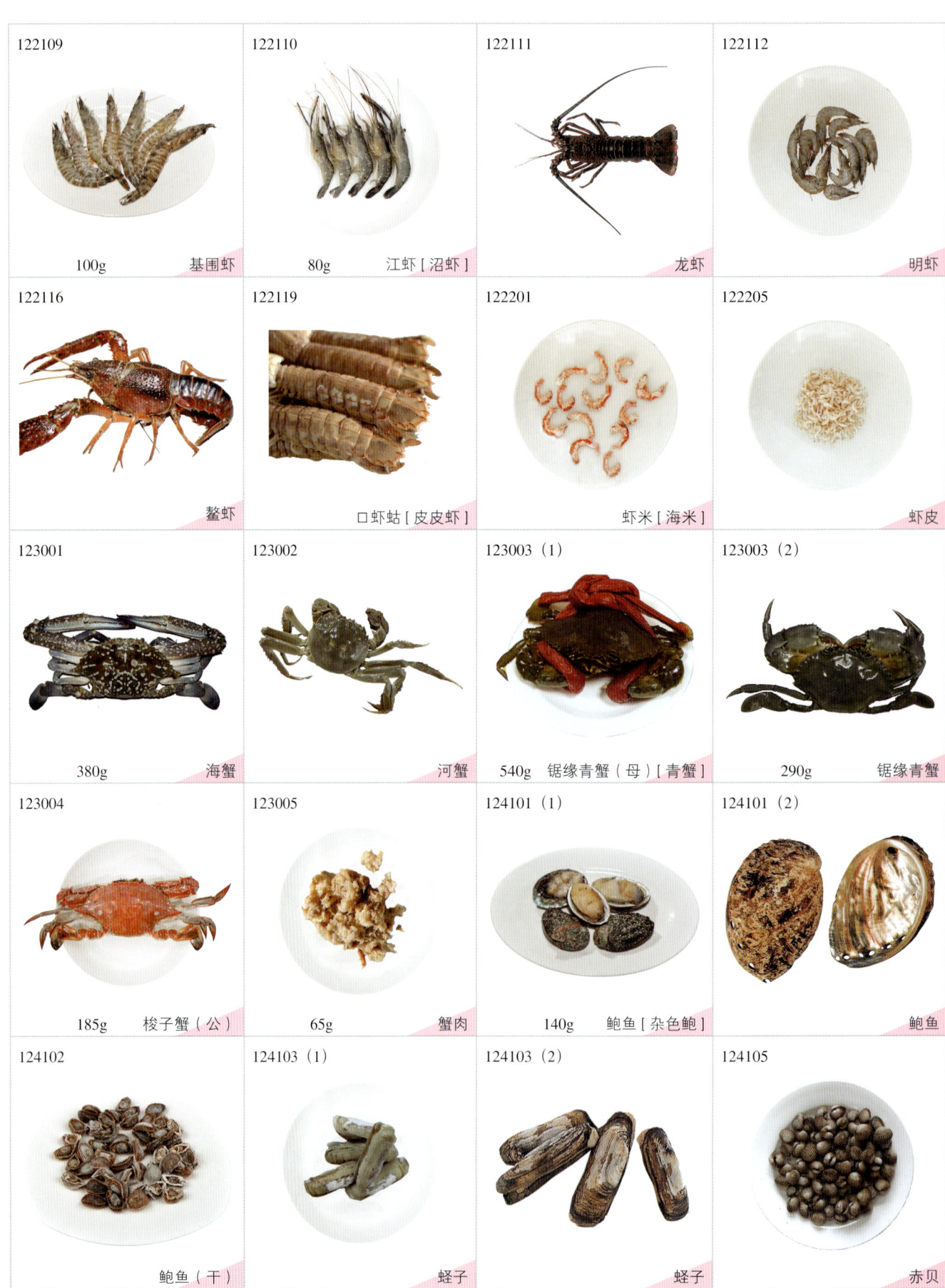

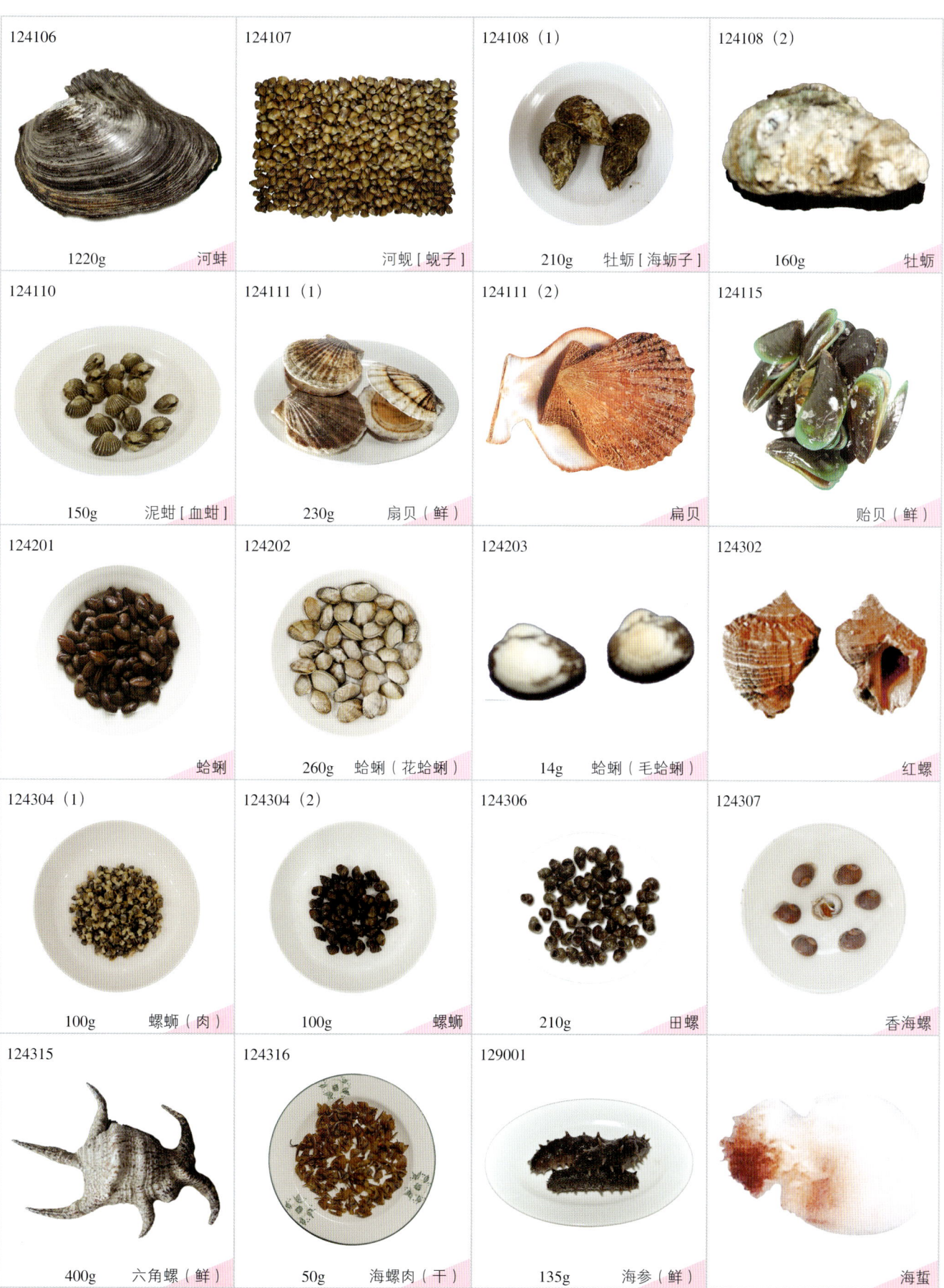

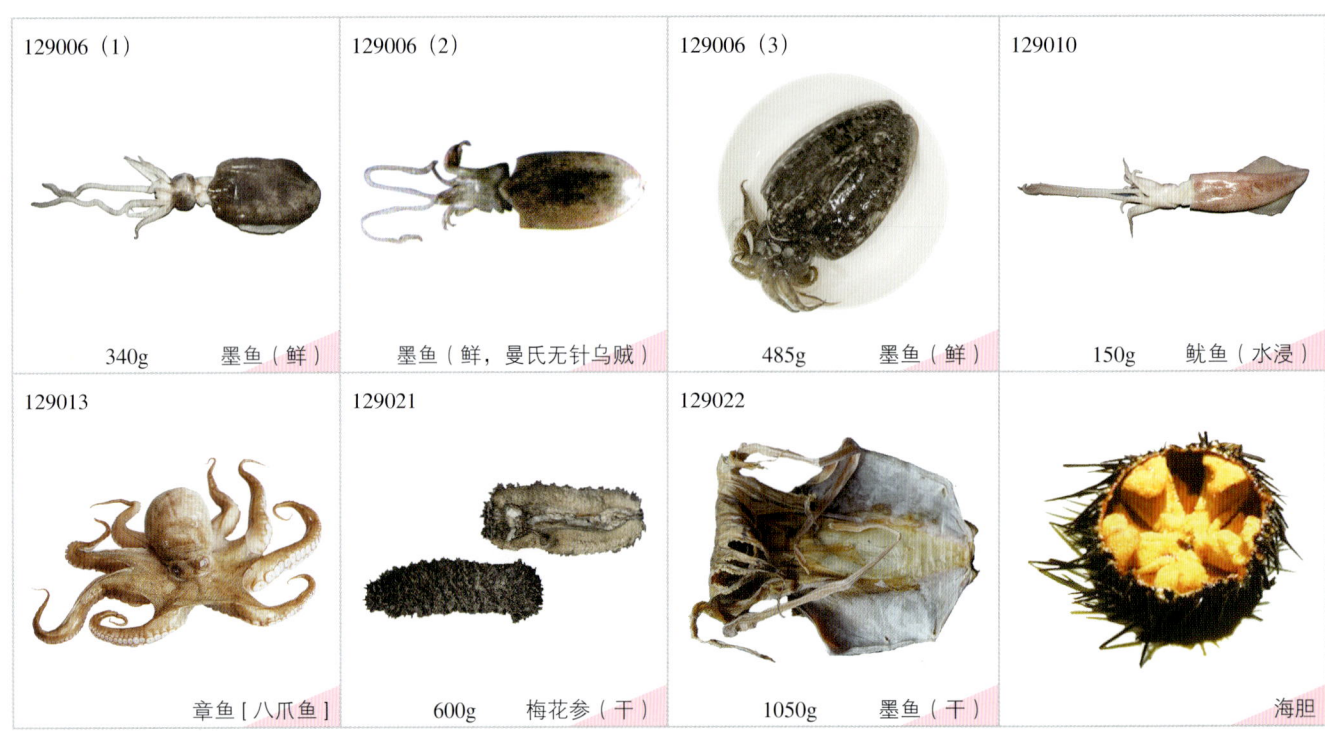

猪肉分割部位图

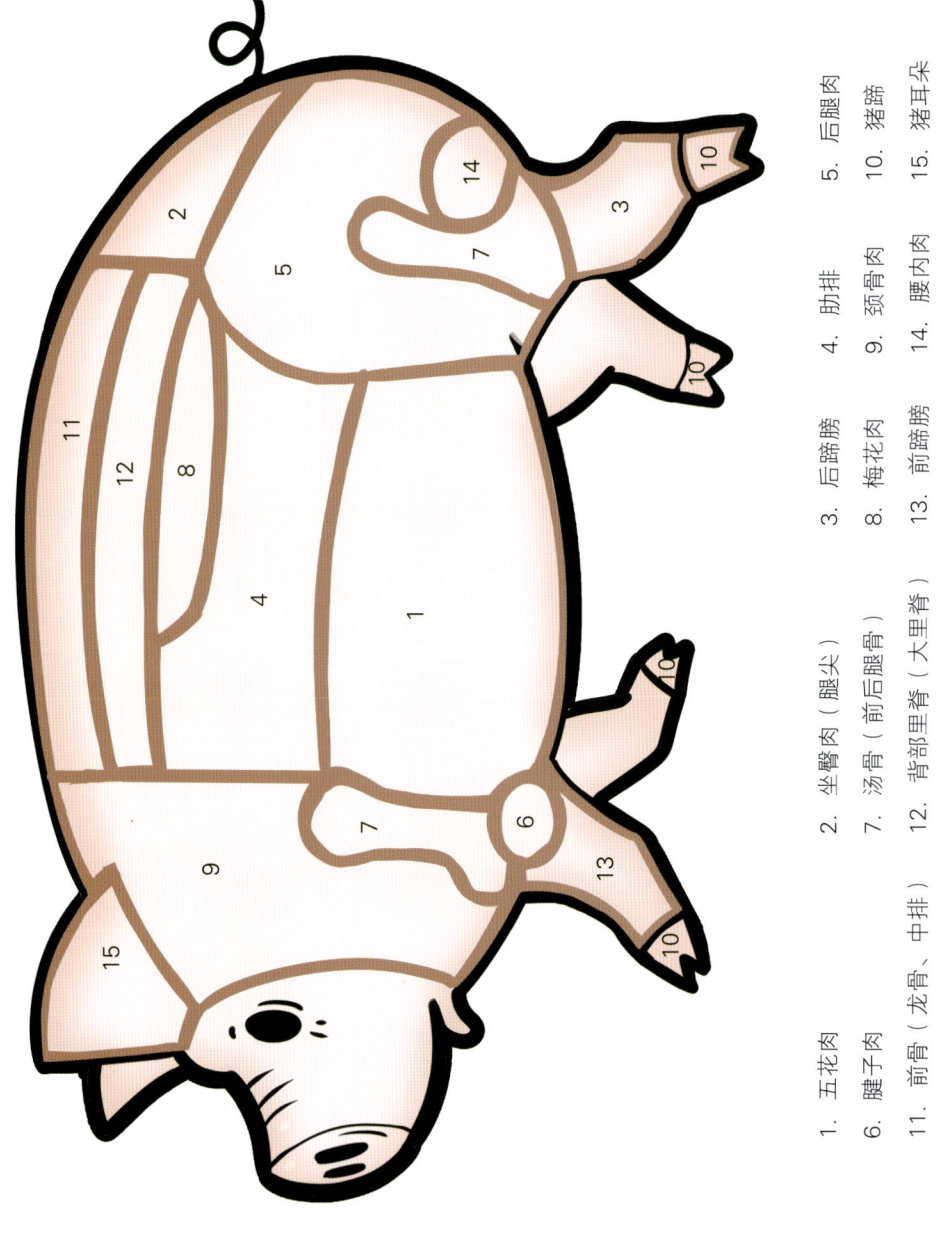

1. 五花肉
2. 坐臀肉（腿尖）
3. 后蹄膀
4. 肋排
5. 后腿肉
6. 腱子肉
7. 汤骨（前后腿骨）
8. 梅花肉
9. 颈骨肉
10. 猪蹄
11. 前骨（龙骨、中排）
12. 背部里脊（大里脊）
13. 前蹄膀
14. 腰内肉
15. 猪耳朵

猪肉分割部位图

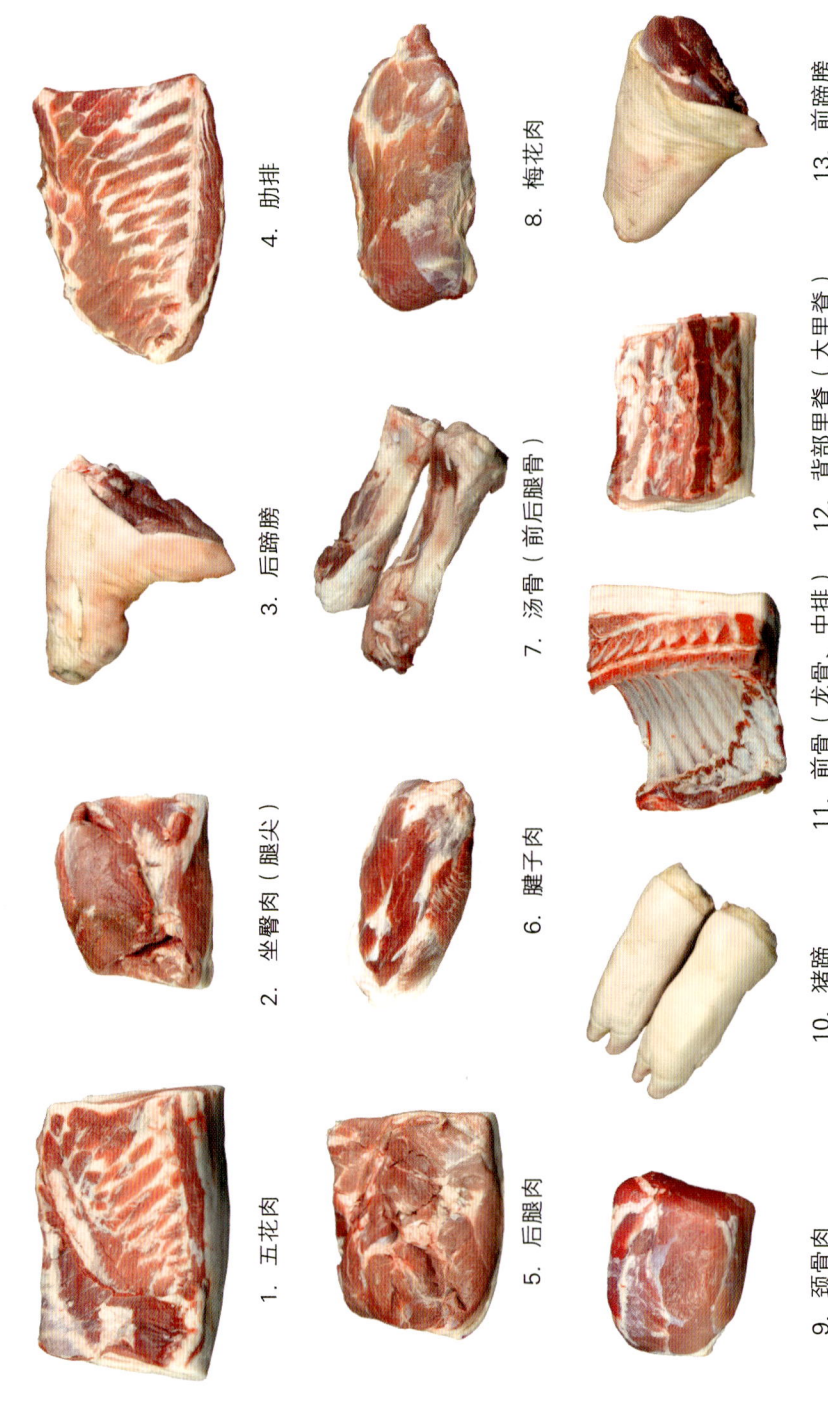

不同脂肪含量视图（猪肉）

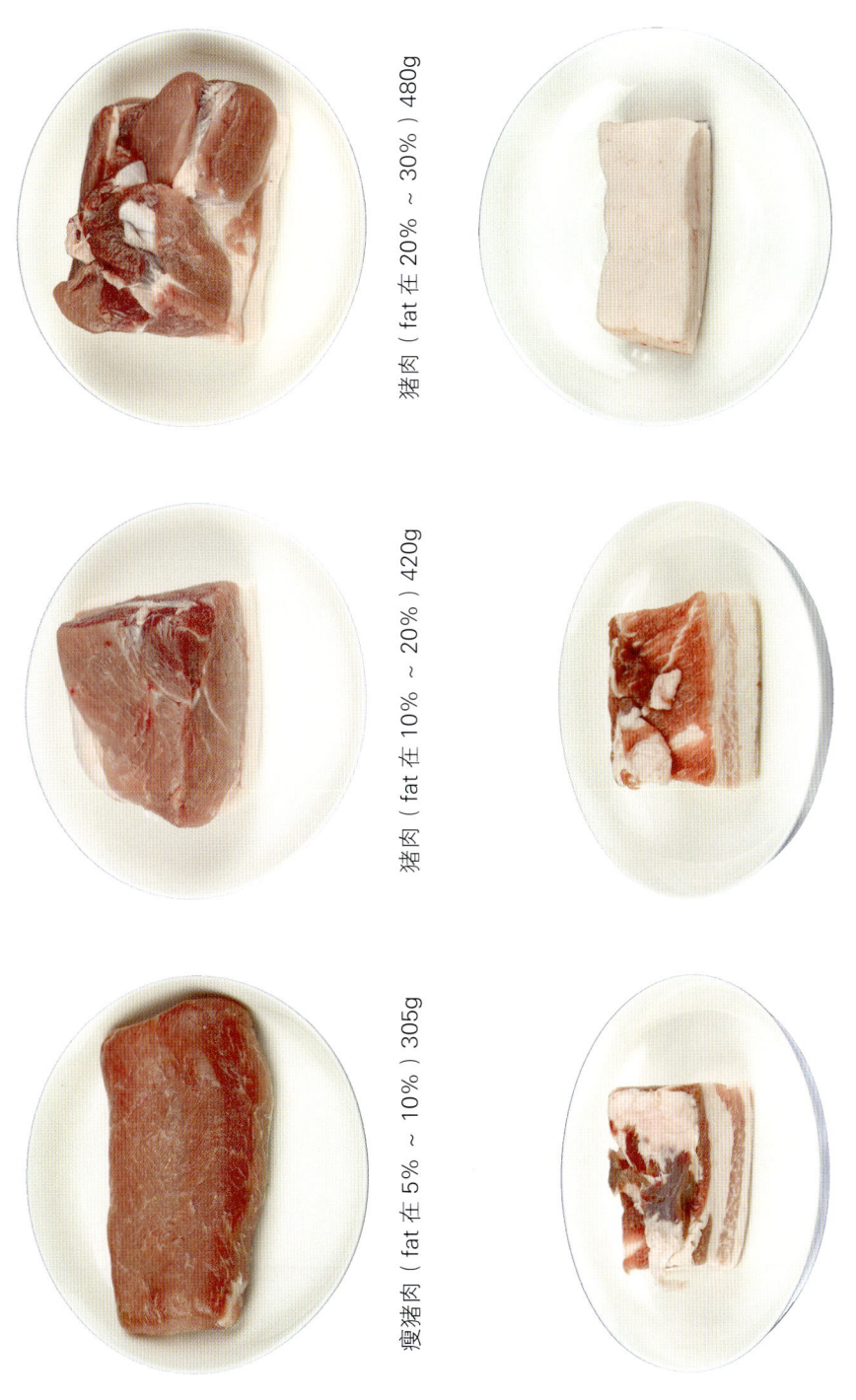

猪肉（fat 在 20%～30%）480g

猪肉（板油，fat 大于 80%）125g

猪肉（fat 在 10%～20%）420g

猪肉（fat 在 50%～70%）160g

瘦猪肉（fat 在 5%～10%）305g

猪肉（fat 在 30%～50%）190g

牛肉分割部位图

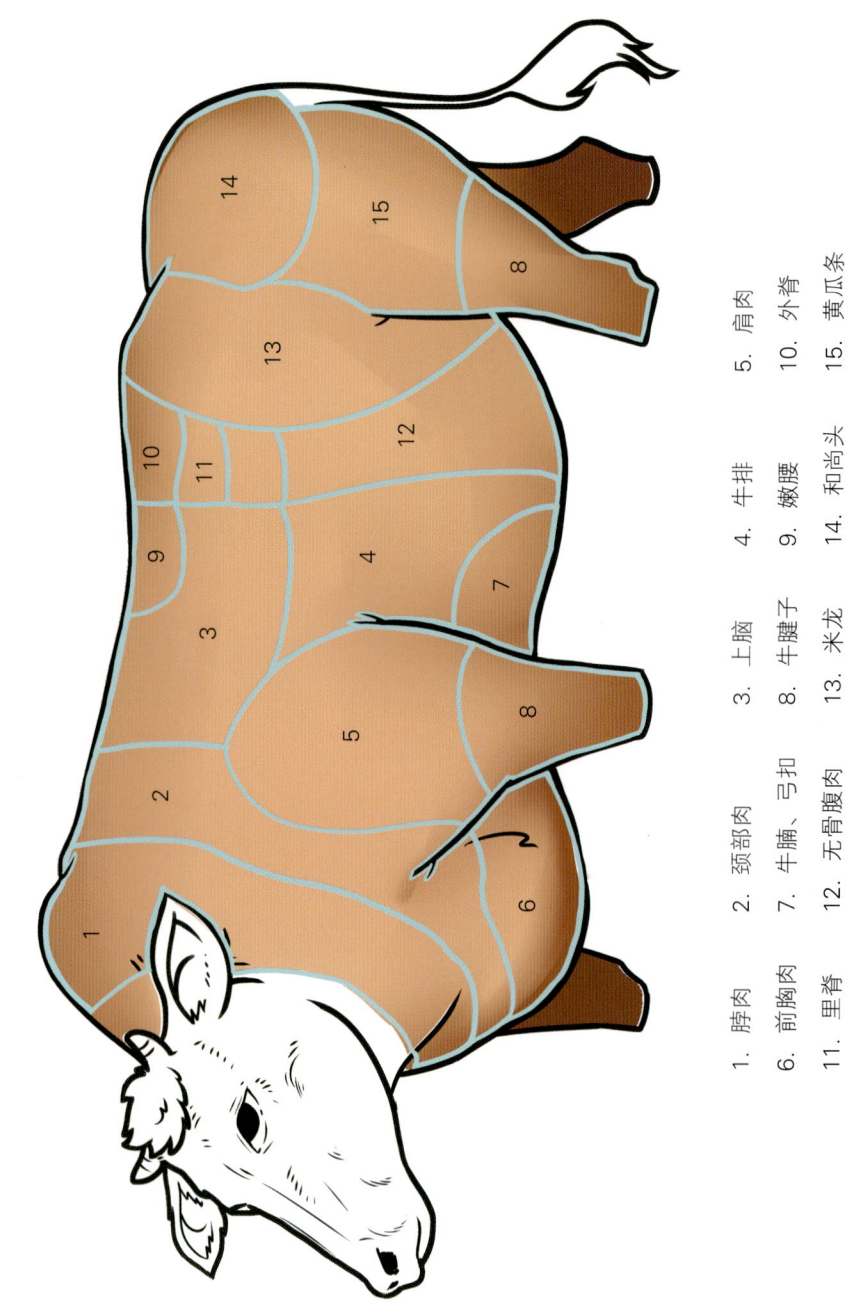

1. 脖肉
2. 颈部肉
3. 上脑
4. 牛排
5. 肩肉
6. 前胸肉
7. 牛腩、弓扣
8. 牛腱子
9. 嫩腰
10. 外脊
11. 里脊
12. 无骨腹肉
13. 米龙
14. 和尚头
15. 黄瓜条

牛肉分割部位图

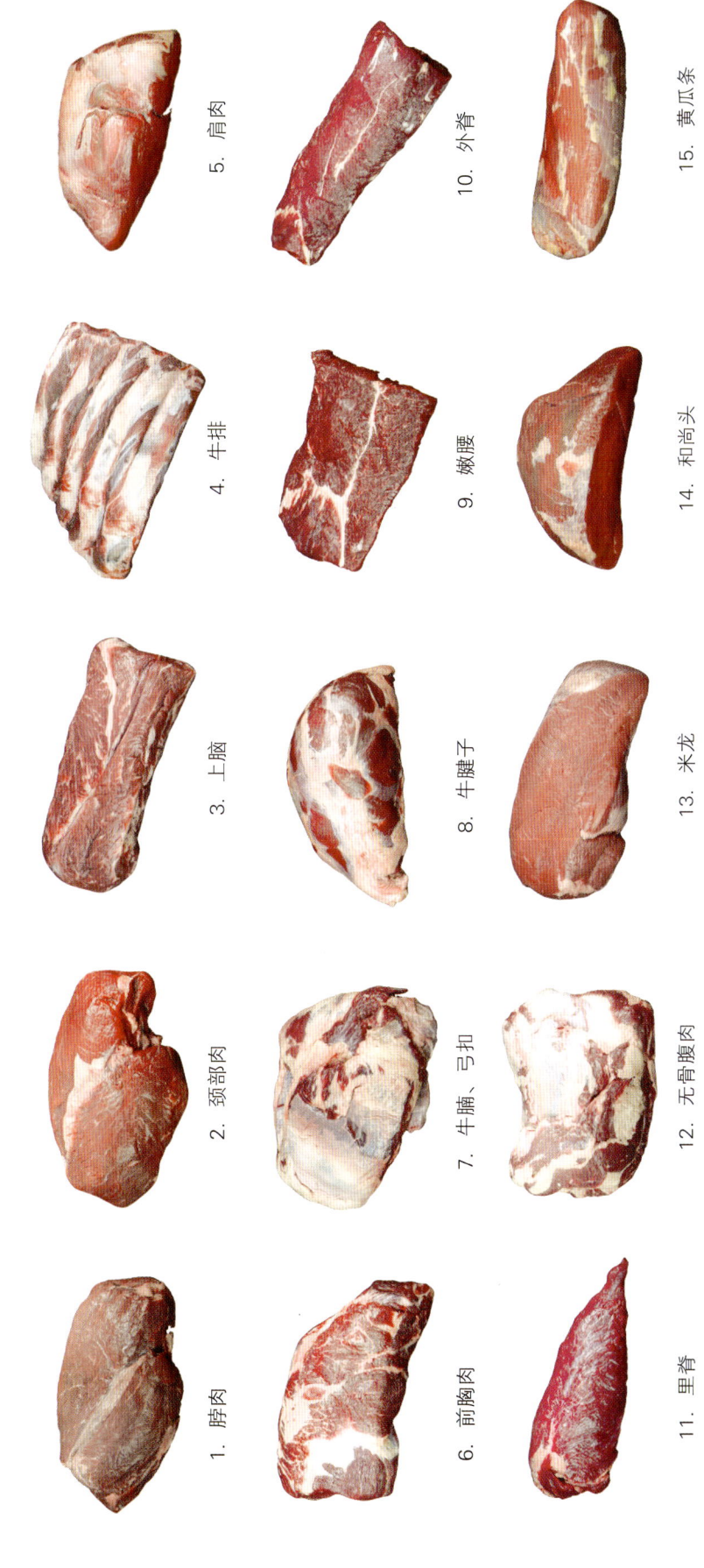

羊肉分割部位图

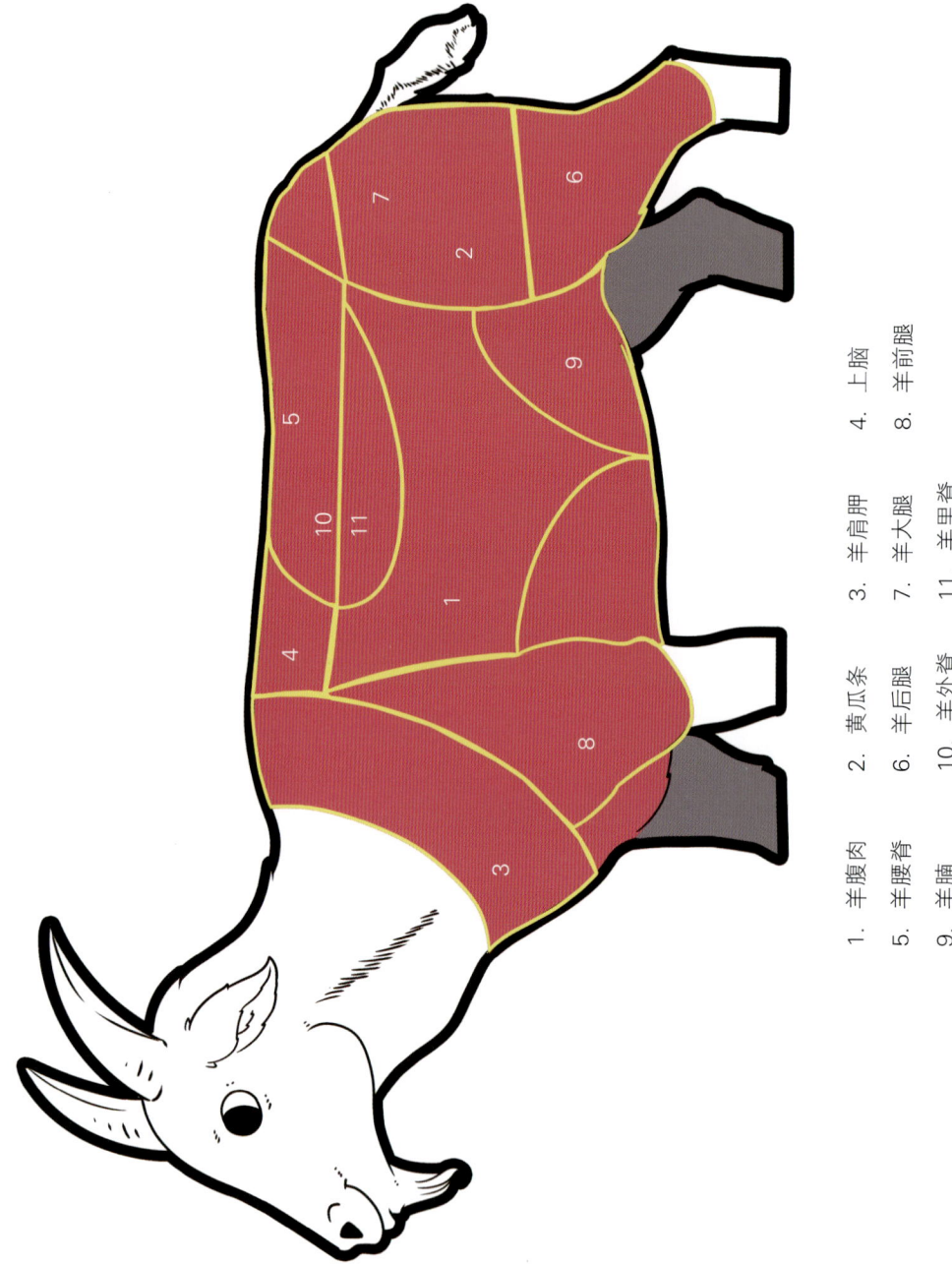

1. 羊腹肉
2. 黄瓜条
3. 羊肩胛
4. 上脑
5. 羊腰脊
6. 羊后腿
7. 羊大腿
8. 羊前腿
9. 羊腩
10. 羊外脊
11. 羊里脊

羊肉分割部位图

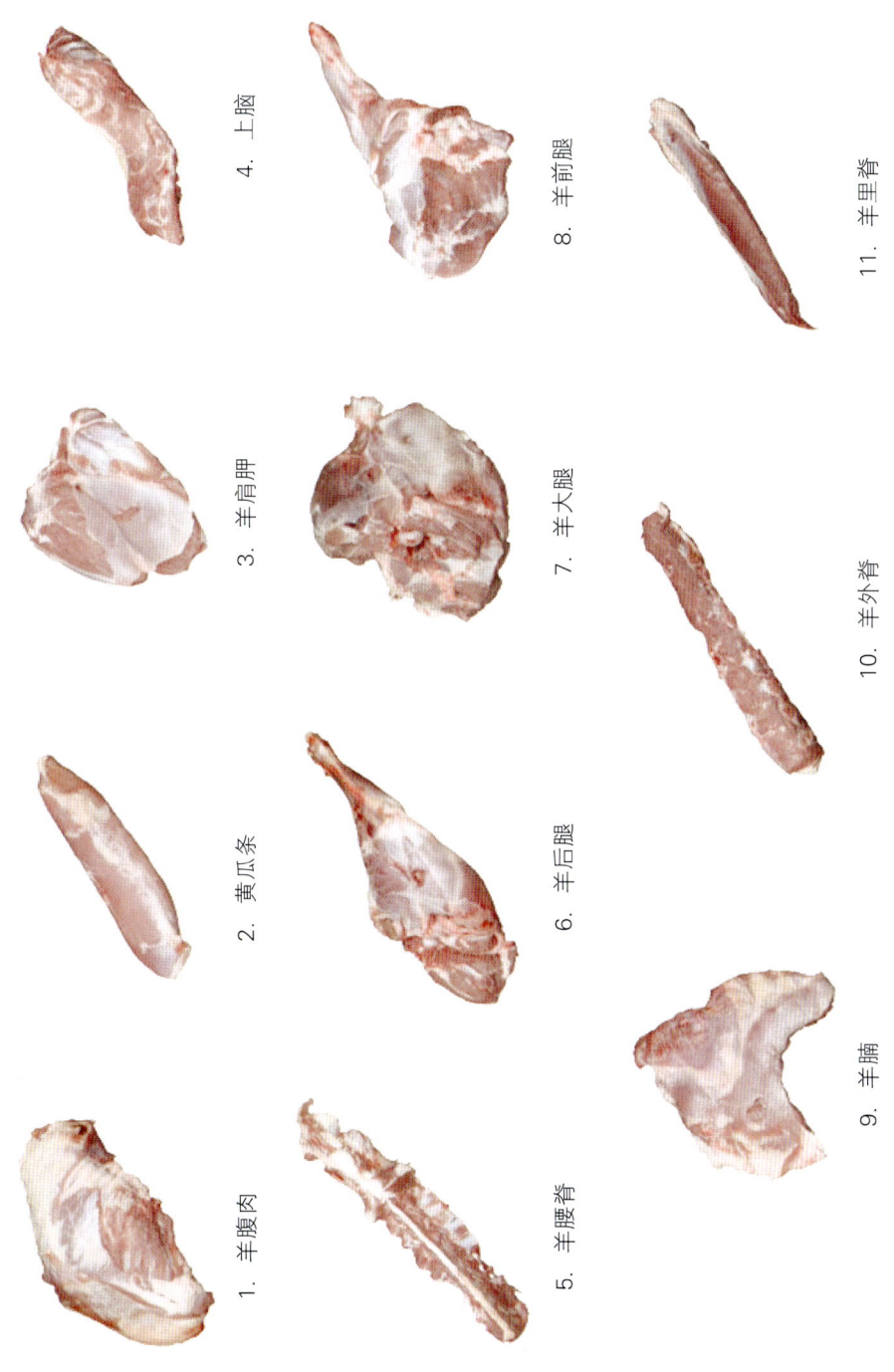

1. 羊腹肉
2. 黄瓜条
3. 羊肩胛
4. 上脑
5. 羊腰脊
6. 羊后腿
7. 羊大腿
8. 羊前腿
9. 羊腩
10. 羊外脊
11. 羊里脊

鸡肉分割部位图

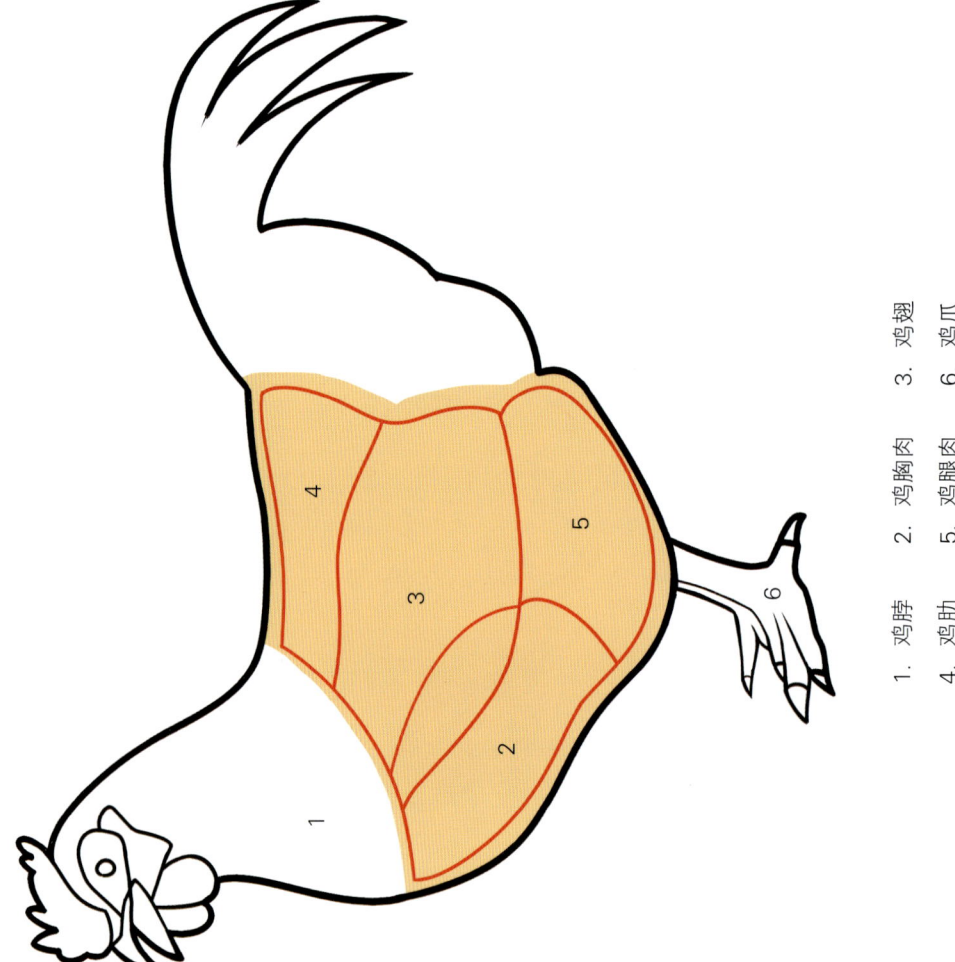

1. 鸡脖　2. 鸡胸肉　3. 鸡翅
4. 鸡肋　5. 鸡腿肉　6. 鸡爪

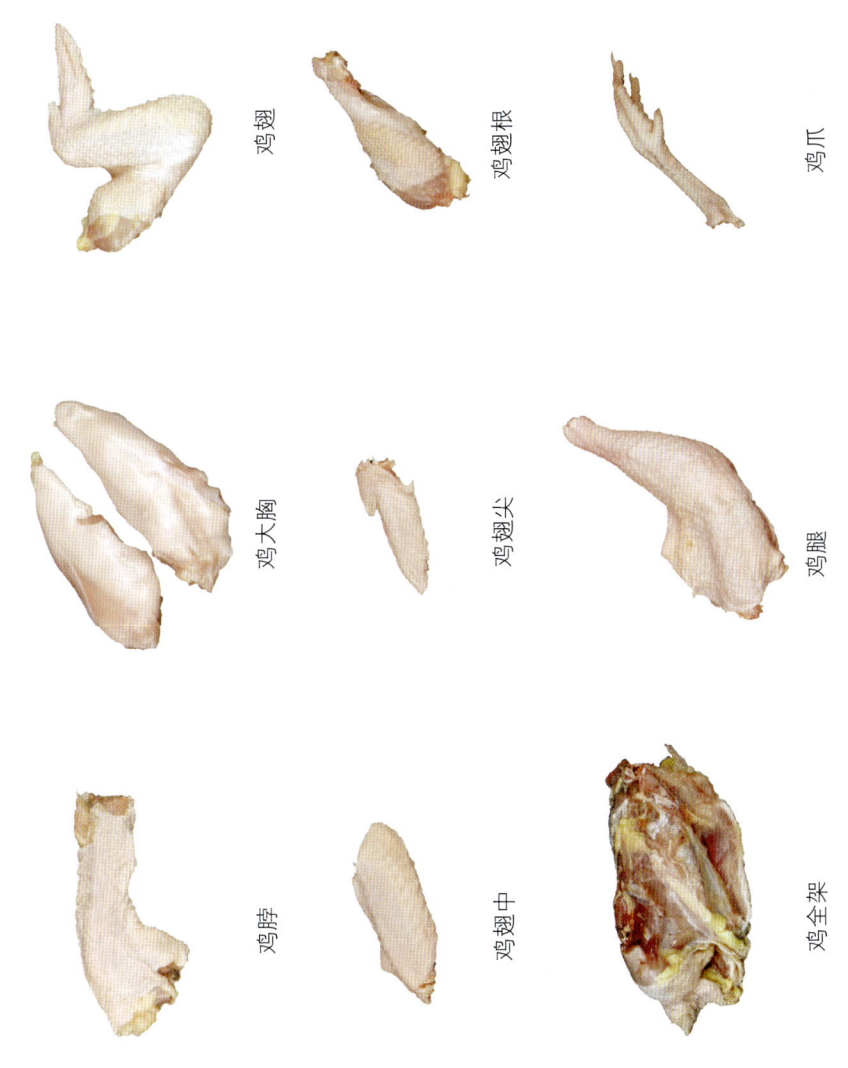

鸡肉分割部位图

鸡蛋分割图

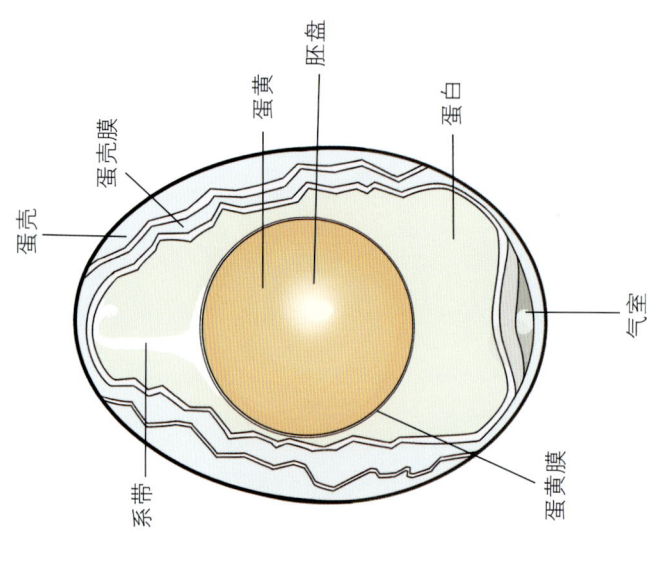

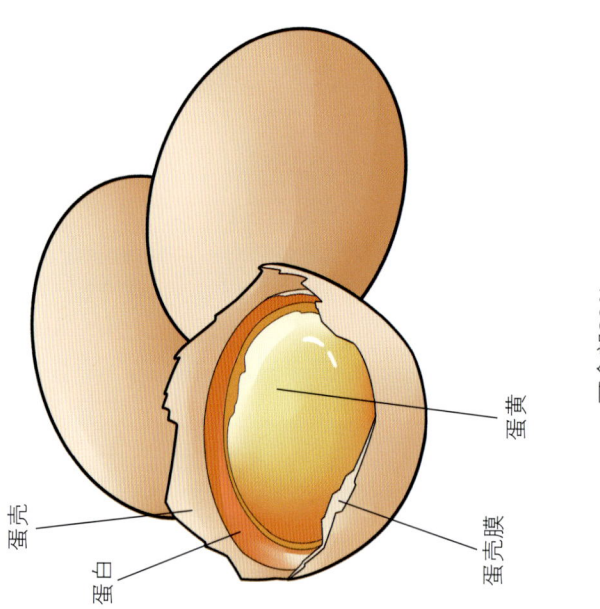

可食部88%

中国居民平衡膳食宝塔（2016）

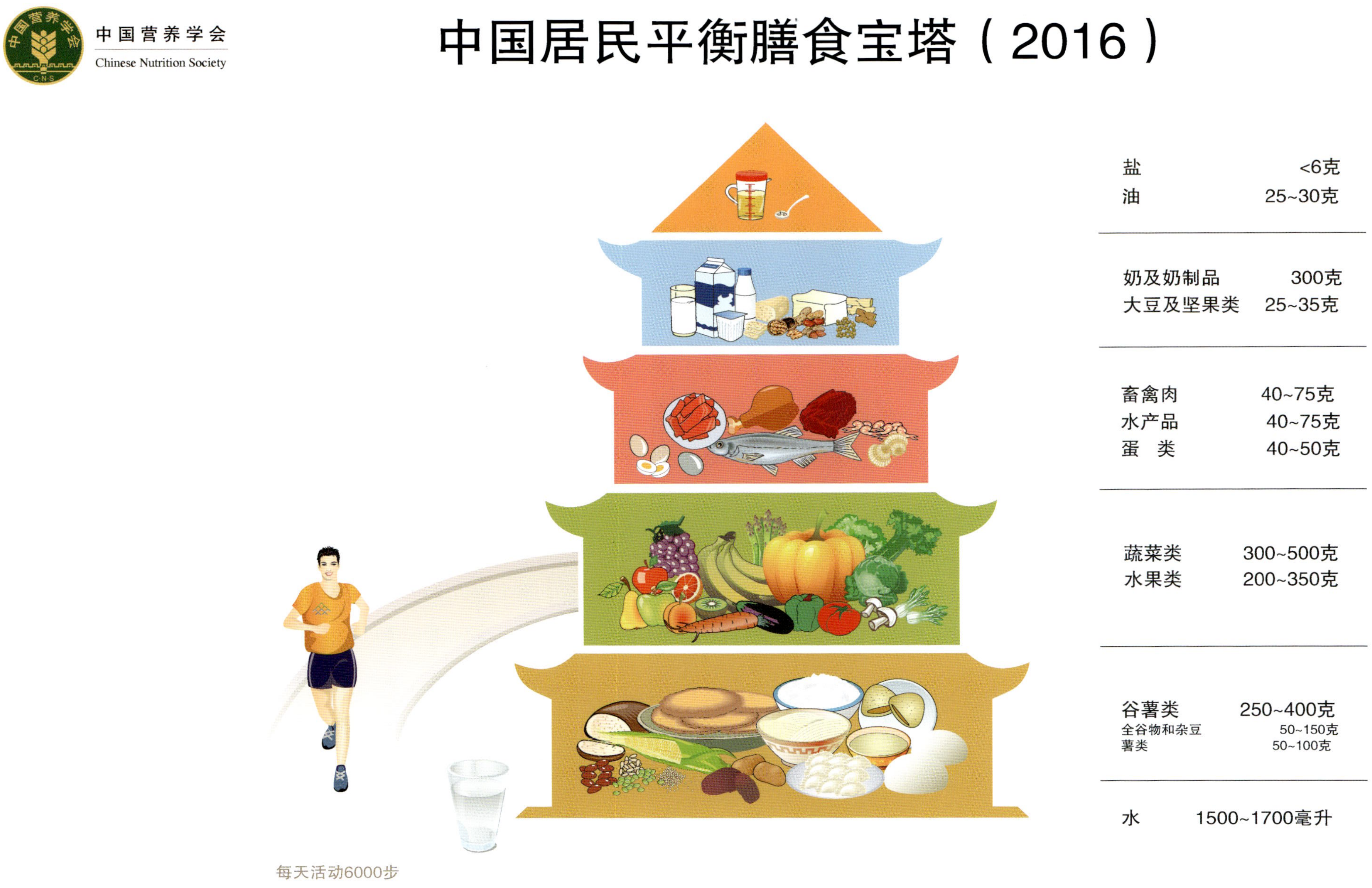

| 盐 | <6克 |
| 油 | 25~30克 |

| 奶及奶制品 | 300克 |
| 大豆及坚果类 | 25~35克 |

畜禽肉	40~75克
水产品	40~75克
蛋 类	40~50克

| 蔬菜类 | 300~500克 |
| 水果类 | 200~350克 |

谷薯类	250~400克
全谷物和杂豆	50~150克
薯类	50~100克

| 水 | 1500~1700毫升 |

每天活动6000步

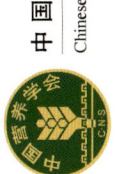

中国营养学会
Chinese Nutrition Society